# 江苏丘陵山区常见药用植物图鉴

JIANGSU
QIULING SHANQU
CHANGJIAN YAOYONGZHIWU
TUJIAN

我们身边的中草药

2023年
江苏省中医药文化项目

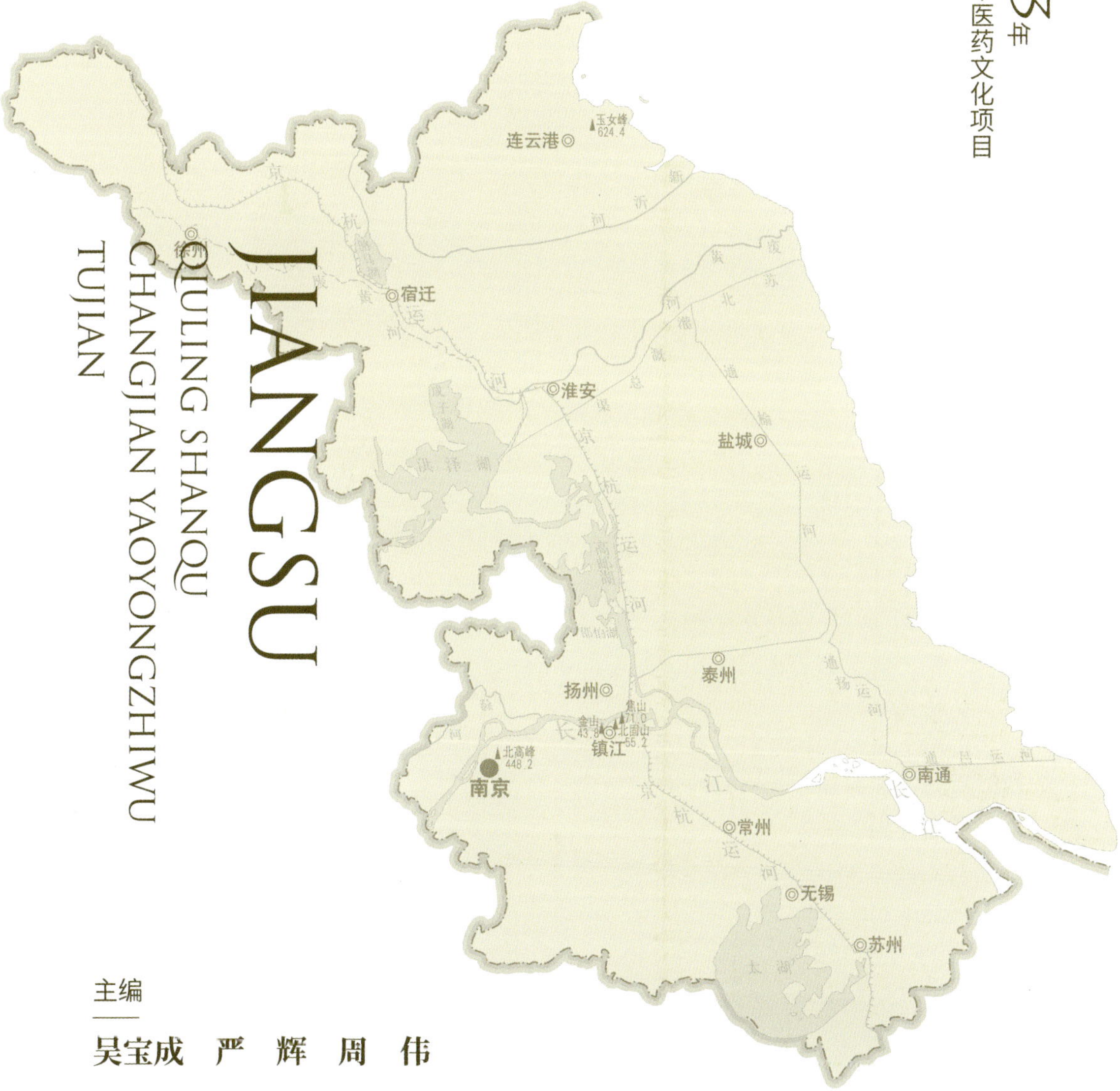


主编
吴宝成 严 辉 周 伟

海峡出版发行集团 THE STRAITS PUBLISHING & DISTRIBUTING GROUP
福建科学技术出版社 FUJIAN SCIENCE & TECHNOLOGY PUBLISHING HOUSE

图书在版编目（CIP）数据

江苏丘陵山区常见药用植物图鉴 / 吴宝成，严辉，周伟主编. -- 福州：福建科学技术出版社，2024. 12.
ISBN 978-7-5335-7407-9
Ⅰ. R282.71-64
中国国家版本馆CIP数据核字第20244217FY号

审图号：GS（2019）3333号

出 版 人　郭　武
责任编辑　沈贤娟　张镌文
编辑助理　陈艳洁
装帧设计　刘　丽
责任校对　王　钦

江苏丘陵山区常见药用植物图鉴

主　　编　吴宝成　严　辉　周　伟
出版发行　福建科学技术出版社
社　　址　福州市东水路76号（邮编350001）
网　　址　www.fjstp.com
经　　销　福建新华发行（集团）有限责任公司
印　　刷　福州德安彩色印刷有限公司
开　　本　787毫米×1092毫米　1/16
印　　张　20.5
字　　数　340千字
版　　次　2024年12月第1版
印　　次　2024年12月第1次印刷
书　　号　ISBN 978-7-5335-7407-9
定　　价　168.00元

# 主编简介

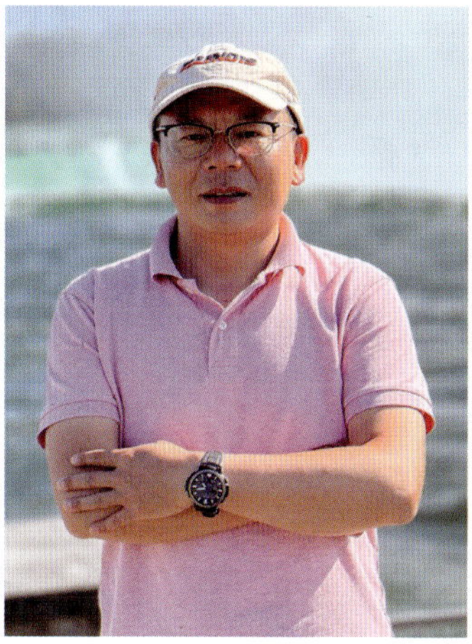

## 吴宝成

江苏省中国科学院植物研究所副研究员，江苏省植物学会会员，IUCN 中国植物专家组（CPSG）成员，中国野生植物保护协会红色名录专业委员会委员，2022 年美国伊利诺伊大学厄巴纳和香槟分校访问学者。长期从事植物多样性研究及伞形科植物分类和系统演化研究工作。承担国家级、省部级项目 10 余项，发表专业文章 30 余篇，参与《江苏植物志（修订版）》的编写工作，参与第四次全国中药资源普查、江苏本土植物清查和保护、江苏城市园林植物调查、江苏农业外来入侵生物调查、江苏林木种质资源调查等工作。

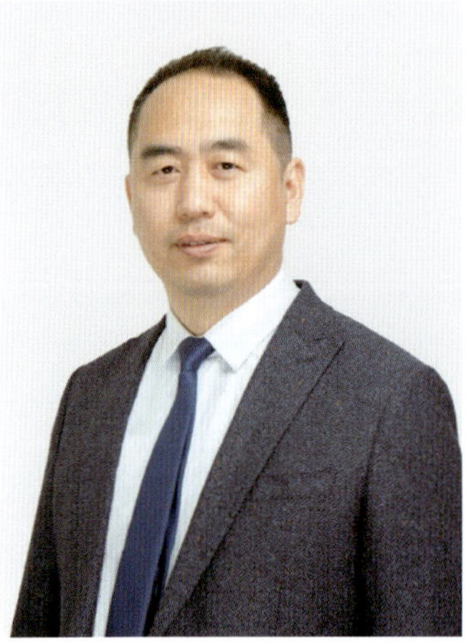

## 严　辉

南京中医药大学教授，硕士研究生导师。现为国家中药材产业技术体系盐城综合试验站站长、江苏省中药资源普查工作办公室主任，入选江苏省“333 高层次人才培养工程”名单，江苏省高校“青蓝工程”中青年学术带头人。主要从事中药资源调查与评估、药材规范化生产与品质评价、中药资源综合利用研究等工作。主持国家级、省级科研项目 20 余项，发表论文 50 余篇，获得省部级科研奖励 2 项、教育教学奖励 4 项，申请发明专利 6 项，获得软件著作权 3 项。

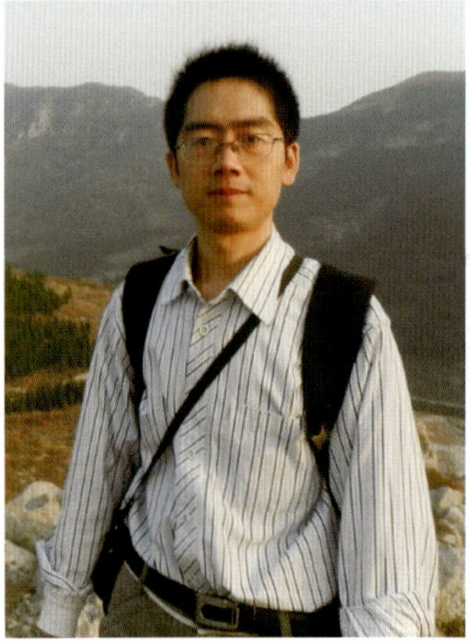

## 周　伟

江苏省中国科学院植物研究所助理研究员，博士，中国民主同盟盟员。毕业于中国科学院大学植物学专业。主要从事壳斗科和伞形科植物分类，植物鉴定，植物资源调查、收集及开发利用研究。主持国家级科研项目 1 项，参加国家级、省级科研项目 20 余项，参编《中华大典》《香港植物志》《江苏植物志（修订版）》等专著 10 部，发表论文 10 余篇。

# 编委会

**主　编**

吴宝成　严　辉　周　伟

**副主编**

李乃伟　王淑安　宋春凤　田　方　邹立思　尹利民

**编　委**

（按姓氏音序排列）

李乃伟　宋春凤　田　方　王淑安　吴宝成　严　辉
尹利民　周　伟　邹立思

**摄　影**

吴宝成　王淑安　周　伟　袁　颖

**主　审**

刘启新

# 前　言

*FOREWORD*

生物多样性是人类赖以生存和社会可持续发展最为重要的物质基础。丰富的生物多样性使人类得以多领域、多层次地可持续利用以至改造自然。药用植物是自然界中的重要生物种类，人类自 5000 多年前就开始了对其的认识和利用。人类对生物多样性进行研究时，很自然地对具有药用价值和悠久应用历史的植物给予了特别关注。

江苏位于东亚季风气候区，地处暖温带向北亚热带过渡的气候带，境内气候大体以淮河—苏北灌溉总渠一线分为南北两区，其北为暖温带半湿润季风气候，其南为北亚热带湿润季风气候区。江苏省的气候虽有南北之分，但又紧密联系。江苏省地跨纬度 4° 多，自北向南气温和降雨量逐渐递增，与之相适应的是，江苏植物分布也呈现出较为明显的纬度地带性，江苏植被类型大致分为 3 种，其中苏北灌溉总渠以北为暖温带落叶阔叶林，其以南至宜溧山区的广大地区为北亚热带落叶与常绿阔叶混交林，宜溧山区为中亚热带常绿阔叶林。与国内众多省份相比，江苏的植物种类和资源虽然不算丰富，但确有其独特之处。江苏植物区系属于华东植物区系，处于中国植物区系中核心地区的东缘，至今仍保留有中生代古老的孑遗植物，如银杏、金钱松等，还有中国特有植物，如秤锤树、明党参、银缕梅、宝华玉兰等，这些均属于国家重点保护品种。珊瑚菜、白及等数十种药用植物被列入《中国植物红皮书》。

江苏地貌主要有平原、丘陵山地和江湖河渠三大类，其中以平原为主，低山、丘陵及岗地面积约 1.52 万 $km^2$，占全省土地总面积的 14.3%，且江苏南北及中部均有分布，北部主要与山东相连，西部与安徽相连，南部与安徽、浙江相连，并延伸至太湖沿湖的丘陵带，从北至南分别涉及徐州（新沂、邳州、贾汪、铜山、睢宁）、连云港（赣榆、东海）、宿迁（泗洪）、淮安（盱眙）、扬州（仪征）、南京（六合、浦口、江宁、栖霞、溧水、高淳）、镇江（丹徒、丹阳、句容）、常州（金坛、溧阳）、无锡（宜兴）、苏州等 10 市 28 县 300 余乡镇。低山（相对海拔高度在 350 m 以上）主要分布于云台山山脉（连云港）、老山山脉（浦口）、宁镇山脉（南京、镇江）、茅山山脉（句容、金坛）和宜溧山脉（宜兴、溧阳）。海拔 624.4 m 的连云港云台山玉女峰为全省最高峰，位于江苏北部；海拔 611.5 m 的无锡宜兴黄塔顶为苏南最高峰。低山丘陵在江苏的分布面积并不大，但集中分布了全省大部分植物种类，其中绝大多数为野生种类，是江苏省植物多样性最为丰富的地区，也是江苏植物区系的典型代表，如江苏南部丘陵低山地区主要有苍术、明党参、桔梗、夏枯草、孩儿参等野生药用植物；

江苏北部丘陵低山地区主要有林泽兰、单叶蔓荆等野生药用植物。

江苏民间对野生药用植物具有较为悠久的利用历史，对某些种类栽培历史悠久，形成了具有地方特色的江苏药用植物利用传统。自 20 世纪 50 年代开始，南京中山植物园、南京中医学院等研究机构即开始对江苏药用植物开展调查。1959 年出版的《江苏省植物药材志》共记载江苏药用植物 264 种，2013—2015 年出版的《江苏植物志（修订版）》共记载江苏药用植物 1580 种。

自 2014 年开始，江苏省第四次全国中药资源普查工作先后开展了四批次普查，于 2021 年结题，并通过国家验收，这是自 20 世纪 80 年代第三次全国中药资源普查后，在全省所有区县范围内对江苏省药用植物、药用动物、药用矿物的种类、分布、资源现状、保护利用等方面的一次较为深入、全面的摸底调查，收集了大量的实物标本、药材标本、影像资料和调查记录。

在项目实施的过程中，许多植物学研究者和参与调查的学生对药用植物表现出了强烈的兴趣；且考虑到尽管江苏省历史上曾经出版过药用植物的相关专著，但至今尚未见以江苏低山丘陵地区药用植物为专题的彩色图鉴类著作面世。为此，我们组织编写了《江苏丘陵山区常见药用植物图鉴》一书。该书可作为江苏第四次全国中药资源普查工作的聚焦、延续和专类展示，以丰富和完善江苏普查工作成果。

《江苏丘陵山区常见药用植物图鉴》共收录江苏丘陵山区常见药用植物 284 种（含种下等级），隶属于 84 科 201 属。其中石松植物和蕨类植物 5 种，隶属于 5 科 5 属；裸子植物 2 种，隶属于 2 科 2 属；被子植物 277 种，隶属于 77 科 194 属。书中所收录的药用植物依照所属类群，按照蕨类植物、裸子植物、被子植物顺序排列，其中蕨类植物基于秦仁昌系统（1978），裸子植物基于郑万钧系统（1975），被子植物基于恩格勒系统（1964）。书中每种药用植物主要介绍科属、生活型、花果期、释名、别名、生境、识别要点、药用价值等内容，并配有高清植物图，是一部图文并茂的丘陵山区药用植物的科普读物，可满足江苏地区中草药科普应用的需要，可供高等院校生命科学相关专业师生、相关科研单位研究人员和对药用植物学感兴趣的读者参考学习。

本书获得“我们身边的中草药——基于江苏中药资源普查成果的科普作品创作”项目资助，其编写主要依托江苏省“第四次全国中药资源普查”专项的工作成果，书中大部分图片由吴宝成于野外拍摄。此外，本书编纂过程中江苏省中国科学院植物研究所（南京中山植物园）王淑安助理研究员、周伟助理研究员和植物爱好者袁颖提供了部分照片，江苏省中国科学院植物研究所（南京中山植物园）硕士研究生张燕、胡珂在部分资料收集整理工作中提供了帮助。同时，感谢刘启新研究员百忙中对全书进行审校。本书的编写还得到了南京中医药大学、江苏省中国科学院植物研究所（南京中山植物园）等单位领导的大力支持，在此一并致谢。

限于作者水平与药用植物信息考证的难度，存疑、疏漏之处在所难免，期盼广大读者批评指正，不吝赐教。

编者

2024 年 2 月于南京

# 编写说明

INTRODUCTION

1. 物种收录。本书收录的物种以江苏省“第四次全国中药资源普查”项目数据为基础，物种分类处理、分布信息参考《江苏植物志》修订版（2013—2015）、《中国植物志》（1959—2004）、*Flora of China*（1994—2013）等植物志书，药用价值、用药历史参考《中华人民共和国药典》(2020 版，以下简称《中国药典》)、《江苏省中药材标准》（2016）、《新华本草纲要》（Vol. 1-3, 1988—1991）等药用典籍。本书物种收录标准包括：①在江苏行政区域内低山丘陵有分布；②属于本土植物，外来植物中的栽培植物、归化植物不予以收录；③基于公开出版的药用植物志、《中国药典》收录的有明确药用价值、用途的种类；④具有一定江苏地方特色的药用植物，例如苍术（茅苍术）、孩儿参（太子参）、林泽兰（野马追）等；⑤野外分布地区较广，较为常见。

2. 物种名称。科、属和种的分类地位和拉丁学名的确定，依据《中国植物志》（1959—2004）和第四次全国中药资源普查名录，对每种植物的拉丁学名、科属进行了详细考证，特别是对早期药用植物志书中出现的大量异名开展深入的考证工作。中文名主要参照《中国植物志》，可能出现某些植物中文名与《江苏植物志》修订版、*Flora of China* 等不一致的情况。

3. 生活型和花果期。每种植物的生活型和花果期单列，排在科、属的中文名和拉丁学名之后，以便于读者了解植物的类型和野外识别最佳时期。

4. 释名和别名。释名主要对本种植物名称起源、历史用途、古代描述等内容的介绍。别名主要介绍本种植物在江苏某些地区的地方名称，或早期介绍江苏植物志书的其他名称，有助于读者溯源。

5. 生境分布。生境分布主要介绍本种植物在野外的生长环境和在江苏行政区划范围内的分布地点，一般具体到地级市或区县，个别具体到山脉、山体名称。

6. 识别要点。对本种植物的宏观形态描述尽量做到言简意赅、特征突出，重点介绍分类学上重要的识别特征，以便读者比较区分。主要包括营养器官（茎、根、叶）和繁殖器官（花、果实、种子）两部分。

7. 植物照片。本书主要目的在于展示与识别。所选照片力求物种准确、主体清晰、色彩自然、构图合理。照片类型包括植株、叶、花、果实、种子等。

8. 功用。介绍本种植物的药用部位（全草、地上部分、果实、树皮等），并在其后的括号里注明药材名称。根据《中国药典》等药用典籍的对应词条，整理和归纳了本种植物各药用部位的功效和用途。

9. 使用注意。介绍可能存在的毒副作用和使用禁忌。

# 目　录

CONTENTS

# 卷　柏

*Selaginella tamariscina* (P. Beauv.) Spring

·科　名　卷柏科 Selaginellaceae　　·属　名　卷柏属 *Selaginella*
·生活型　土生或石生，复苏蕨类

【释　　名】卷柏始载于《神农本草经》，列为上品。《本草经集注》云："今出近道，丛生石土上，细叶似柏，卷屈状如鸡足，青黄色……"

【别　　名】还魂草（镇江），万年青（徐州、连云港），九死还魂草（苏州），岩头松、还阳草（徐州、淮安）。

【生境分布】生于山坡或溪边的向阳岩石上。分布于徐州、连云港（灌云）、扬州（仪征）、南京、镇江（句容）、无锡（宜兴）等地的丘陵山区。

【功　　用】**全草（卷柏）：**辛，平。归肝、心经。活血通经。主治经闭痛经，癥瘕痞块，跌扑损伤。

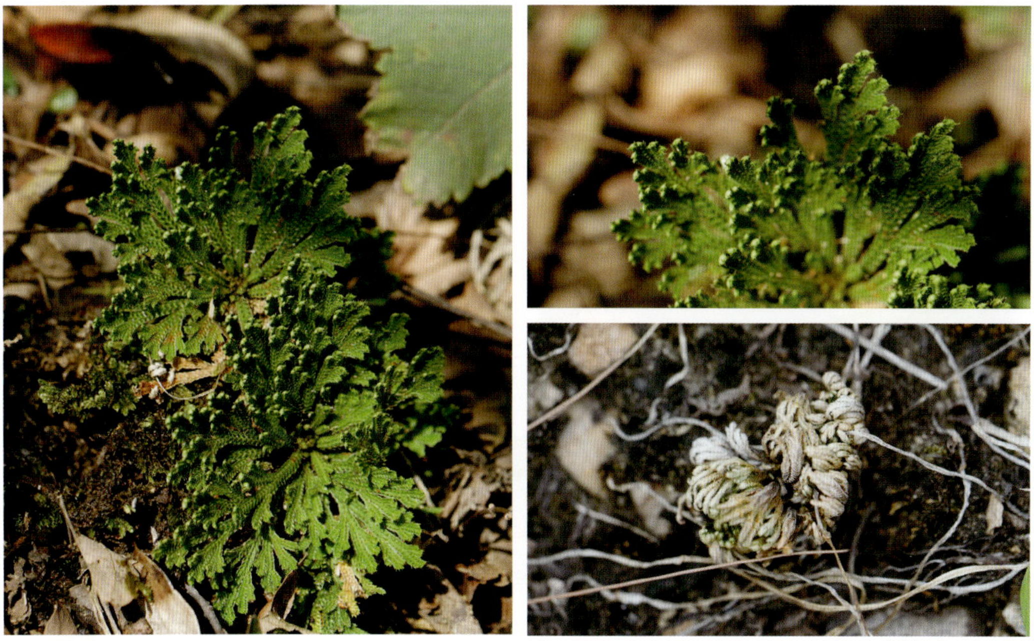

卷柏

## 识别要点

叶交互排列，二型；叶质厚，光滑，边缘具白边；主茎的叶较小枝的略大，覆瓦状排列，绿色或棕色，边缘有细齿；分枝上的腋叶对称，卵形、卵状三角形或椭圆形，边缘有细齿，黑褐色。孢子叶穗紧密，四棱柱形，单生于小枝末端；孢子叶一型，卵状三角形，边缘有细齿，具白边（膜质透明）。

# 紫　萁

*Osmunda japonica* Thunb.

·科　名　紫萁科 Osmundaceae　　·属　名　紫萁属 *Osmunda*

·生活型　土生中型蕨类

【释　　名】《本草纲目》的“蕨”条下载：“……一种紫萁，似蕨有花而味苦，谓之迷蕨，初生亦可食；《尔雅》谓之‘月尔’，《三苍》谓之‘紫蕨’。郭璞云：花繁曰尔，紫蕨拳曲繁盛，故有月尔之名。”

【别　　名】大贯众（江苏）。

【生境分布】生于林下、林缘、沟旁坡地的酸性土中。分布于连云港及江苏南部。

【功　　用】**根茎和叶柄残基（紫萁贯众）**：苦，微寒；有小毒。归肺、胃、肝经。清热解毒，止血，杀虫。主治疫毒感冒，热毒泻痢，疮痈肿毒，吐血，衄血，便血，崩漏，虫积腹痛。



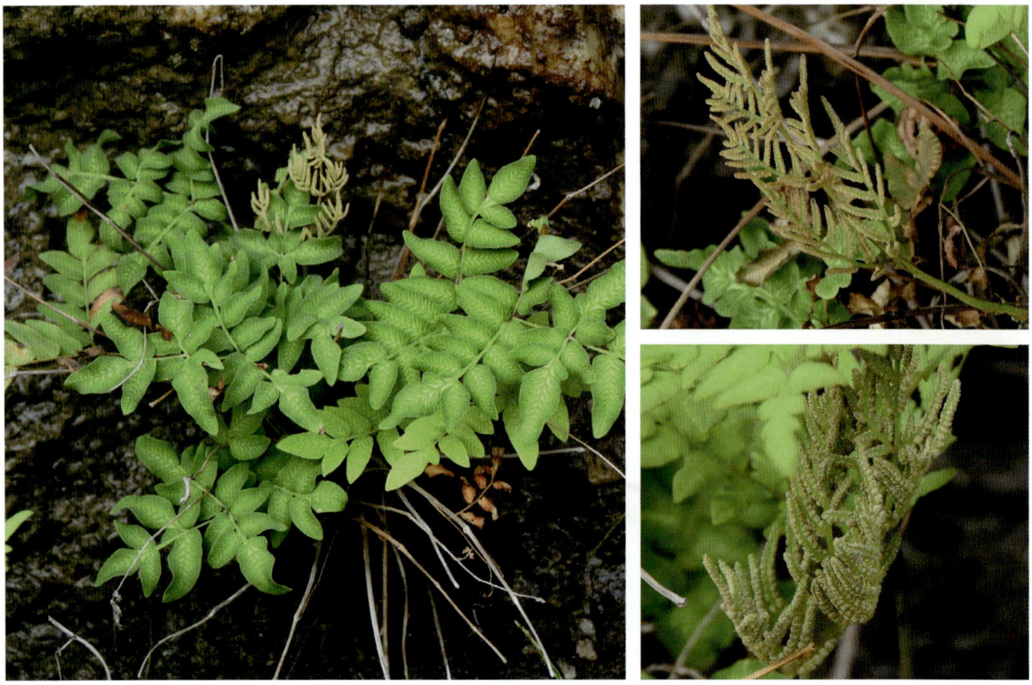

紫萁

## 识别要点

叶片三角状宽卵形，顶部一回羽状，其下二回羽状；小羽片长圆形或长圆状披针形。能育叶与不育叶等高，或稍高，小羽片收缩成线形，沿下面主脉两侧密生孢子囊。

# 海金沙

*Lygodium japonicum* (Thunb.) Sw.

·科　名　海金沙科 Lygodiaceae　　·属　名　海金沙属 *Lygodium*
·生活型　攀缘植株

【释　　名】海金沙始载于宋代《本草图经》，《本草纲目》亦载，云：“生山林下，茎细如线，引于竹木上，……上多皱文，皱处有沙子，状如蒲黄粉，黄赤色。不开花，细根坚强，其沙及草皆可入药。”

【别　　名】吐丝草（连云港）、龙须草（灌云）。

【生境分布】生于路边或溪旁山坡疏灌丛中。分布于全省各地。

【功　　用】**成熟孢子（海金沙）**：甘、咸，寒。归膀胱、小肠经。清利湿热，通淋止痛。主治热淋，石淋，血淋，膏淋，尿道涩痛。

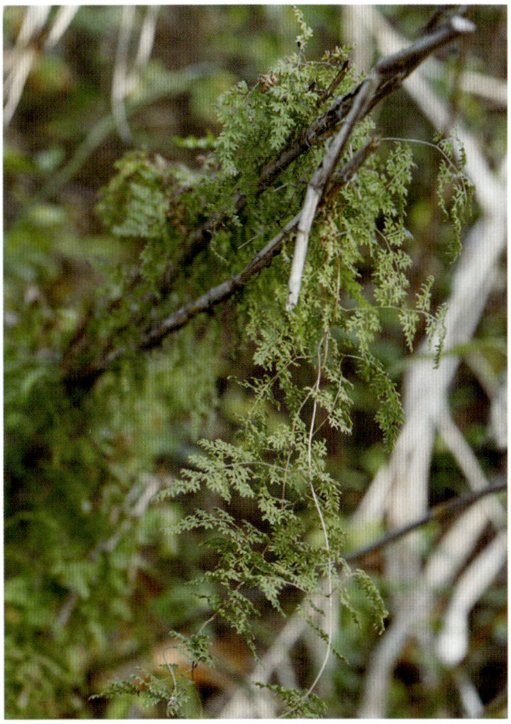

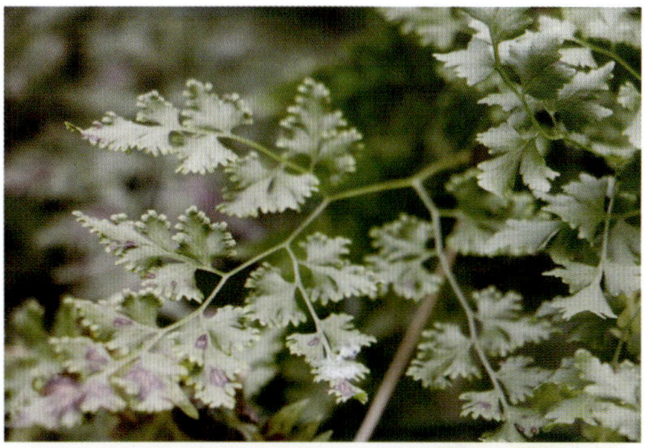

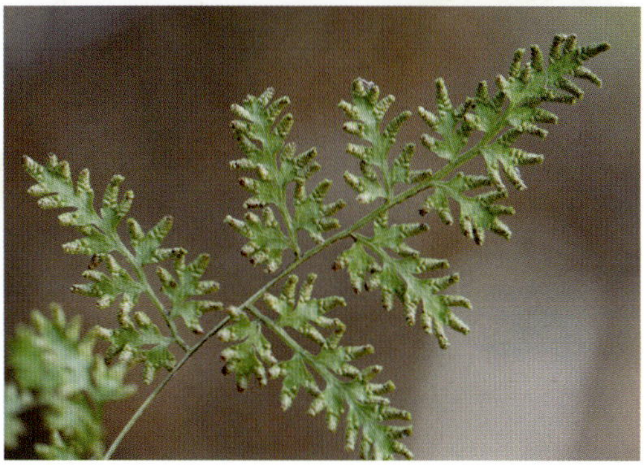

海金沙

## 识别要点

叶二型；叶轴具窄边，羽片多数，对生于叶轴短距两侧；不育羽片尖三角形，两侧有窄边，二回羽状，叶干后褐色，纸质。孢子囊穗长度超过小羽片中央的不育部分，排列稀疏，暗褐色，无毛。

# 有柄石韦

*Pyrrosia petiolosa* (Christ) Ching

·科　名　水龙骨科 Polypodiaceae　　·属　名　石韦属 *Pyrrosia*
·生活型　附生蕨类

【别　　名】小石韦（镇江）、金钥匙（连云港）。
【生境分布】多附生于干旱裸露的岩石上。分布于全省各地。
【功　　用】**叶（石韦）：**甘、苦，微寒。归肺、膀胱经。利尿通淋，清肺止咳，凉血止血。主治热淋，血淋，石淋，小便不通，淋沥涩痛，肺热喘咳，吐血，衄血，尿血，崩漏。



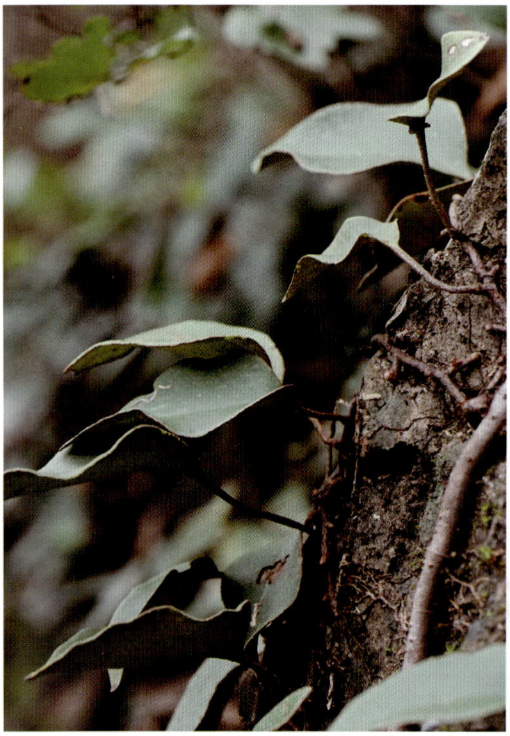

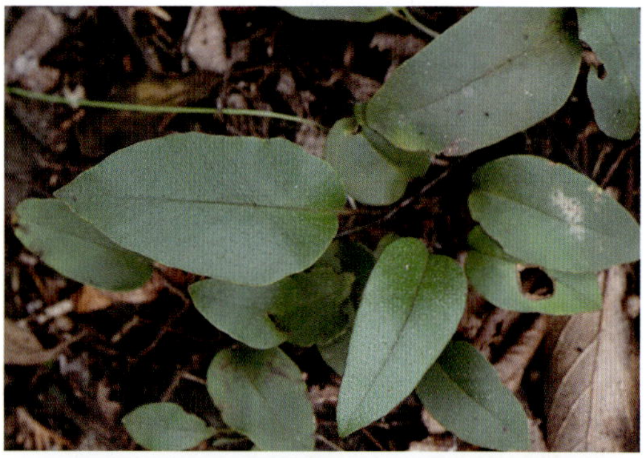

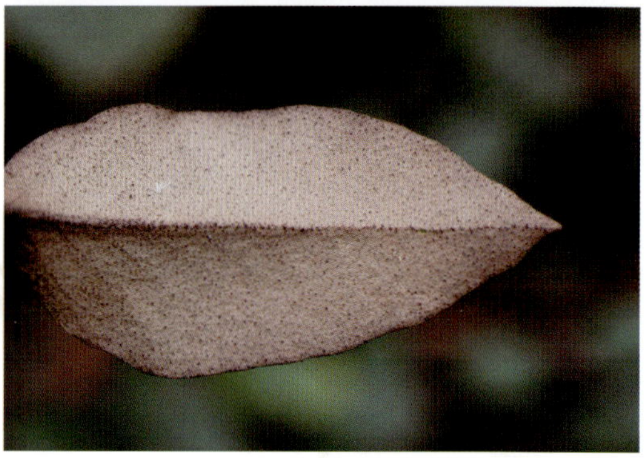

有柄石韦

## 识别要点

根茎细长，横走，幼时密被披针形棕色鳞片；鳞片长尾状渐尖头，边缘具睫毛。叶疏生，二型；不育叶具柄；不育叶片椭圆形，叶干后厚革质，全缘，叶面淡灰棕色，有洼点，疏被星状毛；能育叶片长卵形或长圆状披针形，内卷，主脉下面稍隆起，上面凹陷，侧脉和小脉均不明显。孢子囊群密被叶背，成熟时散生而汇合。

# 槲　蕨

*Drynaria roosii* Nakaike

·科　名　槲科 Drynariaceae　　·属　名　槲蕨属 *Drynaria*

·生活型　附生岩石上则匍匐生长，或附生树干上则螺旋状攀缘

【释　　名】骨碎补始载于《药性论》。《重修政和经史证类备用本草》列为草部下品，引《本草拾遗》云：“骨碎补似石韦而一根，余叶生于木，岭南、虔、吉亦有，本名猴姜。开元皇帝以其主伤折，补骨碎，故作此名耳。”又引《开宝本草》云：“生江南，根着树、石上，有毛，叶如庵闾，江西人称为胡孙姜。”

【生境分布】附生于树干或石上，偶生于墙缝。分布于常州、无锡，部分苏南地区有栽培。

【功　　用】**根茎（骨碎补）**：苦，温。归肝、肾经。疗伤止痛，补肾强骨；外用消风祛斑。主治跌扑闪挫，筋骨折伤，肾虚腰痛，筋骨痿软，耳鸣耳聋，牙齿松动；外治斑秃，白癜风。

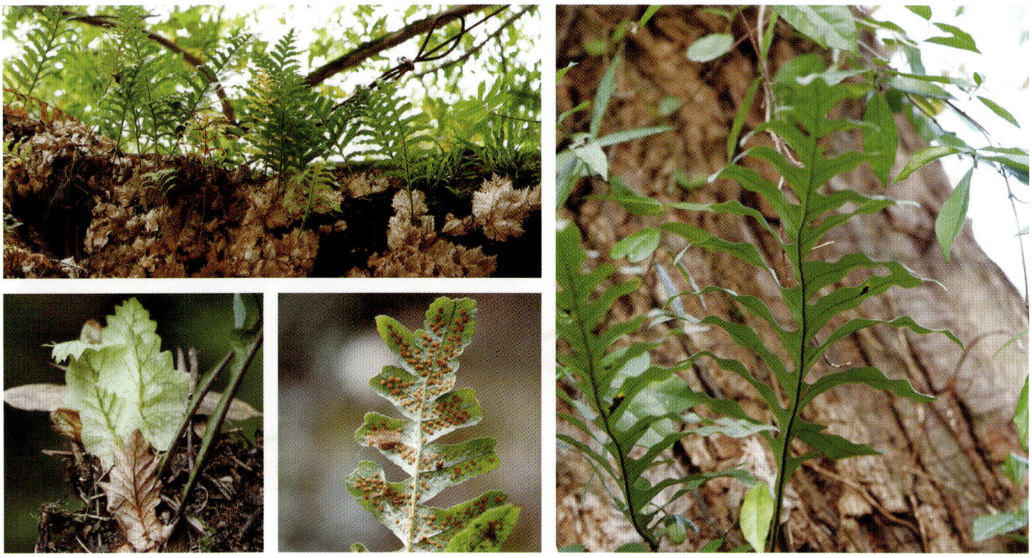

槲蕨

## 识别要点

根茎密被鳞片，盾状着生，边缘有齿。叶二型；基生不育叶圆形，基部心形；正常能育叶具明显狭翅，叶脉明显。孢子囊群圆形或椭圆形，在叶背沿裂片中脉两侧分布，成熟时相邻2侧脉间有圆形孢子囊群1行，或幼时有1行长形孢子囊群，混生腺毛。

# 侧　柏

*Platycladus orientalis* (L.) Franco

| | |
|---|---|
| ·科　名　柏科 Cupressaceae | ·属　名　侧柏属 *Platycladus* |
| ·生活型　乔木 | ·花果期　花期 3~4 月，球果 10 月成熟 |

【别　　名】扁柏（南通）、扁松（淮安、连云港）。

【生境分布】生于石灰岩山地及轻度盐碱地。全省山区有野生，普遍栽培。

【功　　用】**（1）枝梢和叶（侧柏叶）：**苦、涩，寒。归肺、肝、脾经。凉血止血，化痰止咳，生发乌发。主治吐血，衄血，咯血，便血，崩漏下血，肺热咳嗽，血热脱发，须发早白。

**（2）成熟种仁（柏子仁）：**甘，平。归心、肾、大肠经。养心安神，润肠通便，止汗。主治阴血不足，虚烦失眠，心悸怔忡，肠燥便秘，阴虚盗汗。



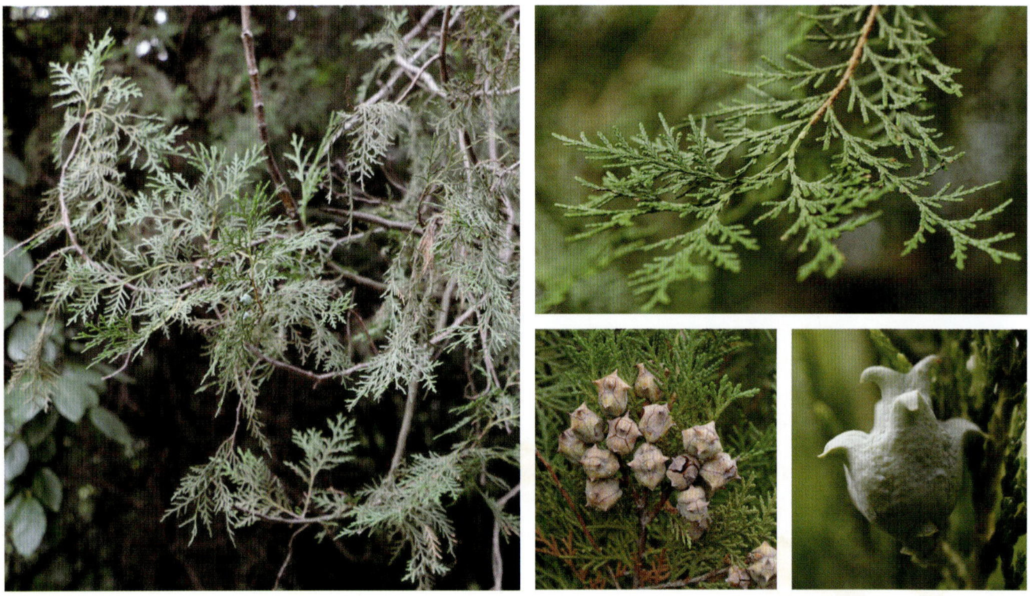

侧柏

识别要点

幼树树冠卵状尖塔形，老则广圆形。树皮淡灰褐色；生鳞叶的小枝直展，扁平，排成一平面，两面同形。鳞叶二型，交互对生，背面有腺点。雌雄同株，球花单生枝顶。球果当年成熟，卵状椭圆形。种鳞木质，扁平，厚，背部顶端下方有一弯曲的钩状尖头；种子椭圆形或卵圆形，灰褐色或紫褐色，无翅，或顶端有短膜，种脐大而明显。

# 金钱松

*Pseudolarix amabilis* (J. Nelson) Rehder

| | |
|---|---|
| ·科　名　松科 Pinaceae | ·属　名　金钱松属 *Pseudolarix* |
| ·生活型　落叶乔木 | ·花果期　花期 4 月，球果 10 月成熟 |

【释　　名】《本草纲目拾遗》引汪连仕《采药书》，曰：“罗汉松一名金钱松，又名径松，其皮治一切血，杀虫瘴癣，合芦荟香油调搽。”

【别　　名】金松（宜兴）。

【生境分布】生于山坡林下。分布于宜溧山区。

【功　　用】**根皮或近根树皮（土荆皮）**：辛，温；有毒。归肺、脾经。杀虫，疗癣，止痒。主治疥癣瘙痒。

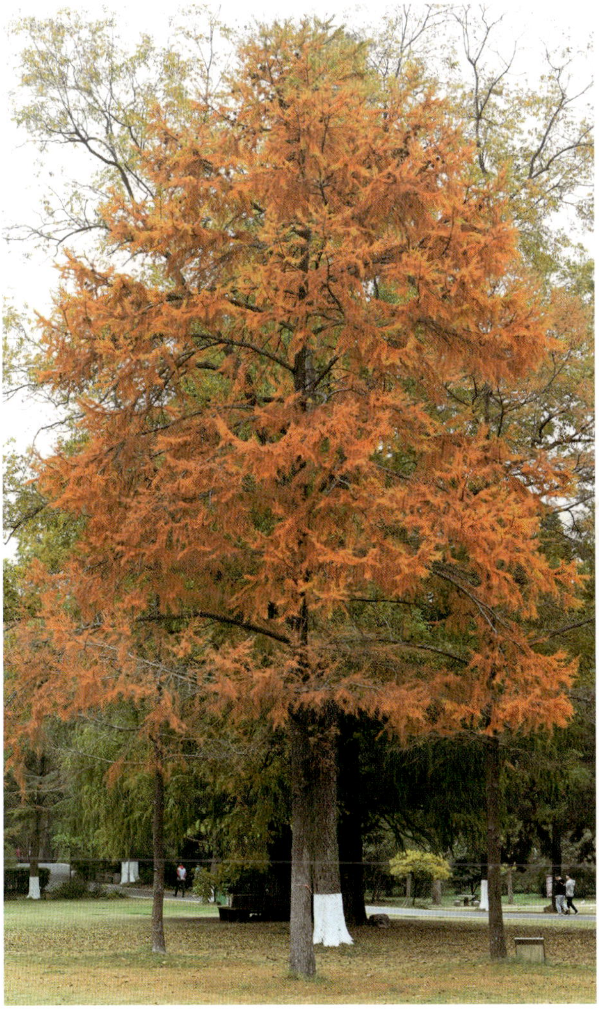

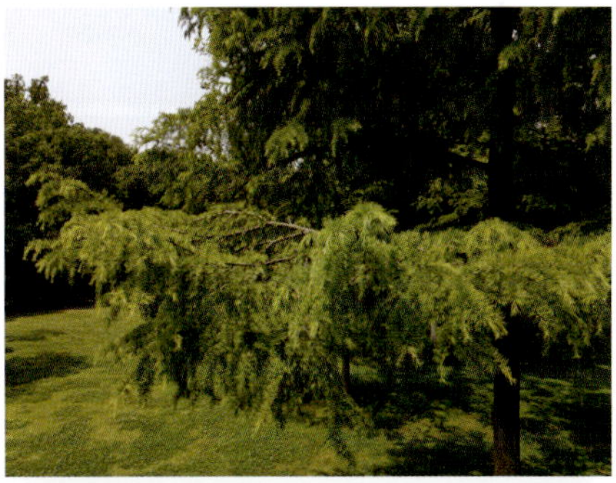

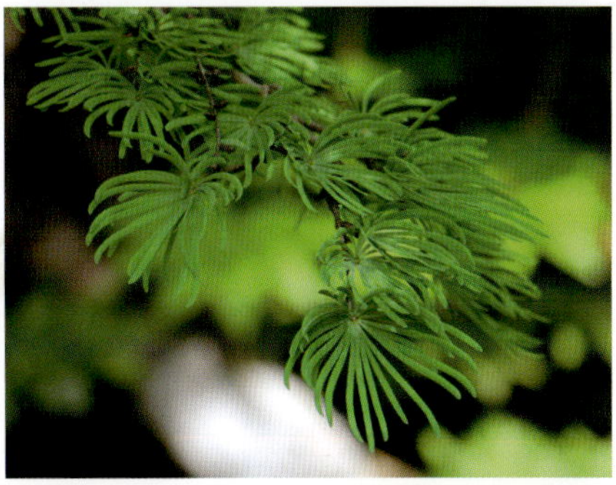

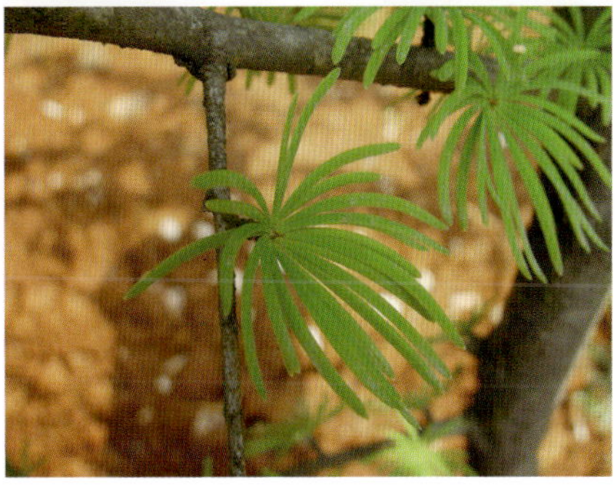

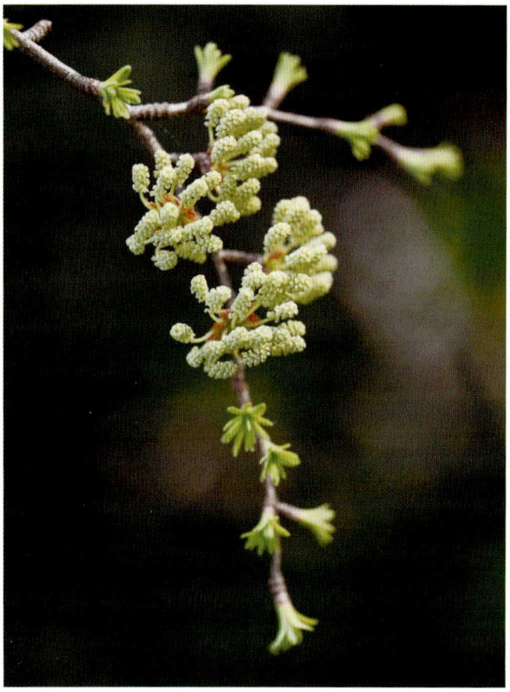

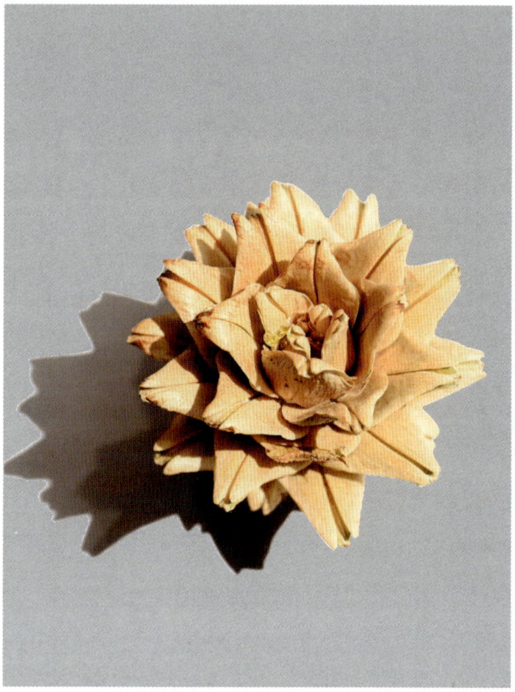

金钱松

## 识别要点

树皮灰褐色或灰色，裂成不规则鳞状块片；大枝不规则轮生；枝有长枝和短枝。叶在长枝上螺旋状排列，散生，在短枝上簇生状，辐射平展成圆盘形，线形，柔软。雄球花簇生于短枝顶端；雌球花单生于短枝顶端。球果卵圆形；种鳞卵状披针形，木质，成熟时与果轴一同脱落。种子卵圆形，白色，下面有树脂囊。

# 化香树

*Platycarya strobilacea* Sieb. & Zucc.

| | |
|---|---|
| ·科　名　胡桃科 Juglandaceae | ·属　名　化香树属 *Platycarya* |
| ·生活型　高大落叶乔木 | ·花果期　花期 5~6 月，果期 7~8 月 |

【别　　名】化果树（连云港）、花龙树（溧阳）、化树（无锡）、花榔树（浦口）、花果儿树（南京）。

【生境分布】生于向阳山地杂木林中。分布于连云港及江苏南部各地。

【功　　用】**（1）叶：**苦，寒；有毒。解毒疗疮，杀虫止痒。外治疮疖肿毒，骨痈流脓，阴囊湿疹，顽癣。

**（2）果实：**辛，温。顺气祛风，消肿止痛，燥湿杀虫。主治内伤胸胀，腹痛，筋骨疼痛，痈肿，温疮，疥癣。

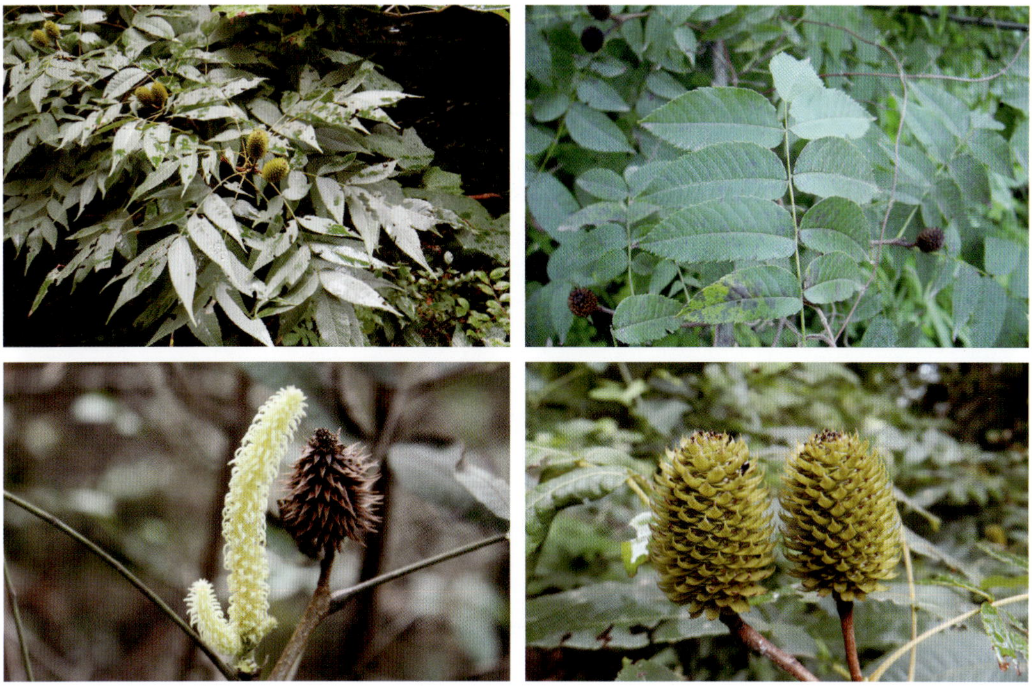

化香树

## 识别要点

幼枝棕色，有茸毛，髓实心。奇数羽状复叶互生，从顶向基渐小，卵状披针形或长椭圆状披针形，先端长渐尖，基部阔楔形，稍偏斜，边缘有重锯齿。花单性，雌雄同序，雄花序在上，雌花序在下。果序卵状椭圆形或长椭圆状圆柱形，暗褐色；宿存苞片卵状披针形，顶端长渐尖，木质；小坚果扁平，有狭翅。

# 麻 栎

*Quercus acutissima* Carruth.

| | |
|---|---|
| ·科　名　壳斗科 Fagaceae | ·属　名　栎属 *Quercus* |
| ·生活型　落叶乔木 | ·花果期　花期 3~4 月，果期翌年 9~10 月 |

【别　　名】栎树（南京）、橡碗栎（江苏）。

【生境分布】喜生于海拔 50~600 m、土壤肥厚、排水良好的山坡。分布于全省有丘陵山地的地区。

【功　　用】**（1）果实（橡实）：**苦、涩，微温。归脾、大肠、肾经。收敛固涩，止血，解毒。主治泄泻痢疾，乳腺炎，哮喘，下痢，脱肛，痔血，疮痈久溃不敛等。

**（2）根皮或树皮（橡木皮）：**苦、涩，平。收敛止痢。主治泻痢，瘰疬，恶疮等。

**（3）壳斗（橡实壳）：**涩，温。收敛，止血。主治泻痢，脱肛，肠风下血，崩中带下，牙疳等。

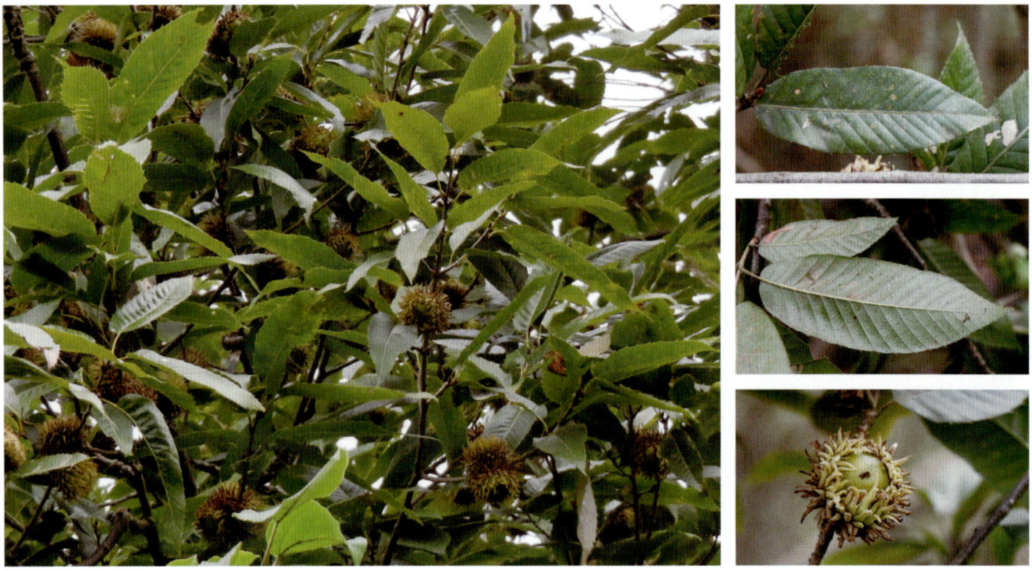

麻栎

## 识别要点

幼枝密生灰黄色茸毛，后脱落。叶长椭圆状披针形或长卵形，先端长渐尖，边缘有锯齿，齿端呈刺芒状，两面同色，叶背幼时有短茸毛，后脱落，仅在脉上有毛。壳斗杯状，包围坚果 1/2；小苞片线形，粗长刺状，有灰白色茸毛，反曲；坚果卵球状或长卵形。

# 朴 树

*Celtis sinensis* Pers.

·科　名　榆科 Ulmaceae　　·属　名　朴属 *Celtis*

·生活型　落叶乔木　　·花果期　花期 3~4 月，果期 9~10 月

【别　　名】青朴（镇江）、千粒树（宜兴）。

【生境分布】生于平原或向阳山地。分布于全省各地。

【功　　用】**（1）树皮（朴树皮）：** 辛、苦，平。祛风透疹，消食化滞。主治麻疹透发不畅，消化不良。

**（2）叶（朴树叶）：** 微苦，凉。清热，凉血，解毒。主治漆疮，荨麻疹。

**（3）成熟果实（朴树果）：** 苦、涩，平。清热利咽。主治感冒咳嗽、音哑。

**（4）根皮（朴树根皮）：** 苦、辛，平。祛风透疹，消食止泻。主治麻疹透发不畅，消化不良，食积泻痢，跌打损伤。

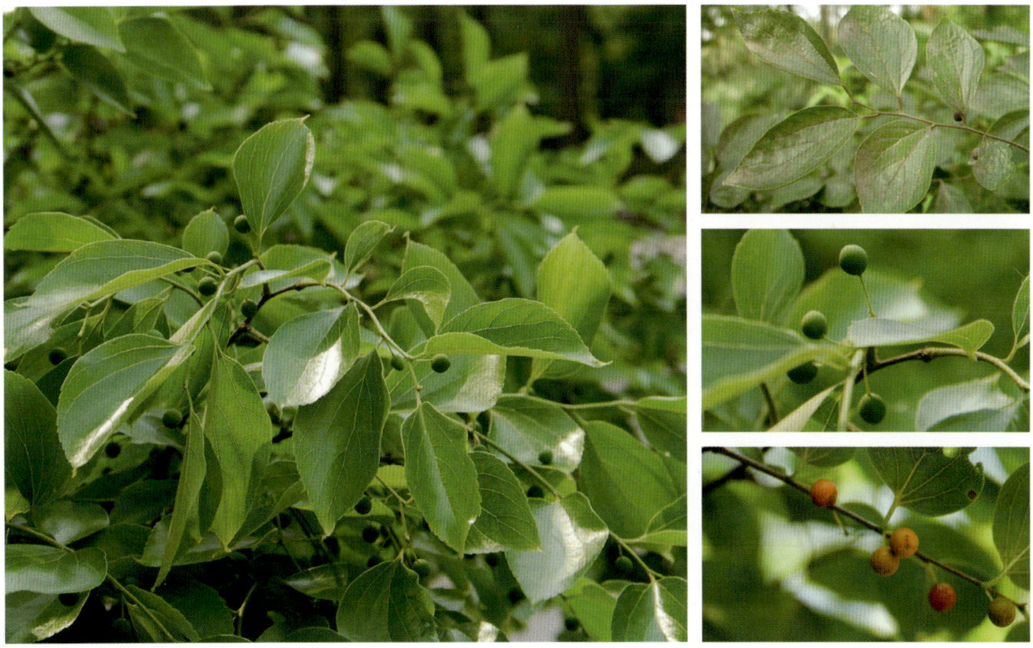

朴树

## 识别要点

当年生小枝密被柔毛，芽鳞无毛。叶卵形或卵状椭圆形，先端尖或渐尖，基部近对称或稍偏斜，三出脉，近全缘或中上部具圆齿，叶背脉腋具簇生毛。雄花簇生于当年生枝下部叶腋；雌花单生于枝上部叶腋，或稀 1~3 朵聚生。核果单生叶腋，近球形，黄色或橙黄色；果柄等长或稍长于叶柄；果核白色，具蜂窝状网纹及棱脊。

# 榔 榆

*Ulmus parvifolia* Jacq.

·科　名　榆科 Ulmaceae　　·属　名　榆属 *Ulmus*
·生活型　落叶乔木　　·花果期　花果期 8~10 月

【释　　名】榔榆始载于《本草拾遗》，谓："榔榆生山中，状如榆。其皮有滑汁，秋生荚，如大榆。"《本草纲目》谓："大榆二月生荚，榔榆八月生荚，可分别。"

【生境分布】生于平原、山丘、山坡，耐旱，喜光，适应性广。分布于全省各地。

【功　　用】**（1）根皮（榔榆）：**苦，寒。利水，通淋，消痈。主治乳痈，风毒流注。
**（2）茎：**甘、微苦，寒。通络止痛。主治腰背酸痛等。
**（3）叶：**甘、微苦，寒。清热解毒，消肿止痛。主治热毒疮疡，牙痛。





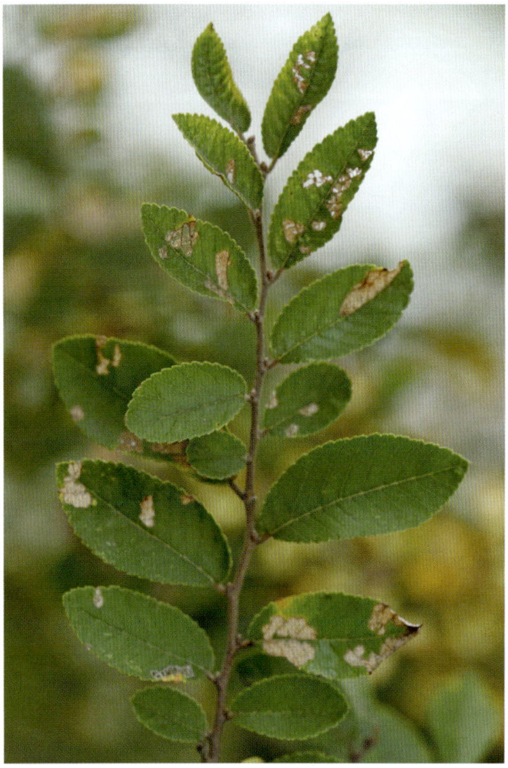

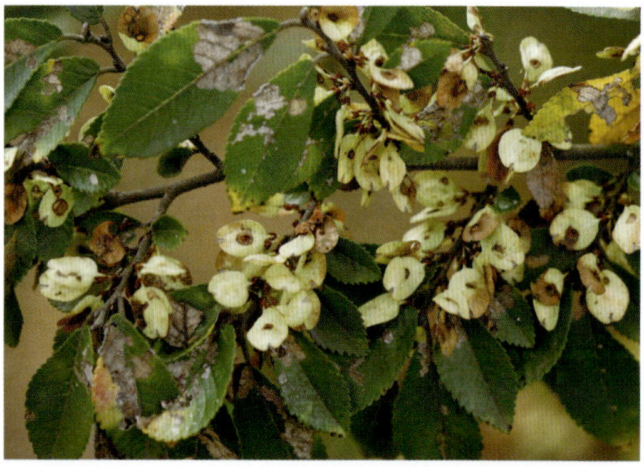

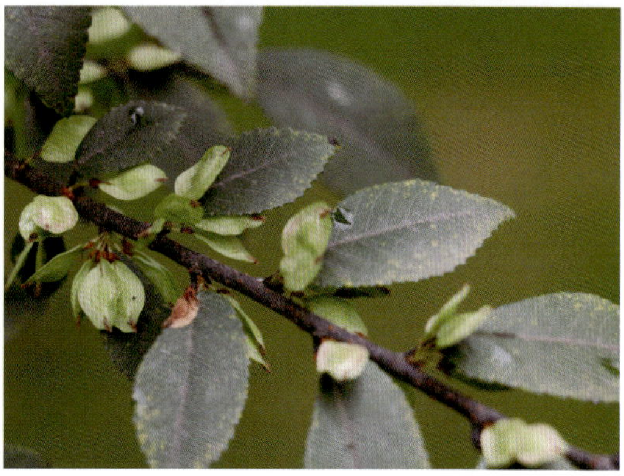

榔榆

识别要点

树皮灰色或灰褐色，呈不规则鳞状薄片剥落，内皮红褐色；一年生枝密被短柔毛；冬芽无毛。叶披针状卵形或窄椭圆形，稀卵形或倒卵形。秋季开花，3~6 朵组成簇状聚伞花序；花被上部杯状，下部管状，花被片 4，深裂近基部。翅果椭圆形或卵状椭圆形，果翅较果核窄；果核位于翅果中上部。

# 构 树

*Broussonetia papyrifera* (L.) L' Hér. ex Vent.

·科 名 桑科 Moraceae ·属 名 构属 *Broussonetia*
·生活型 乔木 ·花果期 花期 4~5 月，果期 6~7 月

【释 名】构树，原名“楮”，始载于《名医别录》，列入上品。《本草纲目》收载于木部灌木类。陶弘景云：“此即今构树也，南人呼谷纸亦为楮纸。”

【别 名】壳树（扬州），楮桃树（新沂、邳州、南通），楮树（徐州），葛树（常熟），谷树（江阴），角树子、野杨梅子（苏州），柯树（姜堰）。

【生境分布】生于荒地、田园、沟旁及城镇边缘地带。分布于全省各地。

【功 用】**成熟果实（楮实子）：**甘，寒。归肝、肾经。补肾清肝，明目，利尿。主治肝肾不足，腰膝酸软，虚劳骨蒸，头晕目昏，目生翳膜，水肿胀满。





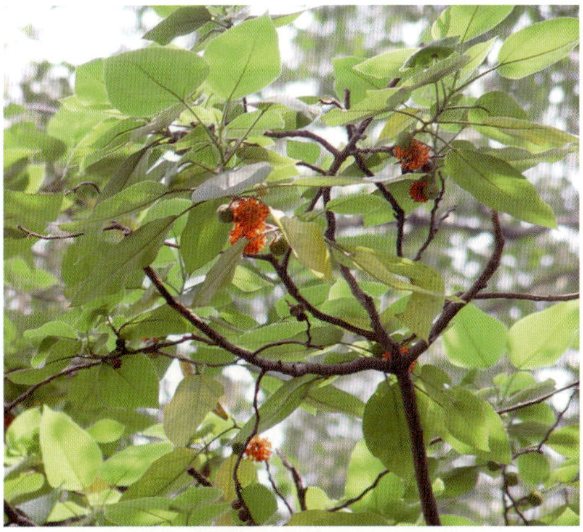
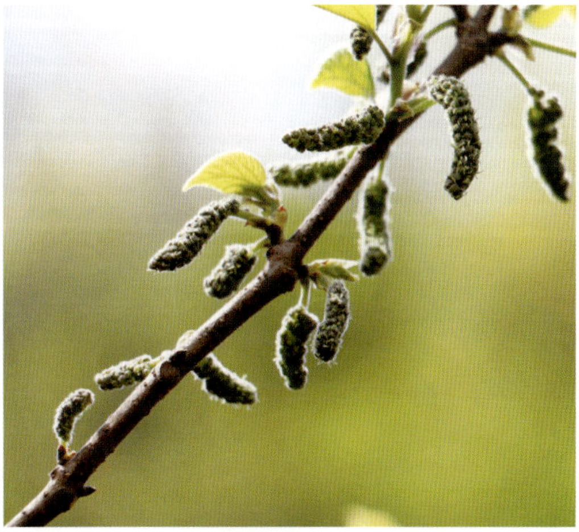
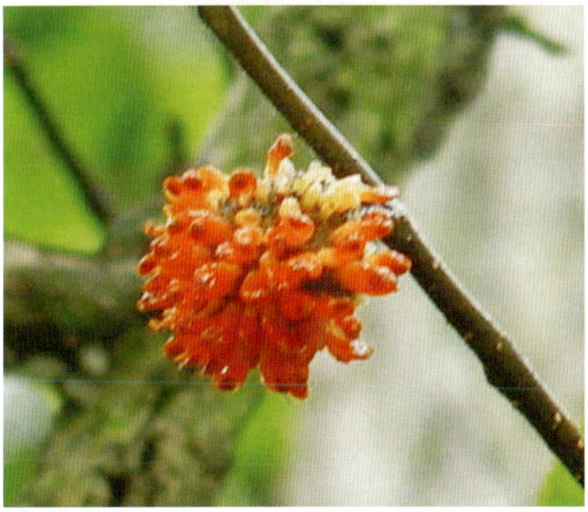
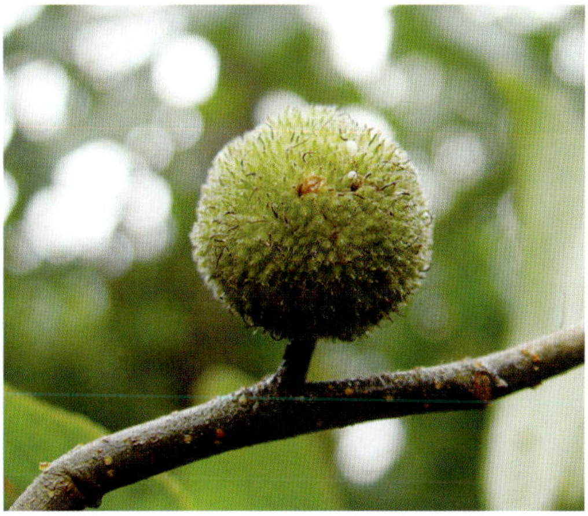

构树

## 识别要点

树皮平滑，有时有深灰色横向环斑。枝粗壮，密生白色茸毛。叶片阔卵形，不分裂或3~5深裂，两面有厚柔毛，基生叶脉三出式；托叶卵状长圆形。雄花花序为腋生下垂的柔荑花序；雌花花序头状；苞片棒状，顶端圆锥形，有毛，花被管状，顶端与花柱紧贴。聚花果球形，成熟时橙红色，肉质。

# 柘

*Cudrania tricuspidata* (Carrière) Bureau ex Lavallée

·科　名　桑科 Moraceae　　·属　名　柘属 *Cudrania*

·生活型　落叶灌木或小乔木　　·花果期　花期5~6月，果期6~7月

【释　　名】柘始载于宋代《嘉祐本草》。《本草纲目》云："处处山中有之，喜丛生，干疏而直，叶丰而厚，团而有尖，其叶饲蚕。取丝作琴瑟，清响胜常。"

【别　　名】柘树（《江苏植物志》）、柘刺（南京、句容）、柘骨针（连云港、徐州）、角针（连云港）、棘针树（江苏）。

【生境分布】生于阳光充足的荒地、山坡林缘和路旁。分布于全省各地山区，以徐州、连云港（赣榆）、淮安（盱眙）、扬州及江苏南部各县市为多。

【功　　用】**（1）木材（柘木）**：甘，温。主治虚损，妇女崩中血结，疟疾。

**（2）除去栓皮的树皮或根皮（柘木白皮）**：苦，平。补肾固精，凉血舒筋。主治腰痛，遗精，咯血，跌打损伤。

**（3）茎叶（柘树茎叶）**：甘、微苦，凉。疏风解毒，消积化痰，健脾除湿，行气散瘀。主治感冒发热，结膜炎，支气管炎，消化不良，痢疾，脾虚带下，乳汁不下，跌打肿痛，风湿痹痛。

**（4）果实（柘树果实）**：苦，平。清热凉血，舒筋活络。主治跌打损伤。

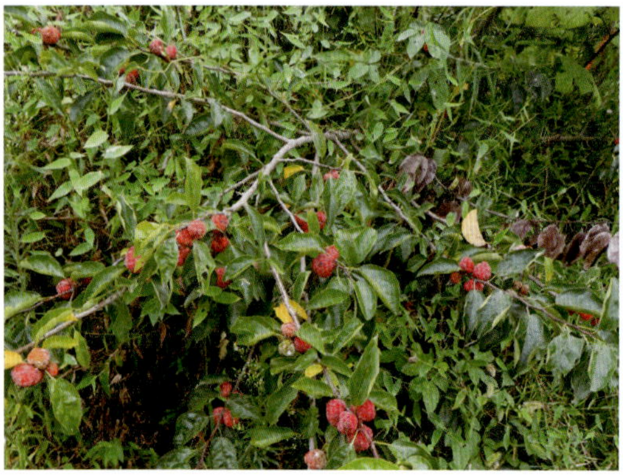

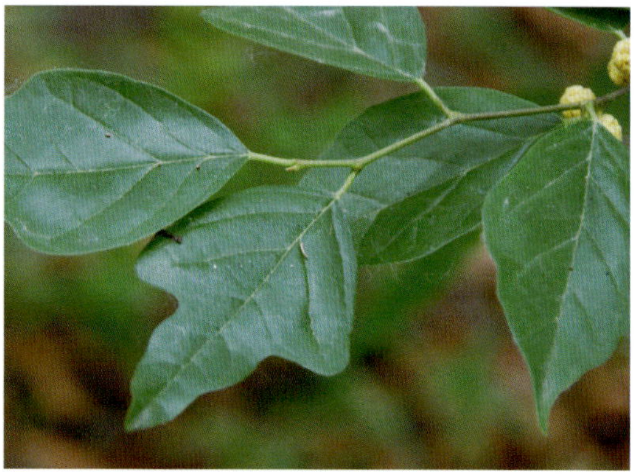

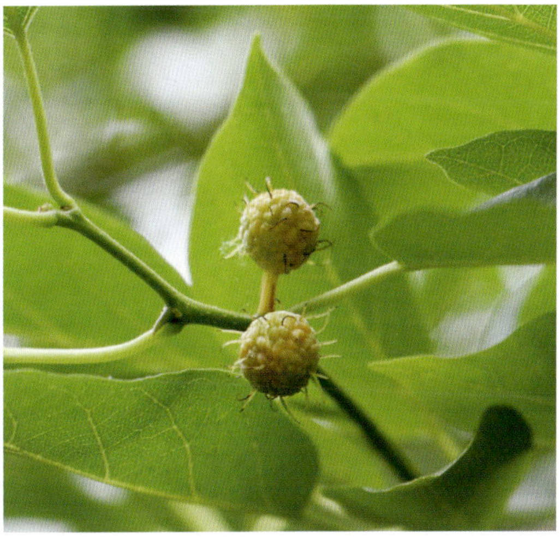 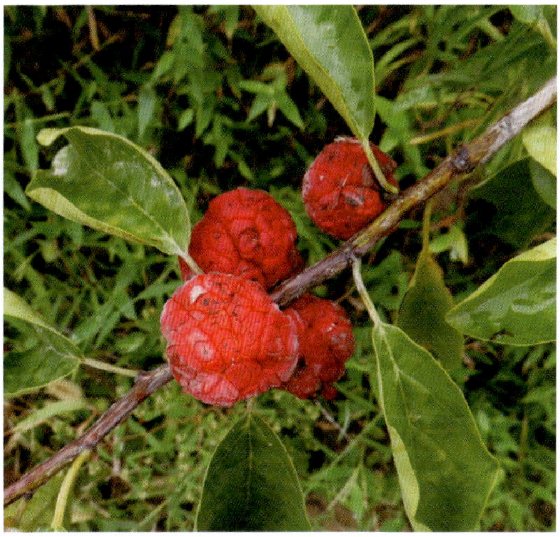

柘

识别要点

老树皮呈不规则薄片状剥落，略具棱，有硬刺。叶卵形、倒卵形或菱状卵形，全缘或偶裂。雌雄异株；花排列成球形头状花序，单生或成对腋生。聚花果近球形，肉质，成熟时橙红色。

# 薜　荔

*Ficus pumila* L.

·科　名　桑科 Moraceae　　·属　名　榕属 *Ficus*
·生活型　攀缘或匍匐灌木　　·花果期　花果期 5~8 月

【释　　名】薜荔始载于唐代《本草拾遗》，云："薜荔，夤绿树木，三五十年渐大，枝叶繁茂。叶圆，长二三寸，厚若石韦。生子似莲房，打破有白汁，停久如漆。中有细子，一年一熟。子亦入药，采无时。"

【别　　名】凉粉子、木莲（宜兴），鬼馒头（南京、镇江、常熟），天花台（溧阳、宜兴、武进、金坛），络石藤（苏州、无锡），鬼球（苏州）。

【生境分布】常攀缘于树干、岩石或墙壁上。分布于全省各地。

【功　　用】**（1）根（薜荔根）、茎枝（薜荔）：**苦、涩，平。祛风除湿，舒筋通络。主治头痛眩晕，关节风湿痛，坐骨神经痛，睾丸炎等。

**（2）叶（薜荔叶）：**微酸。消肿散结。主治漆过敏，无名肿毒。

**（3）果实（木馒头）：**甘，凉。通乳，利湿，活血，消肿。主治乳汁不足，乳糜尿，淋浊，便血。

**（4）乳汁：**壮阳固精，消炎。主治恶疮痈疽，一切疥癣。

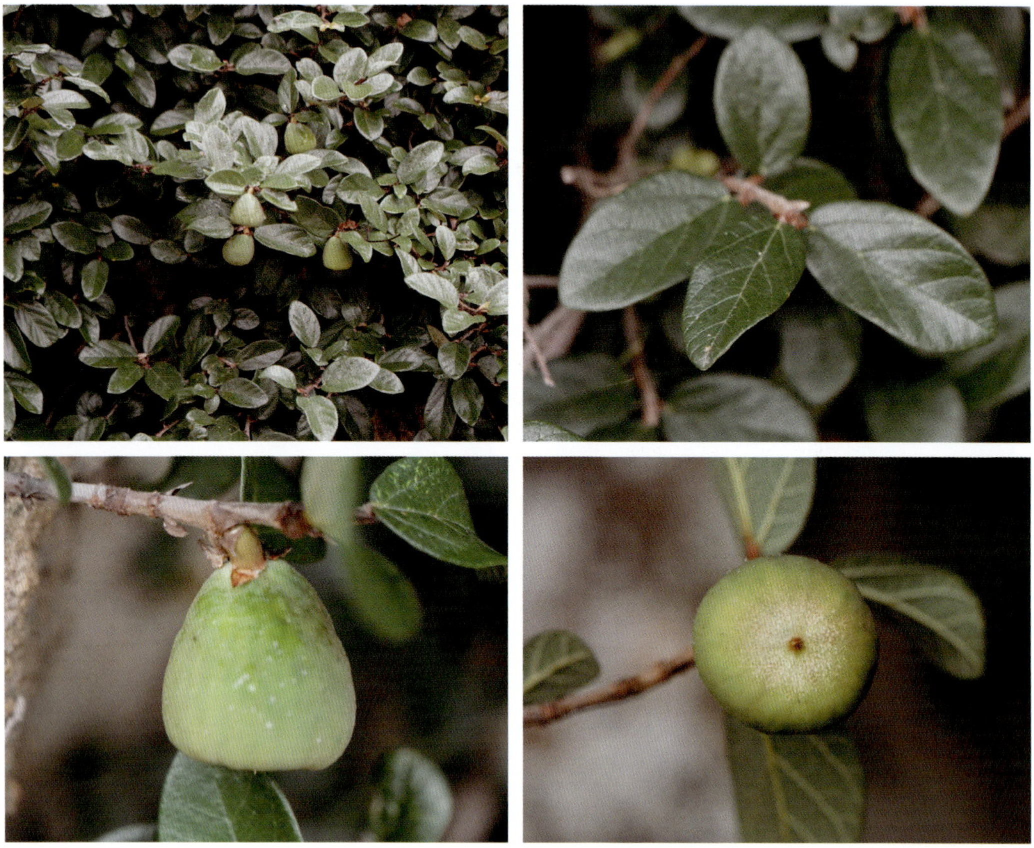

薜荔

识别要点

小枝有棕色茸毛。叶两型；无花序托的枝上的叶片小而薄，卵状心形；生花序托的枝上的叶片较大而厚，革质，卵状椭圆形，叶背有短柔毛，网脉明显，突起呈蜂窝状。瘿花果梨形或倒卵形；雌花果近球形，果顶端平截，中部略具短尖头或脐状突起，果下部渐窄。

# 桑

*Morus alba* L.

| | |
|---|---|
| ·科　名　桑科 Moraceae | ·属　名　桑属 *Morus* |
| ·生活型　小乔木或灌木 | ·花果期　花期 4~5 月，果期 5~7 月 |

【释　名】桑始载于《神农本草经》。《本草纲目》云："桑有数种：有白桑，叶大如掌而厚；鸡桑，叶花而薄；子桑，先葚而后叶；山桑，叶尖而长。以子种者，不若压条而分者，桑生黄衣，谓之金桑，其木必将槁矣。"

【生境分布】生于山林中和路旁。全省各地有野生和栽培。

【功　　用】**（1）叶（桑叶）：**甘、苦，寒。归肺、肝经。疏散风热，清肺润燥，清肝明目。主治风热感冒，肺热燥咳，头晕头痛，目赤昏花。

**（2）根皮（桑白皮）：**甘，寒。归肺经。泻肺平喘，利水消肿。主治肺热喘咳，水肿胀满尿少，面目肌肤浮肿。

**（3）嫩枝（桑枝）：**微苦，平。归肝经。祛风湿，利关节。主治风湿痹病，肩臂、关节酸痛麻木。

**（4）果穗（桑椹）：**甘、酸，寒。归心、肝、肾经。滋阴补血，生津润燥。主治肝肾阴虚，眩晕耳鸣，心悸失眠，须发早白，津伤口渴，内热消渴，肠燥便秘。

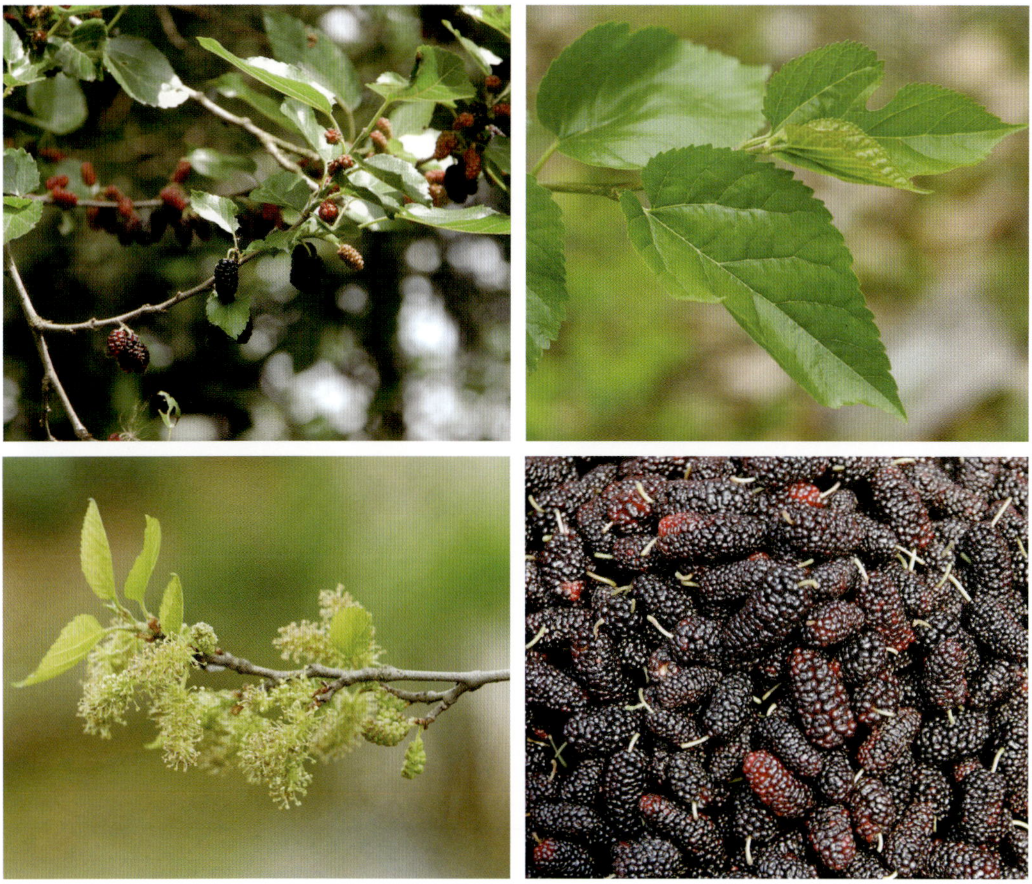

桑

## 识别要点

树皮灰黄色或黄褐色。叶缘有锯齿或多种分裂，叶面无毛，有光泽，脉腋间有簇毛。花雌雄异株，柔荑花序，腋生；雌花序花柱不明显或无花柱，柱头2，细长。聚花果成熟时红色至暗紫色。

# 苎 麻

*Boehmeria nivea* (L.) Gaudich.

| | |
|---|---|
| ·科 名 荨麻科 Urticaceae | ·属 名 苎麻属 *Boehmeria* |
| ·生活型 亚灌木或灌木 | ·花果期 花果期 7~10 月 |

【释　　名】苎麻始载于《名医别录》。宋代《本草图经》云："苎根，旧不载所出州土，今闽、蜀、江、浙多有之。其皮可以绩布，苗高七八尺。叶如楮叶，面青背白，有短毛。夏、秋间著细穗青花。其根黄白而轻虚，二月、八月采。"

【别　　名】野麻、夜苎麻（徐州），野苎麻（江苏）。

【生境分布】生于山谷林边或草坡。分布于全省各地。

【功　　用】**（1）根：**甘，寒。归肝、心、膀胱经。止血，安胎。主治胎动不安，先兆流产，尿血；外治痈肿初起。

**（2）叶（苎麻）：**甘，寒。凉血，止血，散瘀。主治节育后经期延长或流血量增多及月经过多症，鼻衄，痔疮等出血。

**（3）花：**甘，寒。清心除烦，凉血透疹。主治心烦失眠，口舌生疮，麻疹透发不畅，风疹瘙痒。

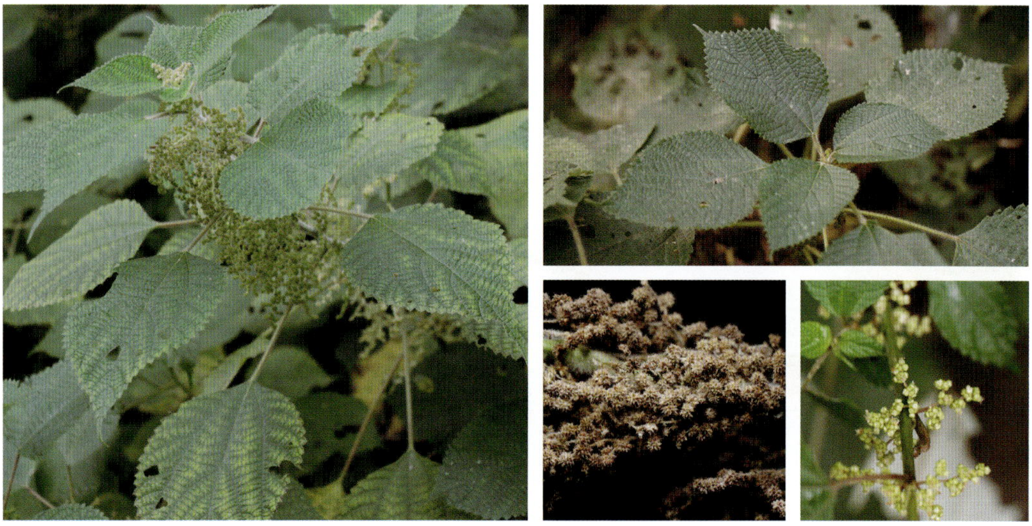

苎麻

## 识别要点

茎上部与叶柄均密被开展的长硬毛和糙毛；叶互生，圆卵形或宽卵形，先端骤尖，基部平截，具齿。圆锥花序腋生，雄团伞花序花少数；雌团伞花序花多数密集；雄花花被片 4，合生至中部；雄蕊 4。瘦果近球形，基部缢缩成细柄。

# 百蕊草

*Thesium chinense* Turcz.

| | |
|---|---|
| ·科　名　檀香科 Santalaceae | ·属　名　百蕊草属 *Thesium* |
| ·生活型　多年生柔弱草本 | ·花果期　花期 4~5 月，果期 6~8 月 |

【释　　名】宋代《本草图经》本经外草类中记有“百乳草”条云：“百乳草，生河中府、秦州、剑州。根黄白色，形如瓦松，茎叶俱青，有如松叶，无花。三月生苗，四月长及五六寸，四时采其根，晒干用。下乳，亦通顺血脉，调气甚佳。亦谓之百蕊草。”

【别　　名】细须草、肚蹲草（江苏）。

【生境分布】生于山坡路旁、溪边、田野的荫蔽或潮湿处。分布于全省各地。

【功　　用】**全草（百蕊草）**：辛、苦，温。归脾、肾经。清热解毒，补肾涩精，解暑，利湿，消积。主治肺炎，急性乳腺炎，肺脓肿，扁桃体炎，中暑，上呼吸道感染，急性膀胱炎，淋巴结结核，肾虚腰痛，遗精，滑精等。

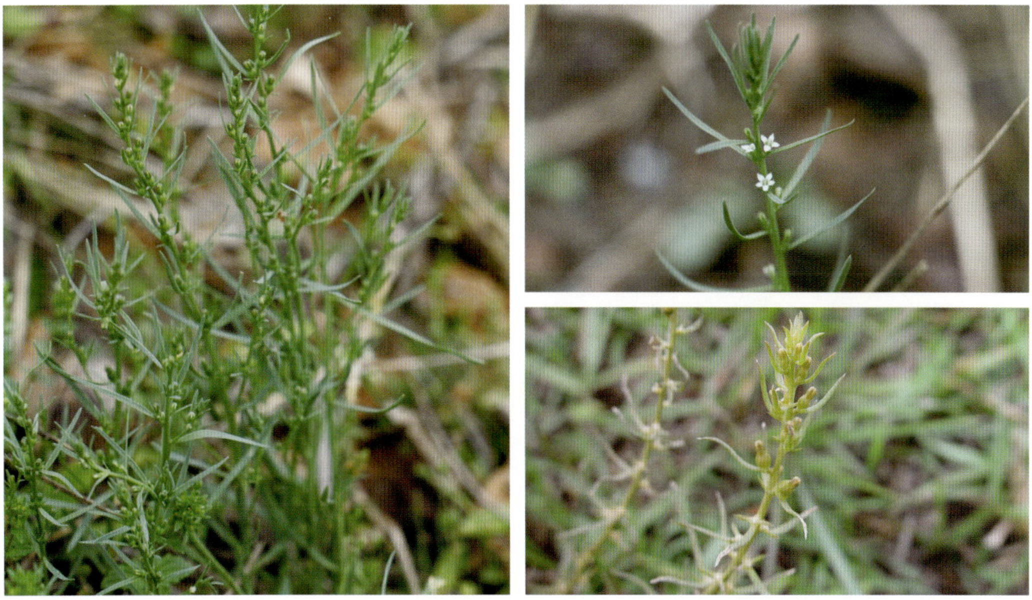

百蕊草

## 识别要点

全株多少被白粉，无毛。茎细长，簇生，基部以上疏分枝，斜升，有纵沟。叶线形，先端急尖或渐尖，具单脉。花单一，腋生；苞片 1，线状披针形；小苞片 2，线形，边缘粗糙；花被绿白色。坚果椭圆形或近球形，有明显隆起的网脉，顶端的宿存花被近球形。

# 槲寄生

*Viscum coloratum* (Kom.) Nakai

| | |
|---|---|
| ·科　名　桑寄生科 Loranthaceae | ·属　名　槲寄生属 *Viscum* |
| ·生活型　灌木 | ·花果期　花期 4~5 月，果期 9~11 月 |

【释　　名】郑樵《通志》云："寄生有两种，一种大者，叶如石榴叶；一种小者，叶如麻黄叶，其子皆相似。大者曰茑，小者曰女茑。"其中所言"大者"系本品。

【别　　名】桑寄生（《江苏植物志》）。

【生境分布】常寄生于梨树、榆树、桦木、槲树、桑树及柳树上。分布于常州（溧阳）、无锡（宜兴）。

【功　　用】**带叶茎枝（槲寄生）**：苦，平。归肝、肾经。祛风湿，补肝肾，强筋骨，安胎元。主治风湿痹痛，腰膝酸软，筋骨无力，崩漏经多，妊娠漏血，胎动不安，头晕目眩。

【使用注意】长在有毒植物上的槲寄生不能入药。

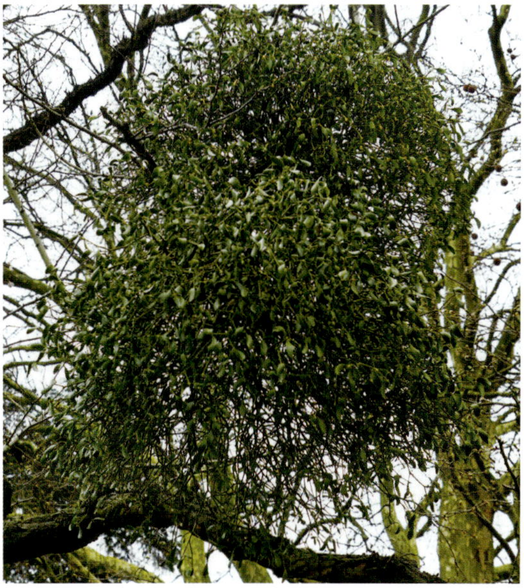
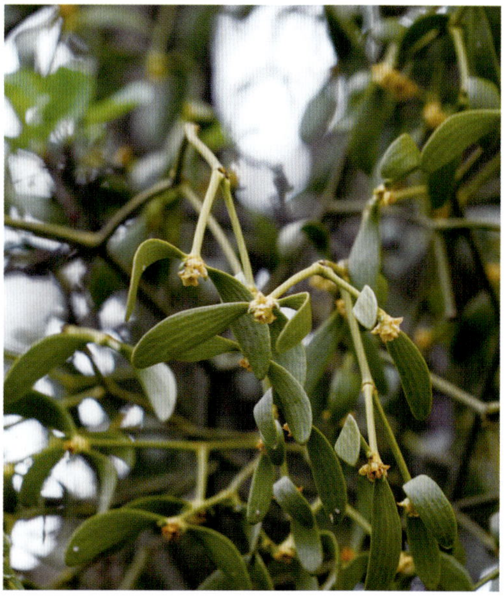

槲寄生

## 识别要点

茎、枝均圆柱状，二歧或三歧，稀多歧分枝，节稍膨大。叶对生，稀 3 枚轮生，长椭圆形或椭圆状披针形，先端圆或圆钝，基部渐窄，基出脉 3~5。雌雄异株，花序顶生或腋生于茎叉分枝处。浆果球形，成熟时淡黄色或橙红色，果皮平滑。

# 短毛金线草 *Antenoron filiforme* var. *neofiliforme* (Nakai) A. J. Li

·科　名　蓼科 Polygonaceae　　·属　名　金钱草属 *Antenoron*

·生活型　多年生草本　　·花果期　花期 7~8 月，果期 9~10 月

【生境分布】生于山地林缘阴湿处、沟谷溪边草丛中、山坡路旁。分布于连云港、南京、镇江、常州（溧阳）、无锡（宜兴）、苏州（常熟）等地。

【功　　用】**块根或全草（金线草）：**辛、苦，微寒。祛风，散瘀，止血，止痛。主治跌打损伤，胃痛，痛经，骨折，肺结核咯血，产后血气痛，痢疾，白带异常。

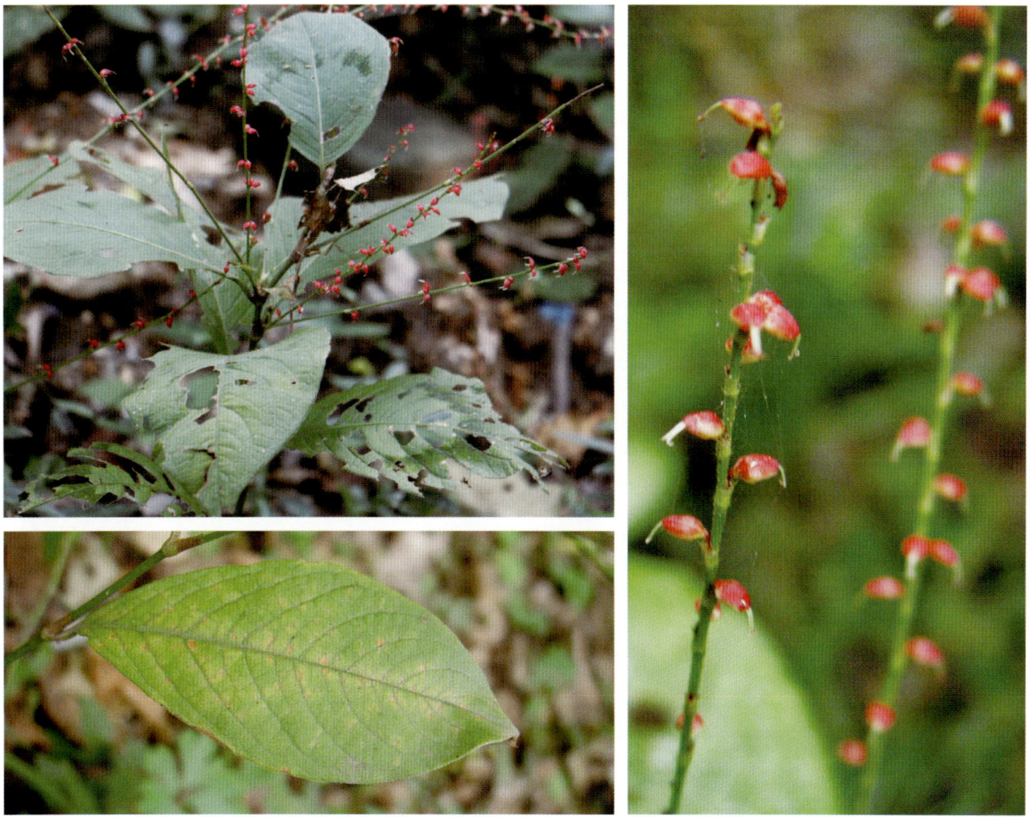

短毛金线草

## 识别要点

茎直立，节部膨大。叶椭圆形，顶端长渐尖，基部楔形，两面疏生短糙伏毛。总状花序呈穗状；苞片斜漏斗状；花被 4 深裂，红色；花柱顶端呈钩状，宿存。瘦果卵形，双凸镜状，褐色。

# 何首乌

*Fallopia multiflora* (Thunb.) Harald.

·科　名　蓼科 Polygonaceae　　·属　名　何首乌属 *Fallopia*

·生活型　多年生草本　　·花果期　花期 8~9 月，果期 9~10 月

【释　　名】何首乌始载于《开宝本草》，苏颂曰：“春生苗……其茎蔓延竹木墙壁间……结子有棱，似荞麦而细小……秋冬取根，大者如拳，各有五棱瓣，似小甜瓜。”

【别　　名】首乌（南京、镇江、苏州、南通、靖江）。

【生境分布】生于山坡灌木丛中或沟边石隙。分布于全省各地。

【功　　用】**（1）块根（何首乌）：**苦、甘、涩，微温。归肝、心、肾经。解毒，消痈，截疟，润肠通便。主治疮痈，瘰疬，风疹瘙痒，久疟体虚，肠燥便秘。

**（2）何首乌的炮制加工品（制何首乌）：**苦、甘、涩，微温。归肝、心、肾经。补肝肾，益精血，乌须发，强筋骨，化浊降脂。主治血虚萎黄，眩晕耳鸣，须发早白，腰膝酸软，肢体麻木，崩漏带下，高脂血症。

**（3）藤茎（首乌藤）：**甘，平。归心、肝经。养血安神，祛风通络。主治失眠多梦，血虚身痛，风湿痹痛，皮肤瘙痒。

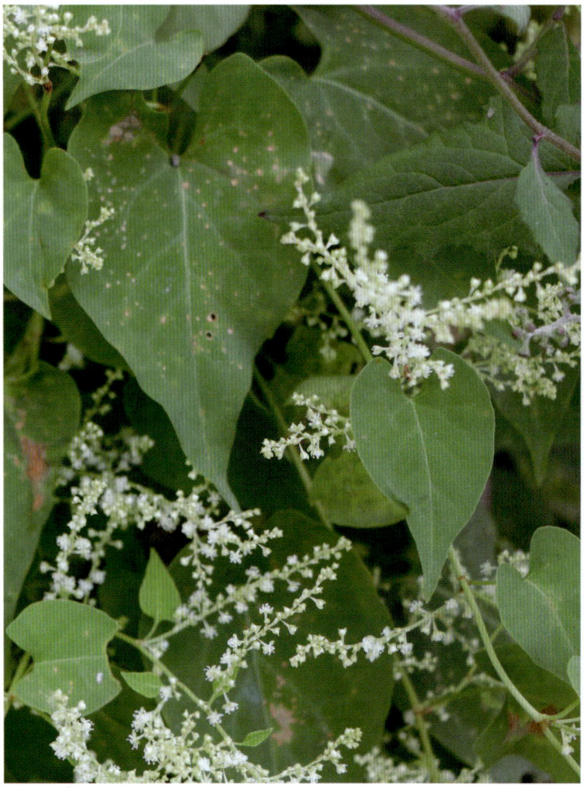

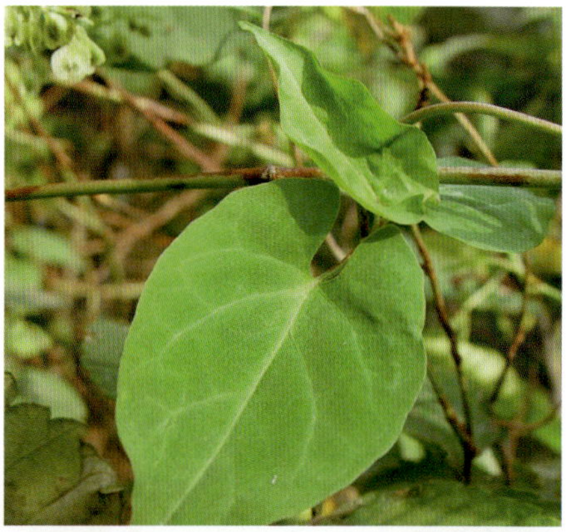

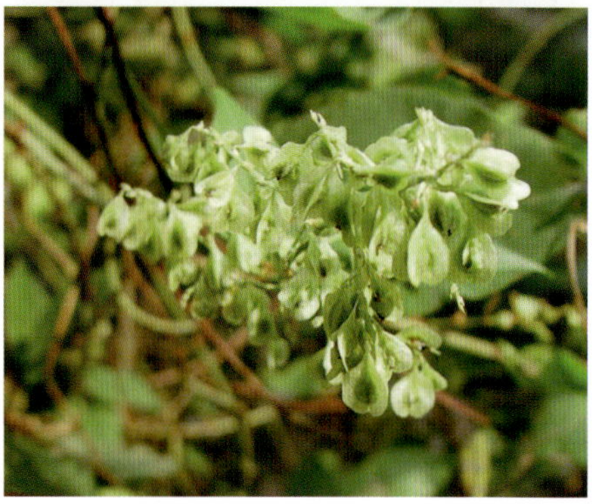

何首乌

## 识别要点

块根肥厚，长椭圆形，黑褐色。茎缠绕，多分枝，具纵棱，无毛，下部木质化。叶卵形或长卵形，基部心形或近心形，两面粗糙，全缘。花序圆锥状，顶生或腋生；苞片三角状卵形；花被白色或淡绿色，花被片椭圆形，大小不相等，外面3片较大，背部具翅，果时增大，花被果时近圆形。瘦果卵形，具3棱，包于宿存花被内。

# 拳　参

*Polygonum bistorta* L.

| ·科　名　蓼科 Polygonaceae | ·属　名　蓼属 *Polygonum* |
|---|---|
| ·生活型　多年生草本 | ·花果期　花期6~7月，果期8~9月 |

【释　　名】拳参始载于《本草图经》，曰："拳参，生淄州田野，叶如羊蹄，根似海虾，色黑。"

【别　　名】紫参、拳蓼、山虾子（连云港）。

【生境分布】生于山坡阴湿处或草丛中，常有栽培。分布于连云港（云台山）。

【功　　用】**根茎（拳参）：**苦、涩，微寒。归肺、肝、大肠经。清热解毒，消肿，止血。主治赤痢热泻，肺热咳嗽，痈肿瘰疬，口舌生疮，血热吐衄，痔疮出血，蛇虫咬伤。

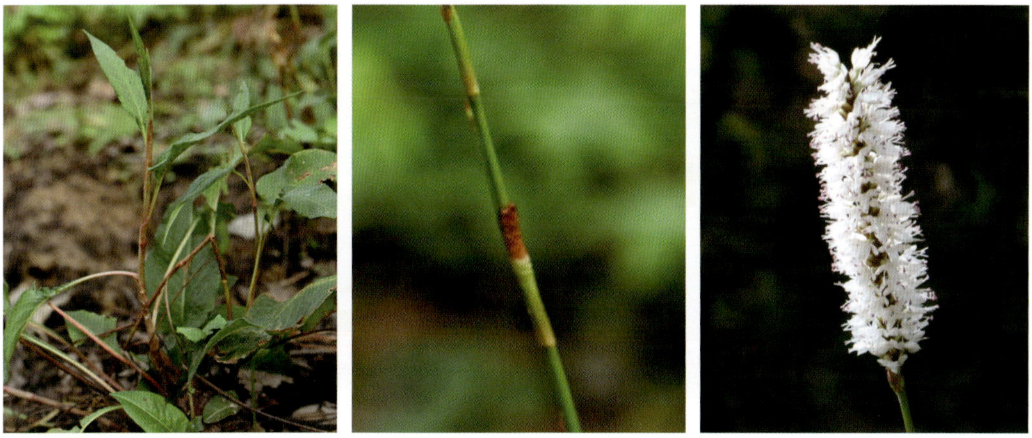

拳参

## 识别要点

根茎弯曲，黑褐色；茎不分枝。基生叶宽披针形或窄卵形，纸质，先端渐尖或尖，基部平截或近心形，沿叶柄下延成翅，边缘外卷；茎生叶披针形或线形，无柄；托叶鞘下部绿色，上部褐色，偏斜，无缘毛。穗状花序，顶生；两端尖，稍长于宿存花被。瘦果椭圆形。

# 红 蓼

*Polygonum orientale* L.

| | |
|---|---|
| ·科　名　蓼科 Polygonaceae | ·属　名　蓼属 *Polygonum* |
| ·生活型　一年生草本 | ·花果期　花期 6~9 月，果期 8~10 月 |

【释　　名】荭草始载于《名医别录》，列为中品，载："荭生水旁，如马蓼而大。"苏颂描述："似蓼而叶大，赤白色，高丈余。"李时珍记述："其茎粗如拇指，有毛；其叶大如商陆叶；花色浅红，成穗；深秋子成，扁如酸枣仁而小，其色赤黑而肉白，不甚辛。"

【别　　名】东方蓼、水晶花、水红子（宝应），水红（徐州）。

【生境分布】生于山谷或路边阴湿草地，成片生长。分布于全省各地。

【功　　用】**成熟果实（水红花子）**：咸，微寒。归肝、胃经。散血消癥，消积止痛，利水消肿。主治癥瘕痞块，瘿瘤，食积不消，胃脘胀痛，水肿腹水。





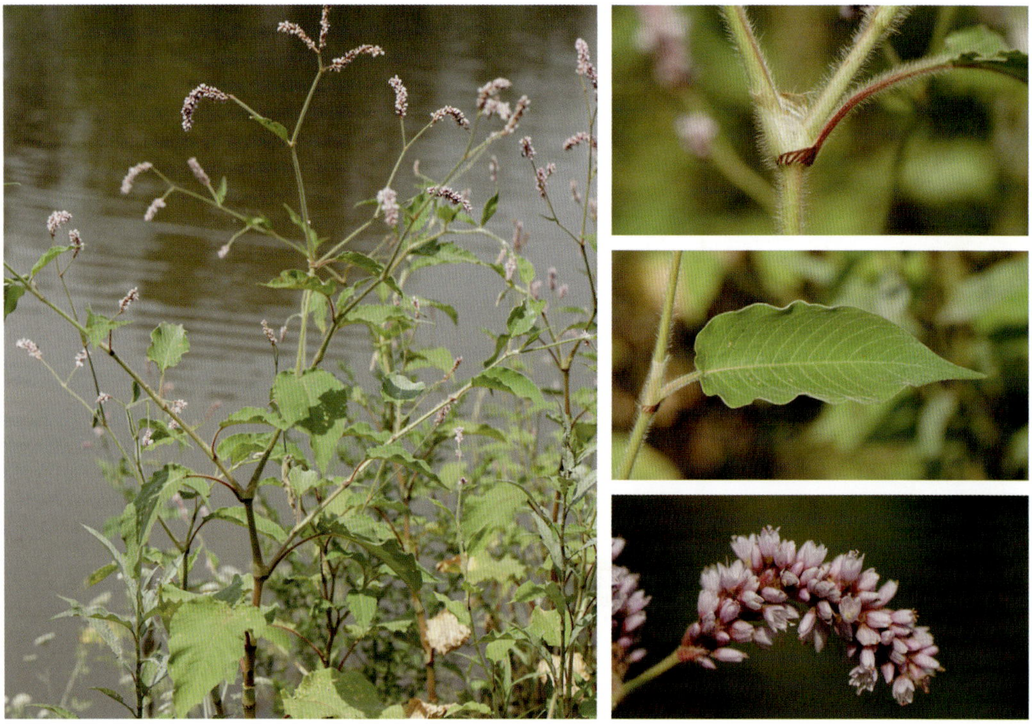

红蓼

## 识别要点

茎直立，粗壮，上部多分枝，密被长柔毛。叶宽卵形或宽椭圆形，先端渐尖，基部圆或近心形，微下延，两面密被柔毛，叶脉被长柔毛；叶柄密被长柔毛；托叶鞘被长柔毛，常沿顶端具绿色草质翅。穗状花序微下垂，数个花序组成圆锥状；花被 5 深裂，淡红色或白色。瘦果近球形，扁平，双凹，包于宿存花被内。

# 杠板归

*Polygonum perfoliatum* L.

·科　名　蓼科 Polygonaceae　　·属　名　蓼属 *Polygonum*

·生活型　一年生攀缘草本　　·花果期　花期 6~8 月，果期 7~10 月

【释　　名】《万病回春》中记述杠板归：“四五月生，至九月见霜即无。叶尖青如犁头尖样，藤有小刺。有子圆黑如睛。”

【别　　名】贯叶蓼、河白草（无锡、苏州、南通）。

【生境分布】生于山谷灌木丛中、田边、路边或水沟边。分布于全省各地。

【功　　用】**地上部分（杠板归）**：酸，微寒。归肺、膀胱经。清热解毒，利水消肿，止咳。主治咽喉肿痛，肺热咳嗽，小儿顿咳，水肿尿少，湿热泻痢，湿疹，疖肿，蛇虫咬伤。

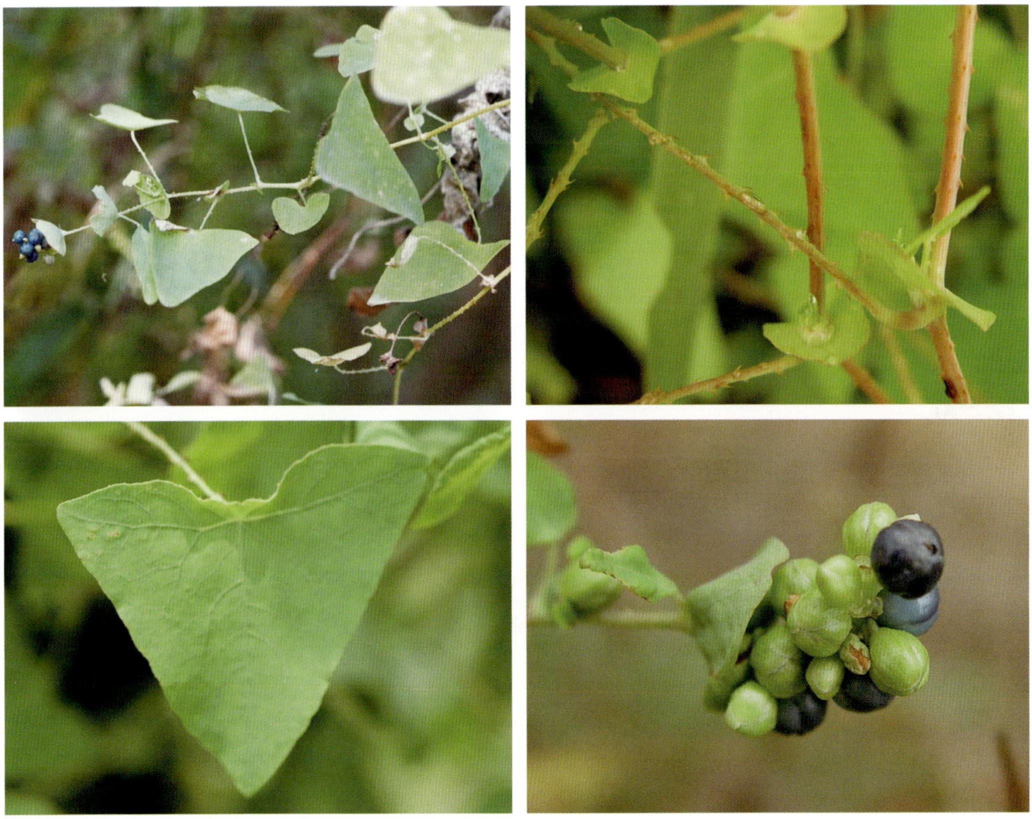

杠板归

## 识别要点

茎具纵棱，沿棱疏生倒刺。叶三角形，先端钝或微尖，基部近平截，叶背沿叶脉疏生皮刺；托叶鞘叶状。花序短穗状，顶生或腋生，花被 5 深裂，白绿色，花被片椭圆形，果时增大，深蓝色。瘦果球形，黑色。

# 萹 蓄

*Polygonum aviculare* L.

| | |
|---|---|
| ·科　名　蓼科 Polygonaceae | ·属　名　蓼属 *Polygonum* |
| ·生活型　一年生草本 | ·花果期　花期 5~7 月，果期 6~8 月 |

【释　　名】萹蓄始载于《神农本草经》，列为下品。陶弘景曰：“布地而生，花节间白，叶细绿，人呼为扁竹。”《本草纲目》中记述：“其叶似落帚叶而不尖，弱茎引蔓，促节。三月开细红花，如蓼蓝花，结细子。”

【别　　名】竹鞭菜（连云港、射阳）、竹节草（扬州）、扁竹、竹叶草。

【生境分布】生于田野、路旁、沟边湿地。分布于全省各地。

【功　　用】**地上部分（萹蓄）**：苦，微寒。归膀胱经。利尿通淋，杀虫，止痒。主治热淋涩痛，小便短赤，虫积腹痛，皮肤湿疹，阴痒带下。

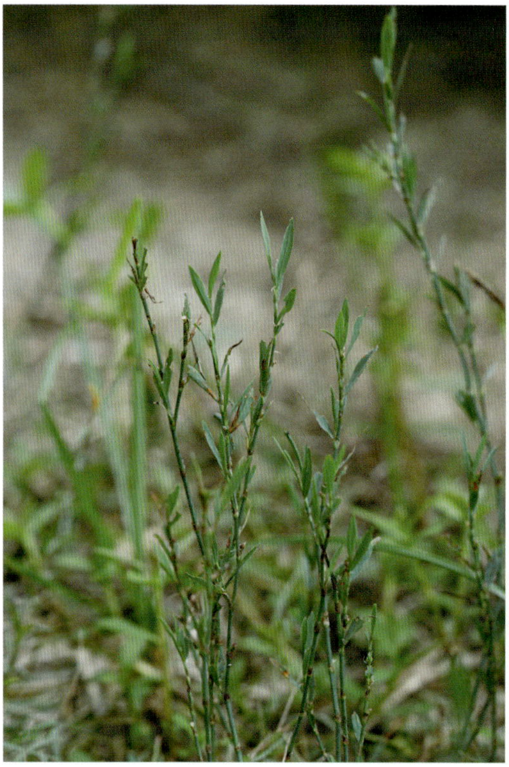
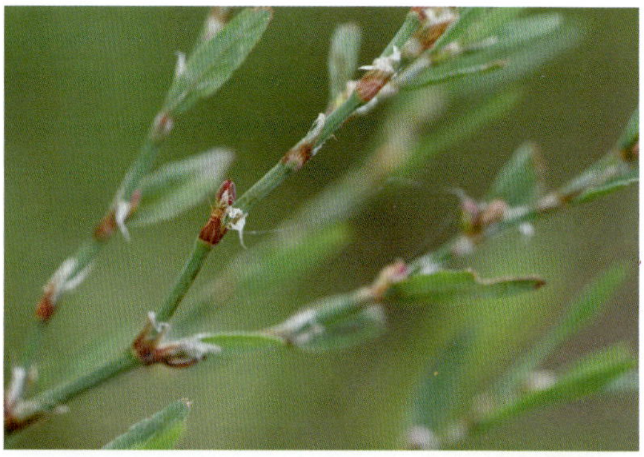
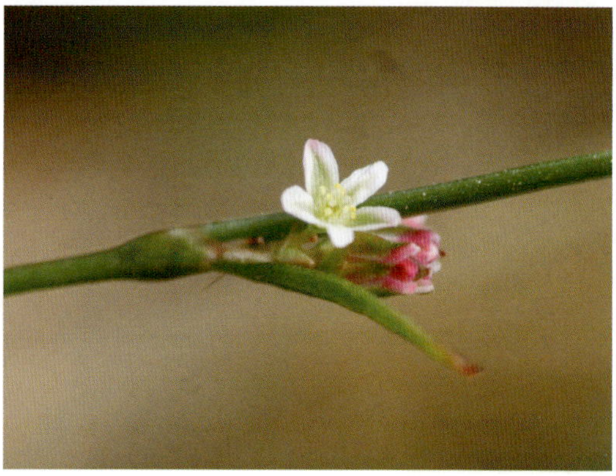

萹蓄

## 识别要点

基部多分枝。叶椭圆形、窄椭圆形或披针形；叶柄短，基部具关节；托叶鞘膜质。花单生或数朵簇生叶腋，遍布植株；苞片薄膜质；花梗细，顶部具关节；花被5深裂，花被片椭圆形，绿色，边缘白色或淡红色；雄蕊8，花丝基部宽，花柱3。瘦果卵形，具3棱，黑褐色，密被由小点组成的细条纹。

# 虎 杖

*Reynoutria japonica* Houtt.

·科　名　蓼科 Polygonaceae　　·属　名　虎杖属 *Reynoutria*

·生活型　多年生草本　　·花果期　花期 7~9 月，果期 9~10 月

【释　　名】虎杖始载于《名医别录》，列为中品。陶弘景描述："田野甚多，状如大马蓼，茎斑而叶圆。"苏颂描述："三月生苗，茎如竹笋状，上有赤斑点，初生便分枝丫，叶似小杏叶。七月开花，九月结实。南中出者，无花。根皮黑色，破开即黄。"所述均指本品。

【别　　名】钻地风（东海）、紫金龙（盱眙）、斑根（镇江）、山大黄（江苏）。

【生境分布】生于田野、路旁、沟边湿地。分布于全省各地。

【功　　用】**根茎和根（虎杖）**：微苦，微寒。归肝、胆、肺经。利湿退黄，清热解毒，散瘀止痛，止咳化痰。主治湿热黄疸，淋浊，带下病，风湿痹痛，痈肿疮毒，水火烫伤，闭经，癥瘕，跌打损伤，肺热咳嗽。

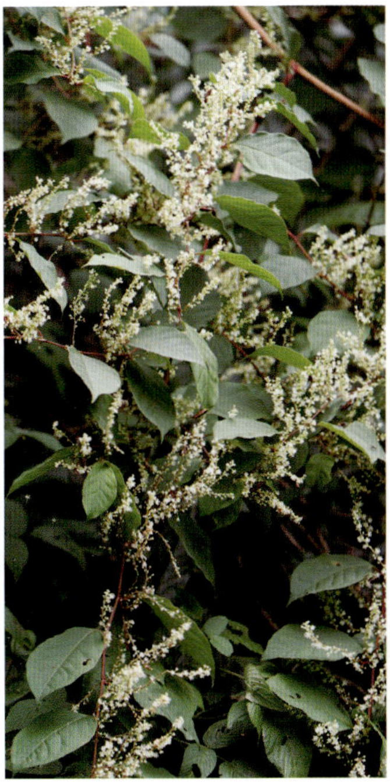

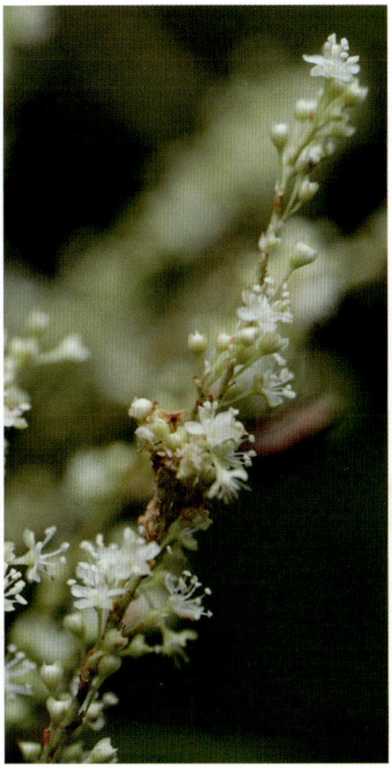

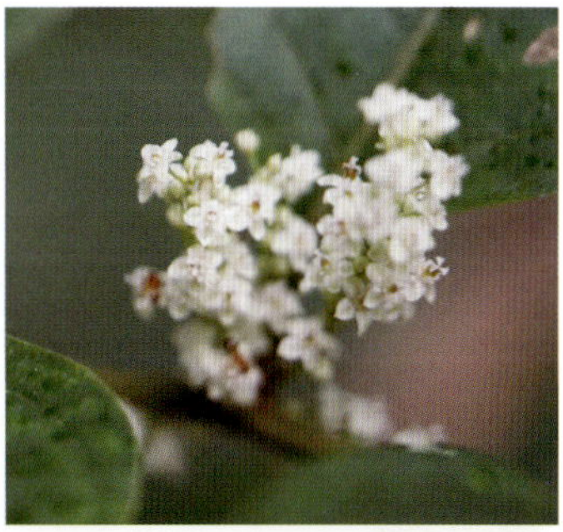

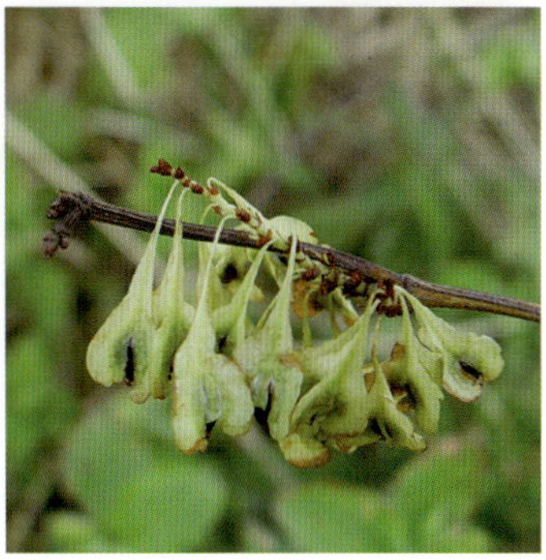

虎杖

## 识别要点

茎直立，丛生，基部木质化，散生红色或紫红色斑点。叶有短柄，宽卵形或卵状椭圆形，顶端有短骤尖，基部圆形或楔形；托叶鞘膜质，褐色，早落。花单性，雌雄异株，组成腋生的圆锥状花序；苞片漏斗状；花梗细长，中部有关节，上部有翅；花被浅绿色或白色，5 深裂。瘦果椭圆形，有 3 棱，包于宿存的花被中。

# 商　陆

*Phytolacca acinosa* Roxb.

·科　名　商陆科 Phytolaccaceae　　·属　名　商陆属 *Phytolacca*
·生活型　多年生草本　　·花果期　花期 5~8 月，果期 6~10 月

【释　　名】商陆始载于《神农本草经》，列为下品。《本草纲目》载于草部毒草类。《唐本草》载："此有赤白二种，白者入药用，赤者……甚有毒。"

【别　　名】章柳（古代通称），白母鸡（镇江），长不老、张国老（南京）。

【生境分布】生于沟谷、山坡林下、林缘路旁或房前屋后及湿润肥沃地。分布于全省各地。

【功　　用】**根（商陆）**：苦，寒；有毒。归肺、脾、肾、大肠经。逐水消肿，通利二便；外用解毒散结。主治水肿胀满，二便不通；外治痈肿疮毒。





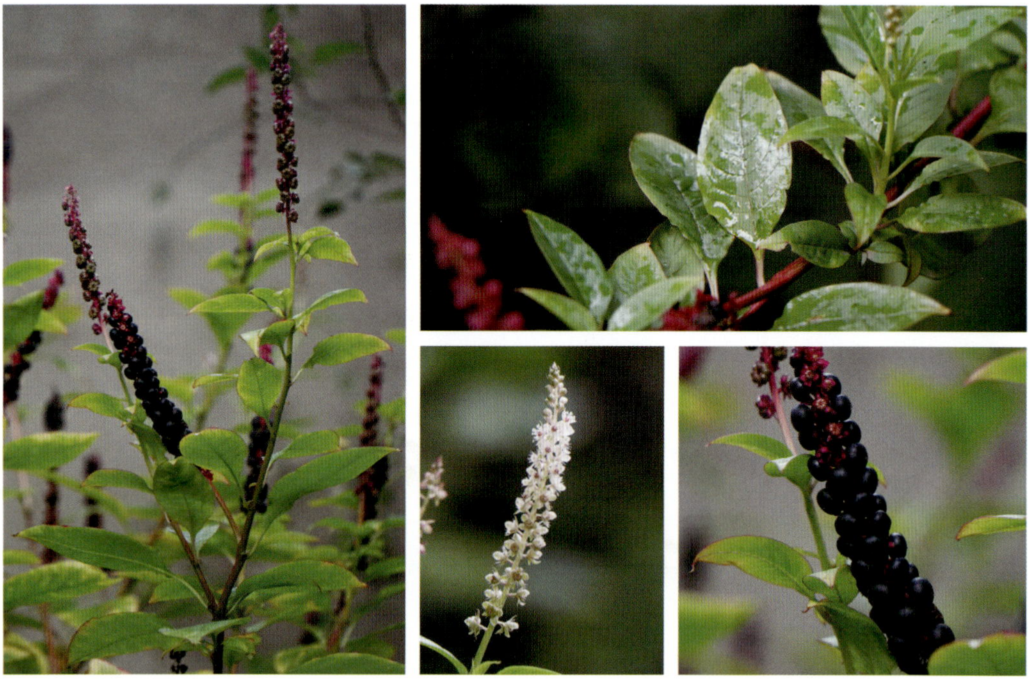

商陆

## 识别要点

全株光滑无毛。根肉质，倒圆锥形。茎肉质，有纵沟槽，绿色或红紫色，多分枝。叶薄纸质，椭圆形或披针状椭圆形，先端尖或渐尖，基部楔形，两面散生细小的白色针晶体。总状花序直立，多花密生，两性；花被片 5，白色或黄绿色。果序直立；浆果扁球形，紫黑色。种子肾形，黑色。

# 无心菜

*Arenaria serpyllifolia* L.

·科　名　石竹科 Caryophyllaceae　　·属　名　无心菜属 *Arenaria*
·生活型　一年生草本　　·花果期　花期 4~6 月，果期 5~7 月

【别　　名】蚤缀（《江苏植物志》）。
【生境分布】生于路旁、荒地及田野中。分布于全省各地。
【功　　用】**全草（无心菜）：**辛，平。归肝、肺经。清热，明目，止咳。主治急性结膜炎，咽喉炎，牙龈炎，肺痨，咳嗽等。

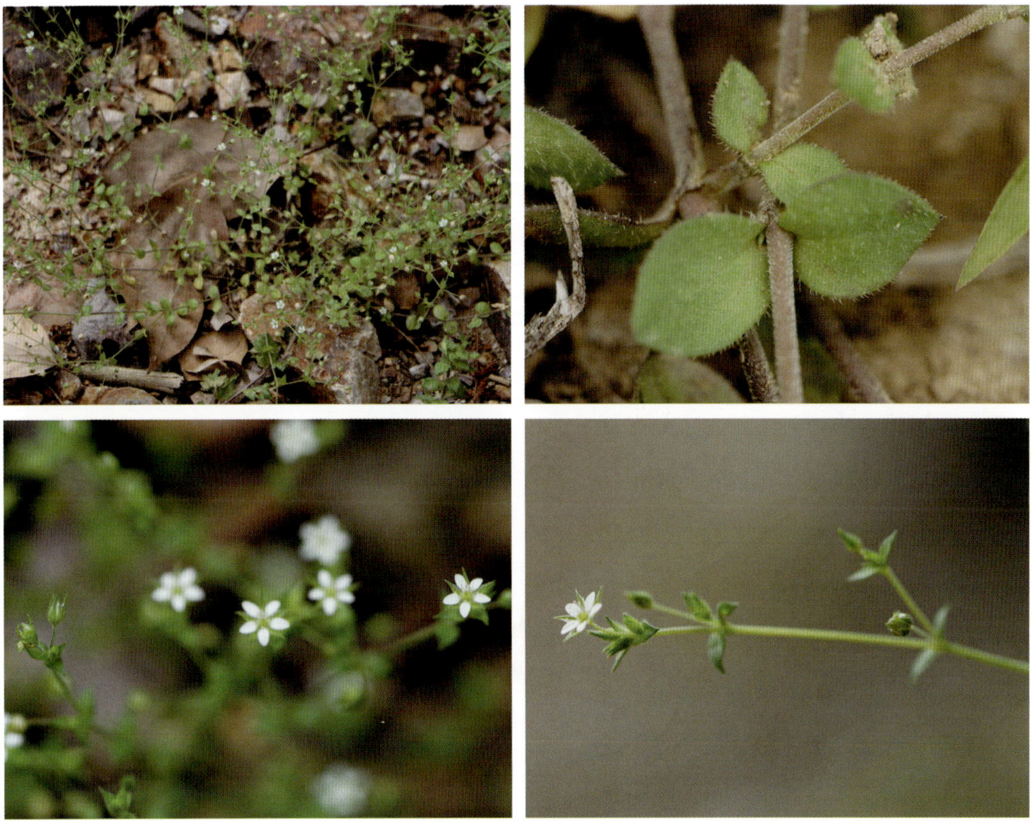

无心菜

## 识别要点

全株有白色柔毛。茎丛生，自基部分枝，下部平卧，密被倒生的白色短柔毛。叶小，卵形，长 3~10 mm，边缘有睫毛及细乳头状腺点；无柄。聚伞花序疏生枝端；花瓣 5，白色，倒卵形，短于萼片，全缘；雄蕊 10，短于萼片；花柱 3。蒴果卵圆形，顶端 6 裂。

# 石　竹

*Dianthus chinensis* L.

·科　名　石竹科 Caryophyllaceae　　　·属　名　石竹属 *Dianthus*

·生活型　多年生草本　　　·花果期　花期 5~6 月，果期 7~9 月

【生境分布】生于山坡、旷野或广泛栽培。分布于全省各地。

【功　　用】**地上部分（瞿麦）**：苦，寒。归心、小肠经。利尿通淋，活血通经。主治热淋，血淋，石淋，小便不通，淋沥涩痛，经闭瘀阻。





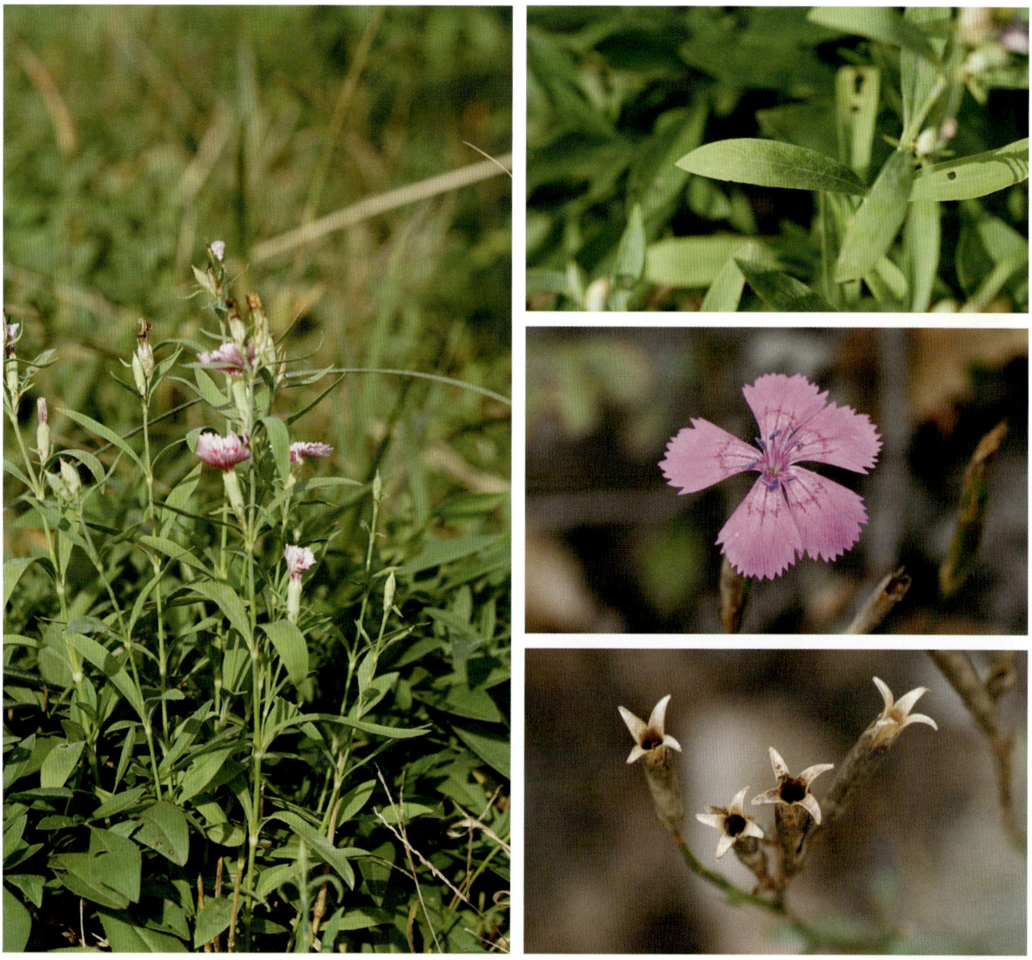

石竹

## 识别要点

全株无毛。叶线状披针形，围抱节上。花单生枝端或数朵簇生成聚伞花序；小苞片 4~6，广卵形，顶端长渐尖，长达花萼 1/2 以上，有缘毛；花萼筒形，萼齿披针形，先端尖，有缘毛；花瓣紫红色、粉红色、鲜红色或白色，瓣片倒卵状三角形，先端不整齐齿裂，喉部具斑纹，疏生髯毛。种子扁圆形，边缘有狭翅。

# 瞿　麦

*Dianthus superbus* L.

| | |
|---|---|
| ·科　名　石竹科 Caryophyllaceae | ·属　名　石竹属 *Dianthus* |
| ·生活型　多年生草本 | ·花果期　花期 6~9 月，果期 8~10 月 |

【释　　名】瞿麦载于《神农本草经》，列为中品。《本草经集注》谓：“今出近道，一茎生细叶，花红紫赤可爱……子颇似麦，故名瞿麦。此类乃有两种，一种微大，花边有叉桠……复一种叶广，相似而有毛，花晚而甚赤。”按所述形态，前者为瞿麦，后一种可能为石竹。

【生境分布】生于山坡、林下、林缘、草甸、沟谷溪边。分布于全省各地。

【功　　用】同“石竹”。

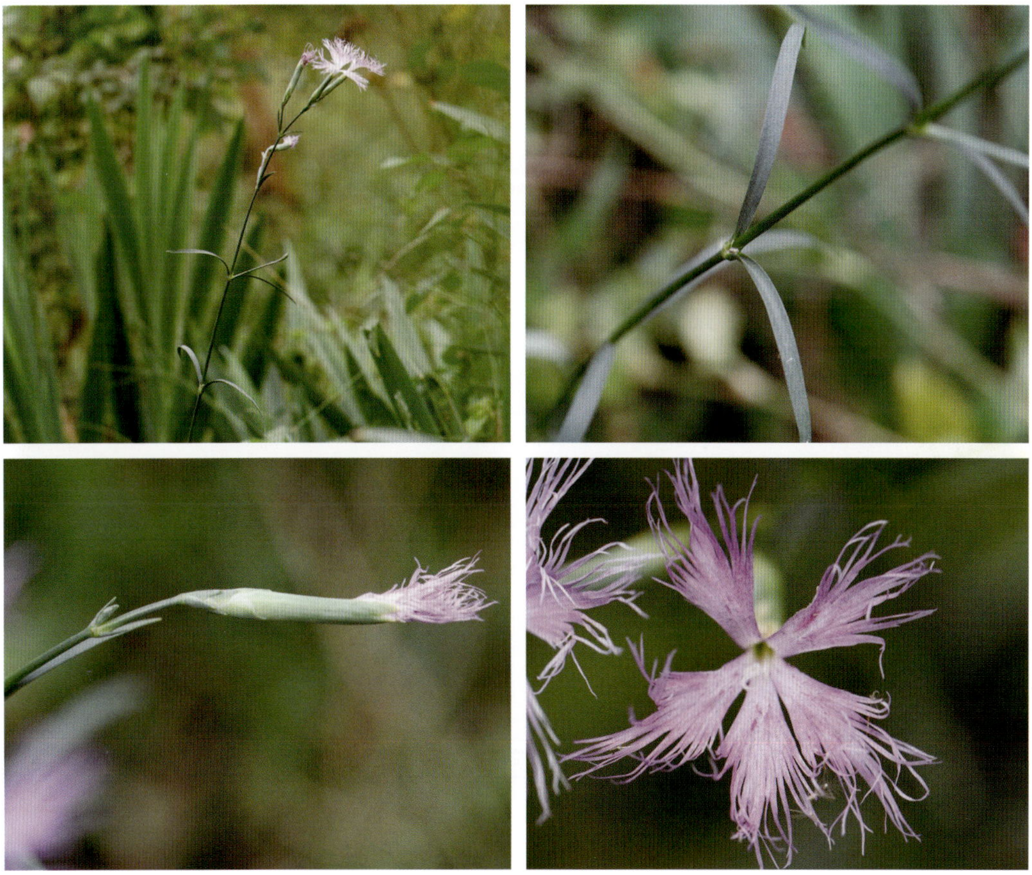

瞿麦

## 识别要点

茎上部二歧状分枝。花单生或组成疏聚伞花序；苞片 4~6 对，倒卵形，长约为花萼的 1/4；花萼筒形，细长，常带红紫色，萼齿披针形；花瓣淡红色或带紫色，瓣片宽倒卵形，顶端边缘细裂至中部或更多，喉部有须毛。种子扁卵圆形。

# 孩儿参

*Pseudostellaria heterophylla* (Miq.) Pax

·科　名　石竹科 Caryophyllaceae　　·属　名　孩儿参属 *Pseudostellaria*
·生活型　多年生草本　　·花果期　花期 4~7 月，果期 7~8 月

【释　　名】孩儿参入药名为太子参，始载于《本草从新》，谓："大补之气，虽甚细如参条，短紧坚实而有芦纹，其力不下大参。"《本草从新》所述简略，难以断定是何品种。现代所用太子参为参类新品种。《江苏药材志》载："俗称孩儿参，是指块根很小而言。"

【别　　名】太子参（《江苏植物志》）。

【生境分布】生于阴湿的山坡、林下、草丛或山石缝内。分布于省内有山地、丘陵的县市。

【功　　用】**块根（太子参）：**甘、微苦，平。归脾、肺经。益气健脾，生津润肺。主治脾虚体倦，食欲不振，病后虚弱，气阴不足，自汗口渴，肺燥干咳。





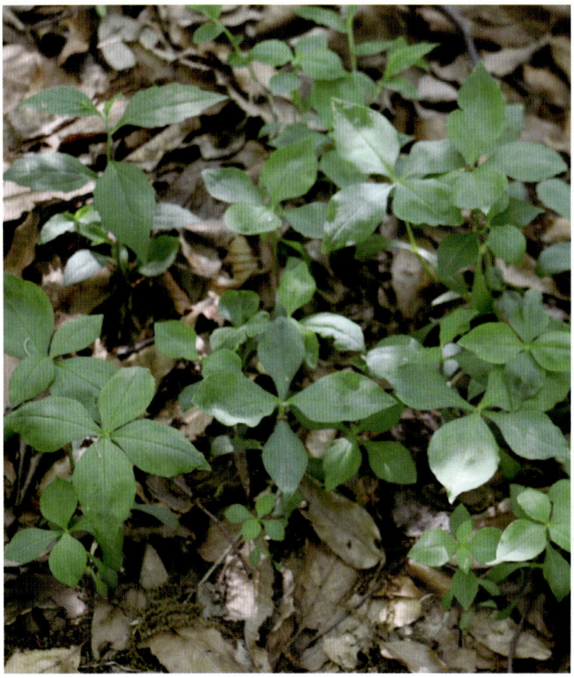
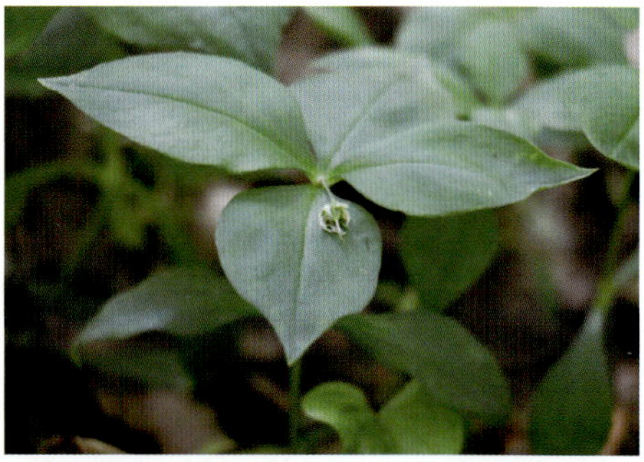
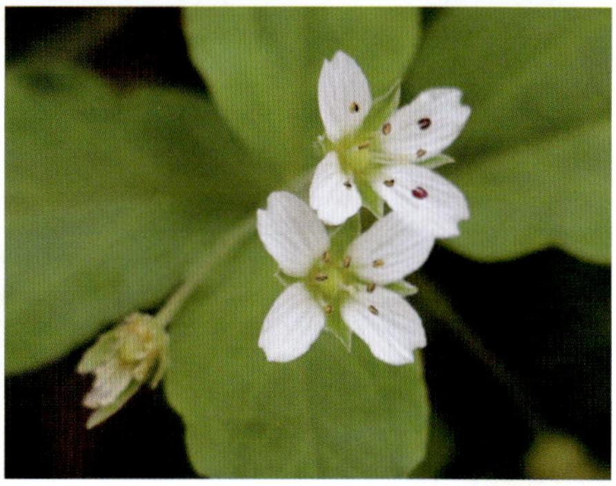

孩儿参

识别要点

块根长纺锤形，肉质，白色稍带灰黄。茎被 2 列短柔毛。茎端通常 4 叶，呈"十"字形排列。花 2 型，均腋生；茎下部的闭花受精花，较小，萼片 4，被短柔毛，闭合，背面紫色，无花瓣；茎顶部的开花受精花，较大，白色，萼片 5，披针形，开展，被短柔毛，花瓣 5，倒卵形，花柱 3。蒴果卵圆形。种子褐色，具疣体。

# 牛 膝

*Achyranthes bidentata* Blume

| | |
|---|---|
| ·科　名　苋科 Amaranthaceae | ·属　名　牛膝属 *Achyranthes* |
| ·生活型　多年生草本 | ·花果期　花果期 8~11 月 |

【别　　名】喉巴棵、喉白草（盱眙），吧草（睢宁），喉咙草（南通），蛾子草（南京），喉痹草（淮安），透骨草（江苏），土牛膝（《江苏植物名录》）。

【生境分布】生于山坡、田野、路旁。分布于全省各地。

【功　　用】**根（牛膝）：**苦、甘、酸，平。归肝、肾经。逐瘀通经，补肝肾，强筋骨，利尿通淋，引血下行。主治闭经，痛经，腰膝酸痛，筋骨无力，淋证，水肿，头痛，眩晕，牙痛，口疮，吐血，衄血。

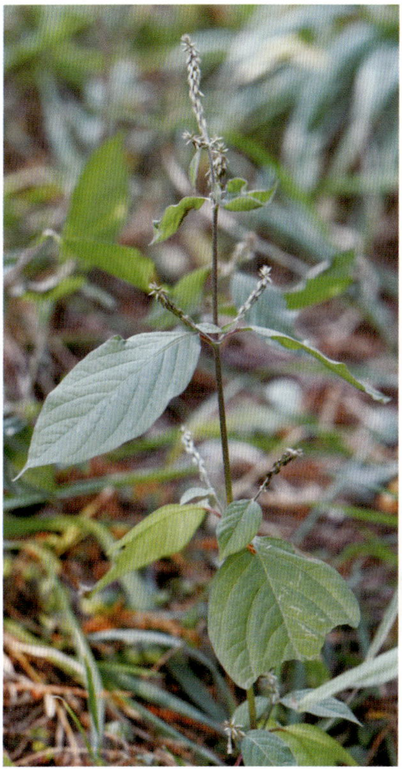

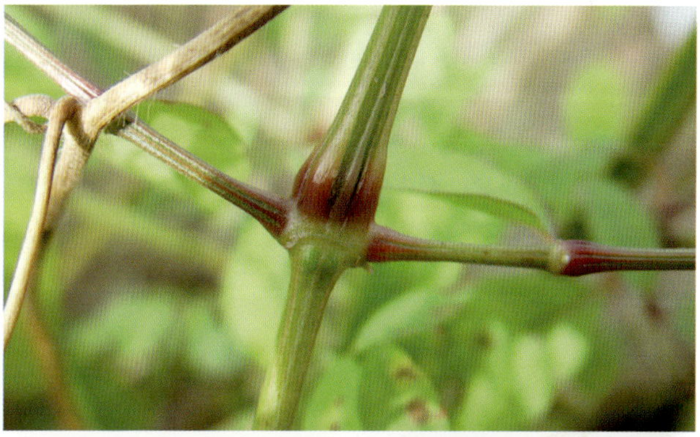

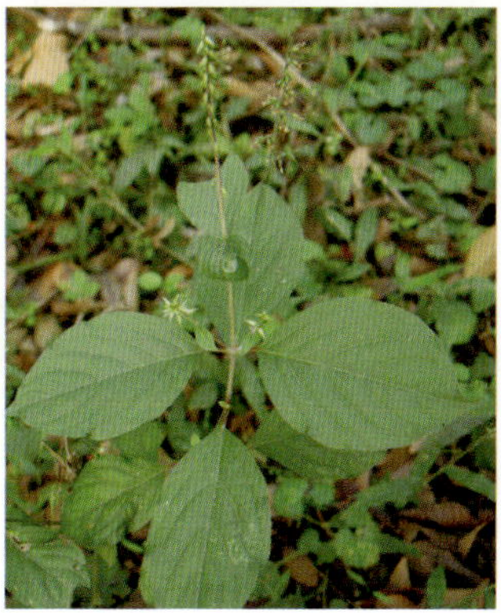

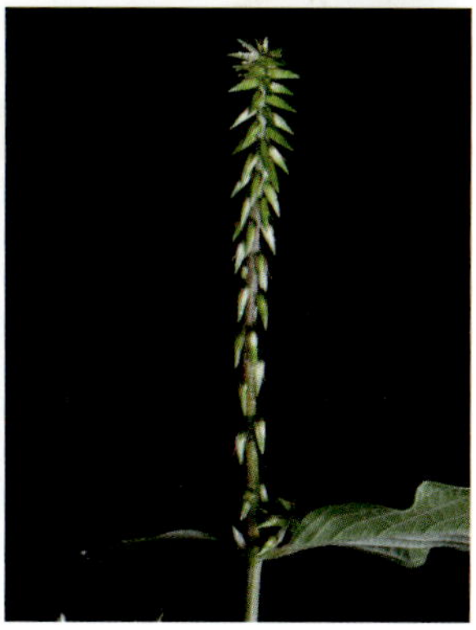

牛膝

识别要点

株高 0.6~1.2 m。茎有棱角或四方形；枝几无毛，节部膝状膨大，有分枝。叶片椭圆形或椭圆状披针形，顶端尾尖，基部楔形或宽楔形。花被片 5，绿色；雄蕊 5，基部合生。胞果矩圆形，黄褐色，光滑。种子矩圆形，黄褐色。

# 华中五味子 *Schisandra sphenanthera* Rehder & E. H. Wilson

| | |
|---|---|
| ·科　名　木兰科 Magnoliaceae | ·属　名　五味子属 *Schisandra* |
| ·生活型　落叶木质藤本 | ·花果期　花期 4~7 月，果期 7~9 月 |

【生境分布】生于湿润山坡边或灌丛中。分布于南京。

【功　　用】**成熟果实（南五味子）：**酸、甘，温。归肺、心、肾经。收敛固涩，益气生津，补肾宁心。主治久嗽虚喘，梦遗滑精，遗尿尿频，久泻不止，自汗盗汗，津伤口渴，内热消渴，心悸失眠。

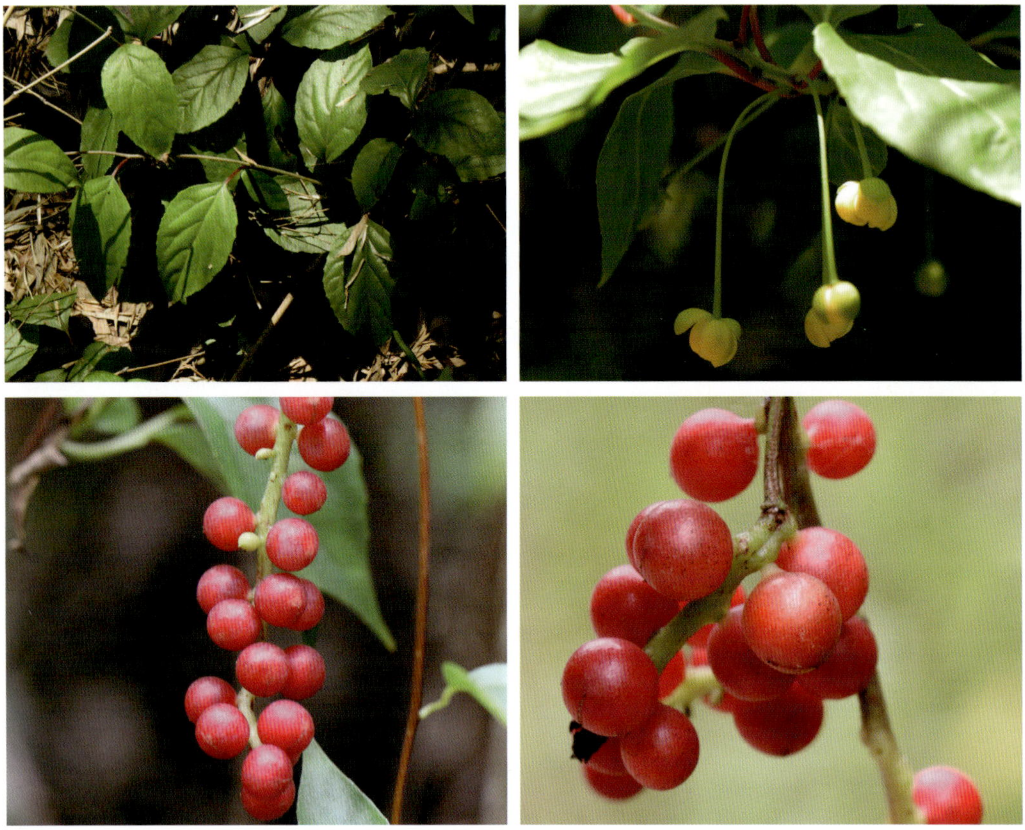

华中五味子

## 识别要点

叶纸质，倒卵形、宽倒卵形、倒卵状长椭圆形或圆形，稀椭圆形，叶背淡灰绿色，具白点，稀脉疏被细柔毛，中部以上疏生胼胝质尖齿。花生于小枝近基部叶腋；花被片橙黄色，椭圆形或长圆状倒卵形，中轮的具缘毛，具腺点。小浆果红色。种子长圆形或肾形。

# 樟

*Cinnamomum camphora* (L.) J. Presl

| | |
|---|---|
| ·科　名　樟科 Lauraceae | ·属　名　樟属 *Cinnamomum* |
| ·生活型　乔木 | ·花果期　花期 4~5 月，果期 8~11 月 |

【释　　名】樟木或樟材始载于《本草拾遗》。《经史证类备急本草》引陈藏器云："樟材主恶气，……心腹痛……霍乱腹胀，宿食不消……江东舸船，多是樟木，斫取札用之，弥辛烈者佳。"《本草纲目》列为香木类。

【别　　名】香樟（通称）、香樟树（常熟）。

【生境分布】生于土壤肥沃的向阳山坡或河岸平地。分布于徐州、连云港、南京、镇江、无锡（宜兴）、苏州（常熟）等地。

【功　　用】**新鲜枝、叶经提取加工制成［天然冰片（右旋龙脑）］**：辛、苦，凉。归心、脾、肺经。开窍醒神，清热止痛。主治热病神昏、惊厥，中风痰厥，气郁暴厥，中恶昏迷，胸痹心痛，目赤，口疮，咽喉肿痛，耳道流脓。

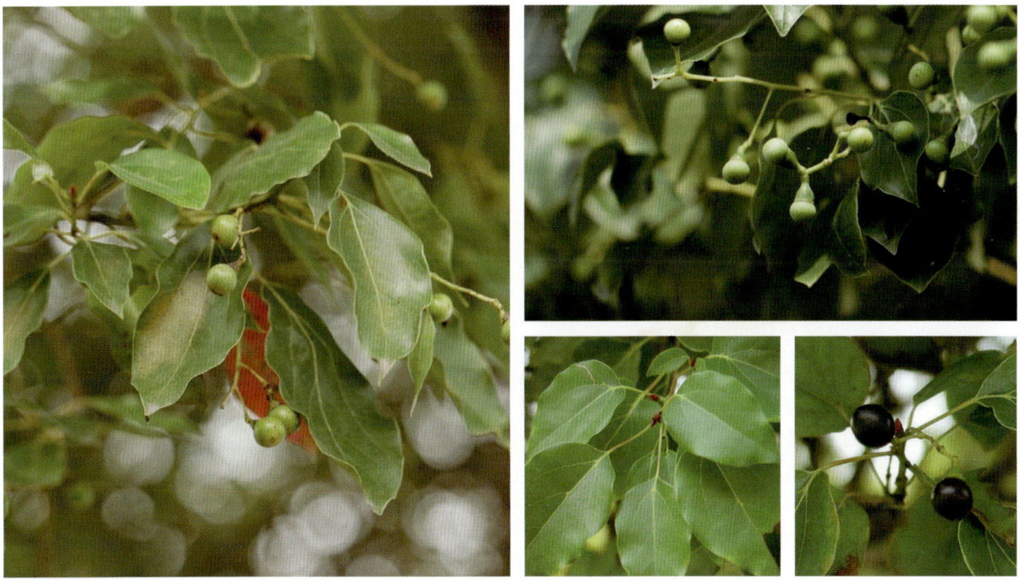

樟

## 识别要点

树冠广卵形；枝、叶及木材均有樟脑气味；树皮黄褐色，有不规则的纵裂。叶面深绿色，叶背微被白粉，离基三出脉，近叶基的第 1 对或第 2 对侧脉的腋处在叶面有明显泡状隆起，在叶背具明显腺窝；叶柄长 2~3 cm。圆锥花序腋生。果实卵球形或近球形，熟时紫黑色；果托杯状，顶端截平。

# 山胡椒

*Lindera glauca* (Sieb. & Zucc.) Blume

| | |
|---|---|
| ·科　名　樟科 Lauraceae | ·属　名　山胡椒属 *Lindera* |
| ·生活型　落叶灌木或小乔木 | ·花果期　花期 3~4 月，果期 7~9 月 |

【释　　名】山胡椒始载于《唐本草》，列为草部上品，云："主心腹痛，中冷，破滞，所在有之。似胡椒，颗粒大如黑豆，其色黑。"《本草纲目》移入果之四味类，附于荜澄茄后。

【生境分布】生于山坡灌木丛中或荒山坡。分布于徐州、连云港、淮安（盱眙）、南京、镇江（句容、丹徒）、常州（溧阳）、无锡（宜兴）、苏州（常熟）等地。

【功　　用】**（1）果实（山胡椒）：** 辛，温。归肺、胃经。祛风活络，解毒消肿，止血止痛。主治风湿麻木，筋骨疼痛，跌打损伤，脾肿大，虚寒胃痛，肾炎水肿，风寒头痛。

**（2）根：** 辛、苦，温。归肝、胃经。祛风通经，理气活血，利湿消肿，化痰止咳。主治风湿痹痛，跌打损伤，胃脘疼痛，脱力劳伤，支气管炎，水肿；外治疮疡肿痛，水火烫伤。

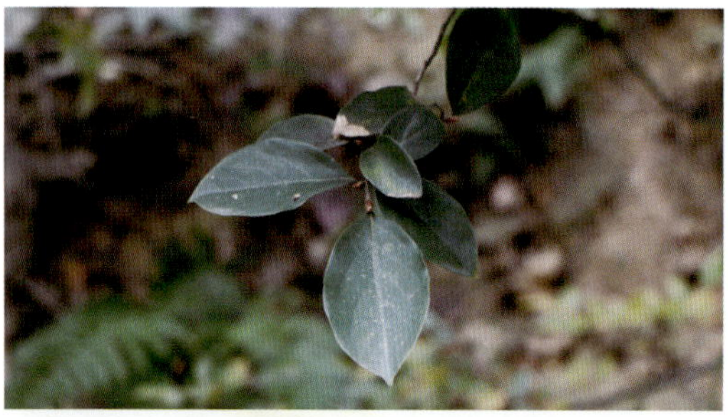

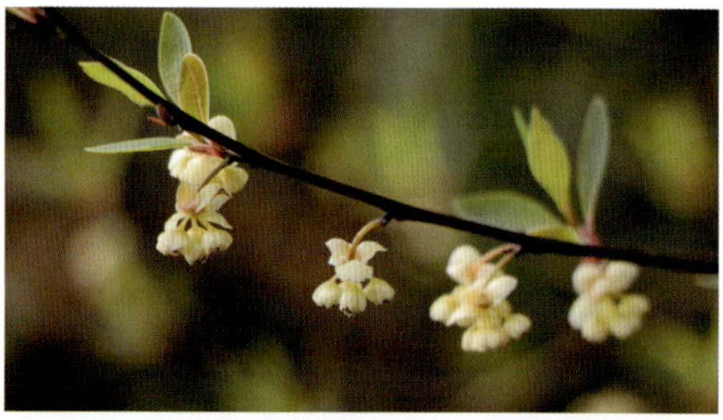

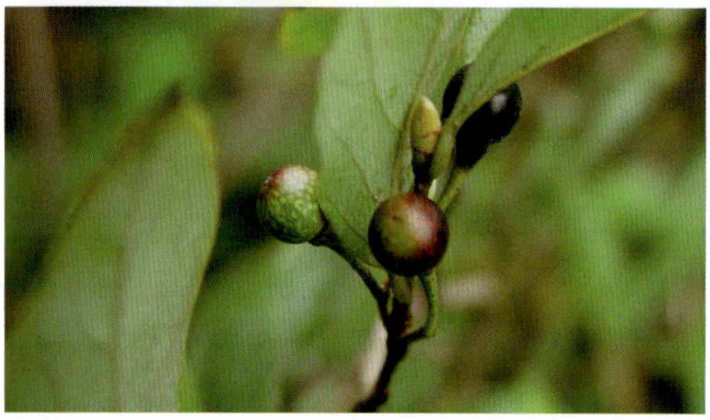

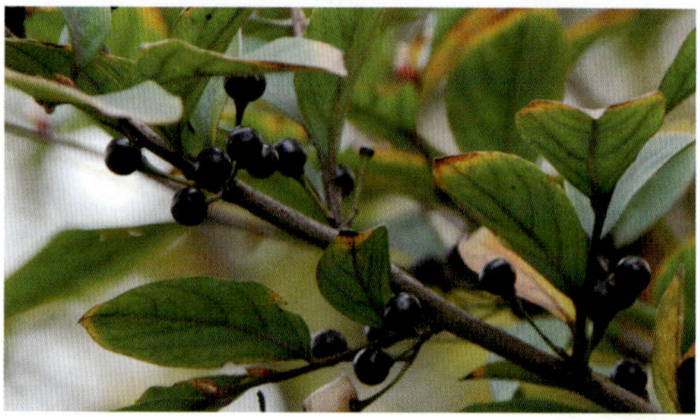

山胡椒

## 识别要点

小枝灰色或灰白色，幼时淡黄色，初被褐色毛。冬芽长角锥形，芽鳞无脊，红褐色；叶宽椭圆形至倒卵状椭圆形，叶背苍白色，密生细柔毛；翌年发新叶时落叶。雄花第 3 轮花丝基部具 1 对宽肾形腺体，花药顶端有突起。果实球形，成熟时黑色或紫黑色。

# 三桠乌药

*Lindera obtusiloba* Blume

·科　名　樟科 Lauraceae　　·属　名　山胡椒属 *Lindera*

·生活型　落叶灌木或小乔木　　·花果期　花期 3~4 月，果期 8~9 月

【别　　名】生姜树（连云港）。

【生境分布】生于山坡灌木丛中。分布于连云港（云台山）和常州（溧阳深溪岕）。

【功　　用】**树皮、叶（三桠乌药）：**辛，温。归胃、肝经。活血舒筋，散瘀消肿。主治跌打损伤，瘀血肿痛，疮毒。





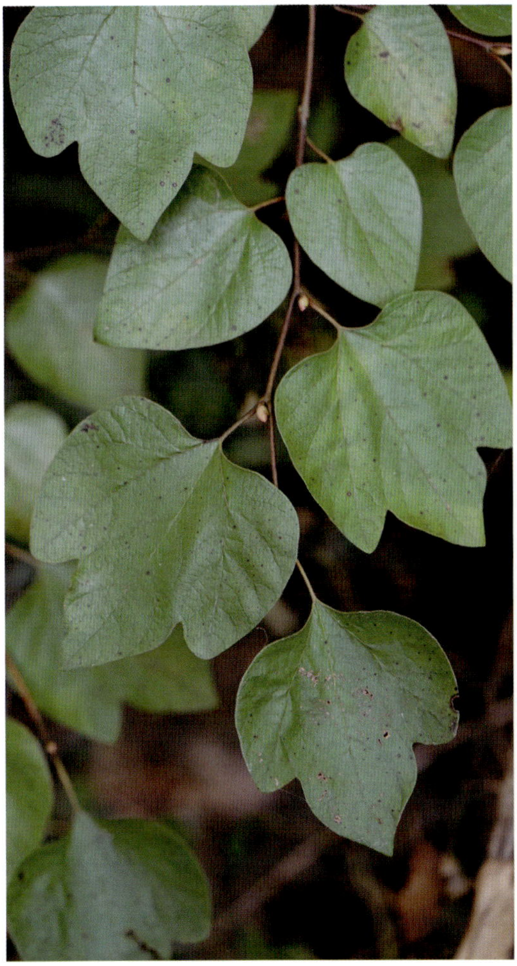

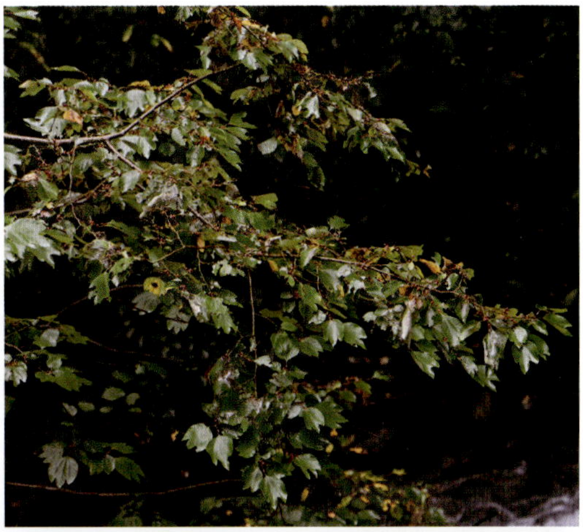

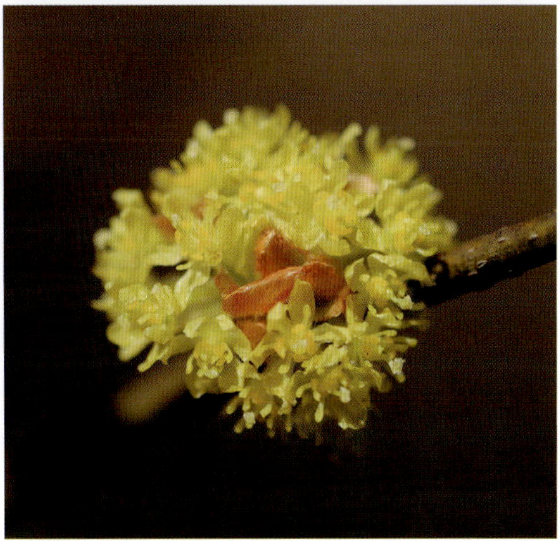

三桠乌药

## 识别要点

小枝黄绿色。芽卵状球形或球形圆形；叶近圆形或扁圆形，顶端常 3 裂，裂片卵状三角形，基部近圆或心形，叶背灰白色，密生棕黄色绢毛，三出脉。伞状花序腋生，总序梗极短；雄花花被片 6，黄色，外面被长毛。果实球形，成熟时红色。

# 山　橿

*Lindera reflexa* Hemsl.

| | | | |
|---|---|---|---|
| ·科　名 | 樟科 Lauraceae | ·属　名 | 山胡椒属 *Lindera* |
| ·生活型 | 落叶灌木或小乔木 | ·花果期 | 花期 4 月，果期 8 月 |

【生境分布】生于山坡林缘。分布于无锡（宜兴）等地。

【功　　用】**根（山橿）：**辛，温。归肺、胃经。祛风理气，止血，杀虫。主治癣疥，过敏性皮炎，胃痛，刀伤出血。



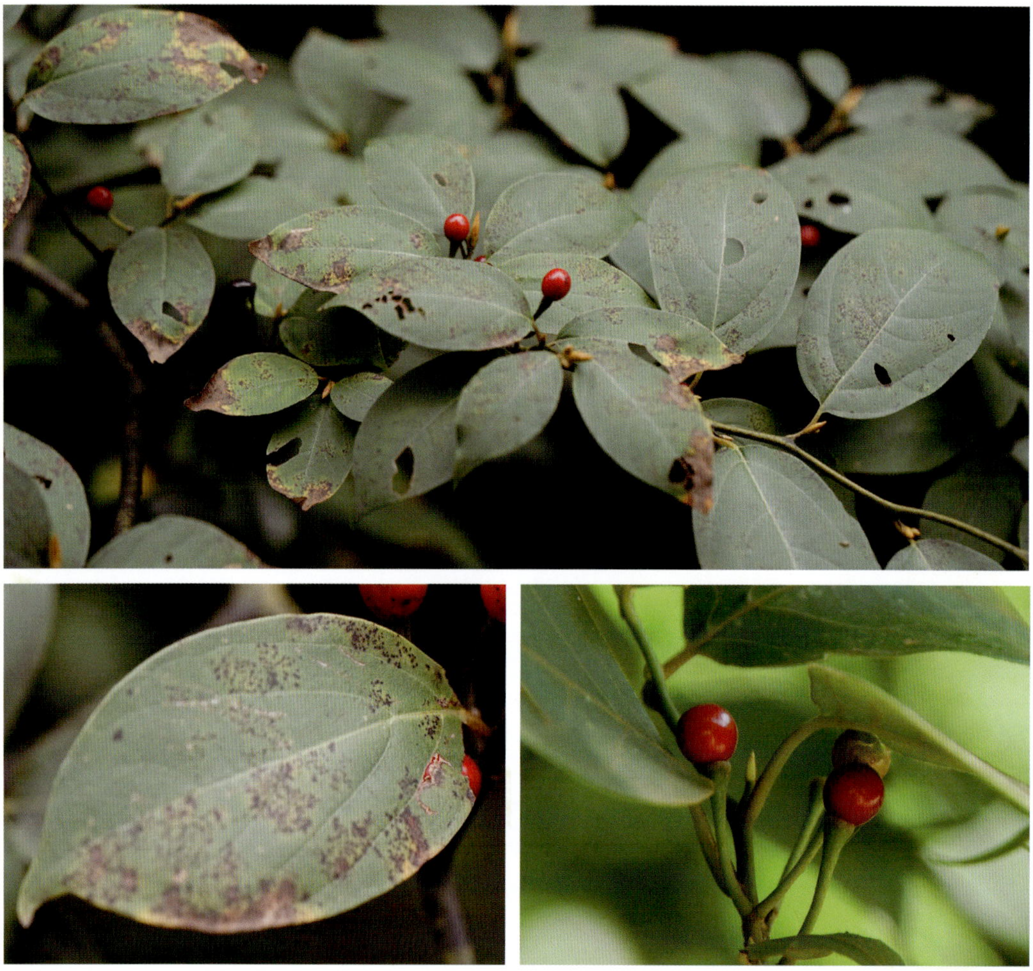

山橿

## 识别要点

幼枝黄绿色，平滑，无皮孔，常有黑色斑纹，无毛。叶片卵形或倒卵状椭圆形，基部圆或宽楔形，叶背被白色柔毛。伞形花序腋生，密被红褐色微柔毛；雄花花梗密被白柔毛，第 3 轮花丝基部具 1 对宽肾形长柄腺体。果实球形，熟时红色，果柄疏被柔毛。

# 山鸡椒

*Litsea cubeba* (Lour.) Pers.

| | |
|---|---|
| ·科　名　樟科 Lauraceae | ·属　名　木姜子属 *Litsea* |
| ·生活型　落叶灌木或小乔木 | ·花果期　花期 2~3 月，果期 7~8 月 |

【释　　名】荜澄茄始载于唐代《本草拾遗》。《本草纲目》入味果类，载："海南诸番皆有之，蔓生，春开白花，夏结黑实，与胡椒一类二种。"《植物名实图考长编》引《广西通志》云："山胡椒，夏月全州人以代茗饮，大能清暑益气，或以为即毕澄茄。"

【别　　名】毕澄茄、澄茄子（江苏），山苍子（宜兴）。

【生境分布】生于山坡或荒山灌木丛中。分布于常州（溧阳）、无锡（宜兴）。

【功　　用】**成熟果实（荜澄茄）**：辛，温。归脾、胃、肾、膀胱经。温中散寒，行气止痛。主治胃寒呕逆，脘腹冷痛，寒疝腹痛，寒湿郁滞，小便浑浊。

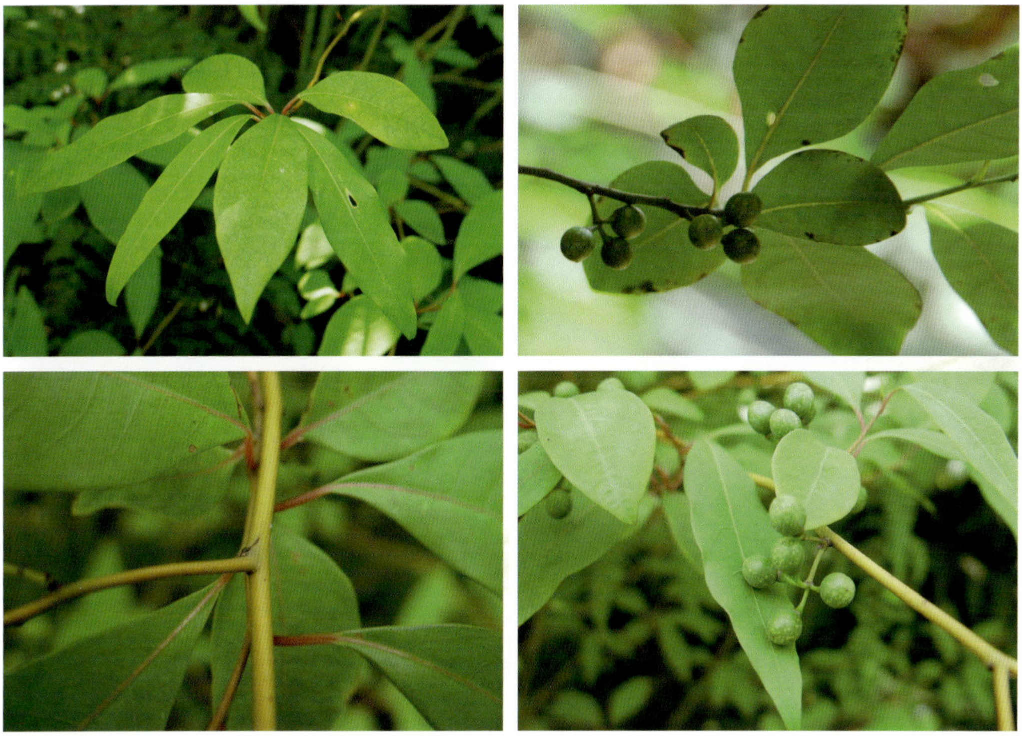

山鸡椒

## 识别要点

小枝细长，黄绿色，无毛；小枝、叶揉搓后散发出浓郁的芳香气味。叶片纸质，披针形或长椭圆状披针形，叶背带粉白色，两面无毛，干后黑色。花先叶开放，伞形花序单生或簇生，有花序梗；花蕾球形，有柄，下垂；花被片 6，有油点，黄色。果实球形，成熟时黑色，芳香；果托不显著。

# 檫　木

*Sassafras tzumu* (Hemsl.) Hemsl.

·科　名　樟科 Lauraceae　　·属　名　檫木属 *Sassafras*

·生活型　乔木　　·花果期　花期 3~4 月，果期 8~9 月

【生境分布】生于向阳的山坡、山谷杂木林中。分布于南京（溧水）、常州（溧阳）、无锡（宜兴）等地。

【功　　用】**根和树皮（檫木）：**甘、淡，温。活血散瘀，祛风除湿。主治扭挫伤，腰肌劳损。





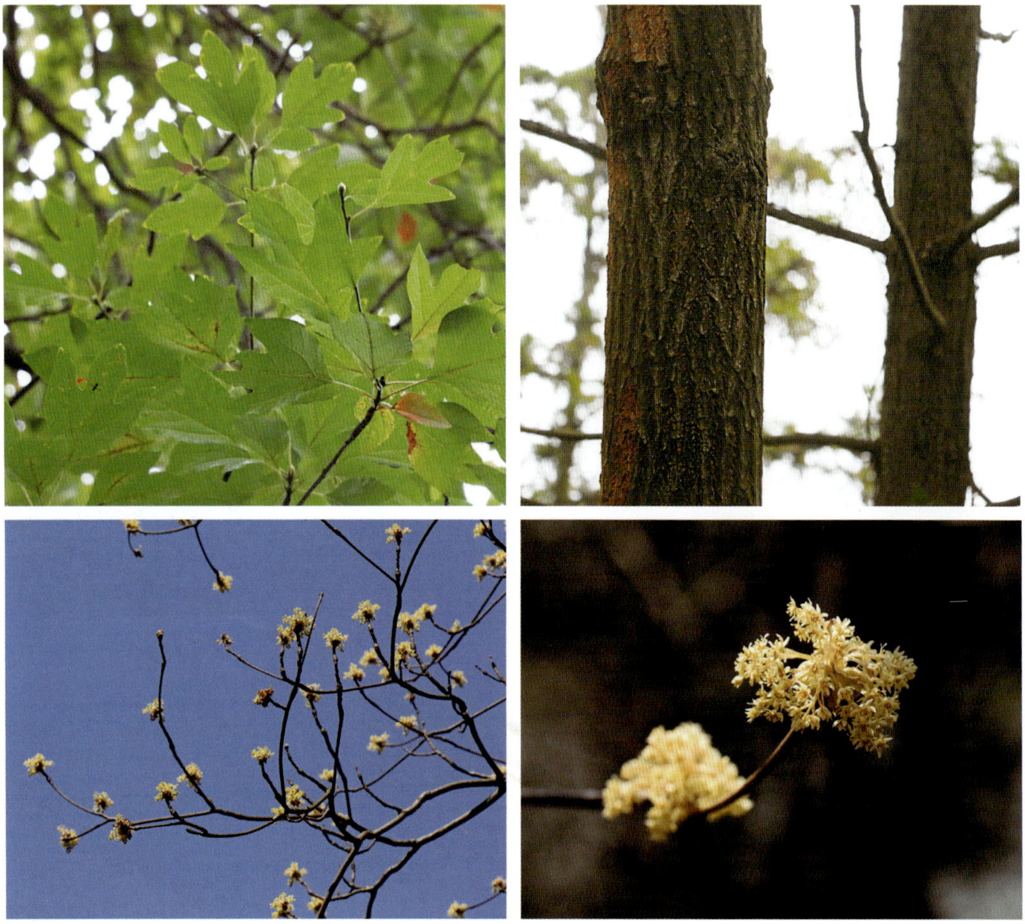

檫木

**识别要点**

幼树皮绿色或灰绿色，平滑不裂，老时灰褐色，不规则纵裂。叶卵形、倒卵形或菱状卵形，全缘或上部 2~3 浅裂，羽状脉或离基三出脉，近基部第 2 或第 3 对侧脉长而显著；幼叶密被毛，带红色，老叶秋天红黄色。果实近球形，蓝黑色，被白蜡粉；果托浅杯状。

# 乌　头

*Aconitum carmichaelii* Debx.

·科　名　毛茛科 Ranunculaceae　　·属　名　乌头属 *Aconitum*

·生活型　多年生草本　　·花果期　花期 9~10 月，果期 10~11 月

【释　　名】乌头始载于《神农本草经》，列为下品。吴普云：“乌头，形如乌之头也。有两歧相合如乌之喙者，名曰乌喙。”

【生境分布】生于山地草丛中或林边。分布于连云港（云台山）、南京、镇江（句容）、无锡（宜兴）、苏州（常熟）等地。

【功　　用】**（1）母根（川乌）：**辛、苦，热；有大毒。归心、肝、肾、脾经。祛风除湿，温经止痛。主治风寒湿痹，关节疼痛，心腹冷痛，寒疝作痛。

**（2）子根的加工品（附子）：**辛、甘，大热；有毒。归心、肾、脾经。回阳救逆，补火助阳，散寒止痛。主治亡阳虚脱，肢冷脉微，心阳不足，胸痹心痛，虚寒吐泻，脘腹冷痛，肾阳虚衰，阳痿宫冷，阴寒水肿，阳虚外感，寒湿痹痛。

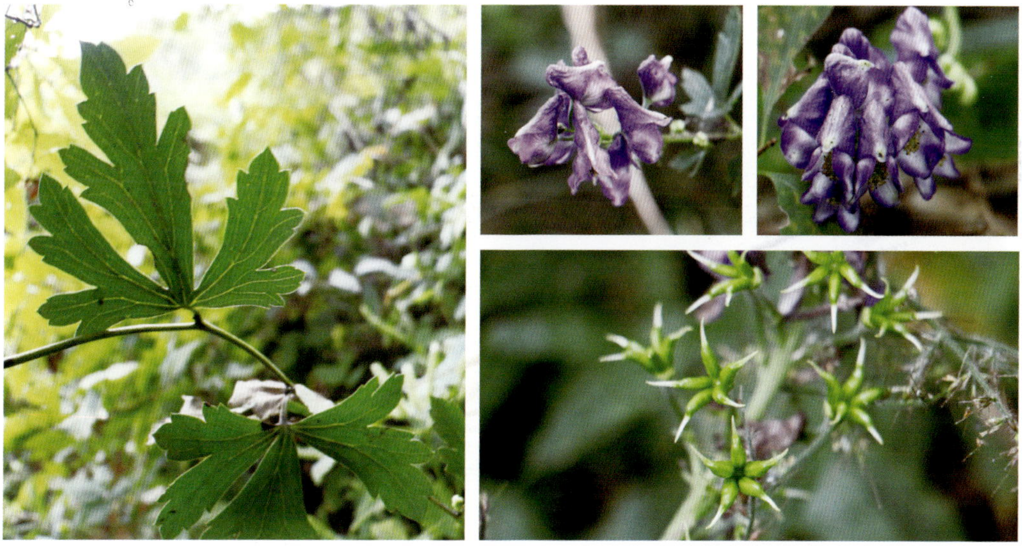

乌头

## 识别要点

块根倒圆锥形。叶片五角形，3 全裂或近全裂，中裂片宽菱形或菱形，近羽状分裂，小裂片近三角形，侧裂片扇形，不等 2 深裂。顶生总状花序；萼片蓝紫色，外面被短柔毛，上萼片高盔形；花瓣无毛，有长爪。蓇葖果。种子三棱形，只在两面密生横膜翅。

# 女 萎

*Clematis apiifolia* DC.

·科　名　毛茛科 Ranunculaceae　　·属　名　铁线莲属 *Clematis*
·生活型　木质藤本　　·花果期　花期 6~9 月，果期 9~10 月

【别　　名】千里光（苏州）。

【生境分布】生于海拔 100~400 m 的山坡路边或溪沟边灌丛中。分布于南京、常州（溧阳）、无锡（宜兴）、苏州（吴中）等地。

【功　　用】**藤茎、叶或根（女萎）**：辛，温；有小毒。归肝、脾、大肠经。消食，利尿，通经，活络。主治霍乱下痢，筋骨疼痛。





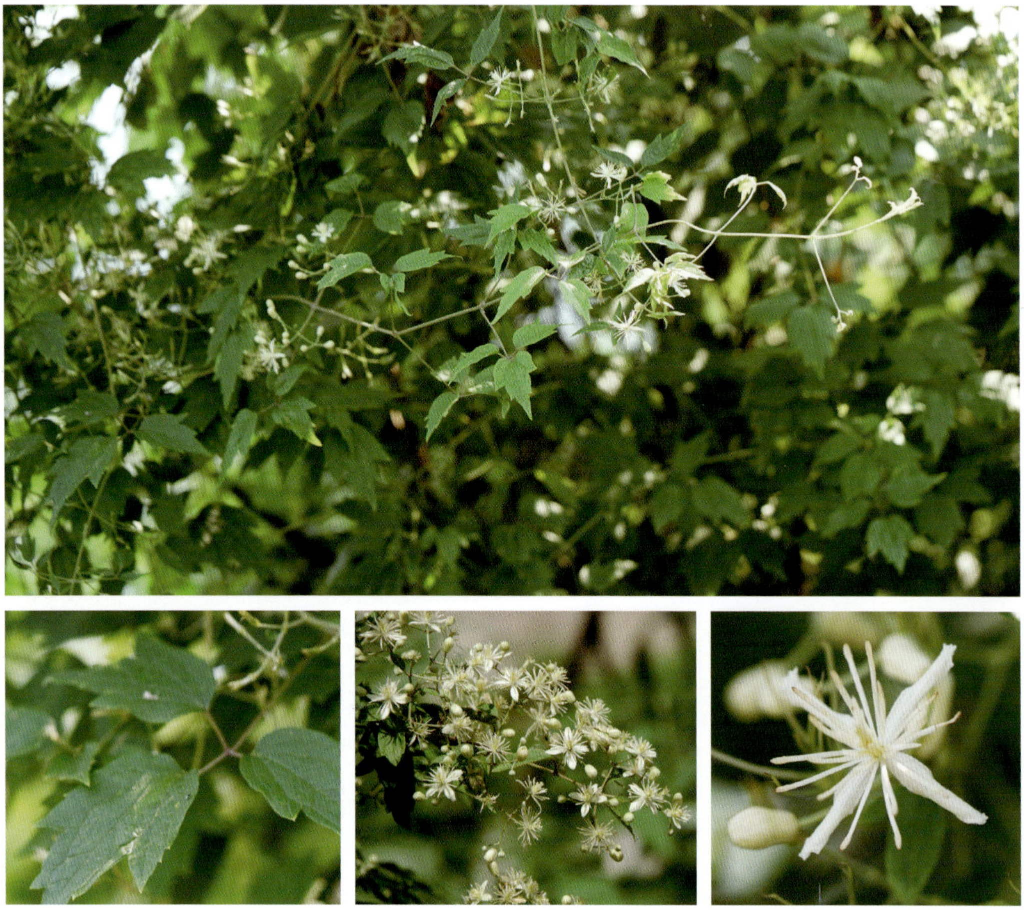

女萎

## 识别要点

枝密被柔毛。三出复叶；小叶纸质，卵形或椭圆形，先端渐尖，基部圆、稍平截或近心形，疏生小牙齿，微 3 浅裂，两面疏被柔毛。花序腋生或顶生；萼片 4，白色，开展，倒卵状长圆形，被柔毛。瘦果长卵圆形或纺锤形，被柔毛；宿存花柱羽毛状。

# 威灵仙

*Clematis chinensis* Osbeck

·科　名　毛茛科 Ranunculaceae　　·属　名　铁线莲属 *Clematis*
·生活型　木质藤本　　·花果期　花期 6~9 月，果期 9~10 月

【释　　名】威灵仙始载于《千金方》。《唐本草》似指玄参科植物草本威灵仙或其他植物，至《本草纲目》将威灵仙归入蔓草类，并描述“其根每年旁引，年深转茂，一根丛须数百条，长者二尺许，初时黄黑色，干则深黑，俗称铁脚威灵仙”。

【别　　名】铁脚威灵仙（无锡），牛间草、牛杆草（铜山）。

【生境分布】生于山坡、山谷林中或路旁。分布于南京、无锡（宜兴）、苏州。

【功　　用】**根和根茎（威灵仙）**：辛、咸，温。归膀胱经。祛风湿，通经络。主治风湿痹痛，肢体麻木，筋脉拘挛，屈伸不利。





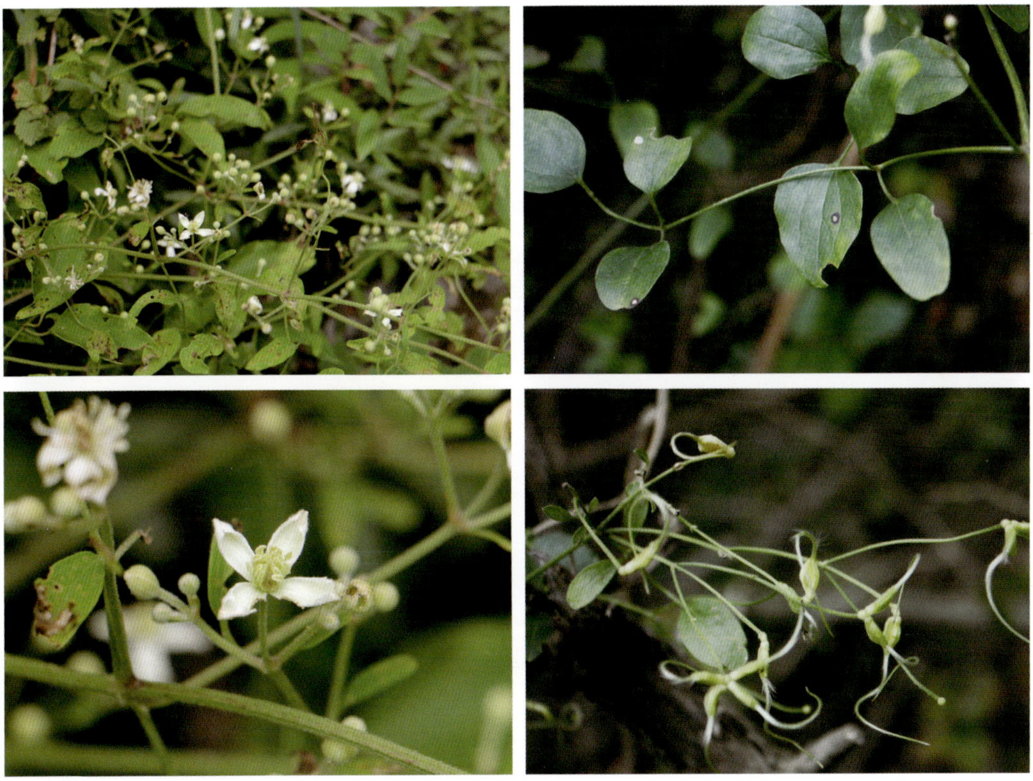

威灵仙

## 识别要点

植株干后变黑。枝无毛或疏被柔毛。羽状复叶具 5 小叶；小叶纸质，卵形、窄卵形或披针形。圆锥状聚伞花序腋生并顶生；苞片椭圆形或线形。瘦果椭圆形，被柔毛；宿存花柱羽毛状。

# 山木通

*Clematis finetiana* H. Lév. & Vaniot

| | |
|---|---|
| ·科　名　毛茛科 Ranunculaceae | ·属　名　铁线莲属 *Clematis* |
| ·生活型　木质藤本 | ·花果期　花期 4~6 月，果期 9~10 月 |

【释　　名】山木通见载于《植物名实图考》蔓草类，载："山木通，长沙山中有之，粗茎长蔓，三叶攒生一枝，光滑厚韧。叶际开花，花罢残蕊茸茸，尚在基上，但医用以通窍利水。"

【生境分布】生于海拔 100~500 m 的山坡或路边。分布于南京（紫金山）和无锡（宜兴）。

【功　　用】茎、叶（**山木通**）：辛、苦，温。清热解毒，止痛，活血，利尿。主治感冒，膀胱炎，尿道炎，跌打劳伤。

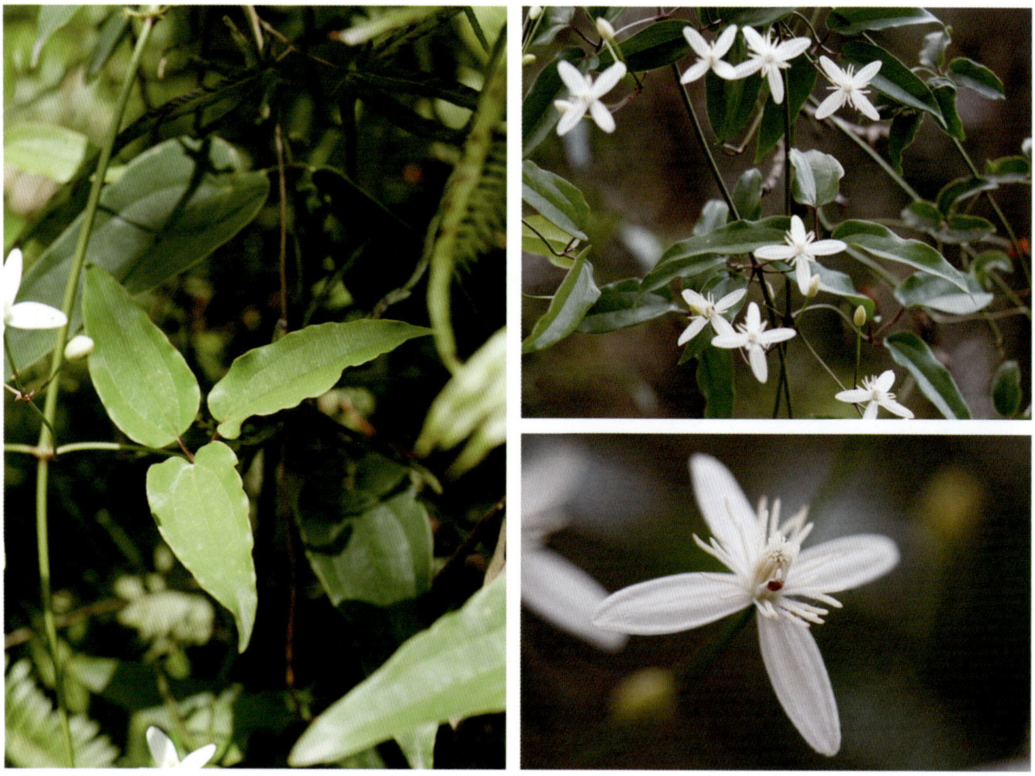

山木通

## 识别要点

三出复叶；小叶革质，窄卵形或披针形，先端渐尖，基部圆形或浅心形，全缘。聚伞花序或成假总状花序腋生并顶生，1~5（~7）花，苞片三角形；萼片 4（~6），白色，平展，窄披针形，边缘被绒毛。瘦果镰状纺锤形，具黄褐色羽毛状宿存花柱。

# 单叶铁线莲

*Clematis henryi* Oliv.

·科　名　毛茛科 Ranunculaceae　　·属　名　铁线莲属 *Clematis*
·生活型　木质藤本　　·花果期　花期10月至翌年2月，果期翌年3~4月

【别　　名】亨氏铁线莲（《江苏南部种子植物手册》）。

【生境分布】生于海拔200~500 m的山地林边。分布于镇江（句容茅山）、常州（溧阳）、无锡（宜兴）。

【功　　用】**膨大的根（雪里开）：**辛、苦，凉。归心、肺、胃经。行气，活血，止痛，解痉，驱蛔。主治胃痛，腹痛，跌打损伤，小儿高热；外治腮腺炎。

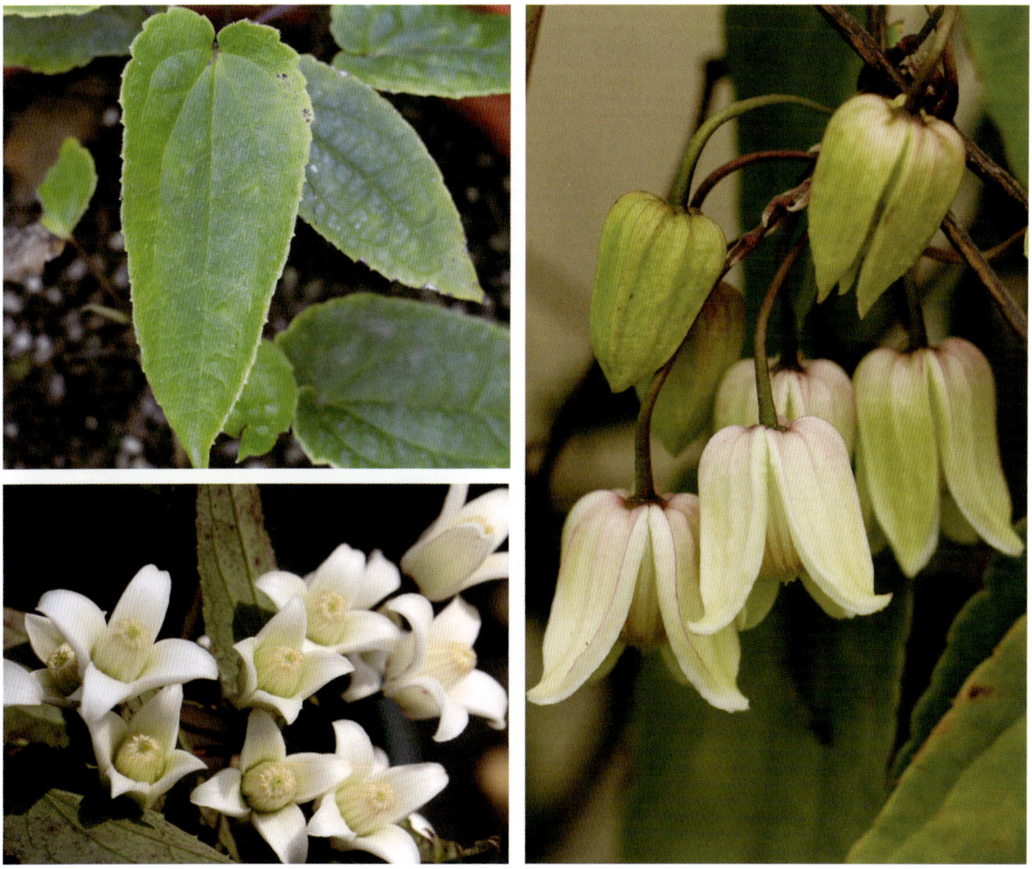

单叶铁线莲

## 识别要点

单叶，纸质，窄卵形或披针形，先端渐尖或尾尖，基部近心形或圆形，具小齿，两面疏被柔毛或叶面近无毛。聚伞花序腋生，1（2~5）花；苞片钻形，稀披针形；萼片4，白色，直立，卵状长圆形或长卵形，近顶端疏被毛；花丝密被长柔毛。瘦果窄圆形，被毛。

# 大叶铁线莲

*Clematis heracleifolia* DC.

| | |
|---|---|
| ·科　名　毛茛科 Ranunculaceae | ·属　名　铁线莲属 *Clematis* |
| ·生活型　直立亚灌木或多年生草本 | ·花果期　花期 8~9 月，果期 9~11 月 |

【别　　名】草牡丹、大黑狗筋（赣榆）。

【生境分布】生于海拔 250~500 m 的向阳山坡或灌丛、林缘。分布于连云港（云台山）。

【功　　用】**全草、根（草牡丹）：**辛，温。归肝、大肠经。祛风除湿，解毒消肿。主治风湿关节痛，结核性溃疡。





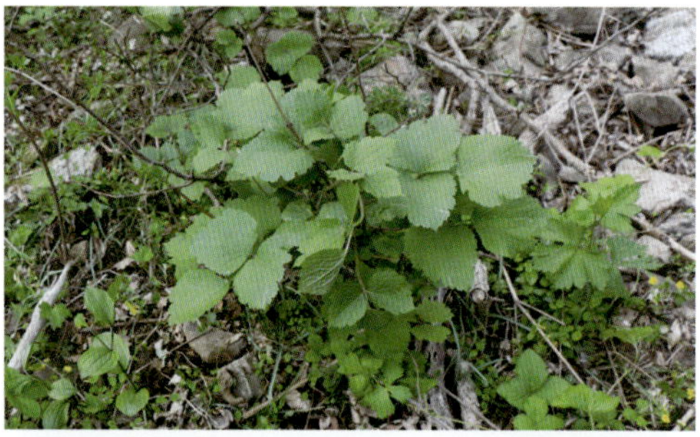

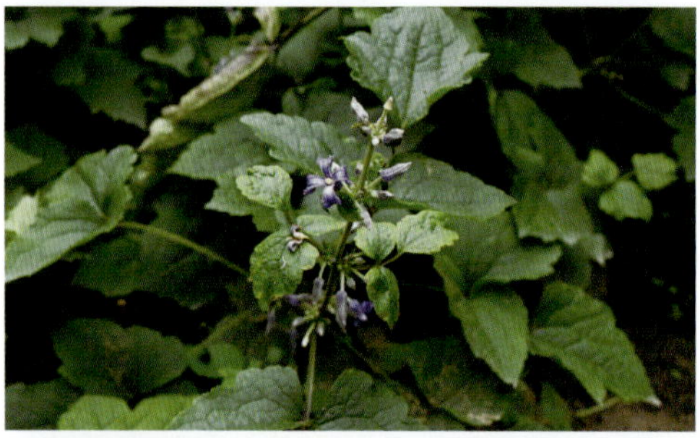

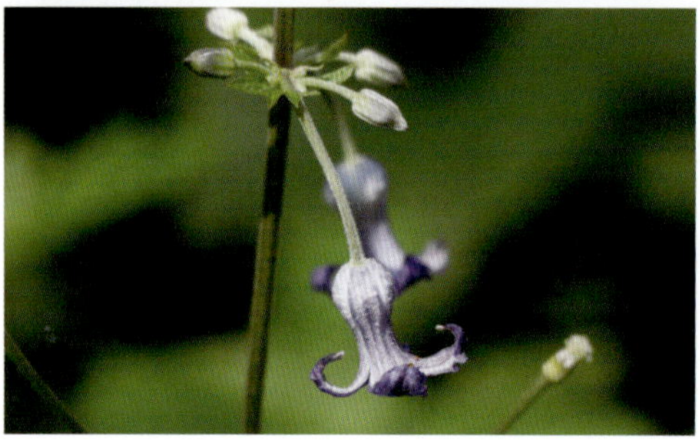

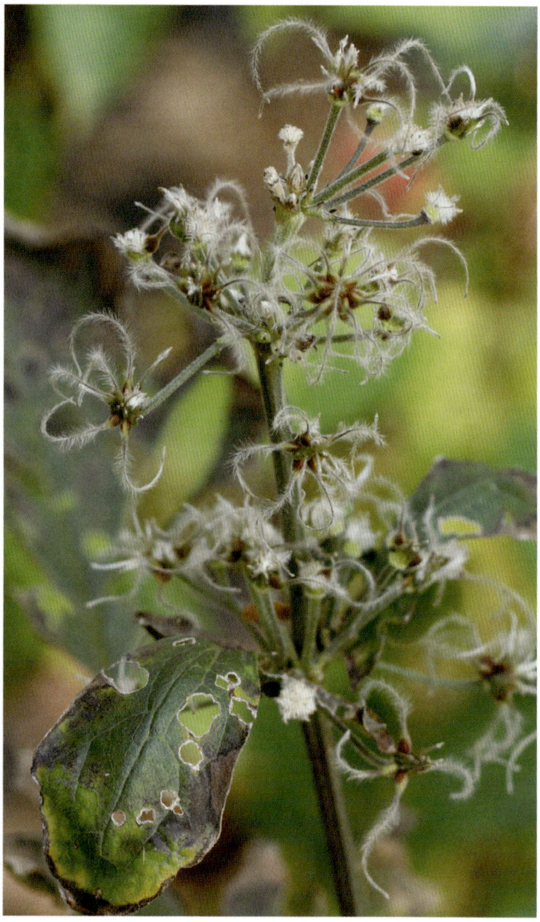

大叶铁线莲

## 识别要点

三出复叶；小叶纸质，宽卵形、五角形或近圆形，先端短渐尖或尖，基部平截、圆形或宽楔形，具不等牙齿，常 3 浅裂，两面被平伏柔毛，叶背网脉稀疏、隆起。复聚伞花序顶生并腋生，7 至多花；萼片 4，蓝色或紫色，直立，窄长圆形或匙状长圆形，密被柔毛。瘦果椭圆形，被毛；宿存花柱羽毛状。

# 圆锥铁线莲

*Clematis terniflora* DC.

·科　名　毛茛科 Ranunculaceae　　·属　名　铁线莲属 *Clematis*

·生活型　木质藤本　　·花果期　花期 6~8 月，果期 8~11 月

【别　　名】黄药子（《江苏植物志》）、铜脚威灵仙（江苏）。

【生境分布】生于山地、丘陵。分布于南京、镇江、南通、无锡（宜兴）、苏州（常熟）。

【功　　用】**根（铜脚威灵仙）：**苦、辛，平；有毒。祛风湿，通经络，止痛。主治风湿痹痛，关节不利，四肢麻木，跌打损伤，诸骨鲠喉。





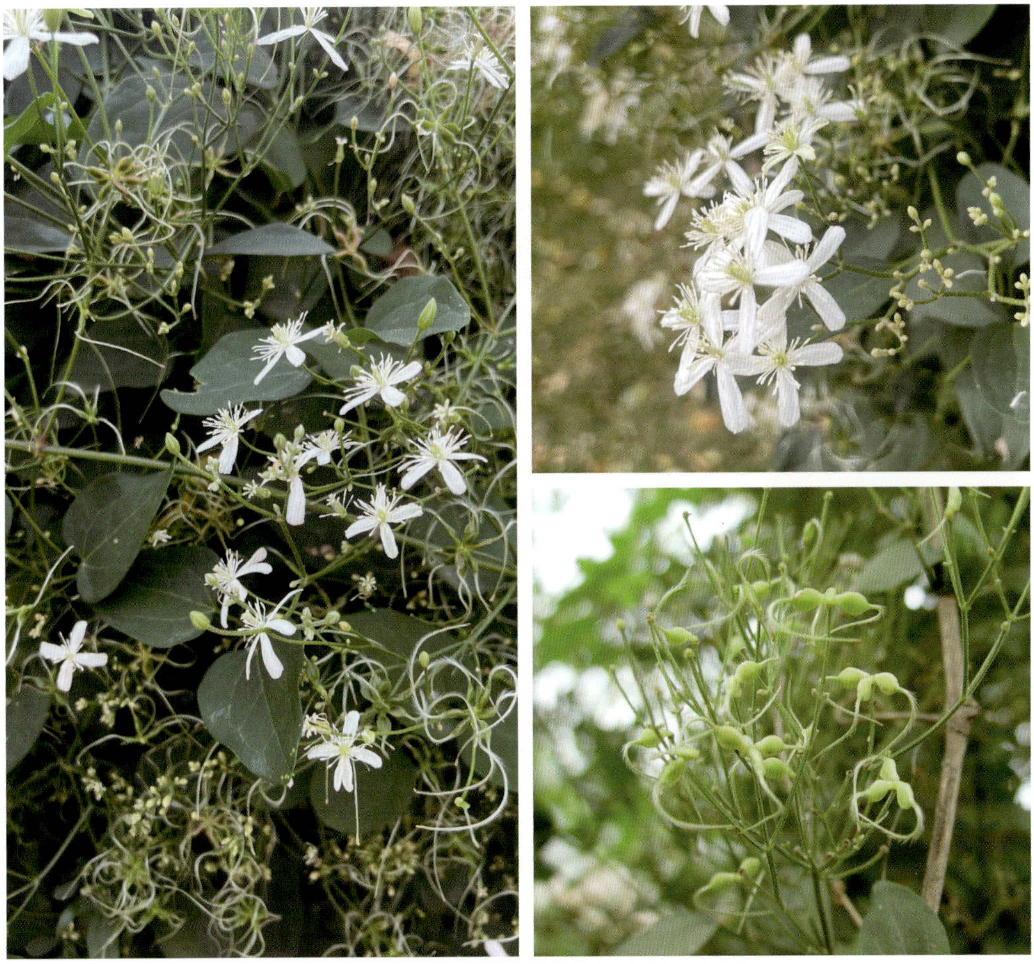

圆锥铁线莲

## 识别要点

一回羽状复叶，常具 5（~7）小叶；小叶纸质，卵形或窄卵形，基部圆形、近心形或宽楔形，全缘，两面疏被柔毛，后脱落无毛。圆锥花序腋生并顶生，多花。瘦果近扁平，橙黄色，宽椭圆形或倒卵圆形，被柔毛，具窄边；宿存花柱羽毛状。

# 柱果铁线莲

*Clematis uncinata* Champ. ex Benth.

| | |
|---|---|
| ·科　名　毛茛科 Ranunculaceae | ·属　名　铁线莲属 *Clematis* |
| ·生活型　木质藤本 | ·花果期　花期 6~7 月，果期 7~9 月 |

【生境分布】生于海拔 100~500 m 的山地林中或林边。分布于无锡（宜兴）。

【功　　用】**根及根茎（威灵仙）**：辛、咸，微苦；有小毒。归膀胱、肝经。散寒，通经，活血，解热毒，利小便。





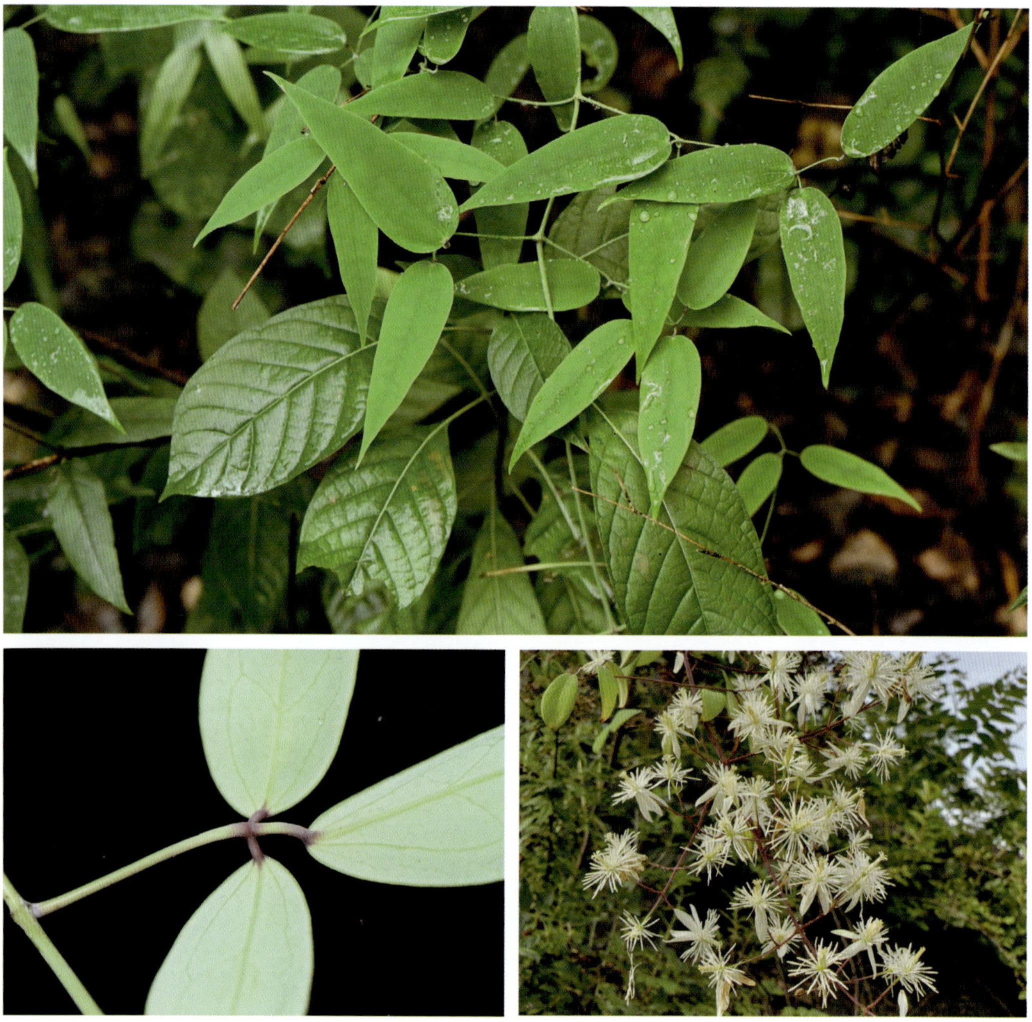

柱果铁线莲

## 识别要点

一至二回羽状复叶，具小叶 5~15，无毛；小叶薄革质或纸质，卵状椭圆形、卵形或窄卵形。圆锥花序腋生并顶生，多花，无毛；苞片钻形或披针形；萼片 4，白色，平展，窄长圆形，边缘被绒毛。瘦果钻状圆柱形，光滑无毛；宿存花柱羽毛状。

# 还亮草

*Delphinium anthriscifolium* Hance

| | |
|---|---|
| ·科　名　毛茛科 Ranunculaceae | ·属　名　翠雀属 *Delphinium* |
| ·生活型　一年生草本 | ·花果期　花期 3~5 月，果期 5~7 月 |

【释　　名】还亮草始载于《植物名实图考》，谓："还亮草，临江、广信山圃中皆有之。春初即生。方茎五棱，中凹成沟，高一二尺。本紫梢青，叶似前胡叶而薄。梢间发小细茎，横擎紫花，长柄五瓣，柄矗花欹，宛如翔蝶。中翘碎瓣尤紫艳，微露黄蕊。花罢结角，翻尖向外，一花三角，间有四角。"

【生境分布】生于海拔 40~500 m 的山坡山沟杂木林中或草丛中。分布于江苏南部各地。

【功　　用】**全草（还亮草）**：辛、苦，温；有毒。主治风湿痛，半身不遂，食积胀满，咳嗽；外治痈疮癣癞。

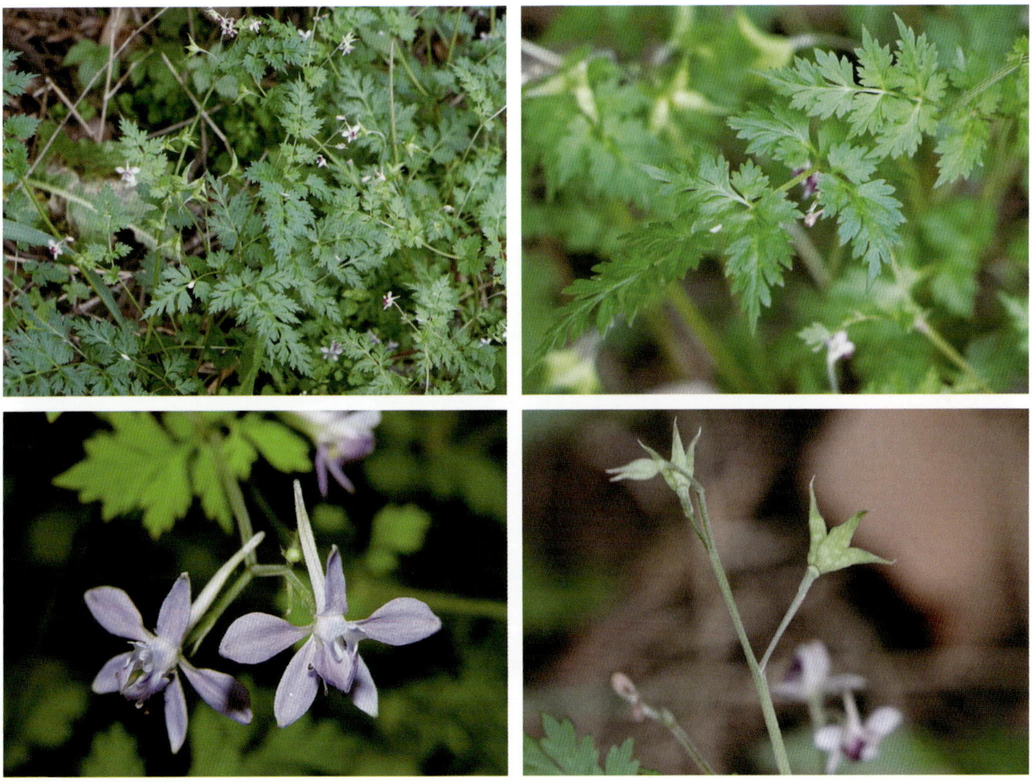

还亮草

## 识别要点

二至三回近羽状复叶，或三出复叶；叶菱状卵形或三角状卵形，羽片 2~4 对，对生，稀互生。总状花序具（1）2~15 花；花序轴及花梗被反曲短柔毛；萼片堇色或紫色，椭圆形；花瓣顶部宽；退化雄蕊无毛，蓝紫色，瓣片斧形。蓇葖果长 1~1.5 cm。

# 翠雀

*Delphinium grandiflorum* L.

| | |
|---|---|
| ·科　名　毛茛科 Ranunculaceae | ·属　名　翠雀属 *Delphinium* |
| ·生活型　多年的草本 | ·花果期　花果期 5~10 月 |

【释　　名】《植物名实图考》载："京师圃中多有之。丛生，细绿茎，高三四尺。叶多花叉，如芹叶而细柔。梢端开长柄翠蓝花，横翘如雀登枝，故名。"

【生境分布】生于山地草坡或丘陵沙地。分布于徐州，全省城镇有栽培。

【功　　用】**根或全草（小草乌）**：苦，寒；有毒。泻火止痛，杀虫。主治风热牙痛（含漱）；外治疥癣，头虱。





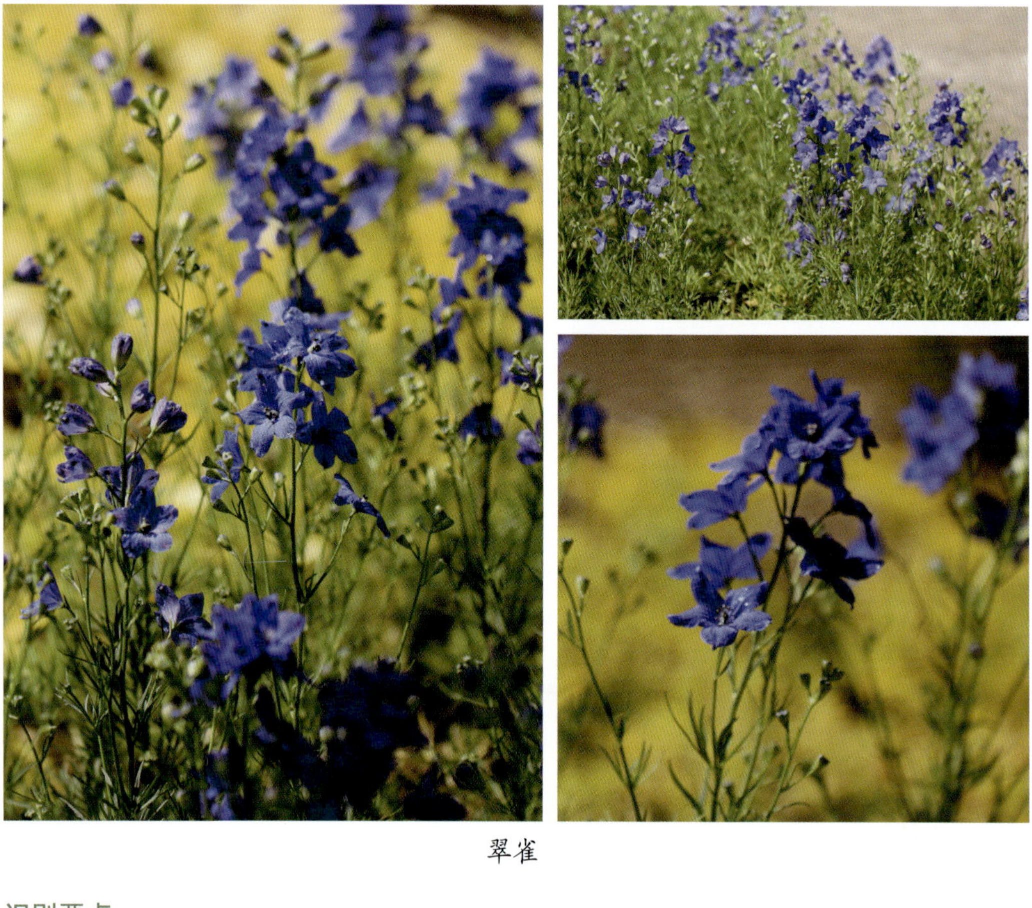

翠雀

## 识别要点

茎与叶柄均被反曲平伏柔毛。基生叶及茎下部叶具长柄；叶圆五角形，3 全裂，中裂片近菱形，一至二回 3 裂至近中脉，侧裂片扇形，不等 2 深裂近基部，两面疏被短柔毛或近无毛。总状花序具 3~15 花；花梗与花序轴密被平伏白色柔毛；萼片紫蓝色，被短柔毛，距钻形；退化雄蕊的瓣片顶端全缘或微凹，腹面中央被黄色髯毛。

# 獐耳细辛

*Hepatica nobilis* var. *asiatica* (Nakai) H. Hara

·科　名　毛茛科 Ranunculaceae　　·属　名　獐耳细辛属 *Hepatica*
·生活型　多年生草本　　·花果期　花期 3~5 月，果期 5~6 月

【生境分布】生于海拔 200~250 m 的山坡路旁或杂木林下草丛中。分布于镇江（句容茅山）。

【功　　用】**根茎（獐耳细辛）：**苦，平。活血祛风，杀虫止痒。主治跌打劳伤，筋骨酸痛，癣疮。

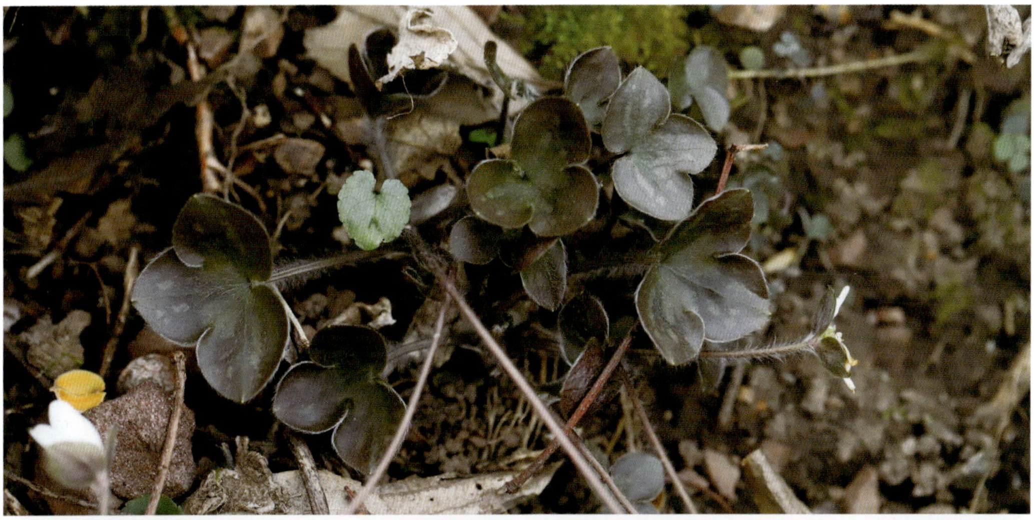

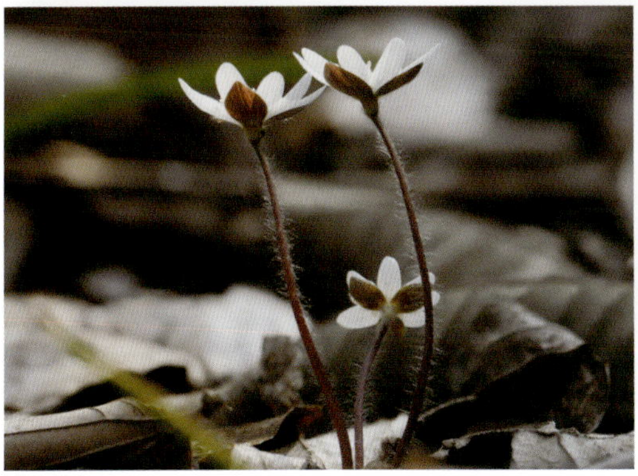

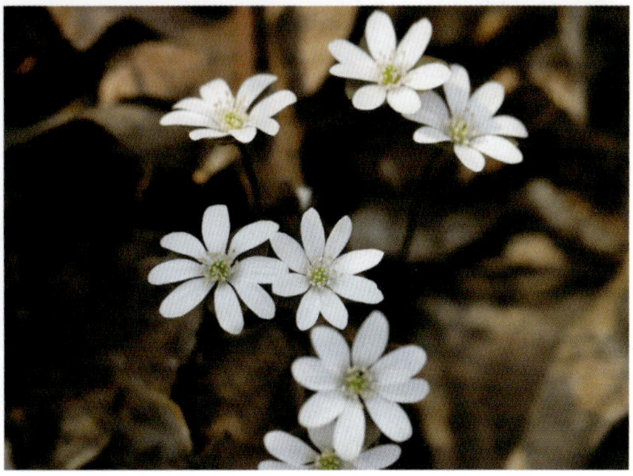

獐耳细辛

## 识别要点

叶片正三角状宽卵形，基部深心形，3 裂至中部，裂片宽卵形，全缘，顶端微钝或钝，有时有短尖头，被稀疏柔毛。苞片卵形或椭圆状卵形，顶端急尖或微钝，全缘，背面密被长柔毛，果期宿存；萼片粉红色或堇色，狭长圆形。瘦果卵球形，有长柔毛和短宿存花柱。

# 白头翁

*Pulsatilla chinensis* (Bunge) Regel

| | |
|---|---|
| ·科　名　毛茛科 Ranunculaceae | ·属　名　白头翁属 *Pulsatilla* |
| ·生活型　多年生草本 | ·花果期　花期 3~5 月，果期 6~7 月 |

【释　　名】白头翁始载于《神农本草经》，列为下品。《唐本草》载：“其叶似芍药而大，抽一茎，茎头一花，紫色，似木槿花，实大者如鸡子，白毛寸许，皆披下似纛头。”

【别　　名】大碗花、将军草（江苏），老观花（连云港），猫独花（《江苏植物名录》）。

【生境分布】生于山坡草地、山谷或田野间。分布于徐州（铜山、新沂）、连云港（赣榆、东海）、淮安（盱眙）、扬州及江苏南部各地。

【功　　用】**根（白头翁）：**苦，寒。归胃、大肠经。清热解毒，凉血止痢。主治热毒血痢，阴痒带下。

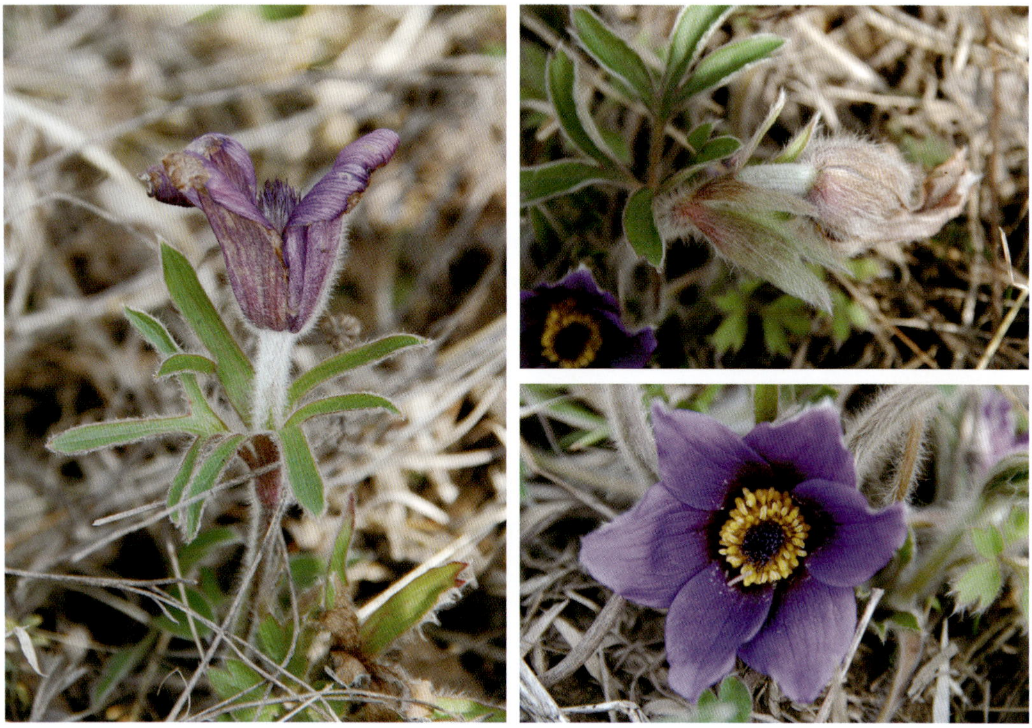

白头翁

## 识别要点

全株密被白色长柔毛。叶基生，宽卵形，3 全裂，中裂片常具柄，3 深裂。总苞片通常 3，基部合生成短管，裂片线形；萼片 6，蓝紫色，长圆状卵形。瘦果扁纺锤形，被长柔毛；宿存花柱被向上斜展长柔毛。

# 禺毛茛

*Ranunculus cantoniensis* DC.

·科　名　毛茛科 Ranunculaceae　　·属　名　毛茛属 *Ranunculus*
·生活型　多年生草本　　·花果期　花果期 4~11 月

【释　　名】毛茛始载于《本草拾遗》。《本草纲目》载：“毛茛即今毛堇也，下湿处即多，春生苗，高者尺余，一枝三叶，叶有三尖及细缺，与石龙芮茎叶一样，但有细毛为别，四五月开小黄花，五出，甚光艳，结实状如欲绽青桑椹，如有尖峭，与石龙芮子不同。”又称：“山人截疟，采叶挼贴寸口……”

【生境分布】生于沟边或水田边。分布于全省各地，江苏南部更普遍。

【功　　用】**根、叶或全草（自扣草）：** 微苦、辛，温；有毒。归肝经。清肝明目，除湿解毒，截疟。捣烂外搽治跌打损伤，与其他药配伍可治痢疾。敷穴位退黄，可截疟。

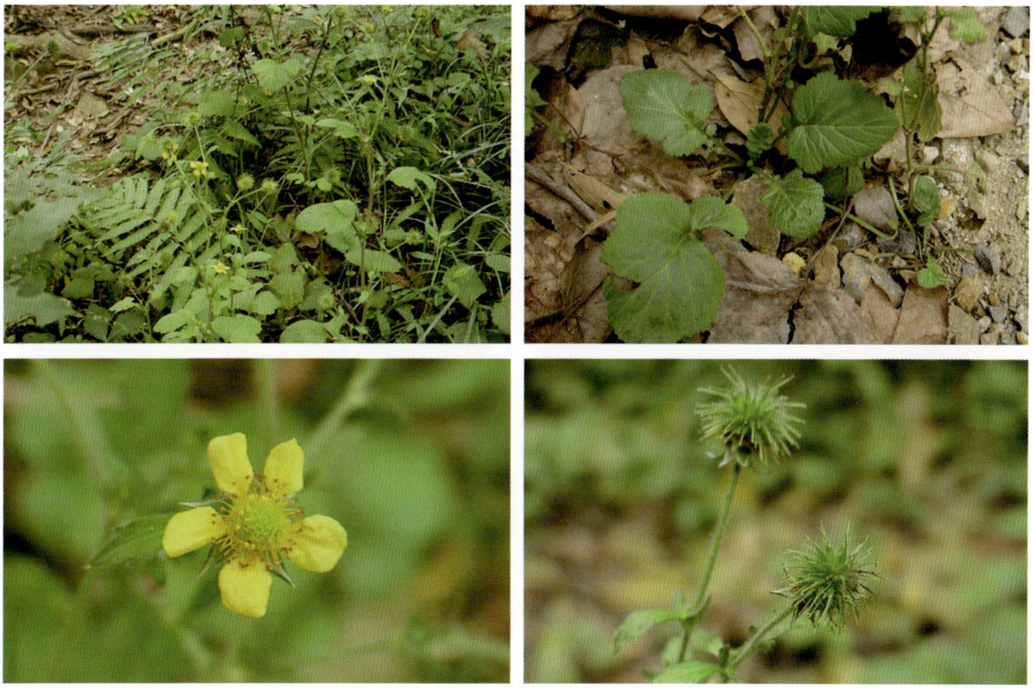

禺毛茛

## 识别要点

茎与叶柄均被开展糙毛。基生叶为三出复叶，小叶具柄，顶生小叶菱状卵形或宽卵形，侧生小叶斜宽卵形，两面疏被糙伏毛；茎生叶较小。花序顶生；花托被糙伏毛；萼片 5，反折，窄卵形；花瓣窄椭圆形或倒卵形。聚合果球形；瘦果扁，斜倒卵圆形，无毛，具窄边。

# 猫爪草

*Ranunculus ternatus* Thunb.

| | |
|---|---|
| ·科　名　毛茛科 Ranunculaceae | ·属　名　毛茛属 *Ranunculus* |
| ·生活型　多年生草本 | ·花果期　花期 3~5 月，果期 4~7 月 |

【别　　名】小毛茛（《江苏植物志》）。

【生境分布】生于田边、草地、林缘、草坡及路边潮湿地。分布于江苏南部各地。

【功　　用】**块根（猫爪草）：**甘、辛，温。归肝、肺经。化痰散结，解毒消肿。主治瘰病痰核，疔疮肿毒，蛇虫咬伤。





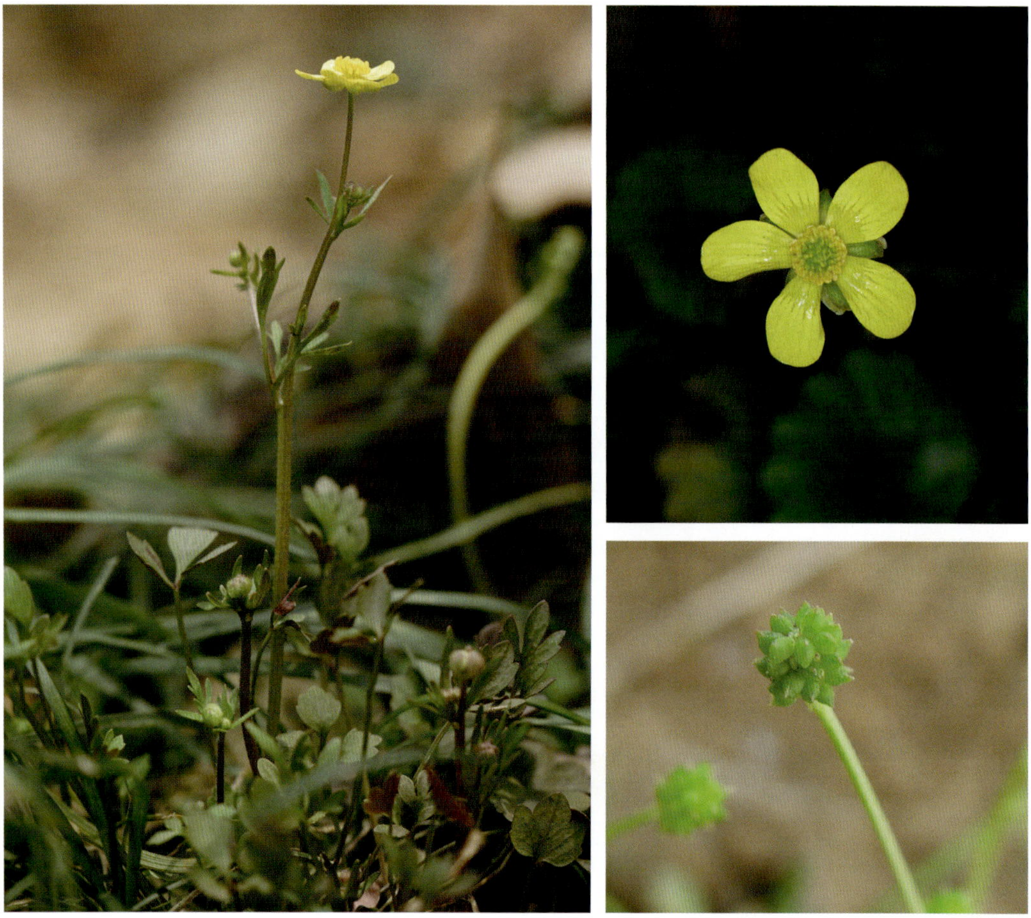

猫爪草

## 识别要点

肉质小块根卵球形或纺锤形，形似猫爪。茎细弱，多分枝，疏被柔毛。基生叶为三出复叶；少数叶为单叶，小叶菱形，2~3 浅裂或深裂，单叶五角形或宽卵形，3 浅裂至 3 全裂；茎生叶较小，无柄，3 全裂，裂片线形。单花顶生；萼片 5，卵形或宽卵形；花瓣 5，黄色，倒卵形。瘦果卵球形，无毛。

# 天　葵

*Semiaquilegia adoxoides* (DC.) Makino

·科　名　毛茛科 Ranunculaceae　　·属　名　天葵属 *Semiaquilegia*
·生活型　多年生小草本　　·花果期　花期 3~4 月，果期 4~5 月

【释　　名】天葵即《本草纲目拾遗》所载的千年老鼠屎，别称紫背天葵根，赵学敏引《百草镜》曰："二月发苗，叶如三角酸，向阴者紫背为佳，其根如鼠屎，外黑内白，三月开花细白，结角亦细，四月枯。"《植物名实图考》所载的紫背天葵，均与现今商品相一致。

【别　　名】紫背天葵、千年老鼠屎（江苏）。

【生境分布】生于海拔 50~600 m 的路边及山坡林下阴湿处。分布于连云港（云台山）及江苏南部各地。

【功　　用】**块根（天葵子）**：甘、苦，寒。归肝、胃经。清热解毒，消肿散结。主治痈肿疔疮，乳痈，瘰疬，蛇虫咬伤。

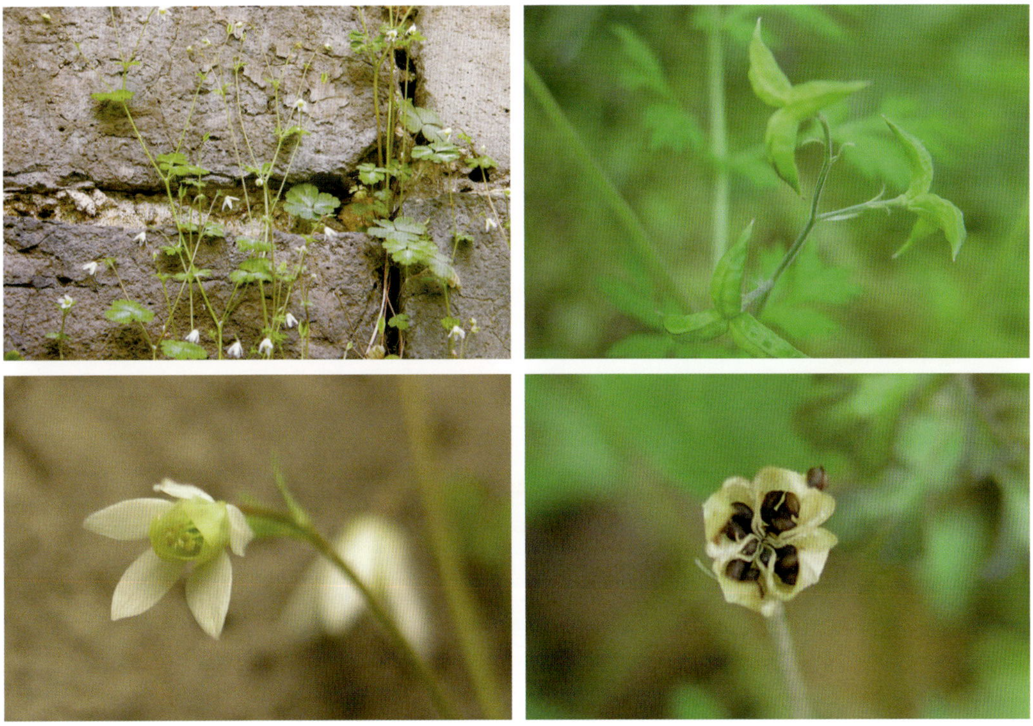

天葵

## 识别要点

块根褐黑色。基生叶多数，一回三出复叶；小叶扇状菱形或倒卵状菱形，3 深裂，裂片疏生粗齿。萼片 5，白色，带淡紫色，窄椭圆形；花瓣淡黄色，匙形，基部囊状。蓇葖果长椭圆形。

# 大叶唐松草

*Thalictrum faberi* Ulbr.

| | |
|---|---|
| ·科　名　毛茛科 Ranunculaceae | ·属　名　唐松草属 *Thalictrum* |
| ·生活型　多年生草本 | ·花果期　花期 7~9 月，果期 9~10 月 |

【生境分布】生于海拔 300~500 m 的山坡山谷杂木林下或竹林下。分布于常州（溧阳）、无锡（宜兴）。

【功　　用】**根（大叶马尾连）：**苦，寒。归大肠、肝经。清热，降火，解毒。主治痢疾，腹泻，目赤肿痛，湿热黄疸。





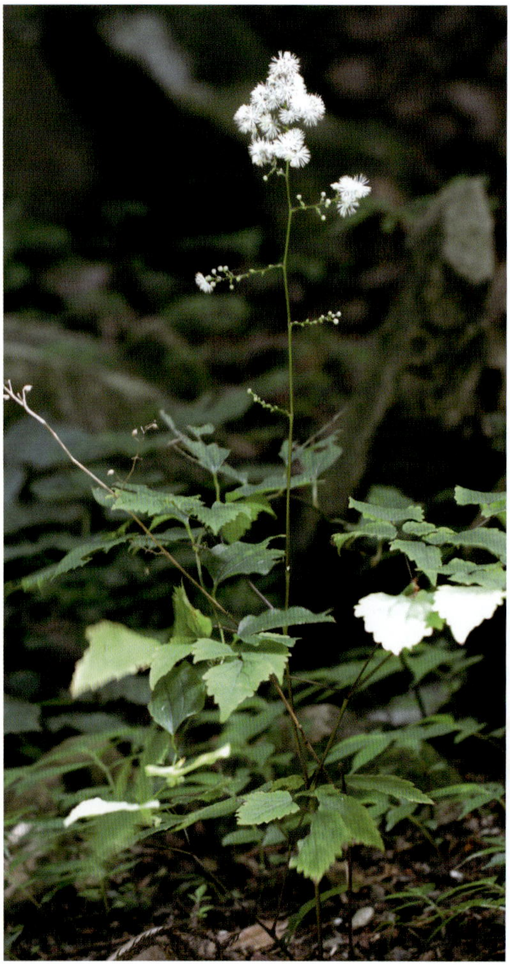

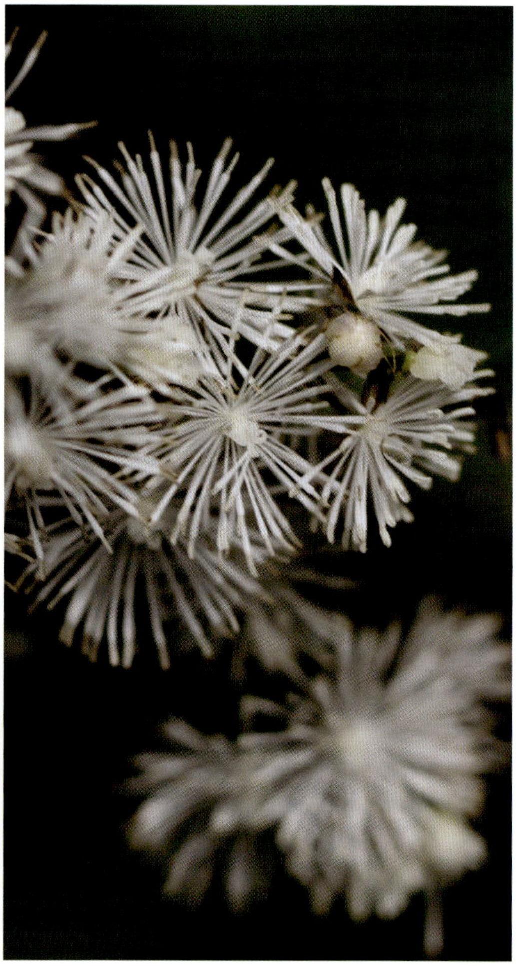

大叶唐松草

## 识别要点

植株无毛。基生叶开花时枯萎。花序圆锥状，多花；萼片白色，早落，宽椭圆形；花丝线状倒披针形，下部丝状。瘦果窄卵圆形，每侧具 4 纵肋；宿存花柱长钩曲。

# 东亚唐松草 *Thalictrum minus* var. *hypoleucum* (Sieb. & Zucc.) Miq.

·科　名　毛茛科 Ranunculaceae　　·属　名　唐松草属 *Thalictrum*
·生活型　多年生草本　　·花果期　花期 6~8 月，果期 7~10 月

【生境分布】生于丘陵山坡、林缘、路旁或沟谷边。分布于徐州（新沂）、连云港（云台山、赣榆）。

【功　　用】**根（烟窝草）：**苦，寒；有小毒。清热解毒，燥湿。主治牙痛，急性皮炎，湿疹。





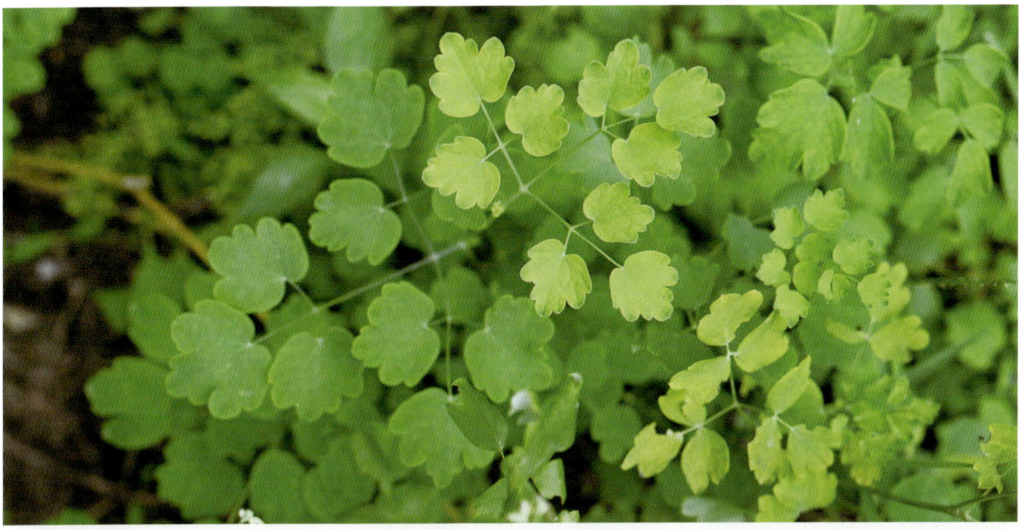

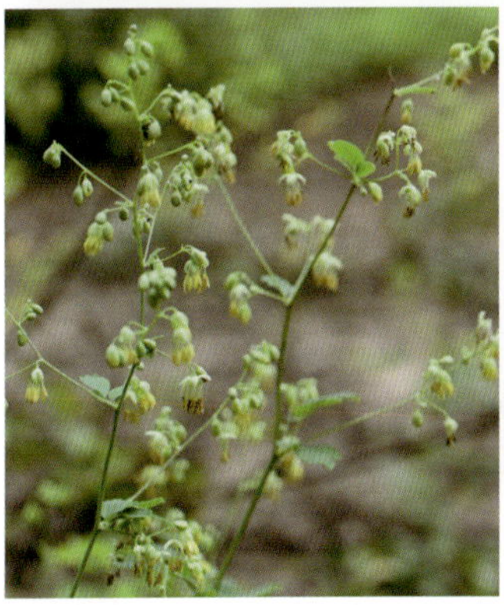

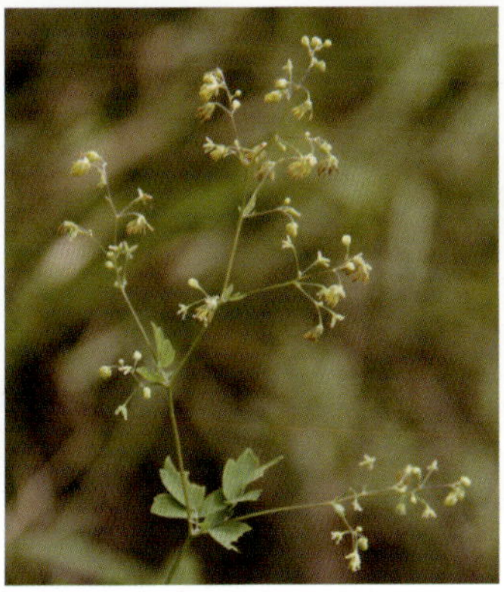

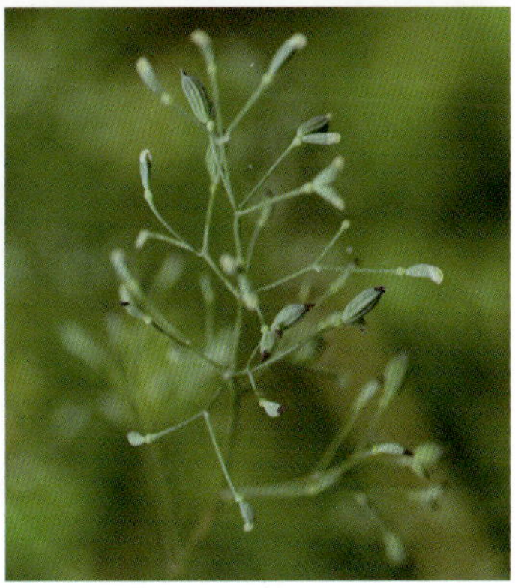

东亚唐松草

## 识别要点

三至四回三出复叶或羽状复叶；小叶片楔形宽倒卵形至近圆形，顶端常 3 浅裂，裂片全缘或有缺刻状，叶背有白粉，粉绿色，叶脉隆起。圆锥花序；萼片黄绿色；雄蕊多数，花丝丝状，药隔伸出成小尖头；柱头三角状箭头形，有宽翅。瘦果纺锤形至倒卵球形，稍扁，有纵肋多数。

# 木通科

## 木　通

*Akebia quinata* (Thunb.) Decne.

·科　名　木通科 Lardizabalaceae　　·属　名　木通属 *Akebia*

·生活型　落叶或半常绿木质藤本　　·花果期　花期 4~5 月，果期 6~8 月

【释　　名】木通原名“通草”，始载于《神农本草经》，列为中品。《本草图经》载：“藤生，蔓大如指，其茎干大者径三寸。一枝五叶，颇类石韦，又似芍药，三叶相对。夏秋开紫花，亦有白花的。结实如小木瓜，食之甘美。”

【别　　名】八月炸（盱眙）、八月瓜（江宁）、野香蕉（苏州）。

【生境分布】生于灌木丛、林缘和沟谷中。分布于连云港（赣榆）及江苏南部。

【功　　用】**（1）藤茎（木通）：**苦，寒。归心、小肠、膀胱经。利尿通淋，清心除烦，通经下乳。主治淋证，水肿，心烦尿赤，口舌生疮，闭经，乳少，湿热痹痛。

**（2）近成熟果实（预知子）：**苦，寒。归肝、胆、胃、膀胱经。疏肝理气，活血止痛，散结，利尿。主治脘胁胀痛，痛经，闭经，痰核痞块，小便不利。

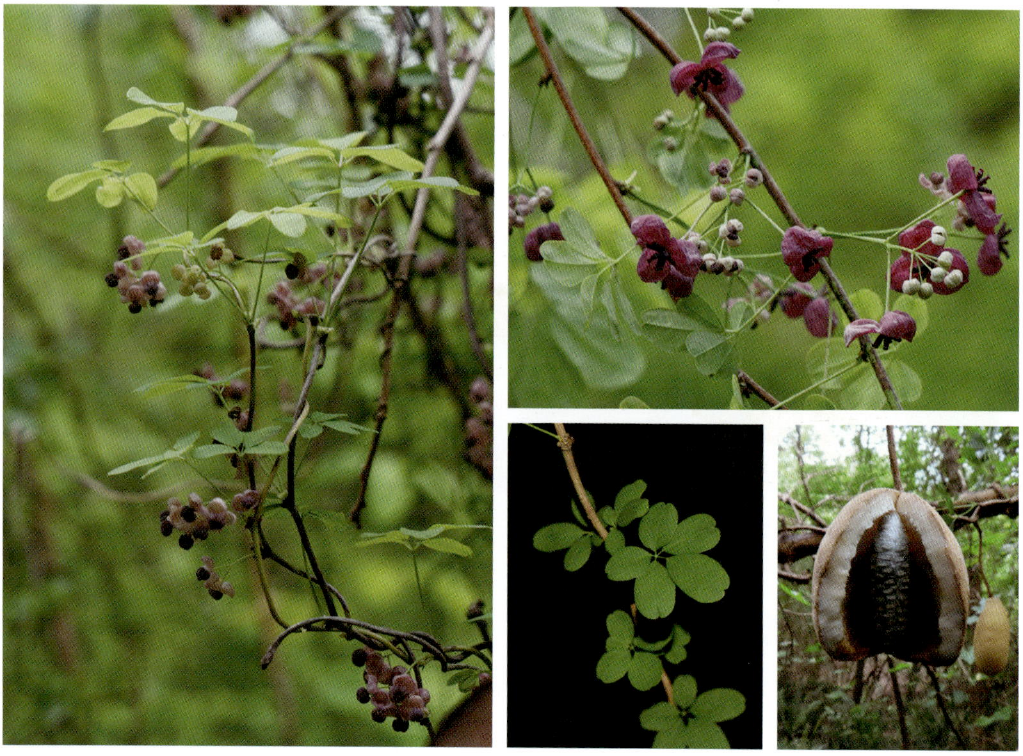

木通

## 识别要点

掌状复叶有5小叶；小叶片倒卵形或椭圆形，全缘，先端圆而稍凹入，并具细尖，叶面深绿色，叶背绿白色。总状花序腋生于短枝叶腋，基部有雌花1~2，上部有雄花4~10，花柄细长；雄花花药长圆形，内弯；雌花萼片3，暗紫色，柱头盾状。蓇葖果，成熟时暗红色，腹缝开裂。种子多数，不规则，多行排列于白色瓤状果肉中，卵形。

# 鹰爪枫

*Holboellia coriacea* Diels

| | |
|---|---|
| ·科　名　木通科 Lardizabalaceae | ·属　名　八月瓜属 *Holboellia* |
| ·生活型　常绿木质藤本 | ·花果期　花期4~5月，果期6~8月 |

【别　　名】青藤（宜兴）。

【生境分布】生于山坡林中。分布于常州（溧阳）、无锡（宜兴）。

【功　　用】**根（鹰爪枫）：**微苦，寒。归肝经。祛风除湿，活血通经。主治风湿筋骨痛。藤茎为木通，果实作预知子。

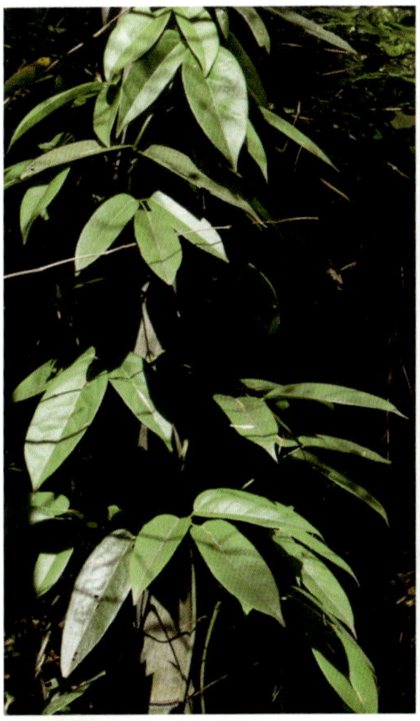
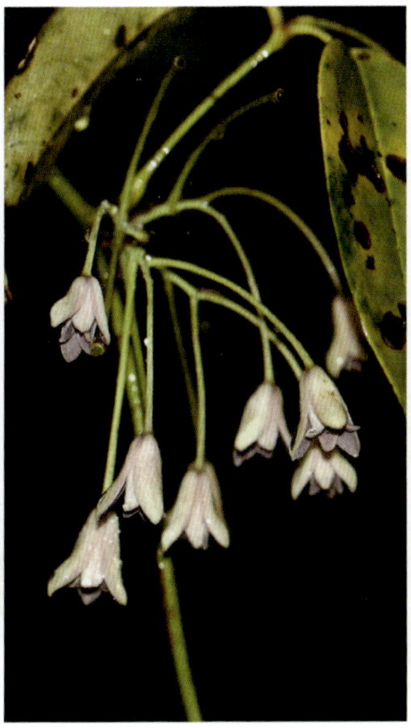
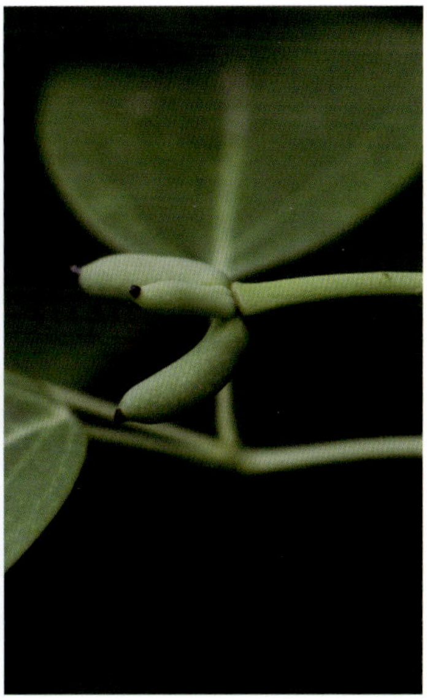

鹰爪枫

## 识别要点

掌状复叶有小叶3片；小叶厚革质，常为长椭圆状倒卵形、椭圆形或卵状椭圆形。花雌雄同株，白绿色或紫色，组成短的伞房式总状花序；总花梗短或近于无梗，数至多个簇生于叶腋；雄花萼片白色，长圆形，花瓣极小，近圆形；雌花萼片紫色。果实长圆状柱形，熟时紫色，干后黑色，外面密布小疣点。

# 木防己

*Cocculus orbiculatus* (L.) DC.

| | |
|---|---|
| ·科　名　防己科 Menispermaceae | ·属　名　木防己属 *Cocculus* |
| ·生活型　草质或近木质藤本 | ·花果期　花期 6~8 月，果期 9~11 月 |

【释　　名】木防己始载于《伤寒论》，《本草拾遗》引陶隐居云：“今出宜都、建平，大而青白色，虚软者好。”《本草经集注》载：“防己，本出汉中者，作车辐解，黄实而香，其青白虚软者，名木防己。”

【别　　名】小葛藤（连云港）、葛条（徐州）、鸡藤子（盱眙）。

【生境分布】生于山坡路旁、灌丛、疏林中。分布于全省各地。

【功　　用】**根茎（木防己）**：苦、辛，寒。归膀胱、脾、肾经。祛风止痛，行水消肿。主治风湿痹痛，神经痛，肾炎性水肿，心源性水肿，毒蛇咬伤，跌打损伤，肿痛，疮疥痈肿，强筋壮骨，膀胱湿热等。



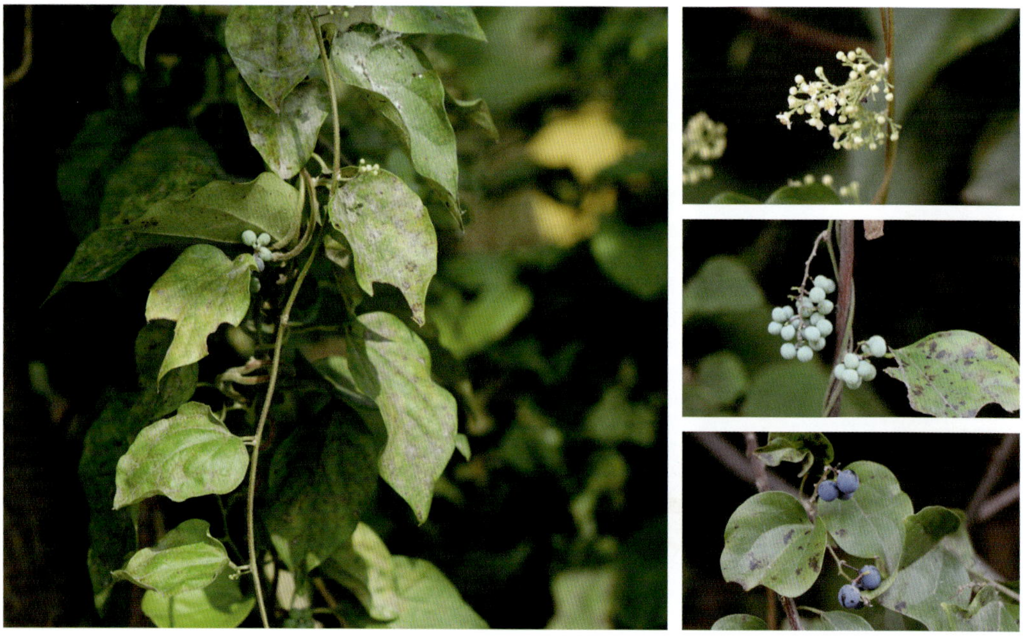

木防己

## 识别要点

草质或近木质缠绕藤本，全株有柔毛。叶片纸质至近革质，形状变异极大，卵形或卵状长圆形至倒心形，顶端短尖或钝而有小凸尖。聚伞状或总状圆锥花序顶生或腋生；花被黄色；雄花花瓣6，下部边缘内折，包着花丝，顶端2裂；雌花心皮6。核果近球形，蓝紫色，有白粉。果核骨质，两侧扁，背部具小横肋状雕纹。

# 蝙蝠葛

*Menispermum dauricum* DC.

| | |
|---|---|
| ·科　名　防己科 Menispermaceae | ·属　名　蝙蝠葛属 *Menispermum* |
| ·生活型　落叶草质藤本 | ·花果期　花期 6~7 月，果期 8~9 月 |

【释　　名】蝙蝠藤始载于《本草纲目拾遗》，曰：“此藤附生岩壁、乔木及人墙茨侧，叶类蒲萄而小，多歧，劲厚青滑，绝似蝙蝠形，故名。”

【生境分布】生于山坡丛林中或攀缘于岩石上。分布于全省各地。

【功　　用】**根茎（北豆根）：**苦，寒；有小毒。归肺、胃、大肠经。清热解毒，祛风止痛。主治咽喉肿痛，热毒泻痢，风湿痹痛。

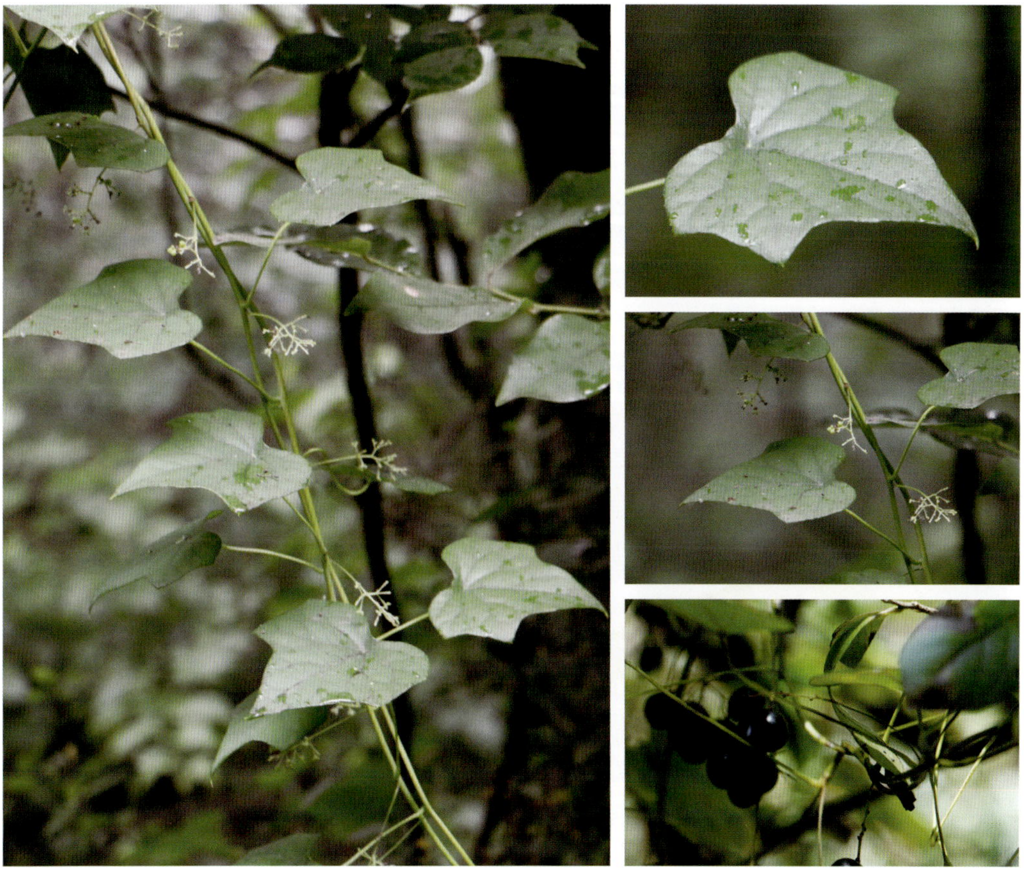

蝙蝠葛

## 识别要点

根茎圆柱形，茎自根茎近顶部的侧芽生出。叶片圆肾形或卵圆形，边缘有 3~9 裂，稀近全缘；叶柄盾状着生于叶片中下部。圆锥花序腋生；雄花萼片 4~8，膜质，倒披针形或倒卵状椭圆形，外轮至内轮渐大，雄花花瓣较萼片小，雄蕊常 12 或更多，花药球形。核果紫黑色，果核肾形。

# 金线吊乌龟

*Stephania cephalantha* Hayata

| ·科　名　防己科 Menispermaceae | ·属　名　千金藤属 *Stephania* |
| --- | --- |
| ·生活型　草质藤本 | ·花果期　花期 4~5 月，果期 6~7 月 |

【释　　名】金线吊乌龟入药名为白药子，白药始见于《唐本草》。按《证类本草》卷九引《本草图经》其图有 3 种白药，其中“江西出者，叶似乌臼，子如绿豆，至八月，其子变成赤色”。此与今之白药子相符。

【生境分布】生于村边、旷野、林缘等土层深厚处或石缝中。分布于连云港及江苏南部具丘陵山区的地方。

【功　　用】**块根（白药子）：**苦，寒。归脾、肺、肾经。散瘀消肿，止痛，清热解毒。主治急性肝炎，细菌性痢疾，急性阑尾炎，胃痛，内出血，跌打损伤，毒蛇咬伤；外治流行性腮腺炎，淋巴结炎，神经性皮炎等。





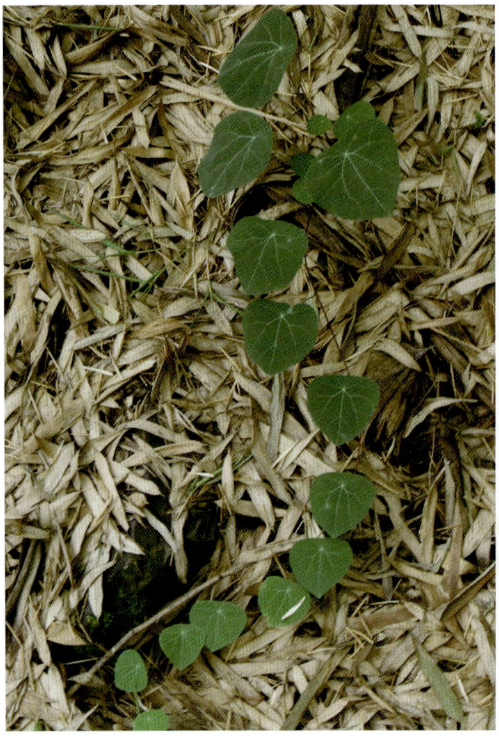

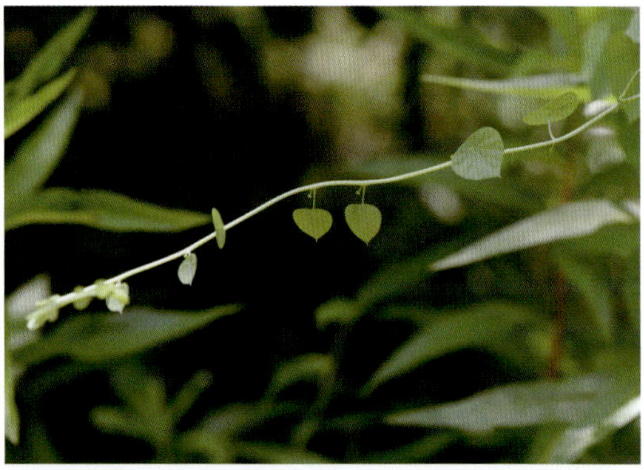

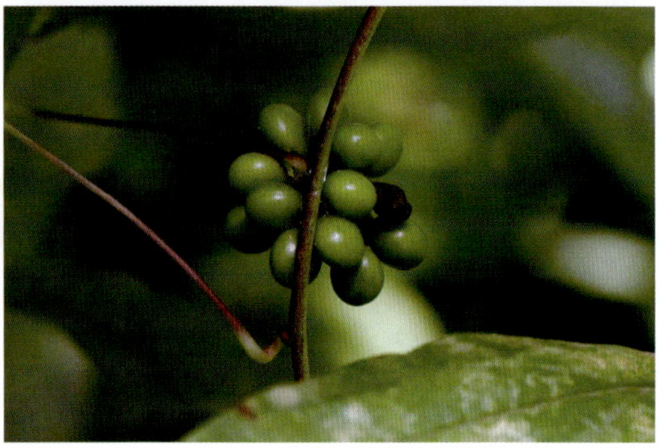

金线吊乌龟

## 识别要点

块根团块状，有时不规则。叶片全缘或浅波状。雌雄花序头状，具盘状托；雄花序总梗丝状，常于腋生、具小型叶的小枝上作总状花序式排列；雄花萼片 6，稀 8 或 4，聚药雄蕊短；雌花萼片 1，偶有 2~5，花瓣 2~4，较萼片小。果核背部两侧各具小横肋状雕纹 10~12 条。

# 千金藤

*Stephania japonica* (Thunb.) Miers

·科　名　防己科 Menispermaceae　　·属　名　千金藤属 *Stephania*

·生活型　木质藤本　　·花果期　花期 6~7 月，果期 8~9 月

【释　　名】千金藤始载于《本草拾遗》，曰："主霍乱中恶，天行虚劳，瘴疟，痰嗽不利，肿疽，犬毒，癫，杂疹悉主之。"此与千金藤清热解毒、祛风利湿的功效相符。

【生境分布】生于路旁、沟边及山坡林下。分布于南京、镇江（句容）、无锡（宜兴）、苏州等地。

【功　　用】**根及茎（千金藤）**：苦、辛，寒。清热解毒，利湿消肿，祛风止痛。主治咽喉肿痛，牙痛，胃痛，水肿，脚气病，尿急尿痛，小便不利，风湿性关节炎，疮疥痈肿等。

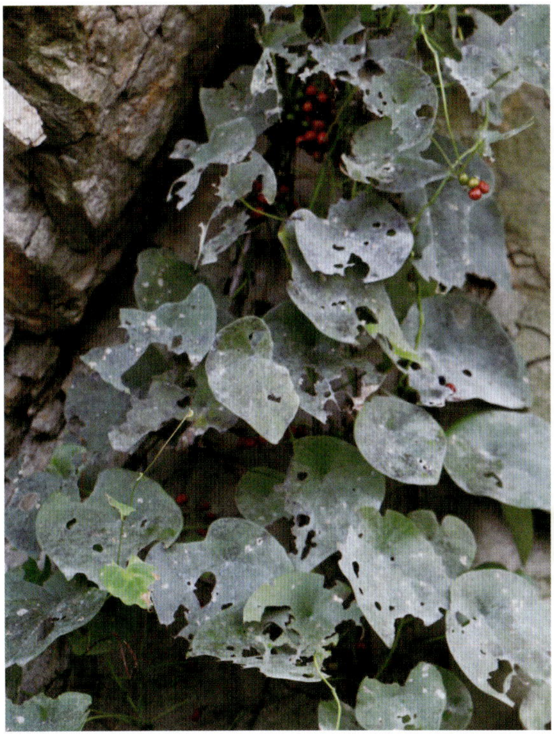

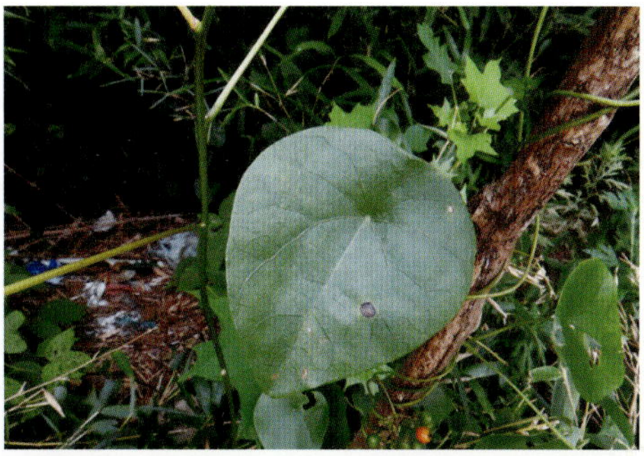

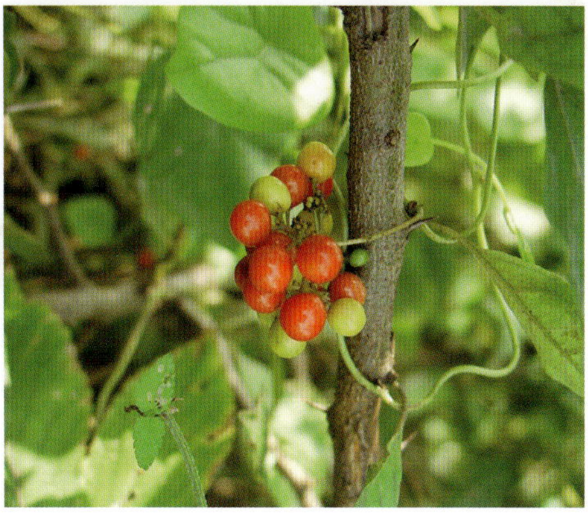

千金藤

## 识别要点

叶片纸质，三角状近圆形或三角状宽卵形，掌状脉 7~9。复伞形聚伞花序腋生，通常有伞梗 4~8，小聚伞花序近无梗，密集成头状；雄花萼片 6 或 8，花瓣 3 或 5，小于萼片，雄蕊 6，花药合生；雌花花柱 3~6 裂，外弯。果核背部具小横肋状雕纹 2 行，熟时红色。

# 蕺　菜

*Houttuynia cordata* Thunb.

·科　名　三白草科 Saururaceae　　·属　名　蕺菜属 *Houttuynia*
·生活型　多年生草本　　·花果期　花期 4~8 月，果期 6~10 月

【释　　名】蕺菜原名“蕺”，始载于《名医别录》，列为下品。《唐本草》载：“蕺菜生湿地山谷阴处，亦能蔓生，叶似荞麦而肥，茎紫赤色，山南、江左人好生食之。”

【别　　名】鱼腥草（通称）。

【生境分布】喜生于阴湿处或近水边。江苏南部各地较常见，扬州等地也有分布。

【功　　用】**新鲜全草或干燥地上部分（鱼腥草）：** 辛，微寒。归肺经。清热解毒，消痈排脓，利尿通淋。主治肺痈吐脓，痰热喘咳，热痢，热淋，痈肿疮毒。





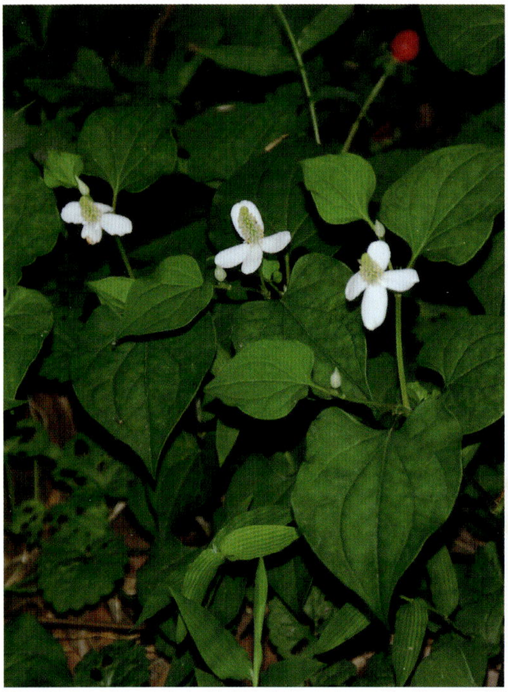

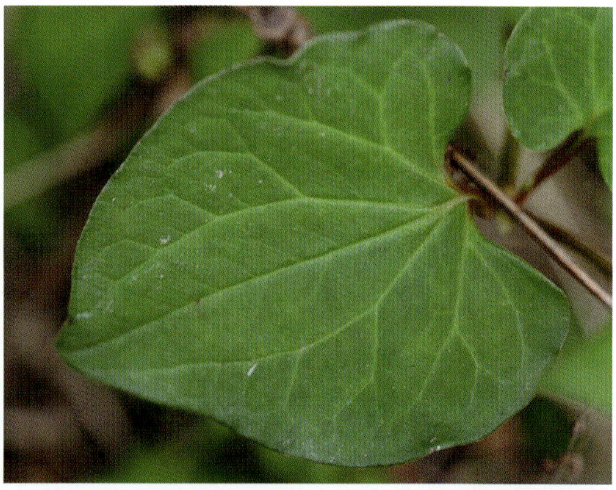

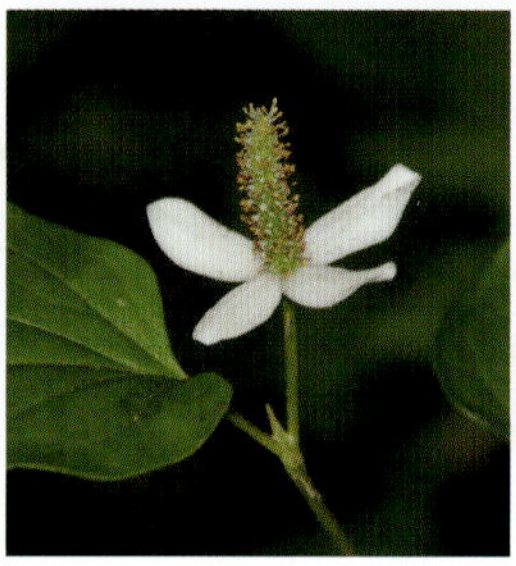

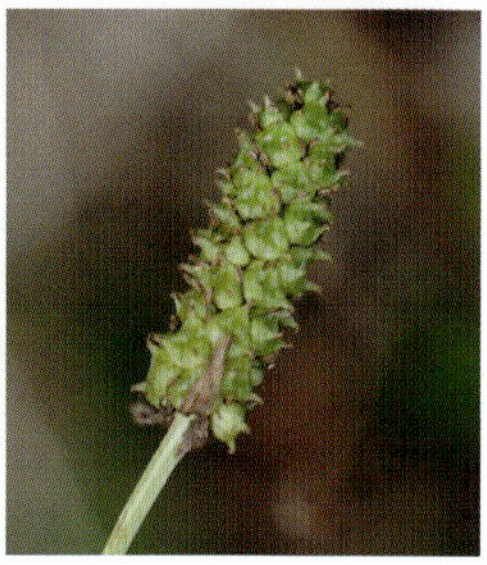

蕺菜

## 识别要点

根茎白色；茎下部伏地，上部直立，无毛或节被柔毛，有时紫红色。叶薄纸质，密被腺点，宽卵形或卵状心形。穗状花序顶生或与叶对生，基部多具白色花瓣状苞片 4；雄蕊 3，长于花柱，花丝下部与子房合生；心皮 3，下部合生，花柱分离。蒴果近球形。

# 三白草

*Saururus chinensis* (Lour.) Baill.

| | |
|---|---|
| ·科　名　三白草科 Saururaceae | ·属　名　三白草属 *Saururus* |
| ·生活型　多年生草本 | ·花果期　花期 6~7 月，果期 8~9 月 |

【释　　名】三白草始载于《名医别录》。李时珍引《名医别录》曰："叶上有三白点，俗因以名。"《唐本草》载："三白草生池泽畔，高尺许，叶似水荭，亦似蕺。"《本草拾遗》载："此草初生无白，入夏叶端半白如粉，农人候之莳田，三叶白则草便秀，故谓之三白。"

【生境分布】生于低湿地方。南京、镇江（句容）、常州（溧阳）、无锡（宜兴）等江苏南部各地常见。

【功　　用】**地上部分（三白草）**：甘、辛，寒。归肺、膀胱经。利尿消肿，清热解毒。主治水肿，小便不利，淋沥涩痛，带下病；外治疮疡肿毒，湿疹。

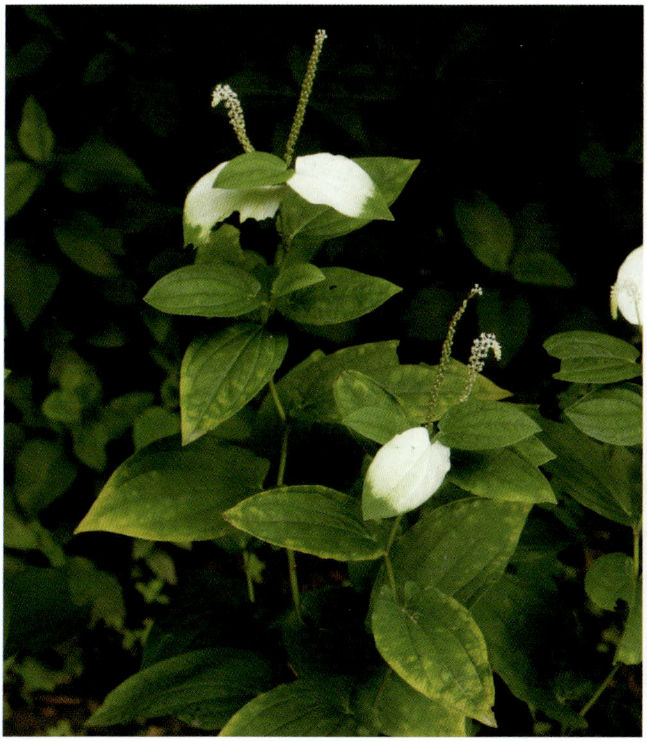

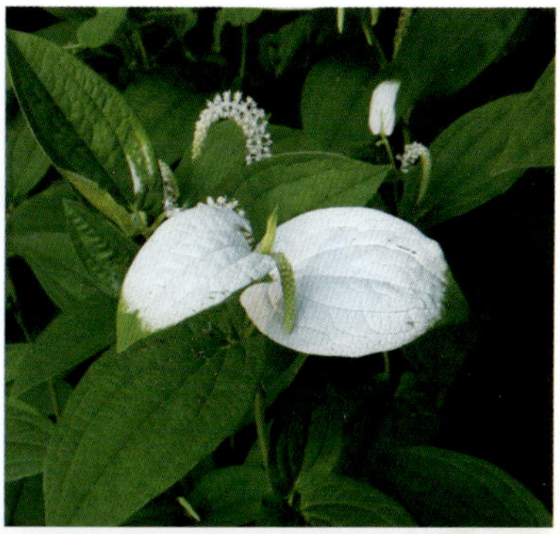

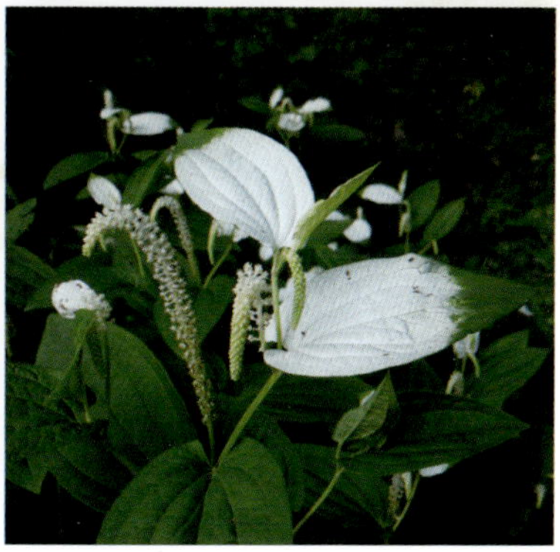

三白草

## 识别要点

根茎白色，粗壮。托叶鞘与叶柄近等长，稍抱茎；叶纸质，密被腺点，宽卵形或卵状披针形，先端短尖或渐尖，基部心形或斜心形，基脉 5~7，网脉明显。总状花序腋生或顶生；苞片近匙形，下部线形，被柔毛，贴生于花梗，上部圆。果近球形，多疣。

# 马兜铃科

## 马兜铃

*Aristolochia debilis* Sieb. & Zucc.

·科　名　马兜铃科 Aristolochiaceae　　·属　名　马兜铃属 *Aristolochia*

·生活型　草质藤本　　·花果期　花期 7~8 期，果期 9~11 月

【释　　名】青木香始载于《名医别录》，列于“木香”项下作为别名。历代本草所称的青木香均指菊科的木香。《唐本草》有“土青木香”，又名独行根。《开宝本草》载：“独行根生古堤城旁，所在平泽丛林中皆有之，山南名为土青木香，一名兜铃根……”显然指本品无疑。

【别　　名】马兜铃藤、木香根藤（无锡），臭拉秧子（睢宁），痒辣菜（姜堰），青木藤（苏州、南通）。

【生境分布】生于路旁与山坡。分布于徐州（邳州）、连云港、扬州（仪征）、泰州（姜堰）、南京、镇江（句容）、无锡、苏州等地。

【功　　用】**（1）根（青木香、独行根）：**苦、微辛，寒。归胃、肺、肝经。理气止痛，解毒消食，降血压，散风除湿。主治暑天发痧腹痛，胃气痛，高血压，风湿性关节炎。

**（2）果实（马兜铃）：**苦、微辛，寒。归肺、大肠经。清肺止咳，祛痰。主治支气管炎，咳嗽气喘，风热咳嗽等。

**（3）藤（青藤香、天仙藤）：**苦，温。归肝、脾、肾经。行气活血，利尿，止痛。主治妊娠水肿，胸腹痛，疝痛。

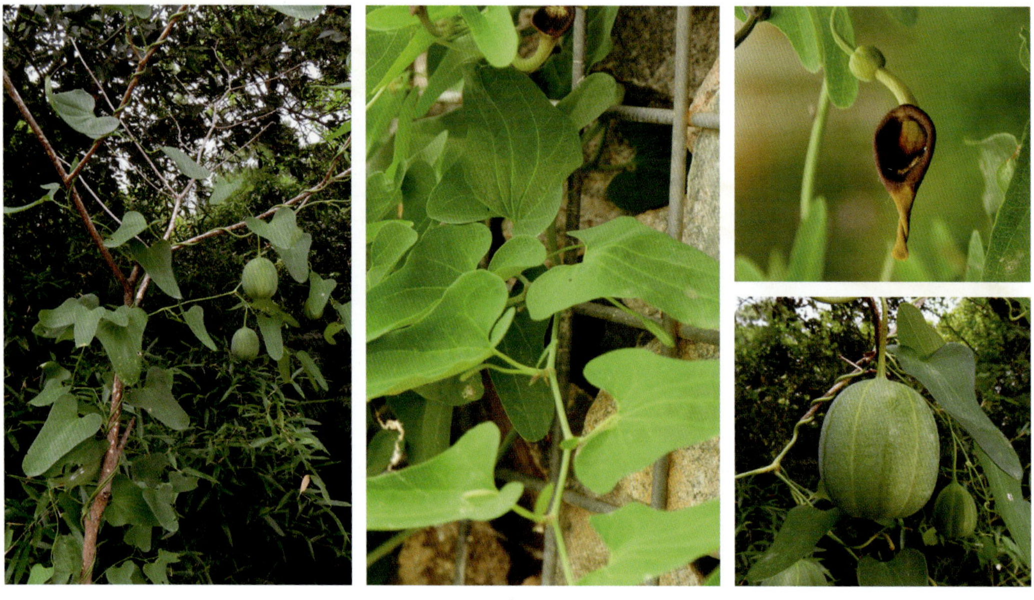

马兜铃

## 识别要点

茎有腐肉味。叶卵状三角形、长圆状卵形或戟形，先端钝圆或短尖，基部心形，两面无毛。花单生或2朵并生叶腋；花被筒基部球形，与子房连接处具关节，向上骤然缢缩成长管，口部漏斗状，黄绿色，具紫斑。蒴果近球形。种子扁平，钝三角形，具白色膜质宽翅。

# 寻骨风

*Aristolochia mollissima* Hance

| | |
|---|---|
| ·科　名　马兜铃科 Aristolochiaceae | ·属　名　马兜铃属 *Aristolochia* |
| ·生活型　木质藤本 | ·花果期　花期4~6月，果期6~8月 |

【别　　名】绵毛马兜铃（《江苏植物志》），黄木香（苏州），猪耳朵（连云港、新沂），穿地筋（连云港），毛香（徐州），猫耳朵、白毛藤、毛风草（江苏）。

【生境分布】生于山坡草地、林缘灌木丛中。分布于徐州（新沂）、连云港、南京、镇江（句容）、苏州（常熟）等地。

【功　　用】**带根全草（寻骨风）**：辛、苦，平。归肝经。祛风湿，通经络，止痛。主治风湿性关节炎，腹痛，疟疾，痈肿。

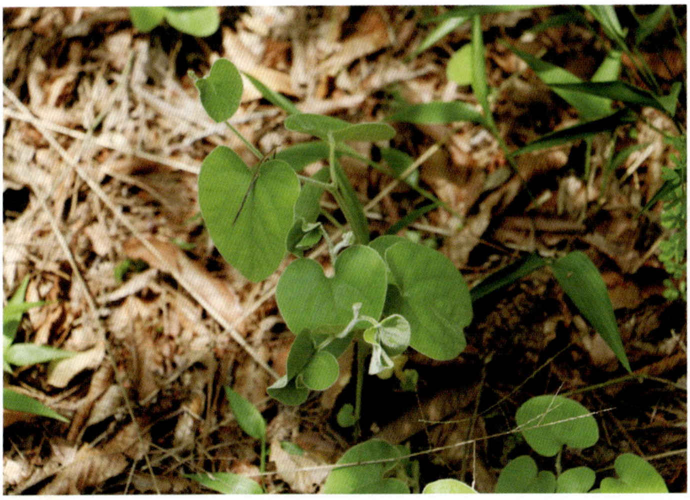

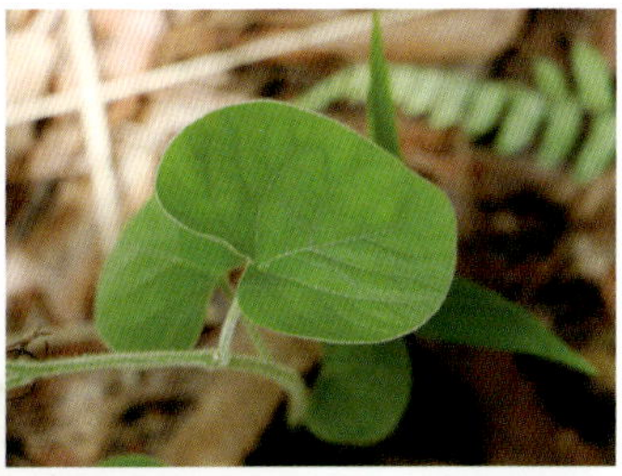

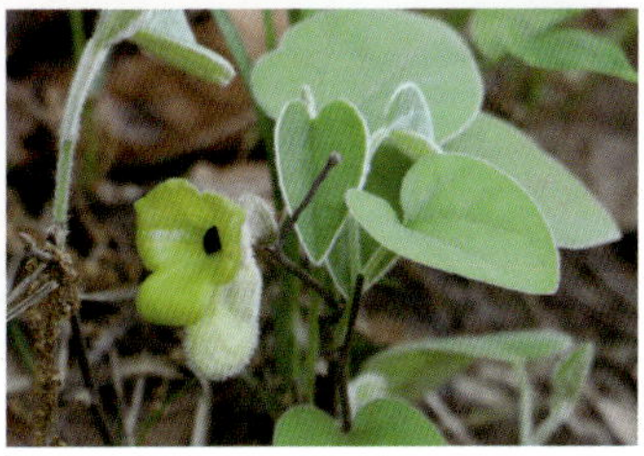

寻骨风

## 识别要点

幼枝、叶柄及花密被灰白色长绵毛。叶卵形或卵状心形，先端钝圆或短尖，基部心形，叶面被糙伏毛，叶背密被灰白色长绵毛。花单生叶腋；花梗直立或近顶端下弯；花被筒中部膝状弯曲，檐部盘状，淡黄色，具紫色网纹，浅3裂；合蕊柱3裂。蒴果长圆状、倒卵圆形或倒卵圆形，具波状棱或翅6。种子卵状三角形，具皱纹。

# 杜 衡

*Asarum forbesii* Maxim.

| | |
|---|---|
| ·科　名　马兜铃科 Aristolochiaceae | ·属　名　细辛属 *Asarum* |
| ·生活型　多年生草本 | ·花果期　花果期 4~5 月 |

【别　　名】马辛（《江苏植物药材志》）。

【生境分布】生于阴湿、腐殖质丰富的林下或草丛中。分布于南京、镇江（句容）、常州（溧阳）、无锡、苏州（常熟）等地。

【功　　用】**全草（杜衡）：**辛，温；有小毒。归心、肺、肾经。止痛，利水，祛痰镇咳。主治牙痛，喉痛，胃痛，咳嗽多痰，喘息，蛇伤，跌打损伤。





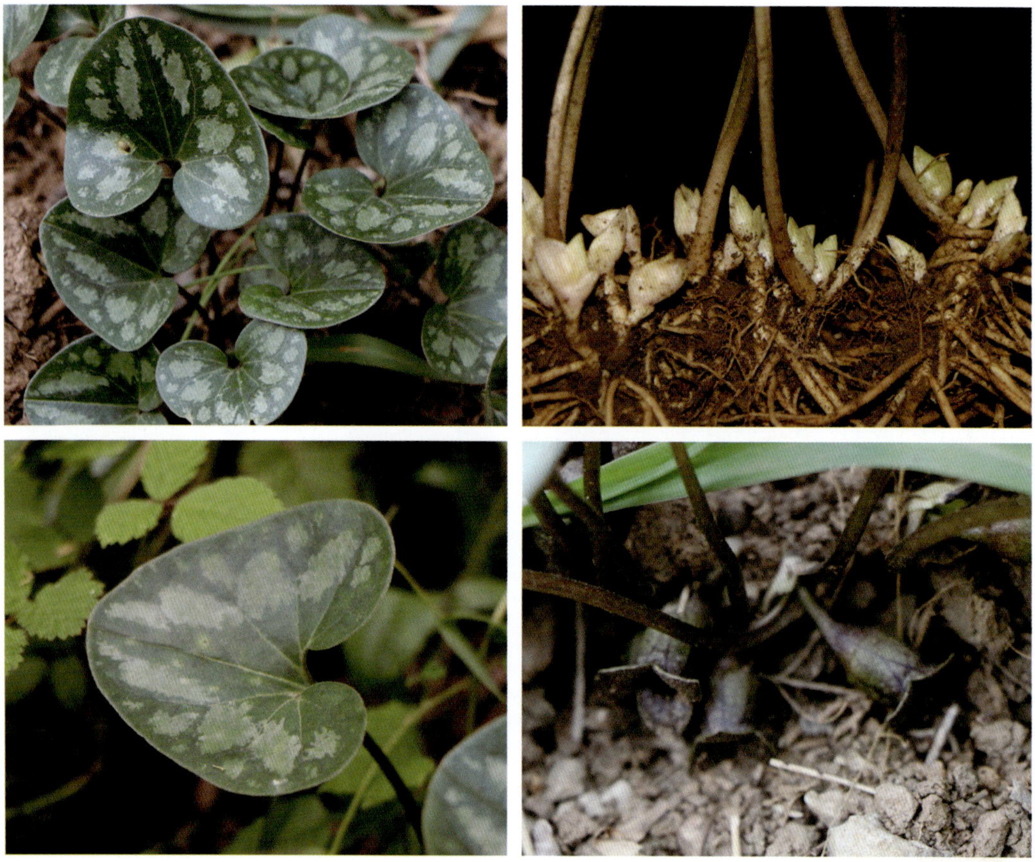

杜衡

## 识别要点

叶宽心形或肾状心形，先端钝或圆，叶面中脉两侧具白斑，脉上及边缘被短毛。花暗紫色，顶生，顶端 3 裂；花被筒钟状或圆筒状，内壁具格状网眼，喉部不缢缩，花被片直伸，卵形，基部无乳突皱褶及垫状斑块；药隔稍伸出；子房半下位，花柱离生，顶端 2 浅裂，柱头卵形，侧生。蒴果肉质。种子黑褐色，多数。

# 白屈菜

*Chelidonium majus* L.

| | |
|---|---|
| ·科　名　罂粟科 Papaveraceae | ·属　名　白屈菜属 *Chelidonium* |
| ·生活型　多年生草本 | ·花果期　花果期 4~9 月 |

【释　　名】白屈菜始载于《救荒本草》，曰：“生田野中。苗高一二尺，初作丛生，茎叶皆青白色，茎有毛刺，梢头分叉，上开四瓣黄花，叶颇似山芥菜叶，而花叉极大，又似漏芦叶而色淡。”

【生境分布】生于山坡、山谷林缘、草地或路旁、石缝。分布于南京（紫金山、方山）。

【功　　用】**全草（白屈菜）**：苦，凉；有毒。归肺、胃经。解痉止痛，止咳平喘。主治胃脘挛痛，咳嗽气喘，百日咳。

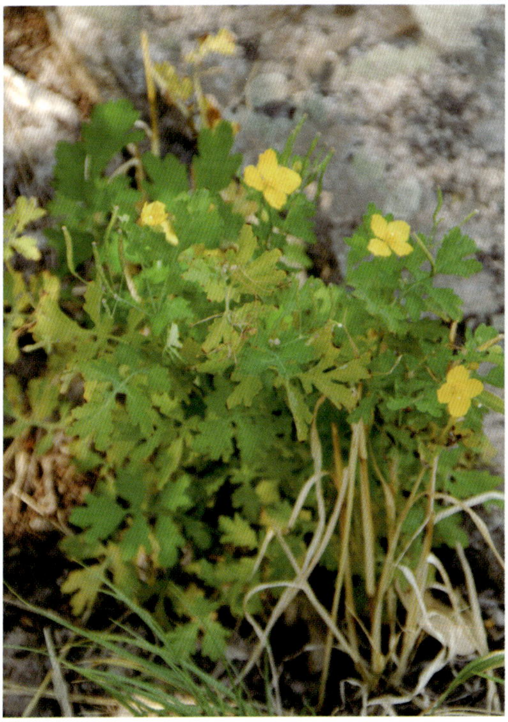

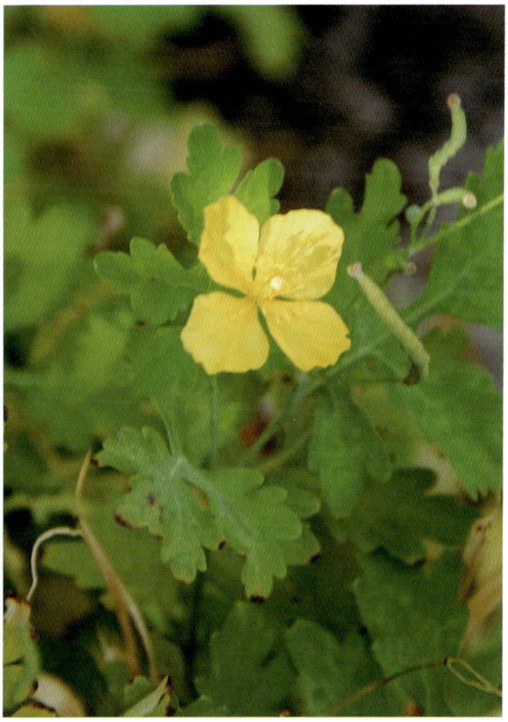

白屈菜

## 识别要点

植株具黄色汁液。根茎褐色；茎聚伞状多分枝，被短柔毛。叶片一至二回羽状分裂，裂片顶端钝，边缘有不整齐缺刻；叶面无毛，叶背被白粉，疏被短柔毛。伞形花序腋生，具苞片；花瓣 4，倒卵形，黄色；花丝丝状；子房线形，柱头 2 裂。蒴果窄圆柱形，近念珠状。

# 地丁草

*Corydalis bungeana* Turcz.

·科　名　罂粟科 Papaveraceae　　·属　名　紫堇属 *Corydalis*
·生活型　一年生至二年生草本　　·花果期　花果期 4~6 月

【别　　名】苦地丁、苦丁（通称）。

【生境分布】生于多石坡地或沙地。分布于江苏北部。

【功　　用】**全草（苦地丁）：**苦，寒。归心、肝、大肠经。清热解毒，散结消肿。主治时疫感冒，咽喉肿痛，疔疮肿痛，痈疽发背，痄腮丹毒。





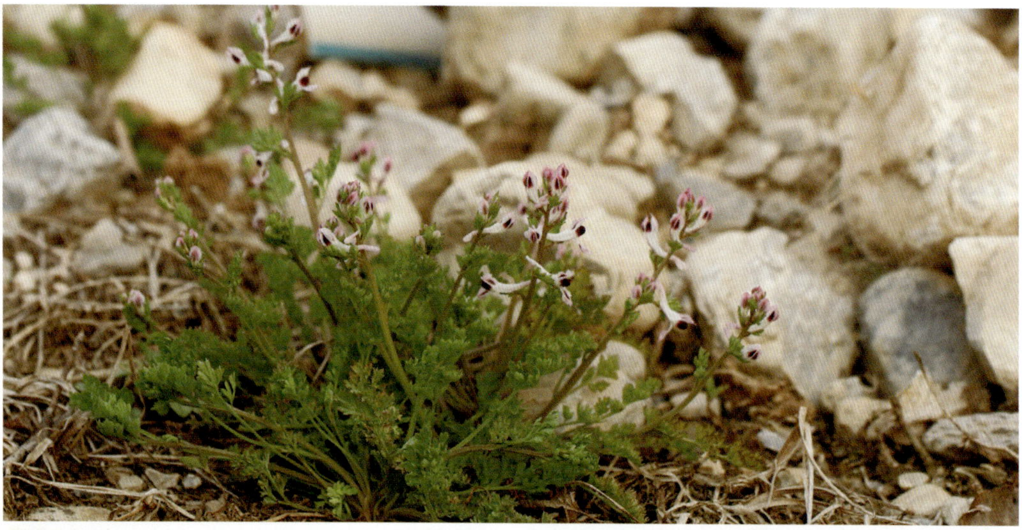

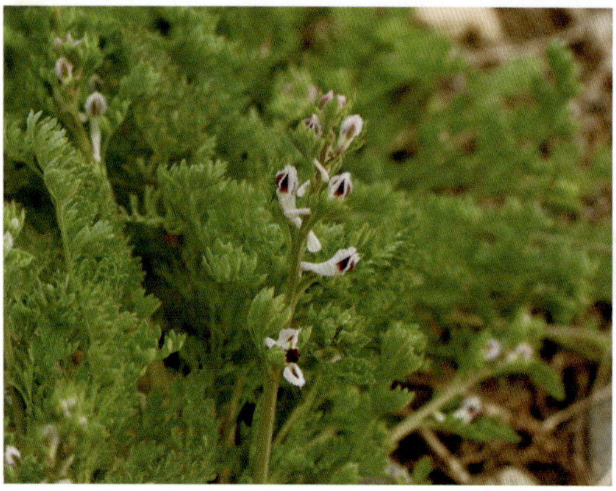

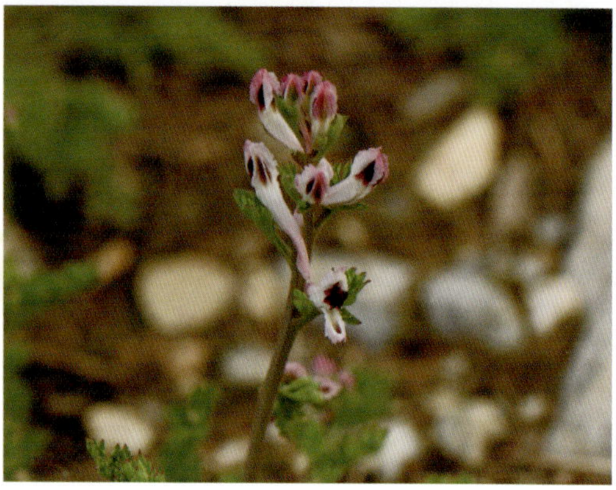

地丁草

## 识别要点

具主根。茎基部铺散分枝，具棱。叶片二至三回羽状全裂，二回羽片 2~3 对，顶端裂成短小裂头，圆肾形，顶端稍凹下。总状花序多花，先密集，后疏离；苞片叶状；花粉红色至淡紫色，外花瓣顶端下凹，具浅鸡冠状突起，边缘具齿；距末端囊状膨大；柱头小，圆肾形，无乳突，具膜质边缘。蒴果椭圆形，下垂。种子 2 列。

# 夏天无

*Corydalis decumbens* (Thunb.) Pers.

| | |
|---|---|
| ·科　名　罂粟科 Papaveraceae | ·属　名　紫堇属 *Corydalis* |
| ·生活型　多年生草本 | ·花果期　花果期 2~5 月 |

【释　　名】一粒金丹始载于《本草纲目拾遗》，曰：“一名洞里神仙，又名野延胡，江南人呼飞来牡丹……叶似牡丹而小，根长二三寸，春开小紫花成穗，似柳穿鱼，结子在枝节间，生青老黄，落地复生小枝，子如豆大，其根下有结粒，年深者大如指，小者如豆。”

【别　　名】伏生紫堇（《江苏植物志》）。

【生境分布】生于丘陵或低山山坡草地。分布于江苏南部。

【功　　用】**块茎（夏天无）：**苦、微辛，温。归肝经。活血止痛，舒筋活络，祛风除湿。主治中风偏瘫，头痛，跌扑损伤，风湿痹痛，腰腿疼痛。

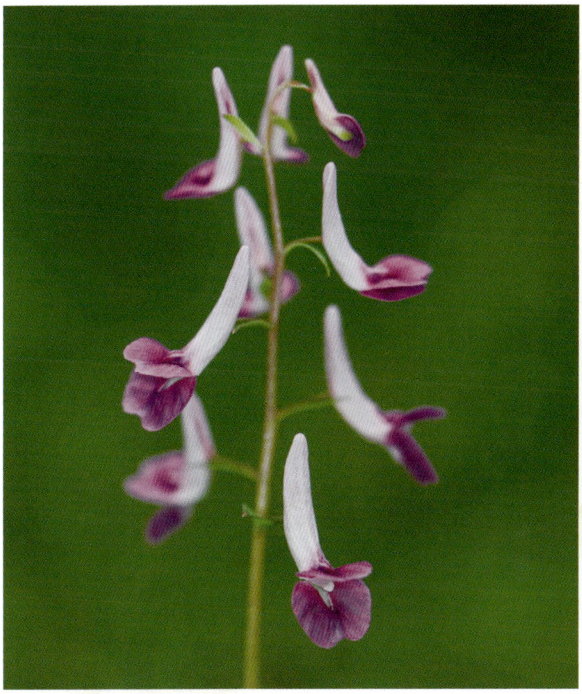
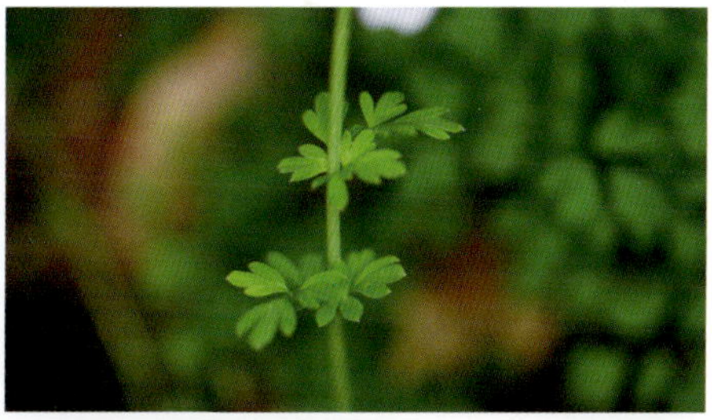
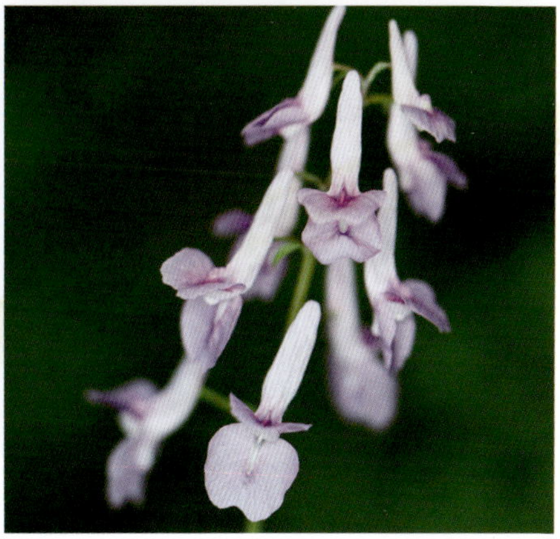

夏天无

## 识别要点

块茎小，近球形或稍长，表面黑色。茎细弱，单生或由块茎上抽出数茎，不分枝。每茎无鳞片，具 2~3 叶；叶二回三出，小叶有柄，2~3 裂，呈深浅不同的小裂片，小裂片倒卵圆形，茎上的叶无柄。总状花序；苞片卵圆形，全缘；花冠近白色、淡粉红色或淡蓝色，上花瓣瓣片稍上弯，距直伸或稍上弯。蒴果线形，稍扭曲。种子具龙骨及泡状小突起。

# 紫　堇

*Corydalis edulis* Maxim.

·科　名　罂粟科 Papaveraceae　　·属　名　紫堇属 *Corydalis*

·生活型　一年生草本　　·花果期　花果期 4~7 月

【释　　名】紫堇始载于《本草图经》，曰："紫堇生江南吴兴郡。淮南名楚葵，宜春郡名蜀芹，豫章郡名苔菜，晋陵郡名水葡菜也。"

【别　　名】食紫堇（《江苏植物名录》）。

【生境分布】生于池塘边、路边、墙缝、林下、多石处等潮湿地方。分布于江苏南部。

【功　　用】**根或全草（紫堇）：**苦、涩，凉；有毒。清热解暑。主治中暑头痛，腹痛，尿痛，肺结核咯血；外治化脓性中耳炎，脱肛，疮疡，肿毒，毒蛇咬伤，刀伤等。

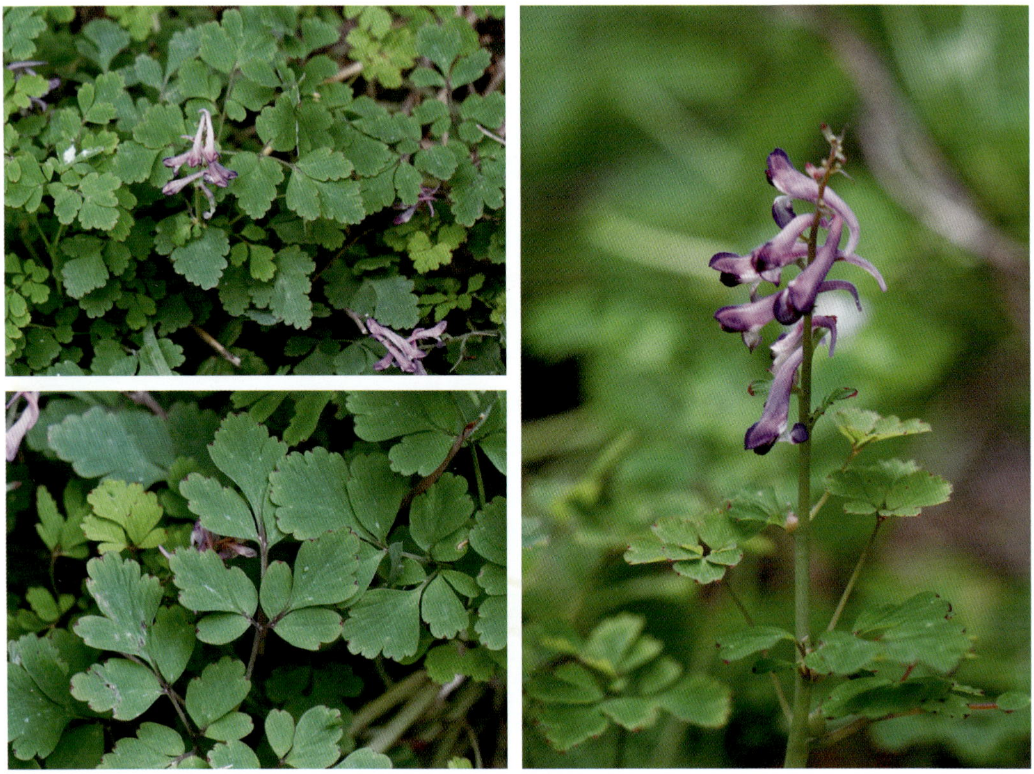

紫堇

## 识别要点

主根细长。叶片一至二回羽状全裂，二回羽片近无柄，羽状分裂；茎生叶与基生叶同形。总状花序；花冠粉红色或紫红色；外花瓣较宽，先端微凹，上花瓣距圆筒形，蜜腺伸达近距末端，大部与距贴生，下花瓣近基部渐窄；内花瓣具鸡冠状突起，爪稍长于瓣片。

# 刻叶紫堇

*Corydalis incisa* (Thunb.) Pers.

| | |
|---|---|
| ·科　名　罂粟科 Papaveraceae | ·属　名　紫堇属 *Corydalis* |
| ·生活型　一年或二年生草本 | ·花果期　花果期 4~9 月 |

【释　　名】本品以天奎草之名载于《植物名实图考》："天奎草生九江、饶州园圃阴湿地……春时发细茎，一茎三叶，一叶三叉，色如石绿。梢头横开小紫花，两瓣双合，一瓣上揭，长柄飞翘，茎当花中。赪根颇硬，上缀短须，入夏即枯。俚医以治积年劳伤，酒煎服。"以上所述，即今之刻叶紫堇。

【生境分布】生于较阴湿的沟旁、林下、山坡路边或多石处。分布于全省各地。

【功　　用】**全草（紫花鱼灯草）**：苦、辛，寒；有大毒。解毒杀虫。主治疥癣，癣疮，脱肛，毒蛇咬伤等。

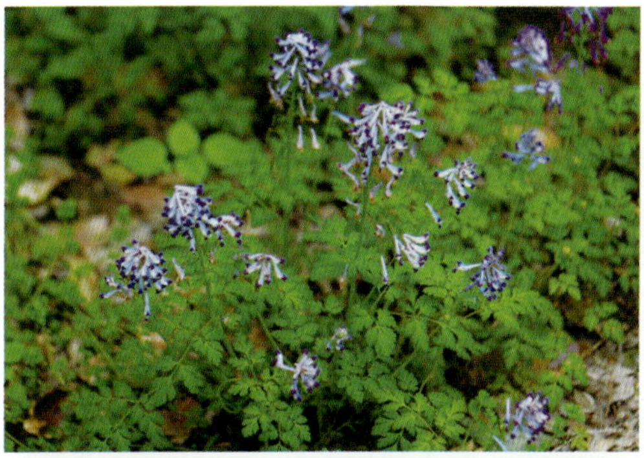

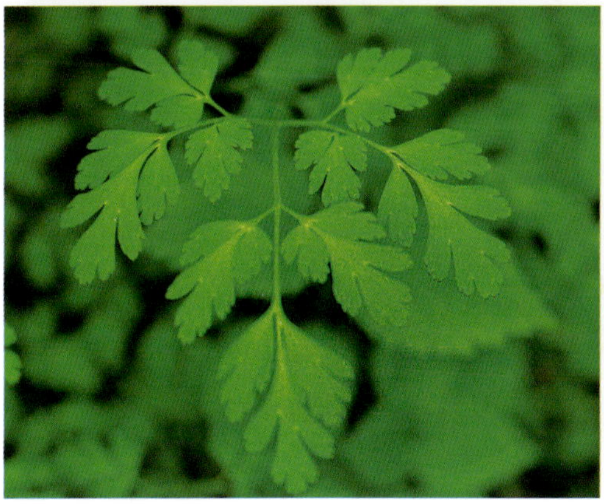

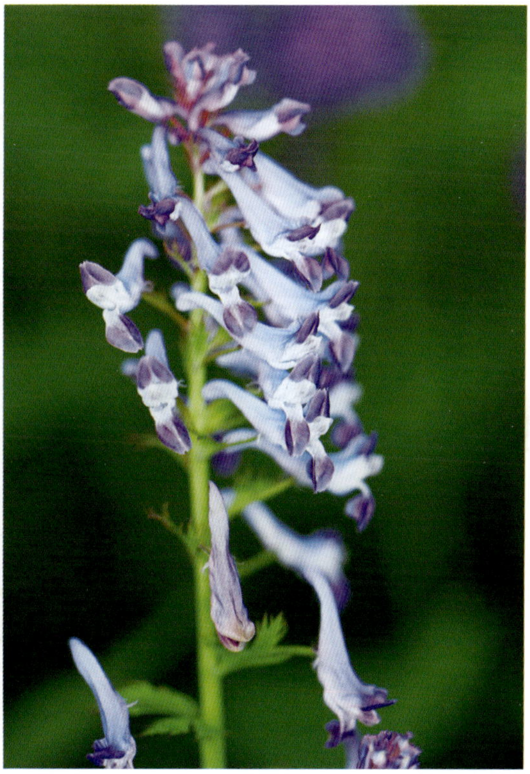

刻叶紫堇

## 识别要点

根茎短而肥厚，椭圆形，具束生的须根；茎不分枝或少分枝，具纵棱。叶片二回三出羽状分裂，一回羽片具短柄，二回羽片近无柄，菱形或宽楔形，3 深裂，裂片具缺刻状齿。总状花序；萼片小，丝状深裂，花冠紫红色或紫蓝色，前端紫色。蒴果线形至长圆形。

# 黄　堇

*Corydalis pallida* Pers.

| | |
|---|---|
| ·科　名　罂粟科 Papaveraceae | ·属　名　紫堇属 *Corydalis* |
| ·生活型　丛生草本 | ·花果期　花果期 4~5 月 |

【生境分布】生于丘陵或沟边潮湿处。分布于江苏南部。

【功　　用】**全草（深山黄堇）：**微苦、涩，寒；有毒。清热解毒，杀虫。主治热毒痈疮，无名肿毒，皮肤顽癣，红痢，痔疮，急性腹痛，结膜炎，白斑，化脓性中耳炎。





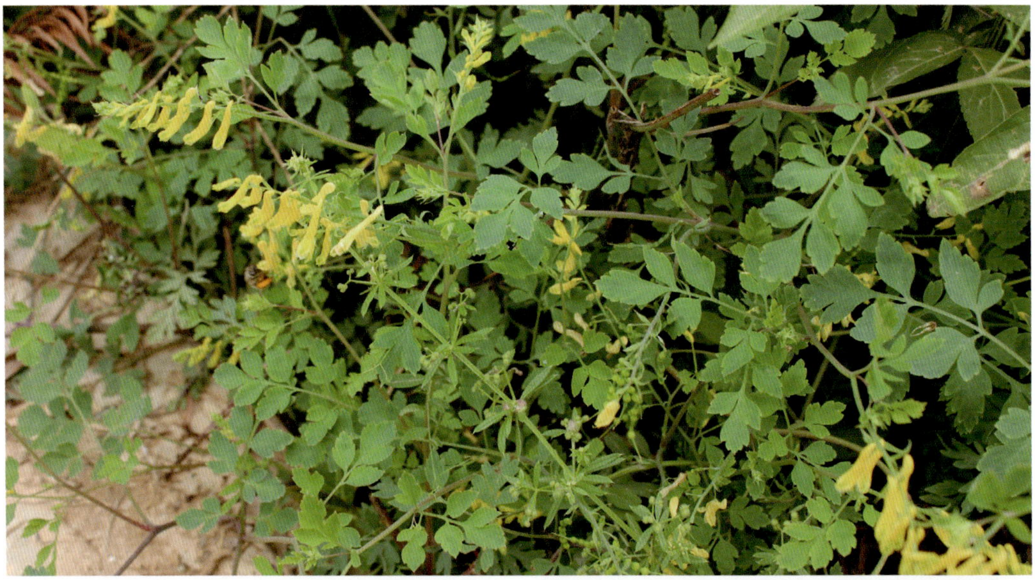

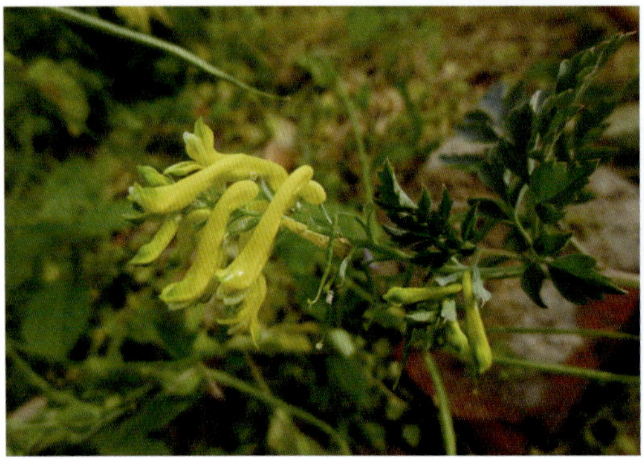

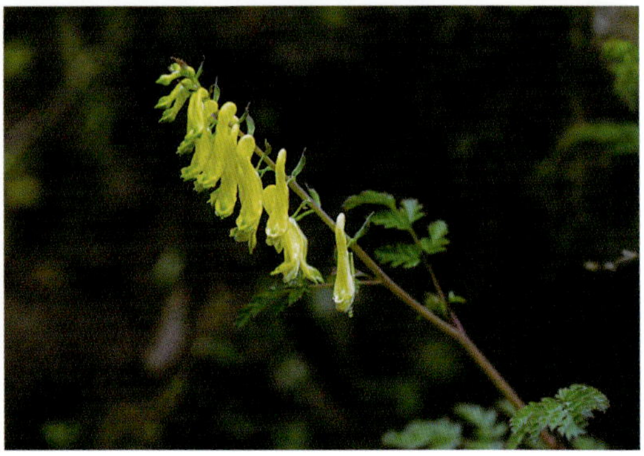

黄堇

## 识别要点

植株灰绿色，具主根。茎具棱。茎生叶二回羽状全裂，二回羽片卵圆形至长圆形，3 深裂，裂片边缘具圆齿状裂片，裂片顶端圆钝，近具短尖。总状花序；苞片披针形至长圆形，具短尖；花黄色至淡黄色；距约占花瓣全长的 1/3，背部平直，腹部下垂，稍下弯。蒴果念珠状。

# 地锦苗

*Corydalis sheareri* S. Moore

·科　名　罂粟科 Papaveraceae　　·属　名　紫堇属 *Corydalis*
·生活型　多年生草本　　·花果期　花果期 3~6 月

【释　　名】地锦苗始载于《植物名实图考》，曰："地锦苗，江西园圃平野多有。春初发生茎，叶似胡荽而叶末稍圆。梢杈开紫花如小鱼形，参差偃仰，跗当花中，尾尖首硕，有两小瓣，开合如唇，花罢结角，入夏渐枯……"

【生境分布】生于海拔 400~1600 m 的水边或林下潮湿地。分布于江苏南部。

【功　　用】**全草（护心胆）**：苦、微辛，寒；有小毒。清热解毒，消肿止痛。主治湿热胃痛，腹痛，泄泻，积年劳伤；外治痈肿，目赤肿痛，疮毒，跌打损伤，蛇虫咬伤等。

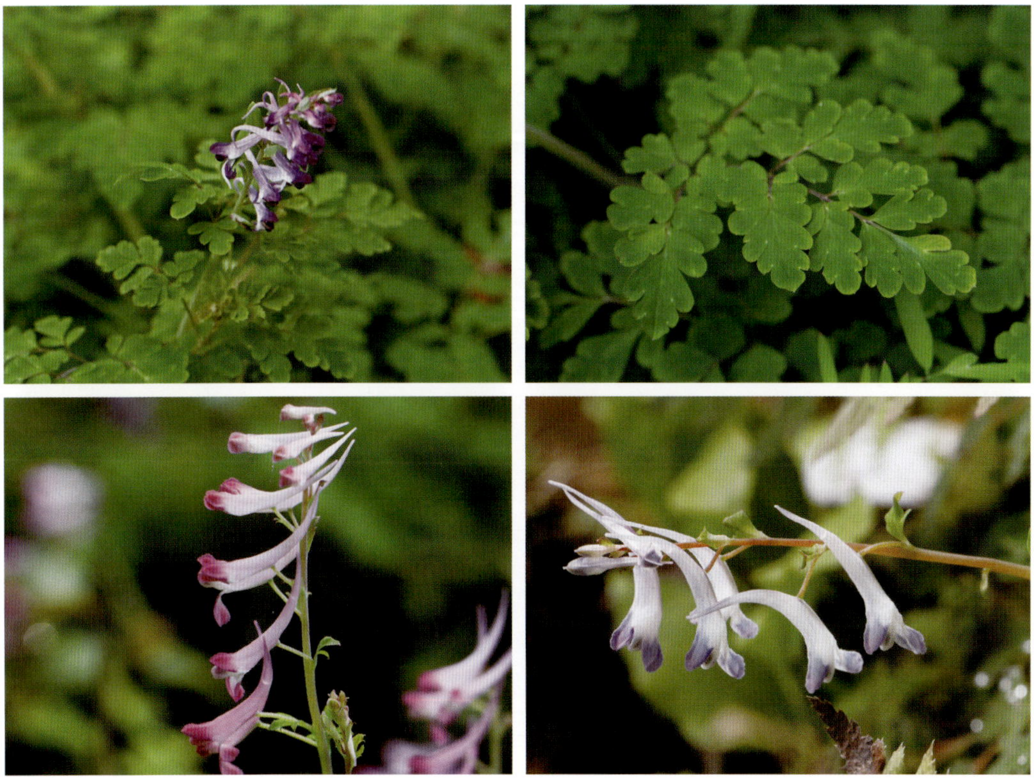

延胡索

## 识别要点

主根具多数须根。基生叶数枚，上部叶二回羽状全裂，一回全裂片具柄，二回无柄，卵形，中上部具深圆齿，基部楔形；茎生叶数枚，互生，与基生叶同形。总状花序；萼片缺刻流苏状；花瓣紫红色，上花瓣背部具短鸡冠状突起，超出瓣片先端，具不规则齿裂；距圆锥形，顶端极尖，较瓣片长 1.5 倍。

# 延胡索

*Corydalis yanhusuo* W. T. Wang ex Z. Y. Su et C. Y. Wu

| | |
|---|---|
| ·科　名　罂粟科 Papaveraceae | ·属　名　紫堇属 *Corydalis* |
| ·生活型　多年生草本 | ·花果期　花果期 4~6 月 |

【释　　名】延胡索始载于《本草拾遗》，历代本草著作均有收载。《本草纲目》引《本草拾遗》曰："延胡索生奚国，从安东来，根如半夏，色黄。"

【别　　名】元胡、玄胡。

【生境分布】生于路旁或山坡上。分布于全省各地。

【功　　用】**块茎（延胡索）：**辛、苦，温。归肝、脾经。活血，行气，止痛。主治胸胁、脘腹疼痛，胸痹心痛，闭经，痛经，产后瘀阻，跌扑肿痛。

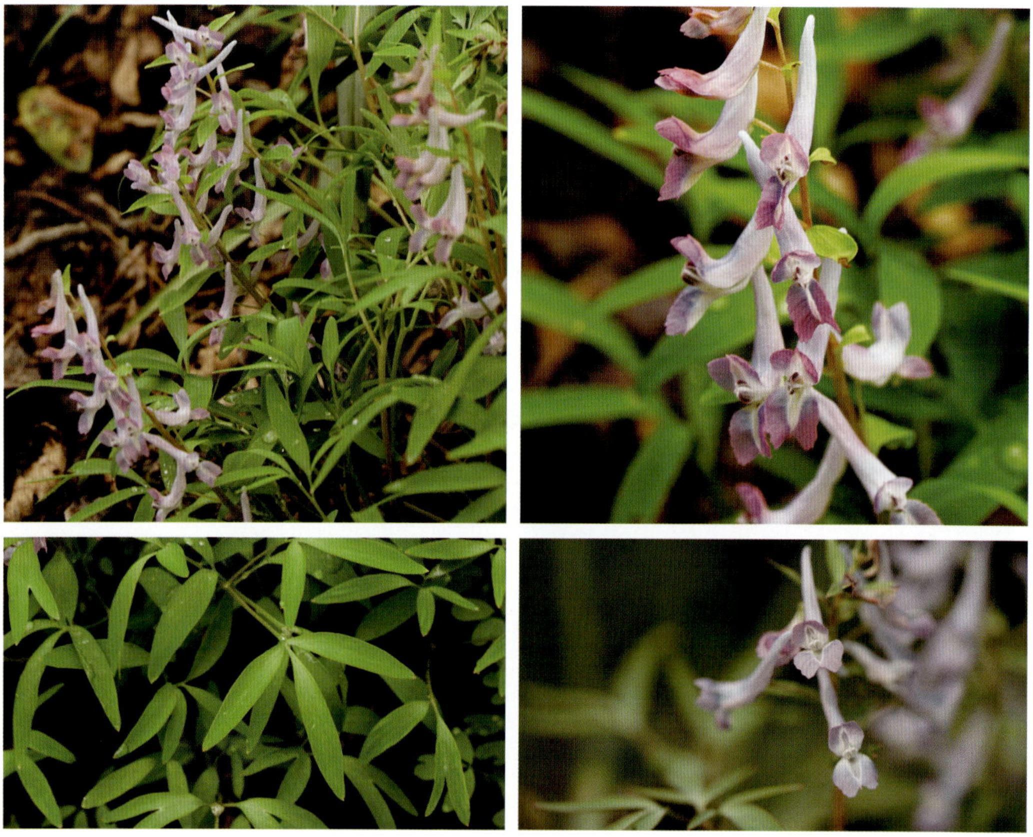

延胡索

## 识别要点

块茎球形，黄色；茎直立，基部以上具 1（2）鳞片。鳞片及下部茎生叶常具腋生块茎；叶二回三出或近三回三出全裂，裂片披针形，全缘。总状花序；苞片披针形或窄卵圆形，全缘；花冠紫红色，上花瓣瓣片与距常上弯，距圆筒形，蜜腺贯穿距长 1/2。蒴果线形。

# 博落回

*Macleaya cordata* (Willd.) R. Br.

·科　名　罂粟科 Papaveraceae　　·属　名　博落回属 *Macleaya*

·生活型　多年生亚灌木状草本　　·花果期　花果期 6~11 月

【释　　名】博落回见于《本草拾遗》，《酉阳杂俎》作“落回”。陈藏器云：“生江南山谷。茎叶如蓖麻。茎中空，吹之作声如博落回。折之有黄汁，药人立死，不可轻用入口。”

【生境分布】生于山野丘陵、低山草地或林边。分布于南京、常州（溧阳）、无锡（宜兴）等江苏南部地区。

【功　　用】**全株（博落回）**：苦，温；有大毒。消肿，解毒，杀虫。主治疔毒脓肿，急性扁桃体炎，中耳炎，滴虫阴道炎，慢性溃疡，烫伤，顽癣等。

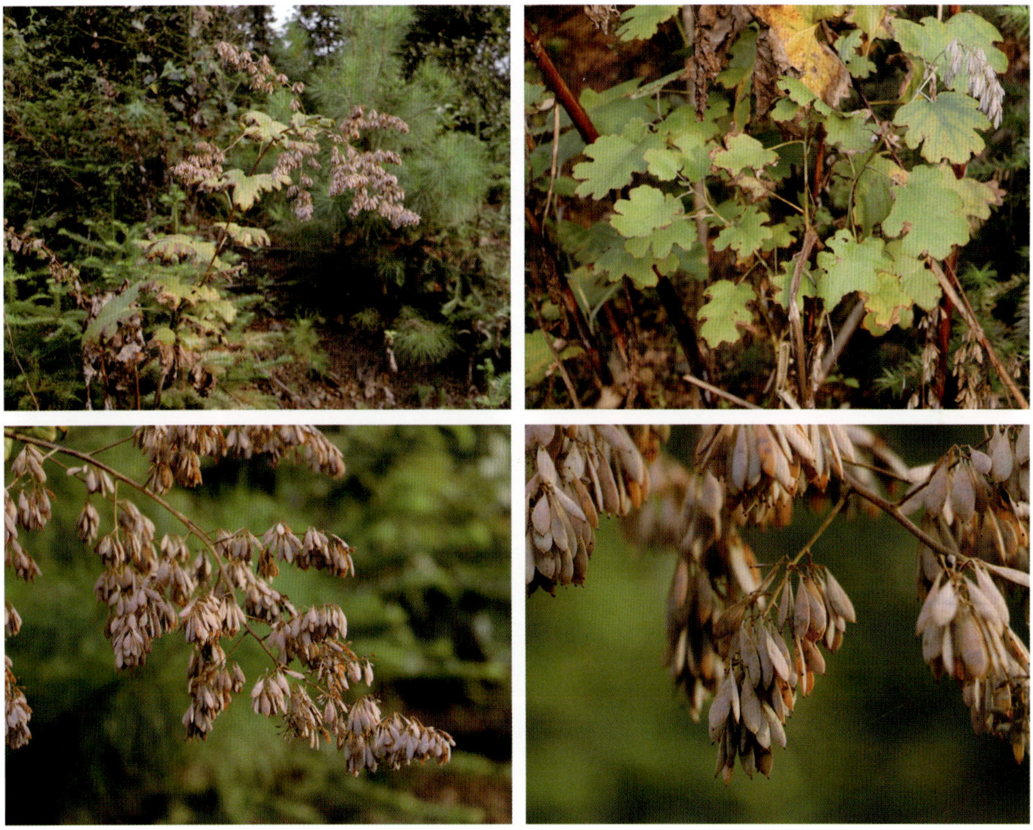

博落回

## 识别要点

株高达 3 m，全株被白粉，折断后有黄色乳状汁液流出。根茎粗大，肥厚，黄色；茎直立，中空。叶宽卵形或近圆形，边缘波状或具粗齿，叶背被白粉及易脱落细绒毛。圆锥花序；苞片窄披针形；萼片倒卵状长圆形，舟状，黄白色；无花瓣。

# 荠

*Capsella bursa-pastoris* (L.) Medik.

·科　名　十字花科 Brassicaceae　　　·属　名　荠属 *Capsella*
·生活型　一年生或二年生草本　　　·花果期　花果期 4~6 月

【生境分布】生于山坡、田边和路旁。广泛分布于全省各地。

【功　　用】**（1）全草（荠菜）：**甘、淡，凉。归肝、脾、膀胱经。凉肝止血，平肝明目，清热利湿。主治吐血，衄血，咯血，尿血，崩漏，目赤疼痛，眼底出血，高血压，赤白痢疾，肾炎水肿，乳糜尿。

**（2）种子（荠菜子）：**甘，平。归肝经。祛风明目，主治目痛，青盲翳障。





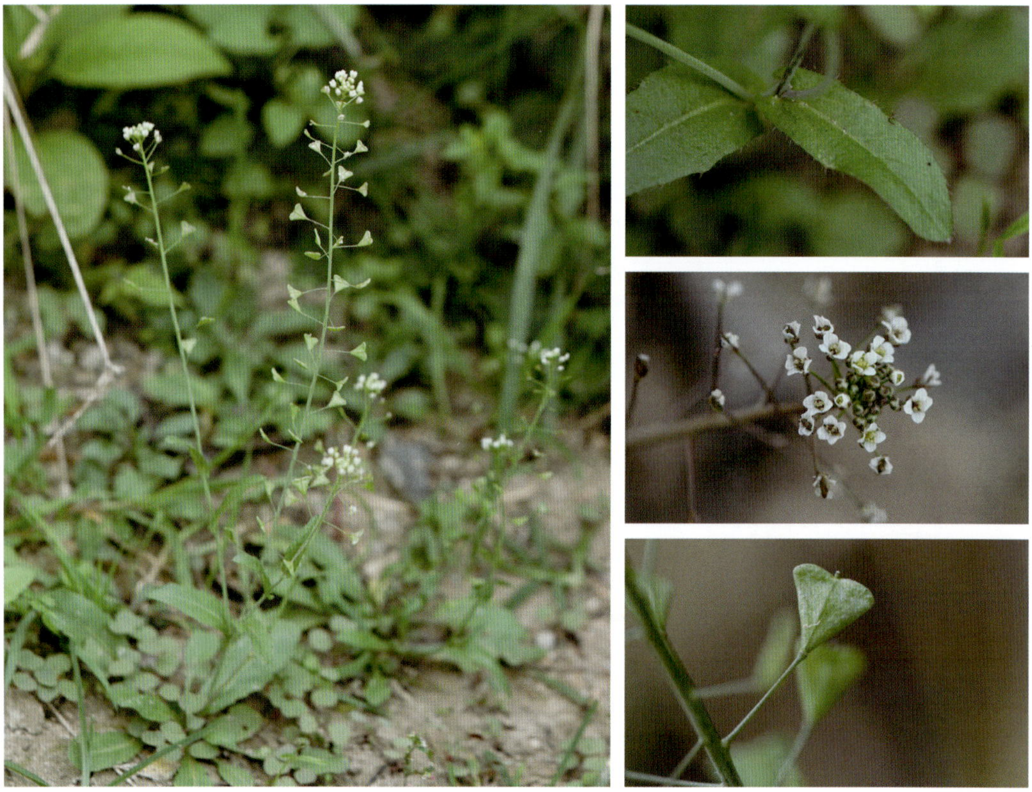

荠

## 识别要点

基生叶丛生，呈莲座状，大头羽状分裂，顶裂片卵形至长圆形，侧裂片长圆形至卵形；茎生叶窄披针形或披针形，基部箭形，抱茎，边缘有缺刻或锯齿。总状花序顶生及腋生；萼片长圆形；花瓣白色，卵形，有短爪。短角果倒三角形或倒心状三角形，扁平，顶端微凹。种子 2 行，长椭圆形，浅褐色。

# 弯曲碎米荠

*Cardamine flexuosa* With.

| | |
|---|---|
| ·科　名　十字花科 Brassicaceae | ·属　名　碎米荠属 *Cardamine* |
| ·生活型　一年生或二年生草本 | ·花果期　花期 3~5 月，果期 4~6 月 |

【生境分布】生于荒地、田边、路旁或山野。分布于徐州、盐城（射阳）、扬州（宝应）、南京、苏州等地。

【功　　用】**全草（白带草）：** 甘、淡、凉。清热利湿，安神，止血。主治湿热泻痢，热淋，带下病，心悸，失眠，虚火牙痛，小儿疳积，吐血，便血，疔疮。





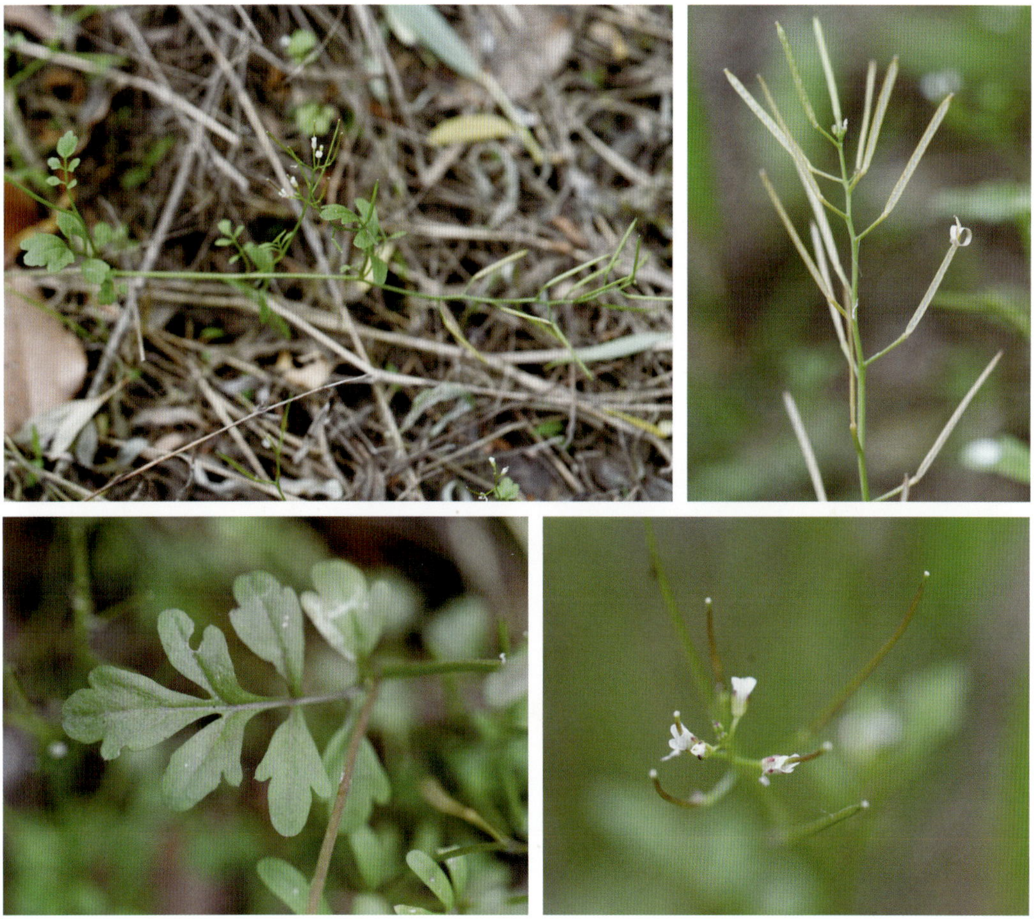

弯曲碎米荠

## 识别要点

茎较曲折，基部分枝。羽状复叶；基生叶有柄，叶柄常无缘毛；顶生小叶菱状卵形或倒卵形，先端不裂或 1~3 裂，基部宽楔形，有柄；侧生小叶 2~7 对。花序顶生；花瓣白色，倒卵状楔形；雄蕊 6，花丝细；柱头扁球形。果序轴呈“之”字形曲折；长角果与果序轴近平行；果柄斜展。种子顶端有极窄的翅。

# 碎米荠

*Cardamine hirsuta* L.

| | |
|---|---|
| ·科　名　十字花科 Brassicaceae | ·属　名　碎米荠属 *Cardamine* |
| ·生活型　一年生或二年生草本 | ·花果期　花期 2~4 月，果期 3~5 月 |

【别　　名】粗毛碎米荠。

【生境分布】生于山坡、路旁或田野。分布于全省各地。

【功　　用】同"弯曲碎米芥"。



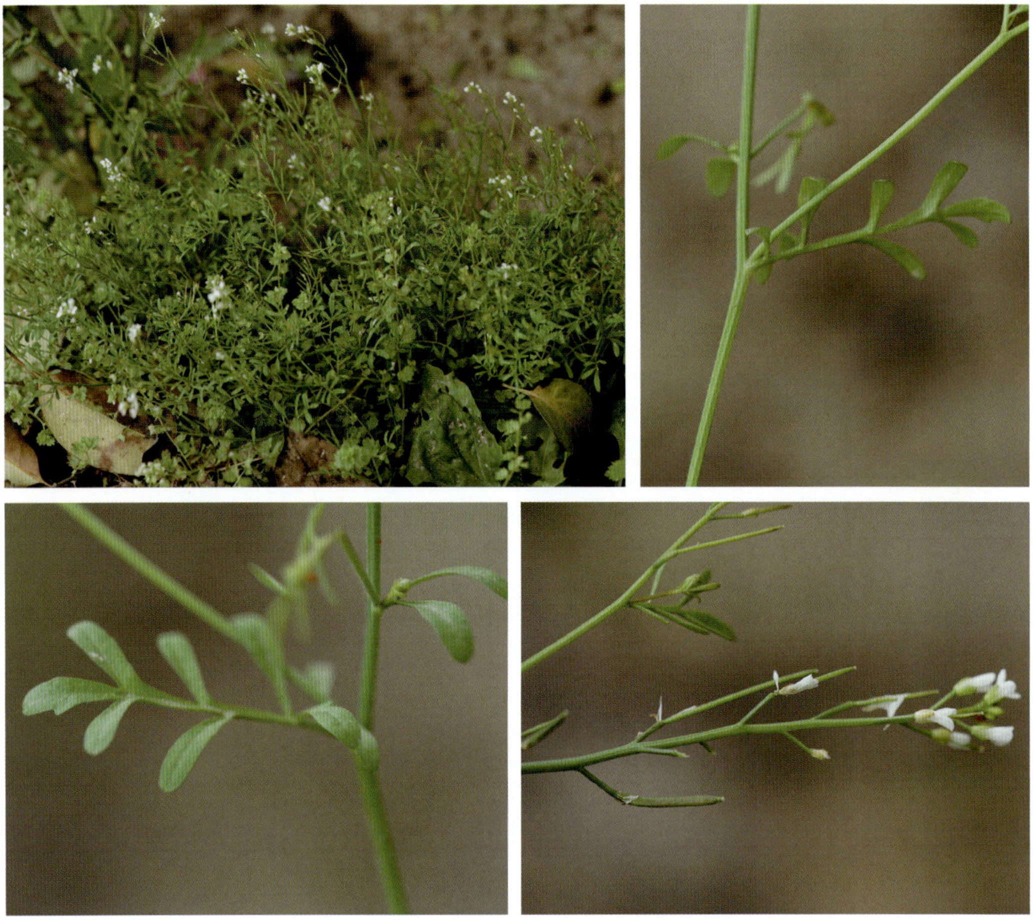

碎米荠

## 识别要点

全株无毛或疏生柔毛。茎直立或斜升，分枝或不分枝，下部有时呈淡紫色，被较密的柔毛。叶为羽状复叶，具疏柔毛；基生叶有柄；顶生小叶卵圆形、肾形或肾圆形，边缘有 3~5 圆齿；侧生小叶有柄 2~5 对，形状与顶生小叶相似，较小，歪斜。花瓣白色，倒卵形，顶端圆，下部具爪。长角果线形，稍扁；果柄纤细。种子矩圆形，褐色。

# 弹裂碎米荠

*Cardamine impatiens* L.

·科　名　十字花科 Brassicaceae　　·属　名　碎米荠属 *Cardamine*
·生活型　一年生或二年生草本　　·花果期　花果期 4~7 月

【生境分布】生于路旁、山坡、沟谷、水边、阴湿地。分布于全省各地。

【功　　用】**全草（弹裂碎米荠）：**淡，平。活血调经，清热解毒，利尿通淋。主治经血不调，痈肿，淋证。

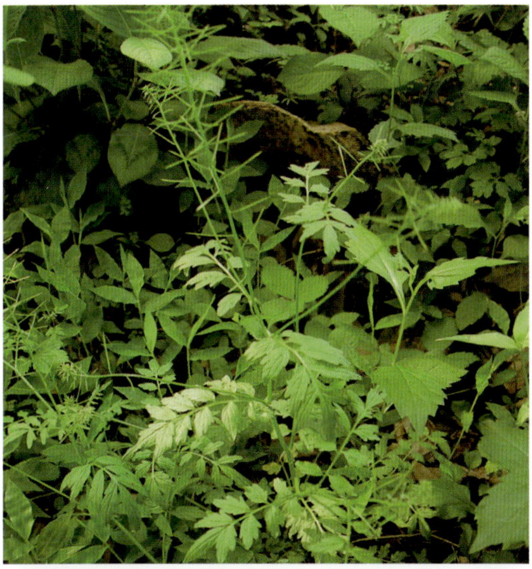

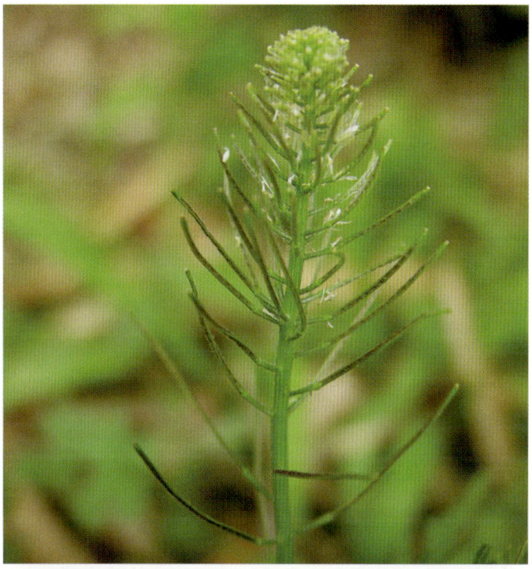

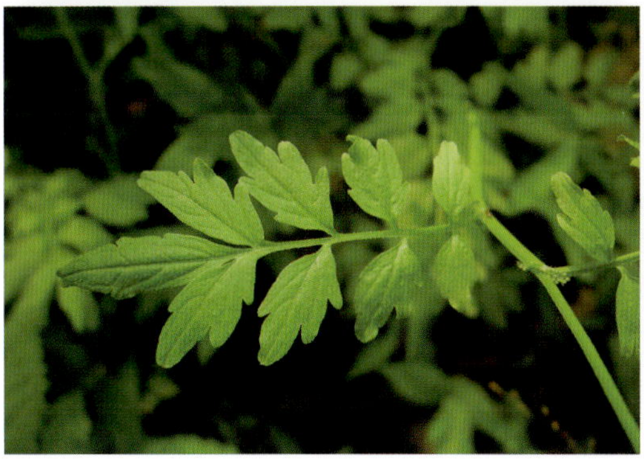

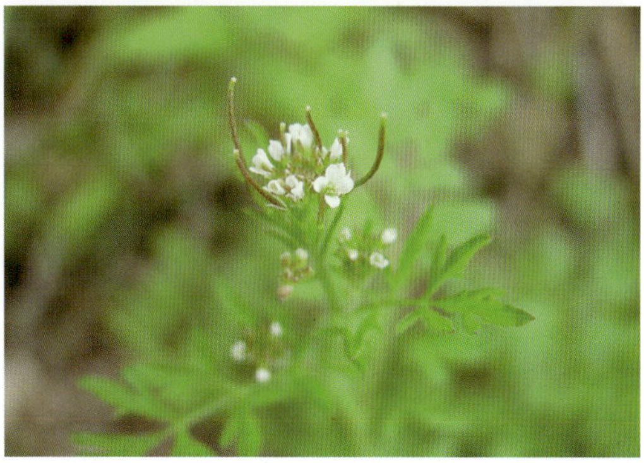

弹裂碎米荠

## 识别要点

茎单一或上部分枝，有棱，有时曲折。基生叶莲座状，与茎生叶形态相似，开花时枯落；茎生叶基部耳状半抱茎，小叶 2~8 对；顶生小叶椭圆形或卵状椭圆形，侧生小叶与顶生小叶相似，自上而下渐小，均有小叶柄。花序顶生和腋生；萼片先端圆，基部稍窄；花瓣白色，倒披针形。长角果果柄斜升或平展。种子边缘翅极窄。

# 白花碎米荠

*Cardamine leucantha* (Tausch) O. E. Schulz

| | |
|---|---|
| ·科　名　十字花科 Brassicaceae | ·属　名　碎米荠属 *Cardamine* |
| ·生活型　多年生草本 | ·花果期　花期 4~5 月，果期 6~7 月 |

【生境分布】生于路边、山坡灌木林下和山谷沟边阴湿处。分布于宜兴山区。

【功　　用】**根或全草（菜子七）：**辛、甘，平。归肺、肝经。化痰止咳，活血止痛。主治百日咳，慢性支气管炎，月经不调，跌打损伤。全草民间用以代茶。





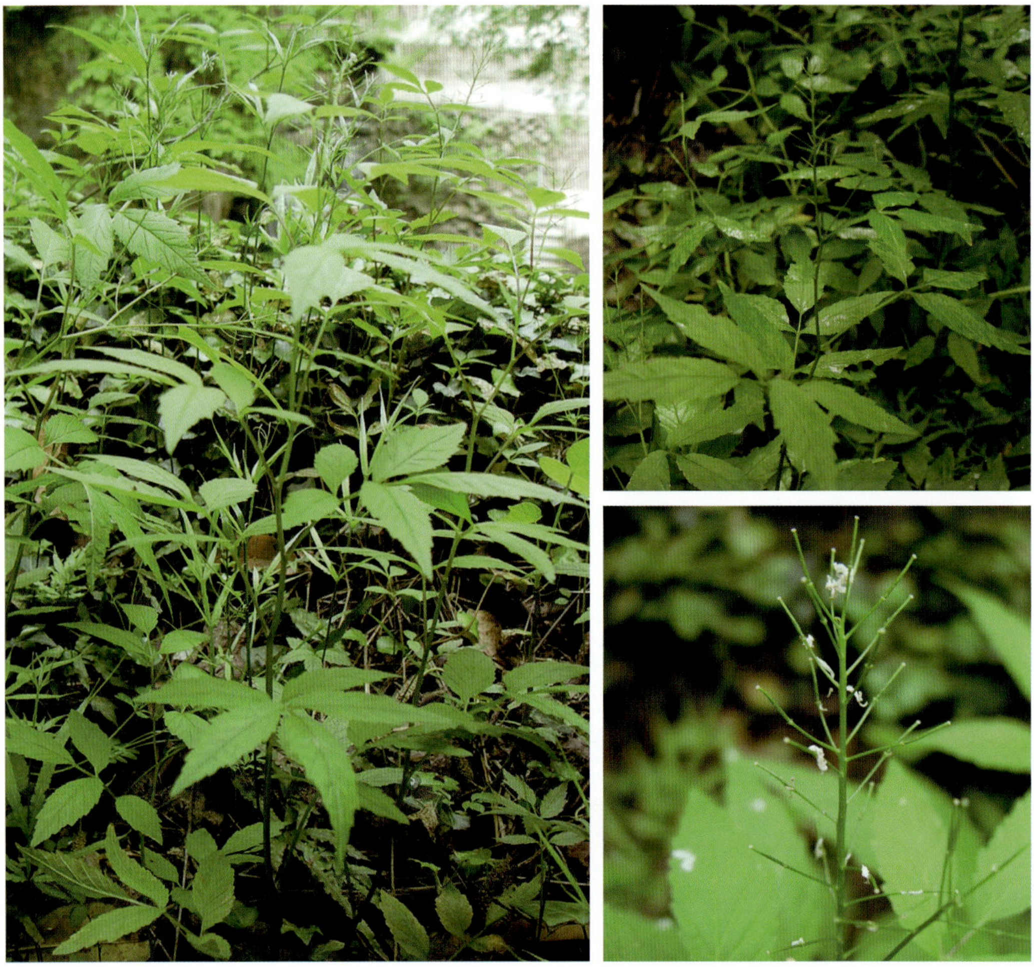

白花碎米荠

## 识别要点

茎单一，呈“之”字形曲折。茎生叶 4~7，羽状，叶柄基部不呈耳状；顶生小叶披针形或卵状披针形；侧生小叶 2~3 对，与顶生小叶相似，基部偏斜。花序顶生和腋生；花瓣白色，匙形或长圆状楔形；柱头扁球形。长角果长 1~2 cm；果柄直立开展。种子栗褐色。

# 水田碎米荠

*Cardamine lyrata* Bunge

·科　名　十字花科 Brassicaceae　　·属　名　碎米荠属 *Cardamine*
·生活型　多年生草本　　·花果期　花果期 4~7 月

【生境分布】生于水田边、溪沟边和浅水处。分布于扬州（宝应）、南京、常州（溧阳）、无锡（宜兴）、苏州（昆山）等地。

【功　　用】**根或全草（水田碎米荠）：**甘、微辛，平。归膀胱、肝经。清热利湿，凉血调经，明目去翳。主治肾炎水肿，痢疾，吐血，崩漏，月经不调，目赤，云翳。

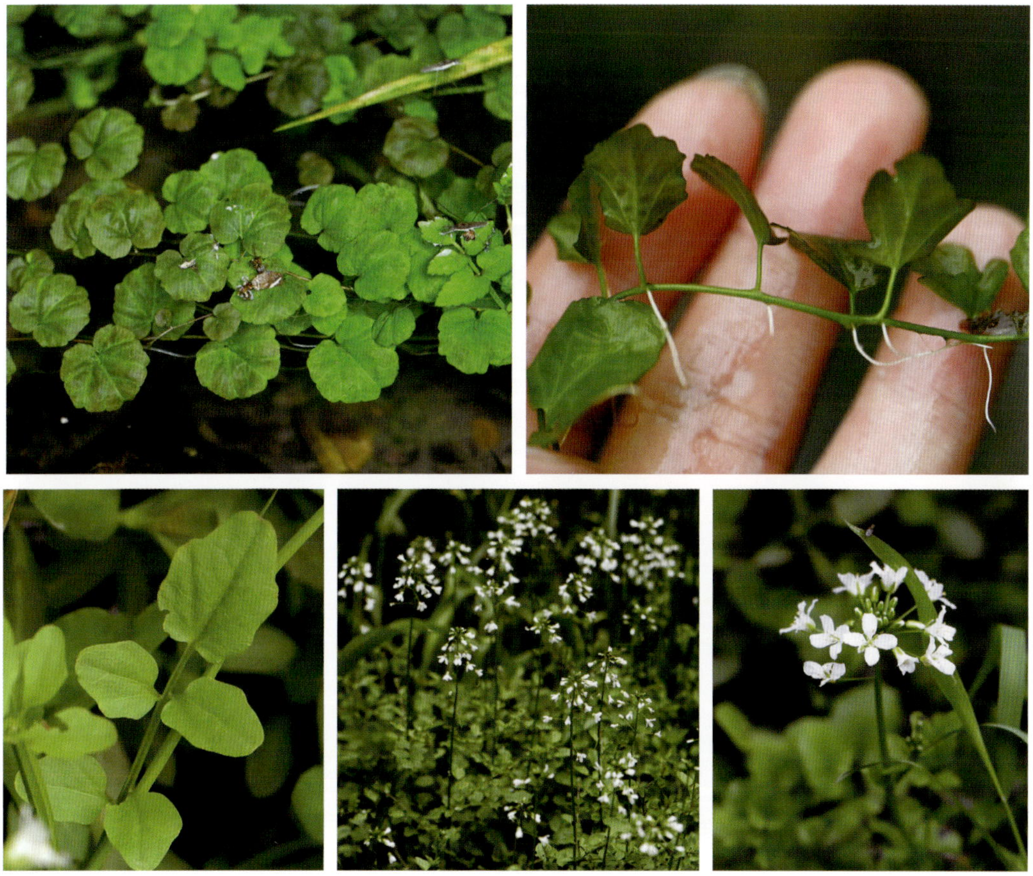

水田碎米荠

## 识别要点

茎有棱。茎生叶羽状，无柄；顶生小叶近圆形，基部心形或宽楔形；侧生小叶 2~9 对，圆卵形，基部斜楔形；生于叶柄基部的 1 对小叶耳状抱茎。花序顶生；萼片长 4~5 mm；花瓣白色，倒卵状楔形。长角果极压扁；宿存花柱长约 4 mm。果柄平展或下弯。种子长圆形，边缘有宽翅。

# 菥蓂

*Thlaspi arvense* L.

·科　名　十字花科 Brassicaceae　　·属　名　菥蓂属 *Thlaspi*

·生活型　一年生草本　　·花果期　花期 3~4 月，果期 5~6 月

【别　　名】灯盏蒿（灌云）、乌蓝菜（阜宁）、臭虫草（江苏）。

【生境分布】生于路旁或田圃中。分布于全省各地。

【功　　用】**地上部分（菥蓂）：**辛，微寒。归肝、胃、大肠经。清肝明目，和中利湿，解毒消肿。主治目赤肿痛，脘腹胀痛，胁痛，肠痈，水肿，带下病，疮疖痈肿。

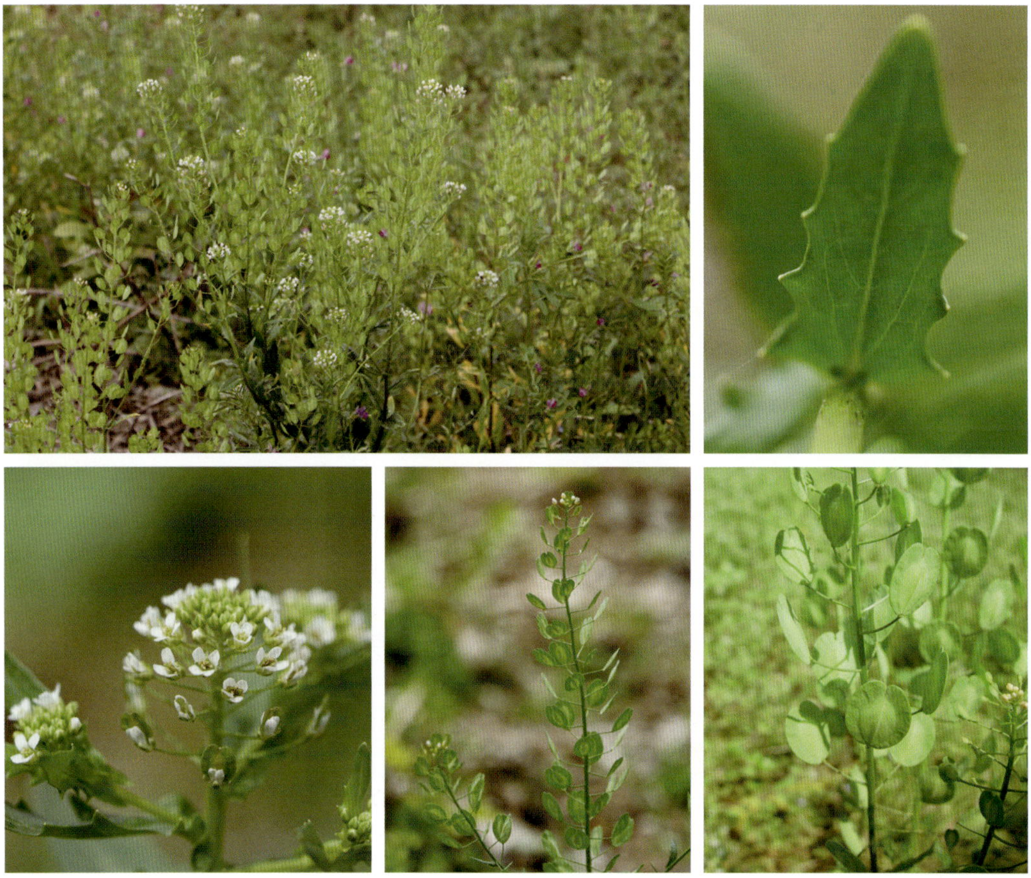

菥蓂

## 识别要点

茎单一，直立，上部常分枝。基生叶有柄；茎生叶长圆状披针形，先端圆钝或尖，基部箭形，抱茎，边缘有疏齿。总状花序顶生；萼片直立，卵形，先端钝圆；花瓣白色，长圆状倒卵形，先端圆或微缺。短角果近圆形或倒卵形，边缘有宽翅，顶端下凹。种子倒卵形，稍扁平，褐色，有同心环纹。

# 牛鼻栓

*Fortunearia sinensis* Rehder & E. H. Wilson

| | |
|---|---|
| ·科　名　金缕梅科 Hamamelidaceae | ·属　名　牛鼻栓属 *Fortunearia* |
| ·生活型　落叶小乔木或灌木 | ·花果期　花期 3~4 月，果期 7~8 月 |

【别　　名】牛鼻栋（宜兴）。

【生境分布】生于山坡林中或路边。分布于徐州、连云港、南京、镇江（句容）、无锡（宜兴）、常州（溧阳）、苏州。

【功　　用】**枝、叶（牛鼻栓）：**苦、涩，平。归脾、肝经。益气，止血。主治气虚，刀伤出血等。

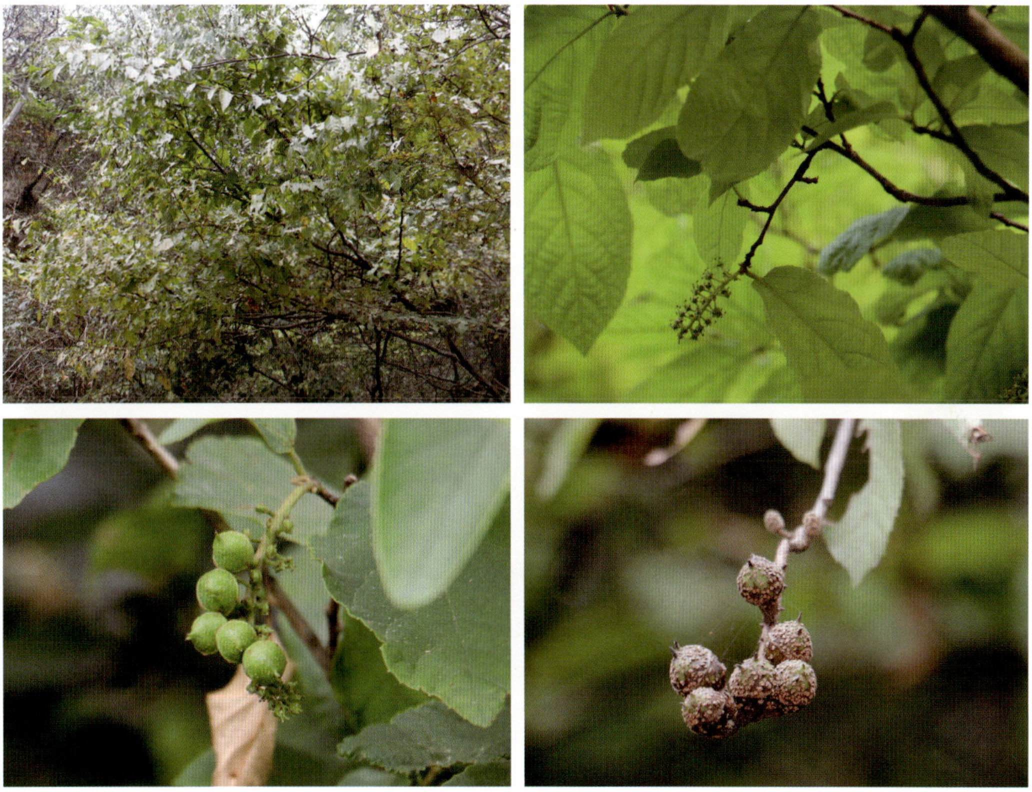

牛鼻栓

## 识别要点

有裸芽，小枝和叶柄被星状毛。叶互生，倒卵形，边缘具锯齿，齿尖锐。雄花和两性花分别生于顶生总状花序的上部和下部，两性花先于叶或与叶同时开放；花瓣针形，短于萼齿；花药红色，花丝极短，花柱 2，外曲；雄花排列成柔荑状，有退化雌蕊。蒴果木质，卵圆形，室间及室背开裂，表面光滑，密生白色皮孔。

# 枫香树

*Liquidambar formosana* Hance

·科　名　金缕梅科 Hamamelidaceae　　·属　名　枫香树属 *Liquidambar*

·生活型　高大乔木　　·花果期　花期 4~5 月，果期 10 月

【别　　名】路路通（徐州、连云港、南京、苏州）、九空子（无锡）。

【生境分布】生于平原、丘陵或山坡的向阳沃土上。分布于连云港、南京、镇江（句容）、无锡（宜兴）、苏州（常熟）等地。

【功　　用】**（1）树脂（枫香脂）：** 辛、微苦，平。归肺、脾经。活血止痛，解毒生肌，凉血止血。主治跌扑损伤，痈疽肿痛，吐血，衄血，外伤出血。

**（2）成熟果实（路路通）：** 苦，平。归肝、肾经。祛风活络，利水，通经。主治关节痹痛，麻木拘挛，水肿胀满，乳少，闭经。

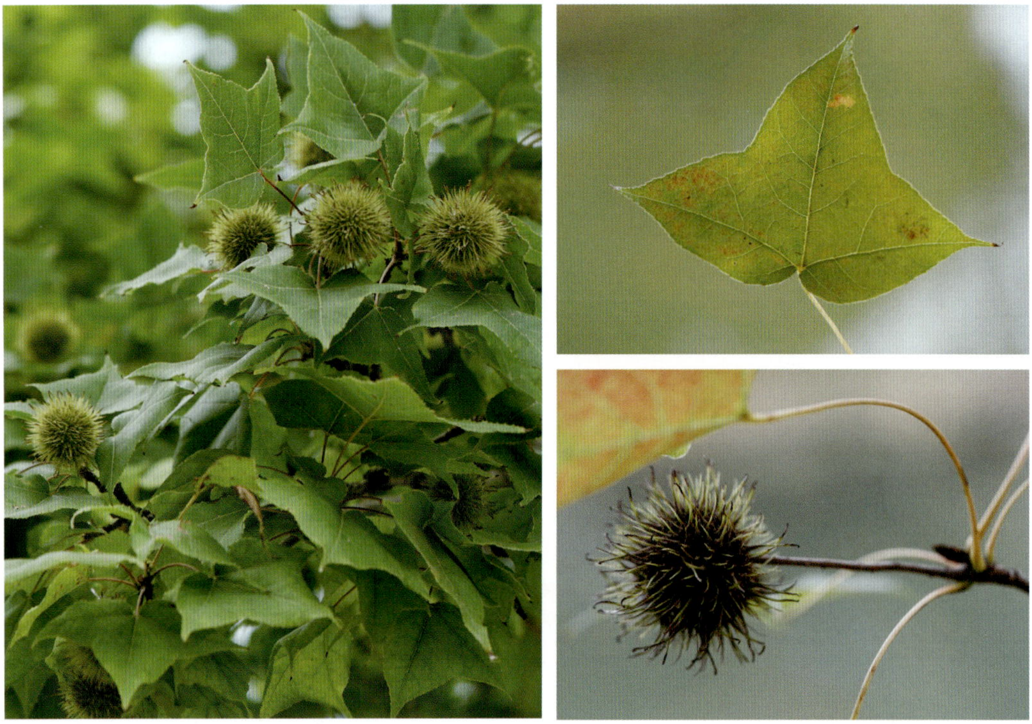

枫香树

## 识别要点

株高可达 30 m，胸径可达 1.5 m。小枝被柔毛。叶宽卵形，掌状 3 裂，基部心形具锯齿；托叶线形，早落。多个短穗状雄花序组成总状；雄蕊多数，花丝不等长；头状雌花序具花 24~43 枚，花序梗长 3~6 cm，萼齿 4~7 枚，针形，花柱长 0.6~1 cm，卷曲。头状果序球形，木质；蒴果下部藏于果序轴内。种子多数，褐色，多角形或具窄翅。

# 檵　木

*Loropetalum chinense* (R. Br.) Oliv.

·科　名　金缕梅科 Hamamelidaceae　　·属　名　檵木属 *Loropetalum*
·生活型　灌木或小乔木　　·花果期　花期 3~4 月，果期 5~7 月

【生境分布】生于山坡矮林间。分布于镇江（句容）、常州（溧阳）、无锡（宜兴）、苏州等地。

【功　　用】**（1）茎、叶：**甘、苦，凉。清热，止泻，活血，止血。主治暴热泻痢，扭闪伤筋，创伤出血，目痛，喉痛。临床用于烧伤，产后宫缩不良，出血，上消化道出血等，可作皮肤消毒剂。

**（2）花（檵花）：**微甘、涩，平。归肺、脾、大肠经。清暑解热，止咳，止血。主治咳嗽，咯血，遗精，烦渴，鼻衄，血痢，泄泻，妇女血崩等。

**（3）根（檵木根）：**苦、涩，微温。归肝、脾、大肠经。止血，活血，收敛固涩。主治咯血，腹痛，泄泻，脱肛，肢节酸痛，带下病，产后恶露不畅，跌打吐血，齿痛等。

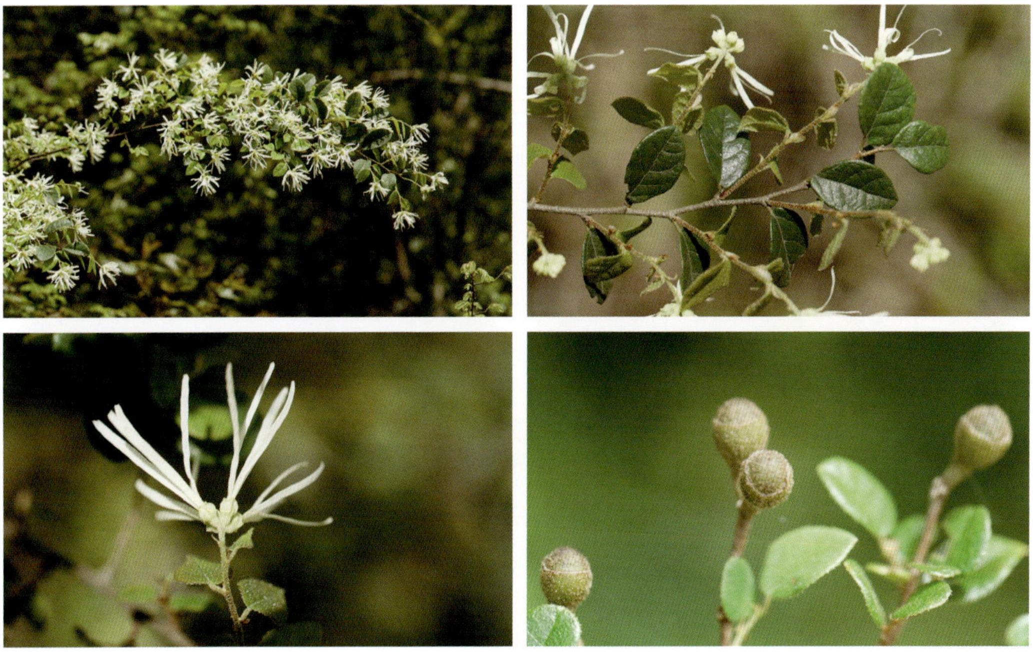

檵木

## 识别要点

小枝被锈色星状毛。叶革质，卵形，先端尖锐，基部偏斜而圆，全缘，叶背密生星状柔毛。花 3~8 朵簇生成头状花序；萼筒有星状毛；萼齿卵形；花瓣 4，白色，线状条形；雄蕊药隔凸出成角状。蒴果褐色，卵圆形，先端圆，有星状毛，2 瓣裂，每瓣 2 浅裂。

# 垂盆草

*Sedum sarmentosum* Bunge

| | |
|---|---|
| ·科　名　景天科 Crassulaceae | ·属　名　景天属 *Sedum* |
| ·生活型　多年生草本 | ·花果期　花期 5~7 月，果期 8 月 |

【别　　名】野马齿苋（《江苏植物名录》）、狗牙半枝莲（六合、浦口）。

【生境分布】生于山坡岩石上。分布于全省各地。

【功　　用】**全草（垂盆草）：**甘、淡，凉。归肝、胆、小肠经。利湿退黄，清热解毒。主治湿热黄疸，小便不利，痈肿疮疡。





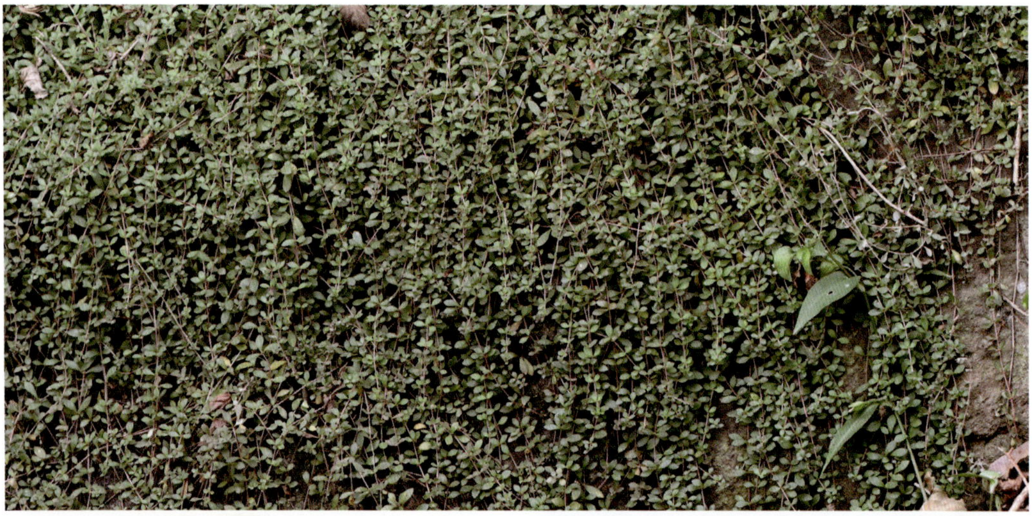

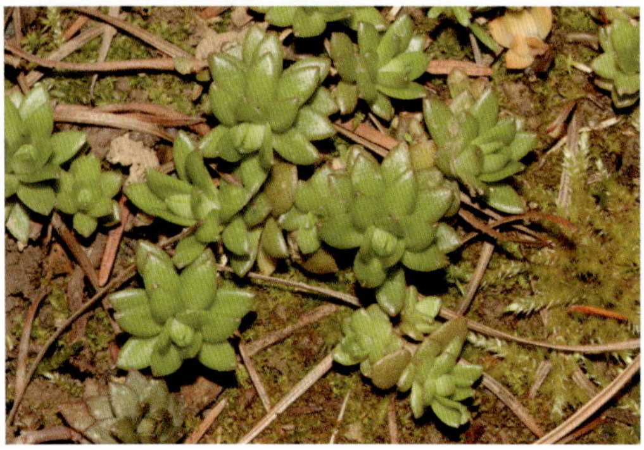

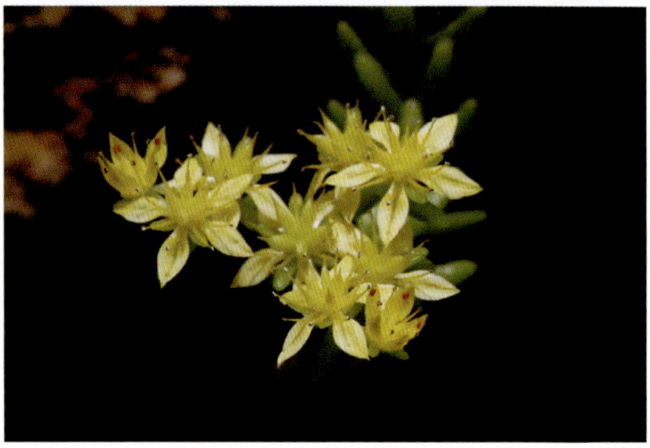

垂盆草

## 识别要点

不育枝细，匍匐，节上生根。3 叶轮生，叶倒披针形或长圆形，基部骤窄，有距。聚伞花序，有 3~5 分枝，花无柄；花瓣 5，黄色，披针形至长圆形；心皮长圆球状，有长细花柱，略叉开。种子细小，卵球状，表面有乳头状突起。

# 虎耳草

*Saxifraga stolonifera* Curtis

·科　名　虎耳草科 Saxifragaceae　·属　名　虎耳草属 *Saxifraga*
·生活型　多年生草本　·花果期　花果期 4~11 月

【释　　名】《本草纲目》草部石草类载：“虎耳草生阴湿处，人亦栽于石山上，茎高五六寸，有细毛，一茎一叶，如荷盖状，人呼为石荷叶，叶大如钱，状似初生小葵叶及虎之耳形，夏开小花，淡红色。”

【别　　名】无斑虎耳草（《江苏植物志》）。

【生境分布】生于山坡阴湿石缝中。分布于全省各地。

【功　　用】**全草（虎耳草）**：微苦、辛，寒；有小毒。祛风，清热，凉血，解毒。主治风疹，湿疹，丹毒，咳嗽，吐血。

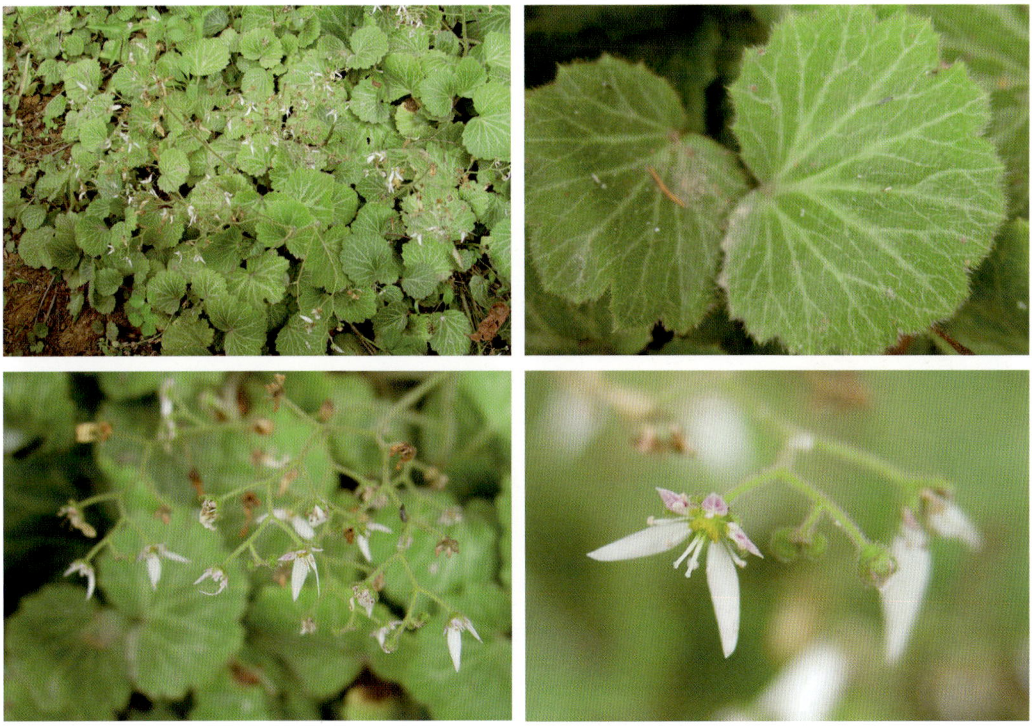

虎耳草

## 识别要点

匍匐茎被长腺毛。基生叶近心形、肾形或扁圆形，两面被腺毛和斑点；茎生叶片披针形。聚伞花序圆锥状，花两侧对称；花瓣 5，白色，3 小 2 大，前者卵形，常有红斑点，后者位于下面，披针形。蒴果卵球状，有 2 喙。

# 龙牙草

*Agrimonia pilosa* Ledeb.

| | |
|---|---|
| ·科　名　蔷薇科 Rosaceae | ·属　名　龙牙草属 *Agrimonia* |
| ·生活型　多年生草本 | ·花果期　花果期 5~12 月 |

【释　　名】龙牙草又称瓜香草，始载于《救荒本草》。《植物名实图考》记述："苗高尺余，茎多涩毛。叶如地棠叶而宽大，叶头齐团，每五叶或七叶作一茎排生。叶茎脚上又有小芽叶，两两对生。梢间出穗，开五瓣小圆黄花，结青毛蓇葖，有子大如黍粒，味甜。"

【别　　名】仙鹤草（宜兴、苏州），野麦草（句容），黄牛尾巴（邳州），马鞭草、白芽蒿、黄郎子（连云港），万肿消、产后草、黄龙尾、歪死蝉（盱眙），路边黄（溧阳）。

【生境分布】生于山坡、路旁、溪边、草地、灌丛、林缘或疏林下。分布于全省各地。

【功　　用】**地上部分（仙鹤草）：**苦、涩，平。归心、肝经。收敛止血，截疟，止痢，解毒，补虚。主治咯血，吐血，崩漏下血，疟疾，血痢，痈肿疮毒，阴痒带下，脱力劳伤。

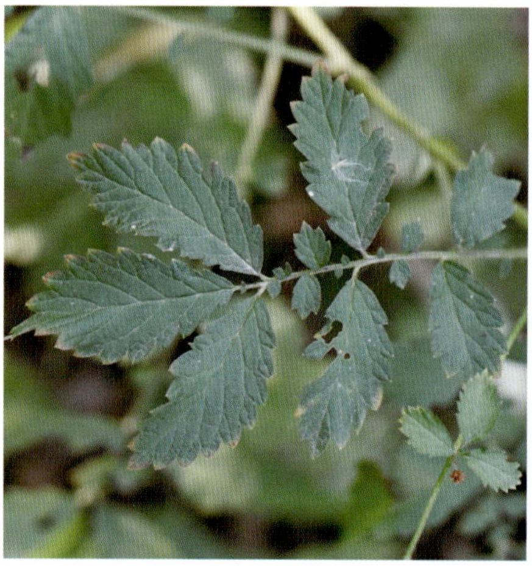
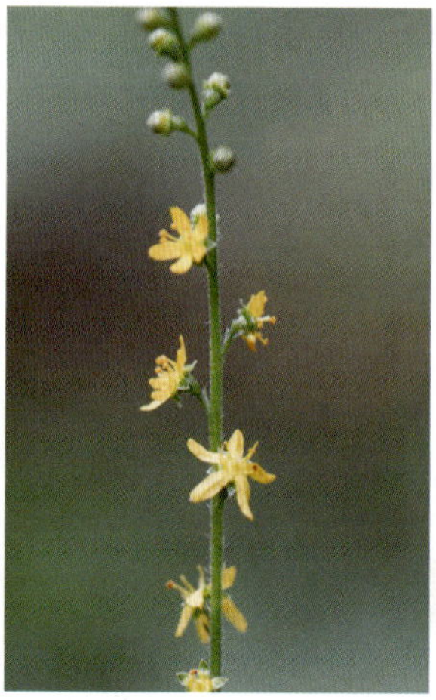
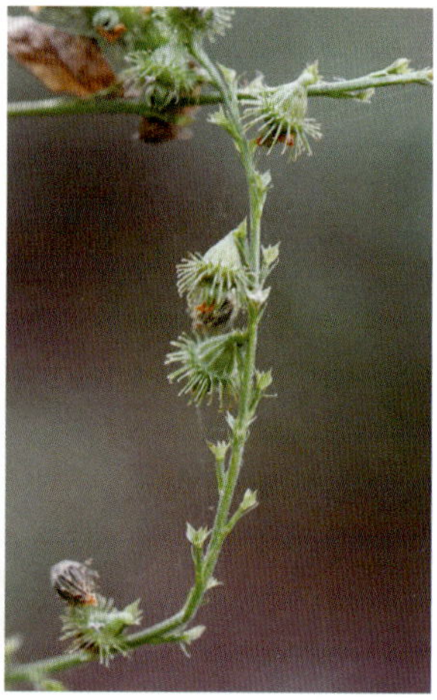

龙牙草

## 识别要点

根茎短，基部常有 1 至数个地下芽；茎被疏柔毛及短柔毛，稀下部被长硬毛。叶为间断奇数羽状复叶，常有 3~4 对小叶，杂有小型小叶；小叶倒卵形至倒卵状披针形，具锯齿。穗状总状花序，花瓣黄色，长圆形。瘦果倒卵状圆锥形，顶端有数层钩刺。

# 欧　李

*Cerasus humilis* (Bunge) Sokolov

·科　名　蔷薇科 Rosaceae　　·属　名　樱属 *Cerasus*
·生活型　灌木　　·花果期　花期 4~5 月，果期 6~10 月

【生境分布】生于阳坡沙地、山地灌丛中，或庭园栽培。分布于南京。

【功　　用】**成熟种子（郁李仁）**：辛、苦、甘，平。归脾、大肠、小肠经。润肠通便，下气利水。主治津枯肠燥，食积气滞，腹胀便秘，水肿，脚气病，小便不利。

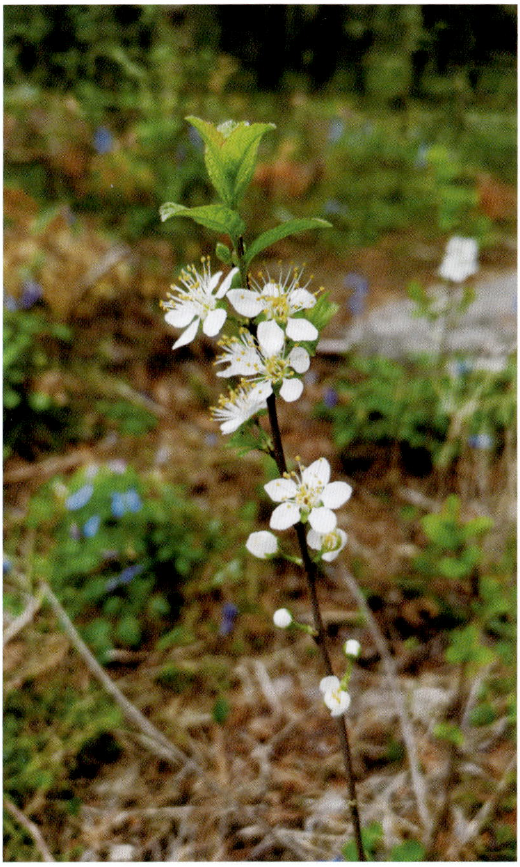
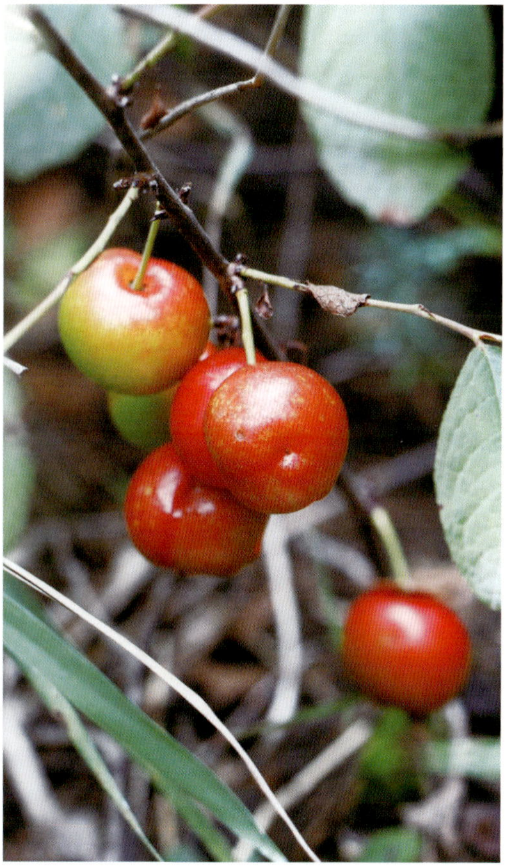

欧李

## 识别要点

小枝被短柔毛；冬芽疏被短柔毛或几无毛。叶倒卵状长圆形或倒卵状披针形，叶面无毛，叶背无毛或被稀疏短柔毛；叶柄无毛或被稀疏短柔毛；托叶线形，边有腺体。花叶同放；花梗被稀疏短柔毛；萼筒外面被稀疏柔毛，萼片三角状卵形；花瓣白色或粉红色，长圆形或倒卵形。核果近球形，成熟时红色或紫红色；核除背部两侧外无棱纹。

# 郁　李

*Cerasus japonica* (Thunb.) Lois.

| | |
|---|---|
| ·科　名　蔷薇科 Rosaceae | ·属　名　樱属 *Cerasus* |
| ·生活型　灌木 | ·花果期　花期 5 月，果期 7~8 月 |

【释　　名】郁李始载于《神农本草经》，《本草纲目》引韩保昇曰：“树高五六尺，叶、花及树并似大李，惟子小若樱桃，甘酸而香，有少涩味也。”

【生境分布】生于山沟、路旁、荒野和山坡。分布于全省各地。

【功　　用】同“欧李”。



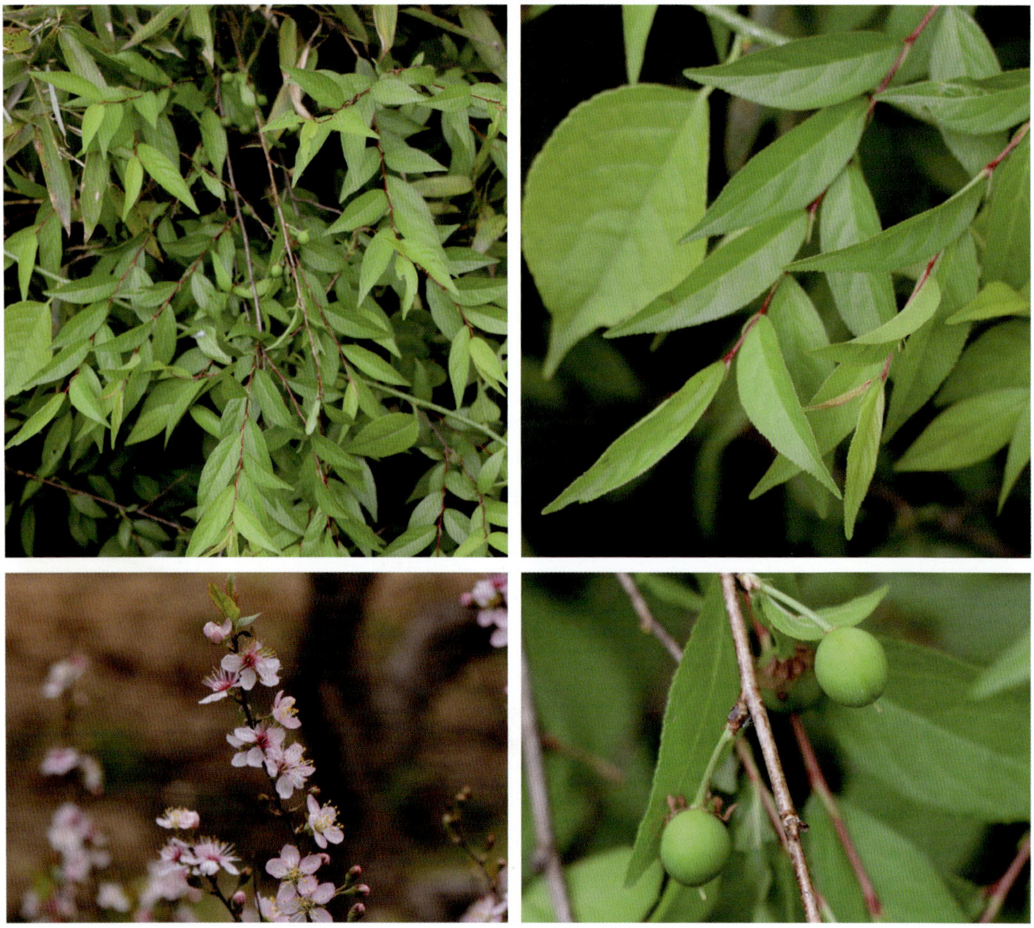

郁李

## 识别要点

冬芽无。叶卵形或卵状披针形，有缺刻状尖锐重锯齿；叶柄无毛或被稀疏柔毛；托叶线形，有腺齿。花簇生，花叶同放或先叶开放；萼筒陀螺形，萼片椭圆形，比萼筒稍长，有细齿；花瓣白色或粉红色，倒卵状椭圆形。核果近球形，成熟时深红色；核光滑。

# 柔毛路边青

*Geum japonicum* var. *chinense* F. Bolle

| | |
|---|---|
| ·科　名　蔷薇科 Rosaceae | ·属　名　路边青属 *Geum* |
| ·生活型　多年生草本 | ·花果期　花果期 5~10 月 |

【释　　名】柔毛路边青旧称水杨梅，始载于《本草纲目》，云：“生水边，条叶甚多，生子如杨梅状。”《庚辛玉册》云：“地椒，一名水杨梅，多生近道阴湿处，荒田野中亦有之，丛生，苗叶似菊，茎端开黄花，实类椒而不赤。”

【生境分布】生于沟边、路旁或草丛中。分布于南京、常州（溧阳深溪岕）、无锡（宜兴）等地。

【功　　用】**全草（蓝布正）：**甘、微苦，凉。归肝、脾、肺经。益气健脾，补血养阴，润肺化痰。主治气血不足，虚痨咳嗽，脾虚带下。

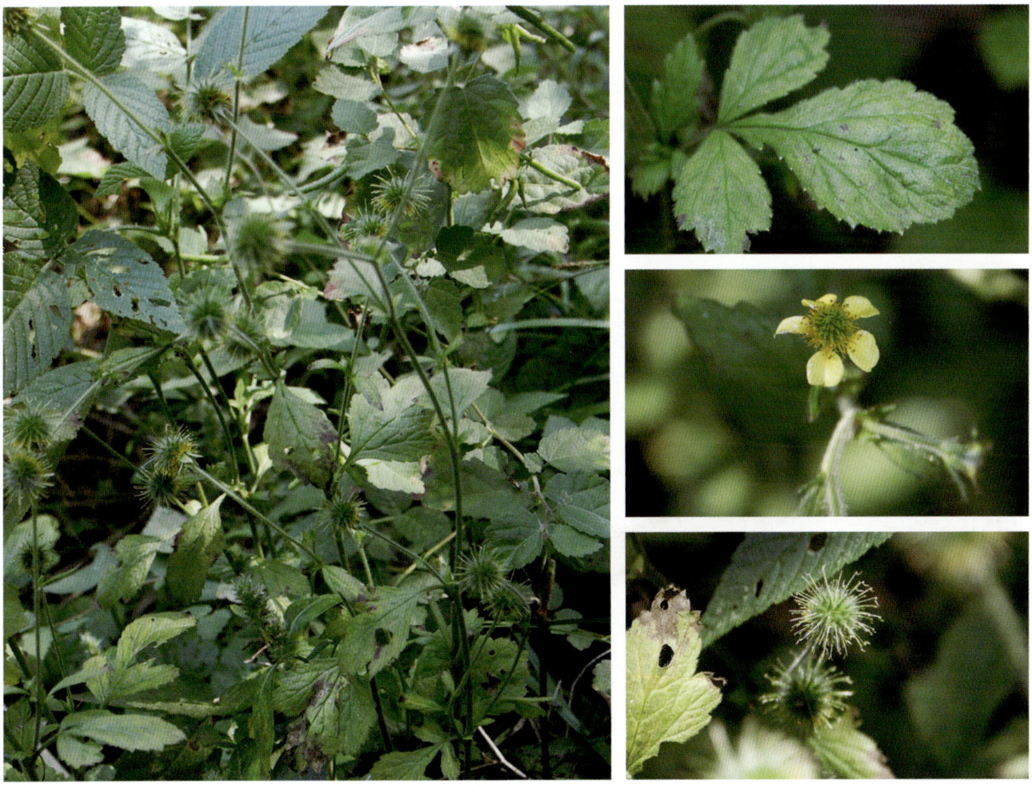

柔毛路边青

## 识别要点

茎直立，被黄色短柔毛及粗硬毛。基生叶为大头羽状复叶，通常有小叶 1~2 对，其余侧生小叶呈附片状，叶柄被粗硬毛及短柔毛；顶生小叶最大；下部茎生叶 3 小叶，上部茎生叶单叶。花梗密生粗硬毛及短柔毛；花瓣黄色，近圆形。聚合果卵球形或椭球形；瘦果被长硬毛；花柱宿存部分光滑，顶端有小钩；果托被长硬毛。

# 石 楠

*Photinia serrulata* Lindl.

·科　名　蔷薇科 Rosaceae　　·属　名　石楠属 *Photinia*
·生活型　常绿灌木或小乔木　　·花果期　花期 4~5 月，果期 10 月

【释　　名】石楠入药名为石南，始载于《神农本草经》。《本草纲目》引《本草图经》云："叶如枇杷叶，有小刺，凌冬不凋，春生白花，成簇，秋结细红实。"

【别　　名】石南（《江苏植物志》），红豆果树（《江苏植物名录》），千年红、扇骨木（南京），笔树（高淳），石眼树（无锡、常熟），四季青（溧阳、宜兴），老少年（苏州）。

【生境分布】生于山坡杂木林中。分布于江苏南部各地。

【功　　用】**（1）果实（石南实）：**苦、辛，平。祛风湿，消积聚。主治风痹积聚。
**（2）叶（石南）：**辛、苦，平；有小毒。归肝、肾经。祛风湿，止痒，强筋骨，益肝肾。主治风湿痹痛，头风头痛，风疹，脚膝痿弱，肾虚腰痛，遗精。

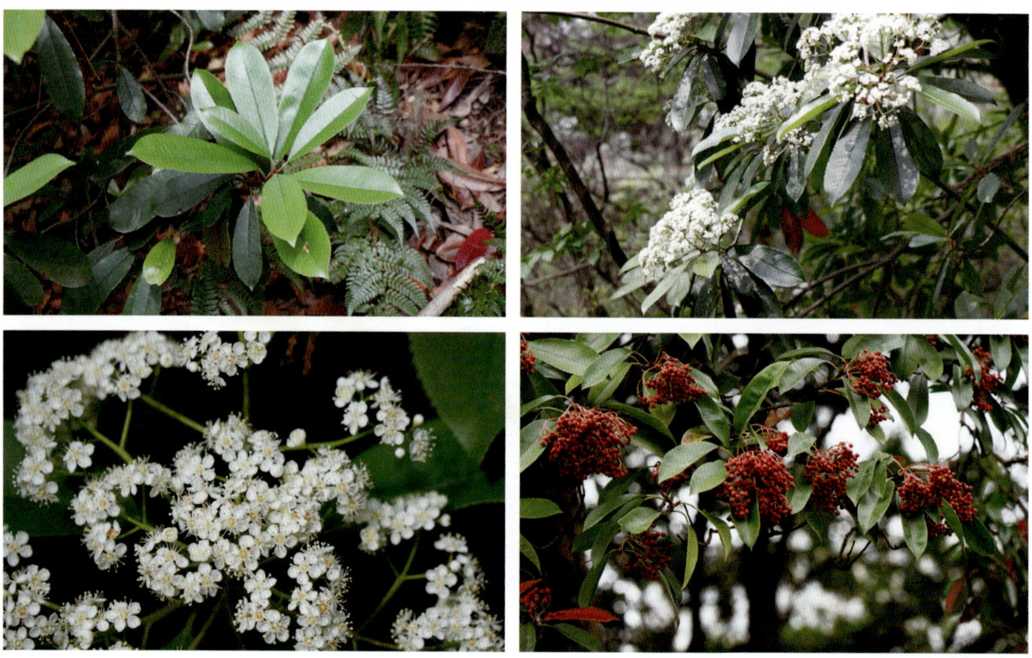

石楠

## 识别要点

小枝无毛；冬芽卵圆形，无毛。叶革质，长椭圆形、长倒卵形或倒卵状椭圆形，长 9~22 cm，先端尾尖，基部圆或宽楔形，疏生细腺齿，近基部全缘。复伞房花序顶生；花瓣白色，近圆形，无毛；雄蕊 20，花药带紫色。果实球形，成熟时红色，后褐紫色。

# 委陵菜

*Potentilla chinensis* Ser.

| | |
|---|---|
| ·科　名　蔷薇科 Rosaceae | ·属　名　委陵菜属 *Potentilla* |
| ·生活型　多年生草本 | ·花果期　花果期 4~10 月 |

**【释　　名】** 委陵菜始载于《救荒本草》。《植物名实图考》载："生田野中。苗初搨地生，后分茎叉，茎节稠密，上有白毛，叶仿佛类柏叶而极阔大，边如锯齿形，面青背白，又似鸡腿儿叶而却窄……茎叶梢间开五瓣黄花。其叶味苦、微辣。"

**【别　　名】** 翻白草（南京、连云港、徐州）、翻白眼（徐州）、鸡爪菜（新沂）、鸡腿子（邳州）、翻白菜（仪征）。

**【生境分布】** 生于向阳山坡、疏林下或路旁草丛中。分布于全省各地。

**【功　　用】** **全草（委陵菜）：** 苦，寒。归肝、大肠经。清热解毒，凉血止痢。主治赤痢腹痛，久痢不止，痔疮出血，痈肿疮毒。





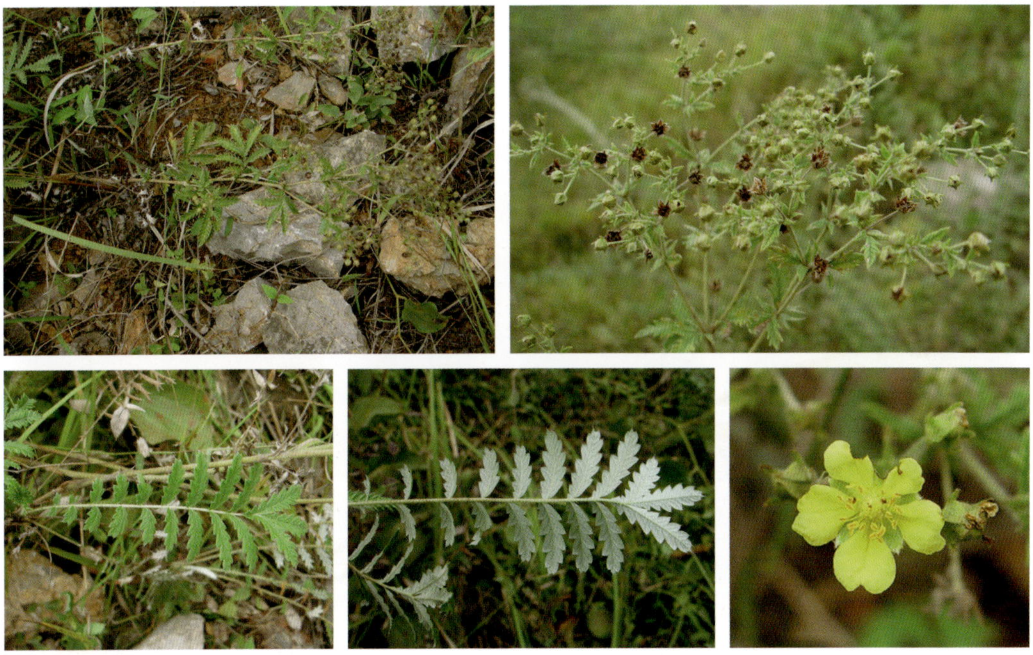

委陵菜

## 识别要点

花茎被稀疏短柔毛及白色绢状长柔毛。基生叶为羽状复叶，有小叶 5~15 对；小叶片对生或互生，长圆形、倒卵形或长圆状披针形，边缘羽状中裂，裂片三角状卵形、三角状披针形或长圆状披针形；茎生叶与基生叶相似，唯叶片对数较少。伞房状聚伞花序；花瓣黄色，宽倒卵形，顶端微凹，比萼片稍长。瘦果卵球形，深褐色，有明显皱纹。

# 翻白草

*Potentilla discolor* Bunge

| | |
|---|---|
| ·科　名　蔷薇科 Rosaceae | ·属　名　委陵菜属 *Potentilla* |
| ·生活型　多年生草本 | ·花果期　花果期 5~9 月 |

【释　　名】翻白草始载于《救荒本草》。《本草纲目》载："高七八寸，叶硬而厚，有锯齿，背白，似地榆而细长，开黄花"，"高不盈尺，春生弱茎，一茎三叶，尖长而厚，有皱纹锯齿，面青背白，四月开小黄花，结子如胡荽子，中有细子，其根状如小白术头。"

【别　　名】洁梨、结连根（连云港），鸡腿苗、白鸡腿（邳州），鸡咯咯（镇江），野芽（六合、仪征），白头翁、野鸡头（南京），麦后头（浦口），大叶铡草（铜山），皮皮根（苏州）。

【生境分布】生于山坡、路旁或草丛中。分布于全省各地。

【功　　用】**全草（翻白草）：**甘、微苦，平。归肝、胃、大肠经。清热解毒，止痢，止血。主治湿热泻痢，痈肿疮毒，血热吐衄，便血，崩漏。





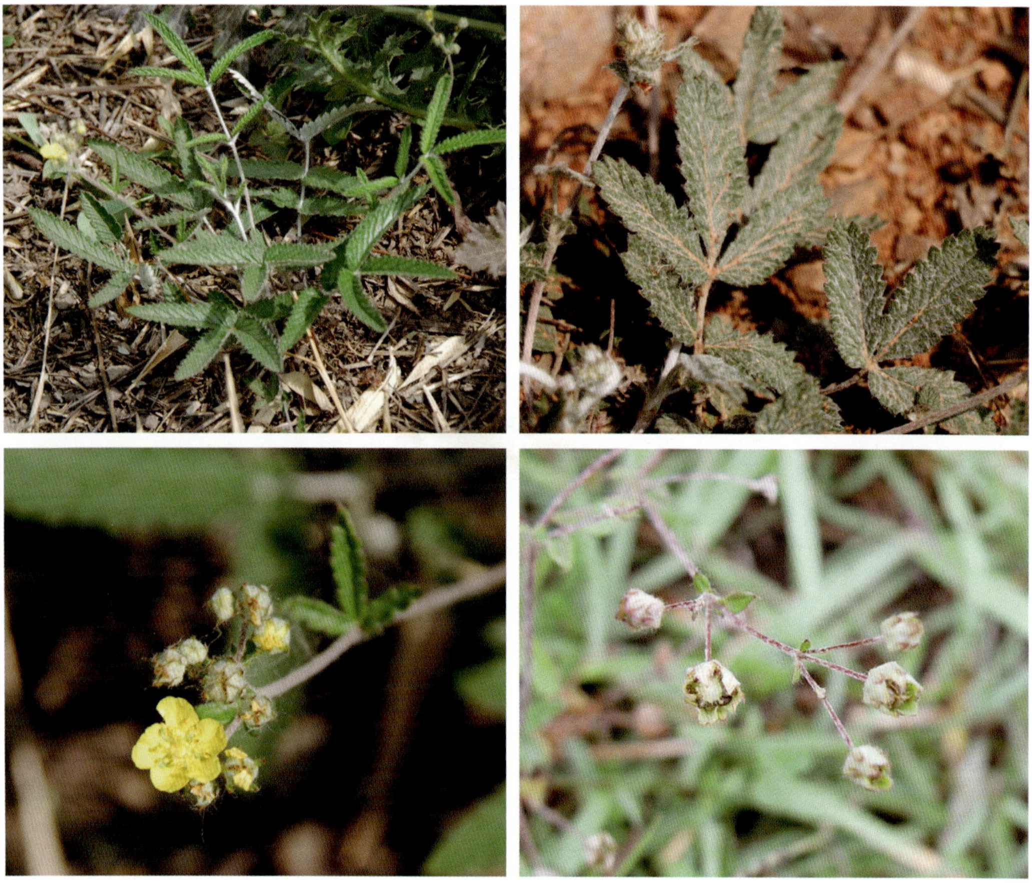

翻白草

识别要点

基生叶为羽状复叶，小叶长圆形或长圆状披针形，叶面疏被白色绵毛或脱落近无毛，叶背密被白色或灰白色绵毛；叶柄密被白色绵毛，有时并有长柔毛。花茎直立，上升或微铺散，密被白色绵毛。瘦果近肾形。

# 金樱子

*Rosa laevigata* Michx.

| | |
|---|---|
| ·科　名　蔷薇科 Rosaceae | ·属　名　蔷薇属 *Rosa* |
| ·生活型　常绿攀缘灌木 | ·花果期　花期 4~6 月，果期 7~11 月 |

【释　　名】据《植物名实图考》考证，金樱子始载于宋代《嘉祐本草》；而《本草纲目》认为始载于《蜀本草》，曰：“山林间甚多，花最白腻，其实大如指头，状如石榴而长，其核细碎，而有白毛，如营实之核，而味甚涩。”

【别　　名】糖罐子（宜兴、溧阳、吴江），糖果子、野石榴（苏州），糖橘子（镇江），野糖罐头（常熟）。

【生境分布】生于向阳山坡、路旁或灌丛中。分布于江苏南部各地。

【功　　用】**成熟果实（金樱子）**：酸、甘、涩，平。归肾、膀胱、大肠经。固精缩尿，固崩止带，涩肠止泻。主治遗精滑精，遗尿尿频，崩漏带下，久泻久痢。

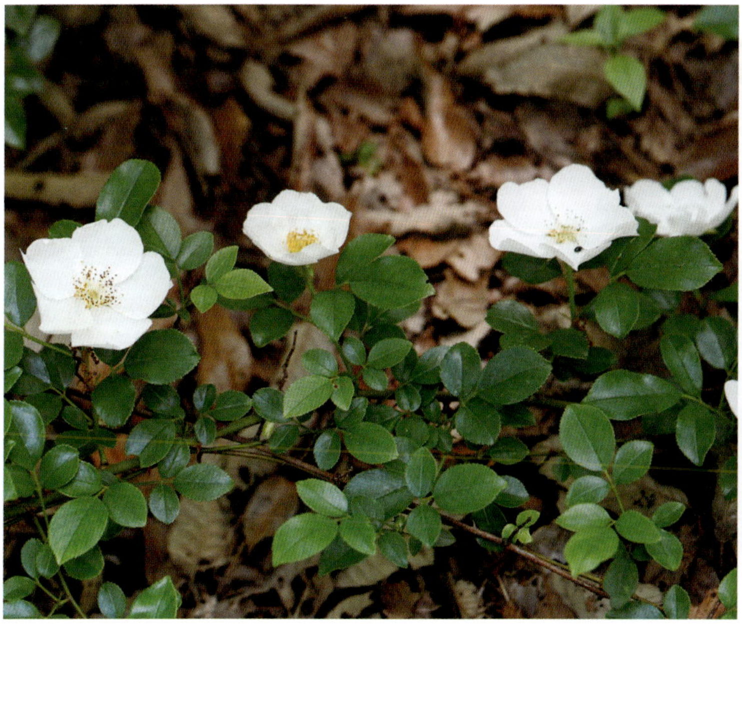

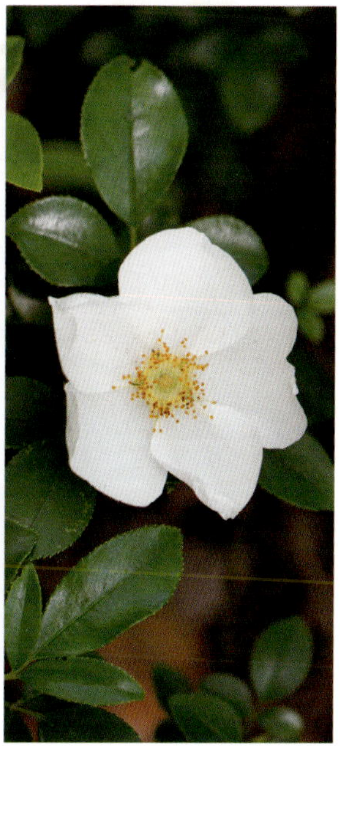

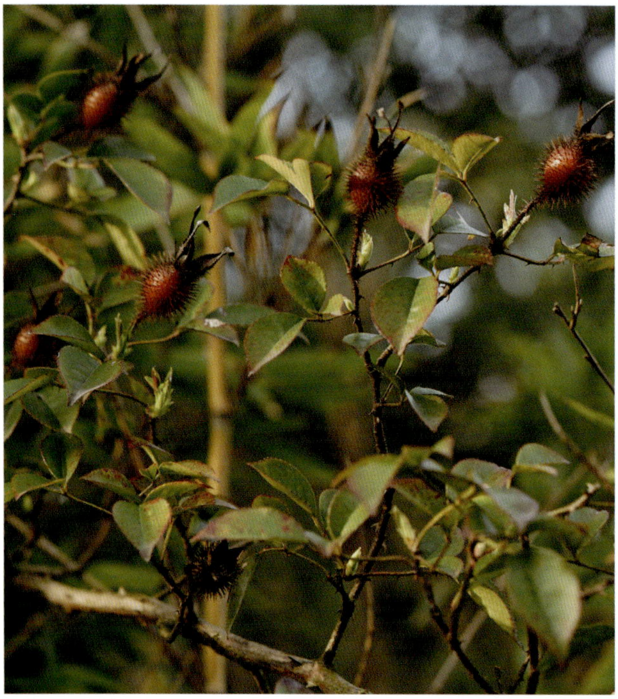
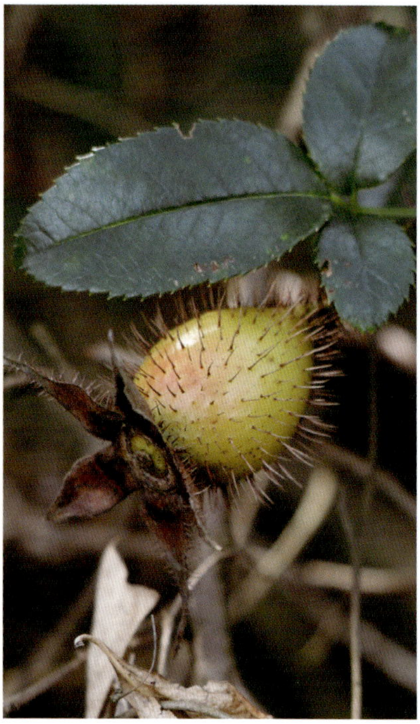

金樱子

识别要点

小枝具扁平弯皮刺，无毛，幼时被腺毛，老时渐脱落。小叶3（5），革质，椭圆状卵形、倒卵形或披针卵形；小叶柄和叶轴有皮刺和腺毛；托叶披针形，边缘有细齿，齿尖有腺体，早落。花单生叶腋；花梗和萼筒密被腺毛；花瓣白色，宽倒卵形，先端微凹。蔷薇果梨形或倒卵圆形，稀近球形，熟后紫褐色，密被刺毛。

# 野蔷薇

*Rosa multiflora* Thunb.

·科　名　蔷薇科 Rosaceae　　·属　名　蔷薇属 *Rosa*
·生活型　攀缘灌木　　·花果期　花期5~7月，果熟期9~10月

【释　　名】野蔷薇古称营实、墙蘼，始载于《神农本草经》。《本草纲目》记载："野生林堑间……既长则成丛似蔓，而茎硬多刺。小叶尖薄有细齿，四五月开花，四出，黄心，有白色、粉红二者。结子成簇，生青熟红。其核有白毛，如金樱子核。"

【别　　名】蔷薇（通称）、鸟不宿（姜堰）、野月季（高邮）、白残花（无锡、苏州）。

【生境分布】生于山谷、山坡、林缘及灌丛中。分布于全省各地。

【功　　用】**（1）花（蔷薇花）：**苦、涩，凉。归胃、肝经。清暑，和胃，活血止血，解毒。主治暑热烦渴，胃脘胀闷，吐血，衄血，口疮，痈疖，月经不调。

**（2）叶（蔷薇叶）：**甘，凉。解毒消肿。主治疮痈肿毒。

**（3）枝（蔷薇枝）：**甘，凉。清热消肿，生发。主治疮疖，秃发。

**（4）根（蔷薇根）：**苦、涩，凉。归脾、胃、肾经。清热解毒，祛风除湿，活血调经，固精缩尿，消骨鲠。主治疮痈肿毒，烫伤，口疮，痔血，鼻衄，关节疼痛，月经不调，痛经，久痢不愈，遗尿，尿频，白带过多，子宫脱垂，骨鲠。

**（5）果实（营实）：**酸，凉。归肝、肾、胃经。清热解毒，祛风活血，利水消肿。主治疮痈肿毒，风湿痹痛，关节不利，月经不调，水肿，小便不利。

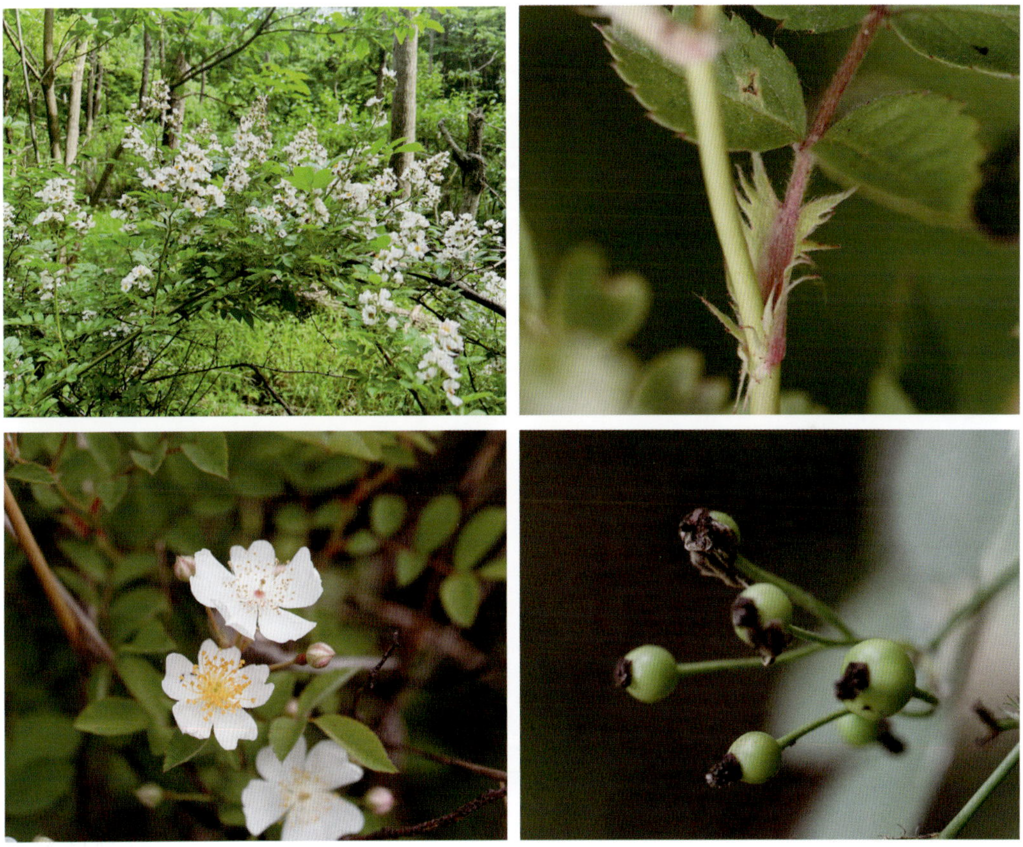

野蔷薇

## 识别要点

小枝无毛，有稍弯曲的粗短皮刺。小叶 5~9，倒卵形、长圆形或卵形，有尖锐单锯齿。圆锥花序；萼片披针形，有时中部具线形裂片 2 枚；花瓣白色，宽倒卵形，先端微凹。果实近球形，成熟时红褐色或紫褐色。

# 掌叶覆盆子

*Rubus chingii* Hu

| | |
|---|---|
| ·科　名　蔷薇科 Rosaceae | ·属　名　悬钩子属 *Rubus* |
| ·生活型　藤状灌木 | ·花果期　花期 3~4 月，果期 5~6 月 |

【别　　名】复盆子（通称），秦氏莓、聚盆子（溧阳、宜兴）。

【生境分布】生于山坡、路旁、疏林下或灌木丛中。分布于南京（高淳、溧水）、无锡（宜兴）等地。

【功　　用】**果实（覆盆子）：**甘、酸，温。归肝、肾、膀胱经。益肾固精缩尿，养肝明目。主治遗精滑精，遗尿尿频，阳痿早泄，目暗昏花。

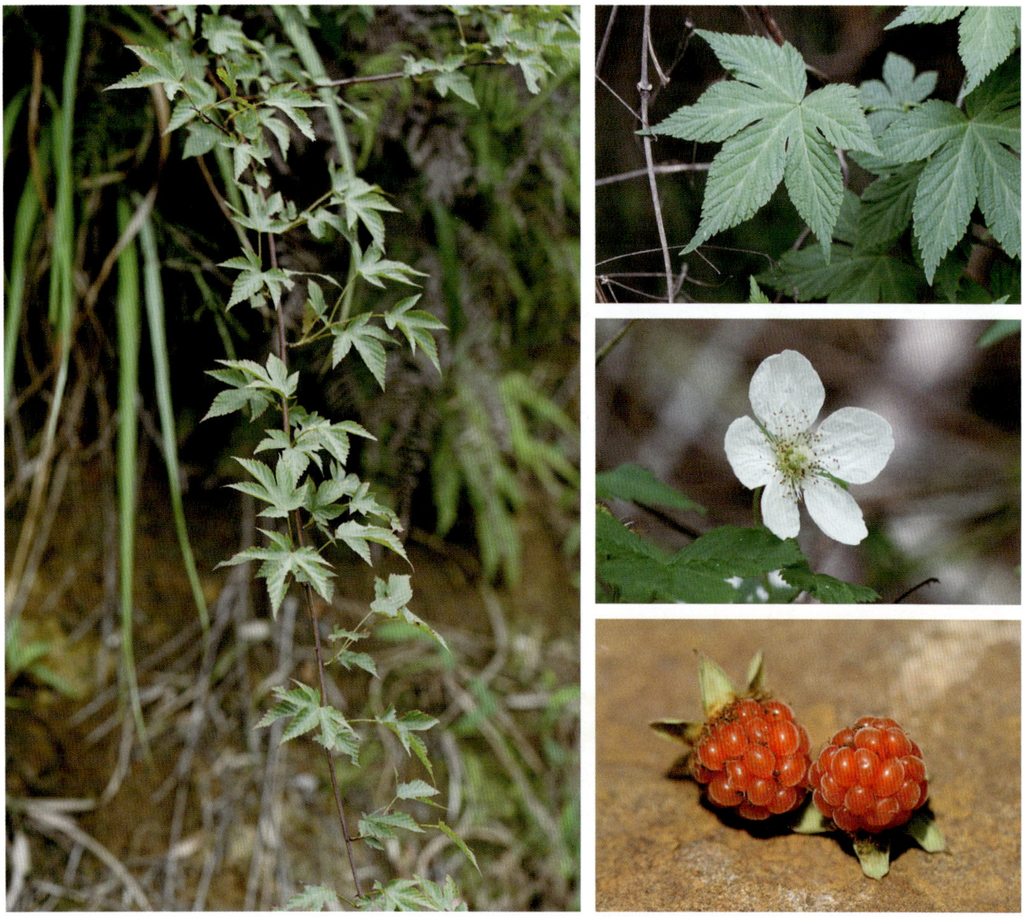

掌叶覆盆子

## 识别要点

单叶，近圆形，两面仅沿叶脉有柔毛或近无毛，掌状 5 深裂，稀 3 或 7 裂，裂片椭圆形或菱状卵形。单花生于侧枝顶端或叶腋；花瓣椭圆形或卵状长圆形，白色。果实近球形，成熟时红色，密被灰白色柔毛；小果核有皱纹。

# 高粱泡

*Rubus lambertianus* Ser.

·科　名　蔷薇科 Rosaceae　　·属　名　悬钩子属 *Rubus*
·生活型　半落叶藤状灌木　　·花果期　花期 7~8 月，果期 9~11 月

【别　　名】上棚莓（宜兴）、倒龙盘（句容）。

【生境分布】生于山沟、路旁、疏林下或灌丛中。分布于江苏南北各地。

【功　　用】**（1）根（高粱泡、蓬藥）：**涩、苦，平。疏风清热，凉血化瘀。主治感冒，高血压，半身不遂，呕血，便血，崩漏，带下病，产后腹痛。**（2）叶（高粱泡叶）：**甘、苦，平。清热凉血，解毒疗疮。主治外伤出血，肺病咯血，黄肿，黄水疮。





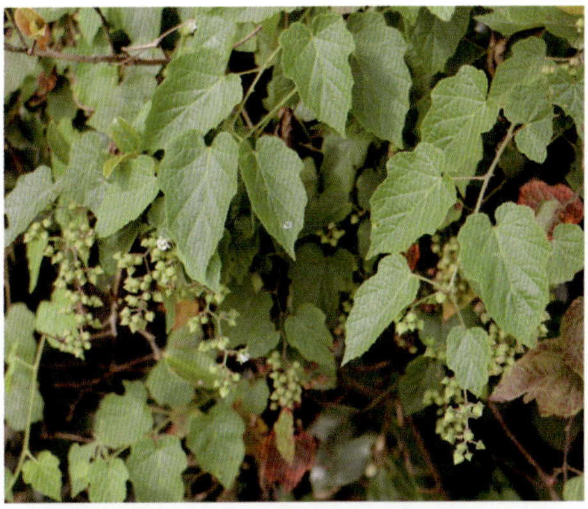

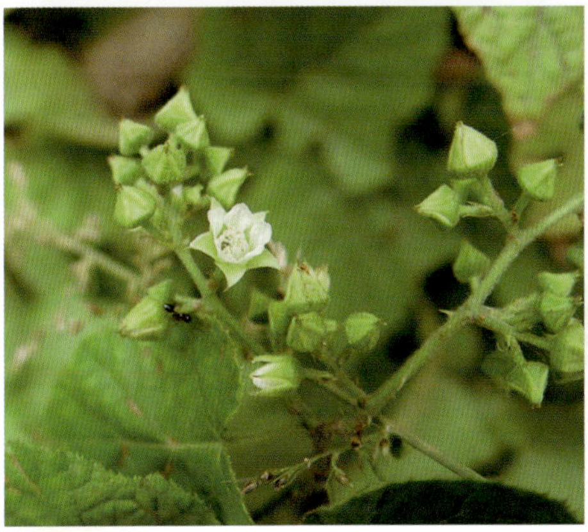

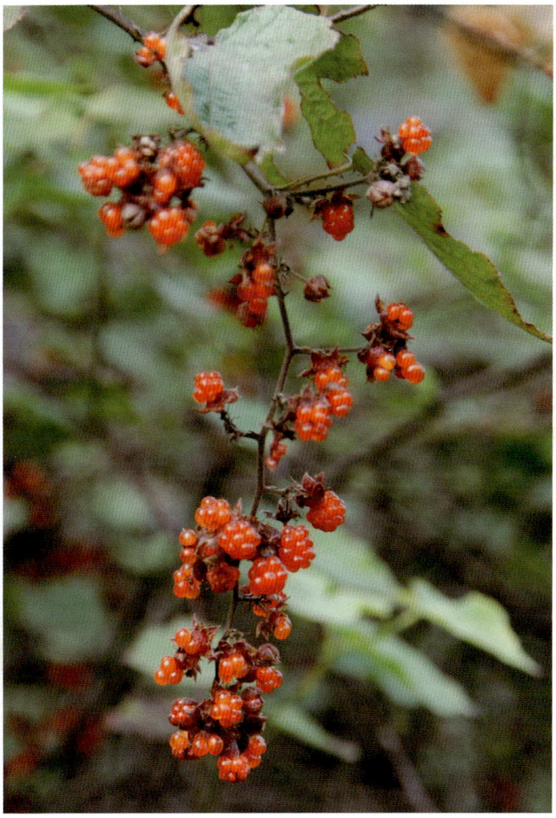

高粱泡

## 识别要点

幼枝有柔毛或近无毛，有微弯小皮刺。单叶，宽卵形，稀长圆状卵形，先端渐尖，基部心形，中脉常疏生小皮刺，边缘 3~5 裂或呈波状，有细锯齿；托叶离生，线状深裂。萼片卵状披针形，全缘，边缘被白色柔毛，内萼片边缘具灰白色绒毛；花瓣倒卵形，白色，无毛。果实近球形，成熟时红色；小果核有皱纹。

# 地　榆

*Sanguisorba officinalis* L.

| | | | |
|---|---|---|---|
| ·科　名 | 蔷薇科 Rosaceae | ·属　名 | 地榆属 *Sanguisorba* |
| ·生活型 | 多年生草本 | ·花果期 | 花果期 7~10 月 |

【释　　名】地榆始载于《神农本草经》。《本草纲目》引《本草图经》曰："独茎直上，高三四尺，对分出叶，叶似榆叶而稍狭，细长似锯齿状，青色，七月开花如椹子，紫黑色，根外黑里红，似柳根。"

【别　　名】一枝箭（邳州），紫朵苗子（邳州、睢宁），小紫草（连云港云台山），包头花、西纱草（盱眙），黑狗筋（宿迁），蚂蚁草（溧阳）。

【生境分布】生于山坡、路边草丛、田边、灌丛中或疏林下。分布于江苏南北各地。

【功　　用】**根（地榆）：**苦、酸、涩，微寒。归肝、大肠经。凉血止血，解毒敛疮。主治便血，痔血，血痢，崩漏，水火烫伤，痈肿疮毒。

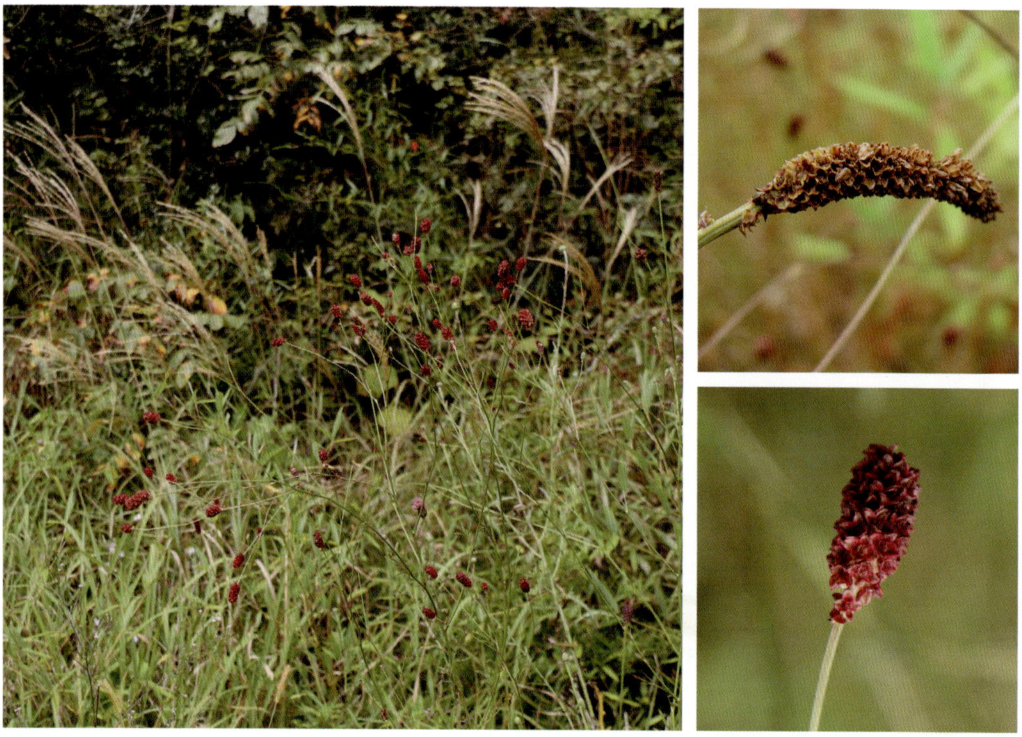

地榆

## 识别要点

基生叶为羽状复叶；小叶 4~6 对，小叶有短柄，卵形或长圆状卵形，边缘有多数粗大圆钝锯齿；茎生叶较少，长圆形或长圆状披针形。穗状花序椭圆形、圆柱形或卵圆形；萼片紫红色；花丝丝状，与萼片近等长或稍短。瘦果包藏宿存萼筒内，具 4 棱。

# 长叶地榆

*Sanguisorba officinalis* var. *longifolia* (Bert.) Yü et Li

| | |
|---|---|
| ·科　名　蔷薇科 Rosaceae | ·属　名　地榆属 *Sanguisorba* |
| ·生活型　多年生草本 | ·花果期　花果期 8~11 月 |

【生境分布】生于山坡、路旁或林下。分布于徐州（邳州）、连云港（赣榆）、宿迁、淮安（盱眙）、南京、镇江（句容）、无锡（宜兴）、苏州等地。

【功　　用】同“地榆”。

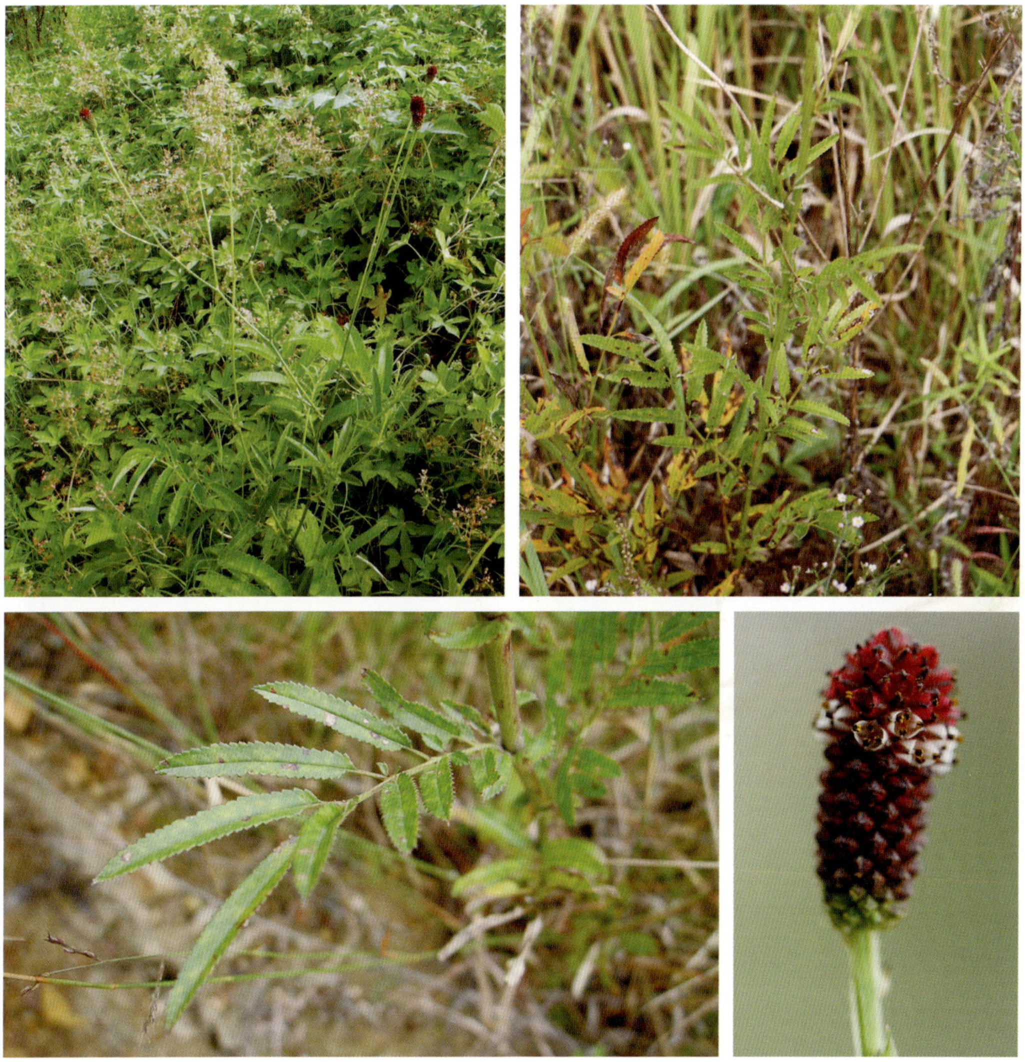

长叶地榆

## 识别要点

基生叶小叶带状长圆形至带状披针形，基部微心形、圆形至宽楔形；茎生叶较多，与基生叶相似，但更长而狭窄。花穗长圆柱形；雄蕊与萼片近等长。

# 合 欢

*Albizia julibrissin* Durazz.

| | |
|---|---|
| ·科　名　豆科 Fabaceae | ·属　名　合欢属 *Albizia* |
| ·生活型　落叶乔木 | ·花果期　花期 6~7 月，果期 8~10 月 |

【别　　名】绒花树（徐州、常熟），乌绒树、夜花老（溧阳）。

【生境分布】生于荒山坡、溪边疏林或林缘、平原。分布于全省各地。

【功　　用】**（1）树皮（合欢皮）：**甘，平。归心、肝、肺经。解郁安神，活血消肿。主治心神不安，忧郁失眠，肺痈，疮肿，跌扑伤痛。

**（2）花（合欢花）：**甘，平。归心、肝经。解郁安神。主治心神不安，忧郁失眠。

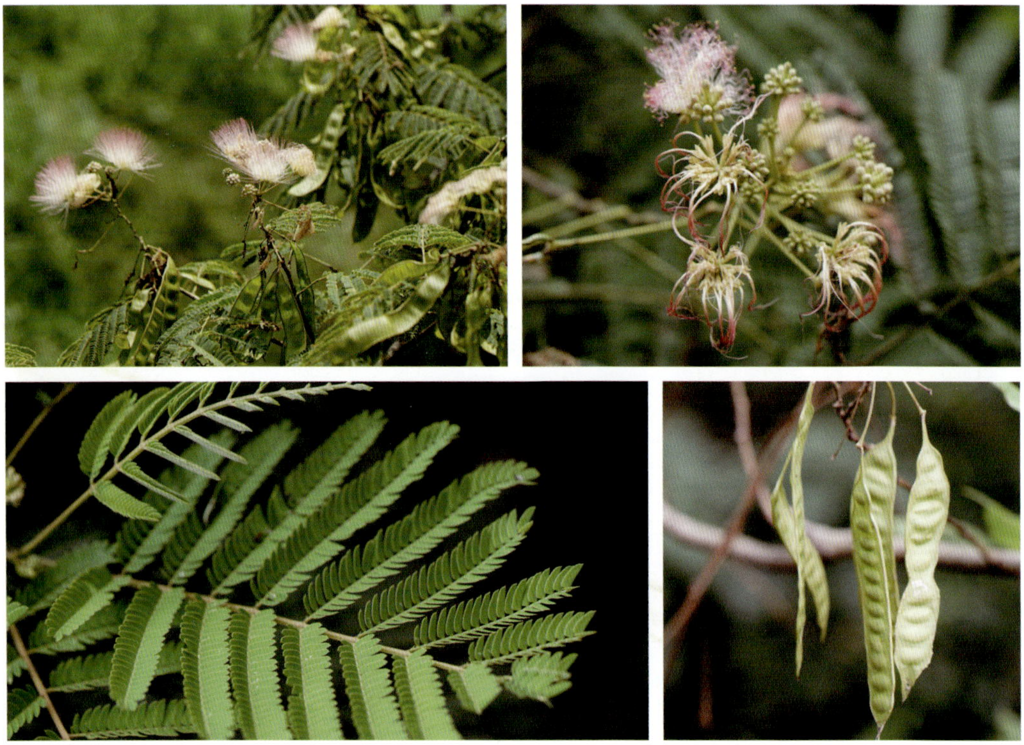

合欢

## 识别要点

羽片 4~12 对；小叶 10~30 对，小叶片长 0.6~1.2 cm，两侧极不对称，中脉紧靠近上缘，下侧一半向上偏斜，总叶柄近基部及最顶 1 对羽片着生处各有 1 腺体。头状花序着生于枝端，排列成圆锥花序；花冠粉红色；雄蕊多数，花丝长达 2.5 cm，显著伸出花冠外。

# 蒙古黄耆 *Astragalus membranaceus* var. *mongholicus* (Bunge) P. K. Hsiao

| | |
|---|---|
| ·科　名　豆科 Fabaceae | ·属　名　黄耆属 *Astragalus* |
| ·生活型　多年生草本 | ·花果期　花期 6~8 月，果期 7~9 月 |

【生境分布】生于山坡林缘或树林下。分布于徐州（云龙山）。

【功　　用】**（1）根（黄芪）：**甘，微温。归肺、脾经。补气升阳，固表止汗，利水消肿，生津养血，行滞通痹，托毒排脓，敛疮生肌。主治气虚乏力，食少便溏，中气下陷，久泻脱肛，便血崩漏，表虚自汗，气虚水肿，内热消渴，血虚萎黄，半身不遂，痹痛麻木，痈疽难溃，久溃不敛。

**（2）黄芪的炮制加工品（炙黄芪）：**甘，温。归肺、脾经。益气补中。主治气虚乏力，食少便溏。

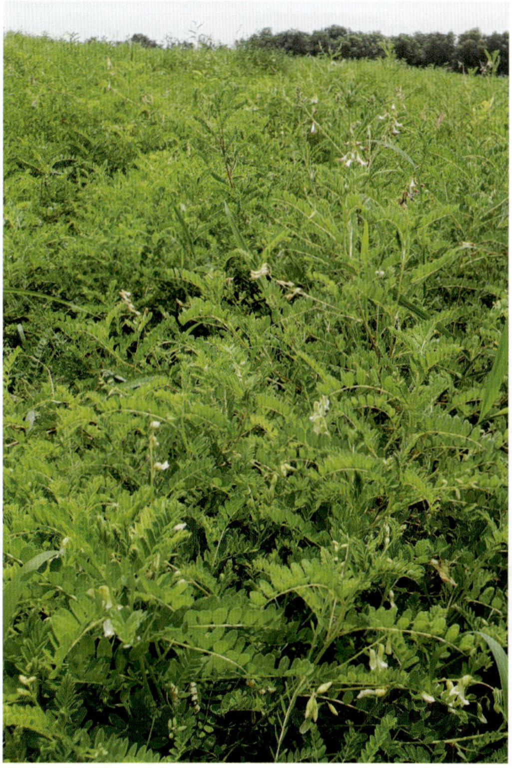
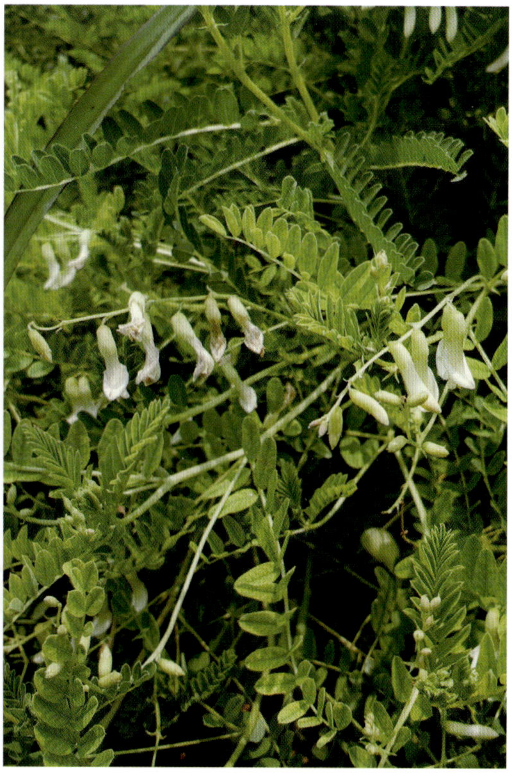

蒙古黄耆

## 识别要点

主根长而粗壮，灰白色。茎直立，上部多分枝，被白色柔毛。叶面无毛，叶背密被白色短柔毛。总状花序腋生，有多花；花序梗、花柄密被棕色或黑色柔毛；花萼钟状，外面密生短柔毛。荚果长圆柱状卵形，膜质，膨胀；先端有短喙，具长子房柄和显著网纹，无毛，下垂。

# 皂　荚

*Gleditsia sinensis* Lam.

| | |
|---|---|
| ·科　名　豆科 Fabaceae | ·属　名　皂荚属 *Gleditsia* |
| ·生活型　乔木 | ·花果期　花期 3~5 月，果期 5~12 月 |

【别　　名】山皂荚、荚角刺（连云港）。

【生境分布】生于路边、沟旁、村舍旁的向阳处。分布于全省各地，尤以江苏南部为多。

【功　　用】**（1）成熟果实（大皂角）、不育果实（猪牙皂）：**辛、咸，温；有小毒。归肺、大肠经。祛痰开窍，散结消肿。主治中风口噤，昏迷不醒，癫痫痰盛，关窍不通，喉痹痰阻，顽痰喘咳，咳痰不爽，大便燥结；外治痈肿。**（2）棘刺（皂角刺）：**辛，温。归肝、胃经。消肿托毒，排脓，杀虫。主治痈疽初起，脓成不溃；外治疥癣麻风。





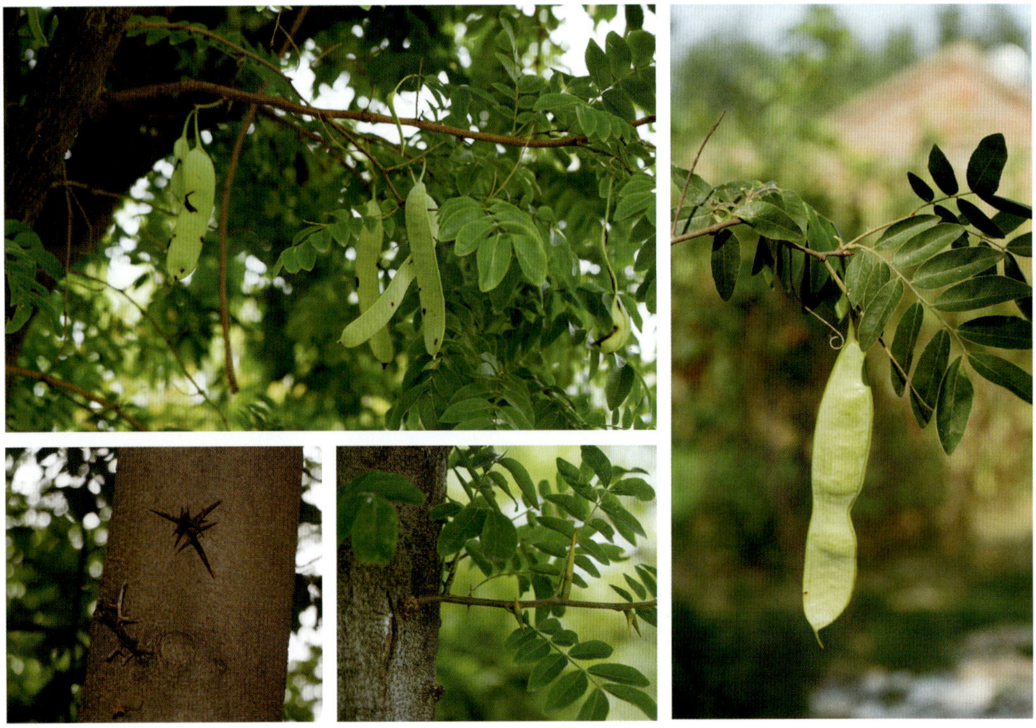

皂荚

## 识别要点

刺粗壮，圆柱形，红褐色，常有分枝。叶为一回偶数羽状复叶，簇生，叶面网脉明显。总状花序，花杂性；花萼钟状，裂片 4；花瓣 4；雄蕊（6）8；子房缝线上及基部被柔毛，柱头 2 浅裂。荚果扁平，刀鞘状长条形，不扭转，肥厚，黑棕色，常被白色粉霜。

# 葛

*Pueraria lobata* (Willd.) Ohwi

| | |
|---|---|
| ·科　名　豆科 Fabaceae | ·属　名　葛属 *Pueraria* |
| ·生活型　草质藤本 | ·花果期　花期 7~9 月，果期 10~12 月 |

【别　　名】葛藤（丹徒、连云港）、大葛藤（云台山）、葛根（连云港、靖江）、甘葛（徐州）、粉葛藤（苏州、无锡）。

【生境分布】生于山坡或疏林中。分布于全省各地。

【功　　用】**根（葛根）：**甘、辛，凉。归脾、胃、肺经。解肌退热，生津止渴，透疹，升阳止泻，通经活络，解酒毒。主治外感发热头痛，项背强痛，口渴，消渴，麻疹不透，热痢，泄泻，眩晕头痛，中风偏瘫，胸痹心痛，酒毒伤中。

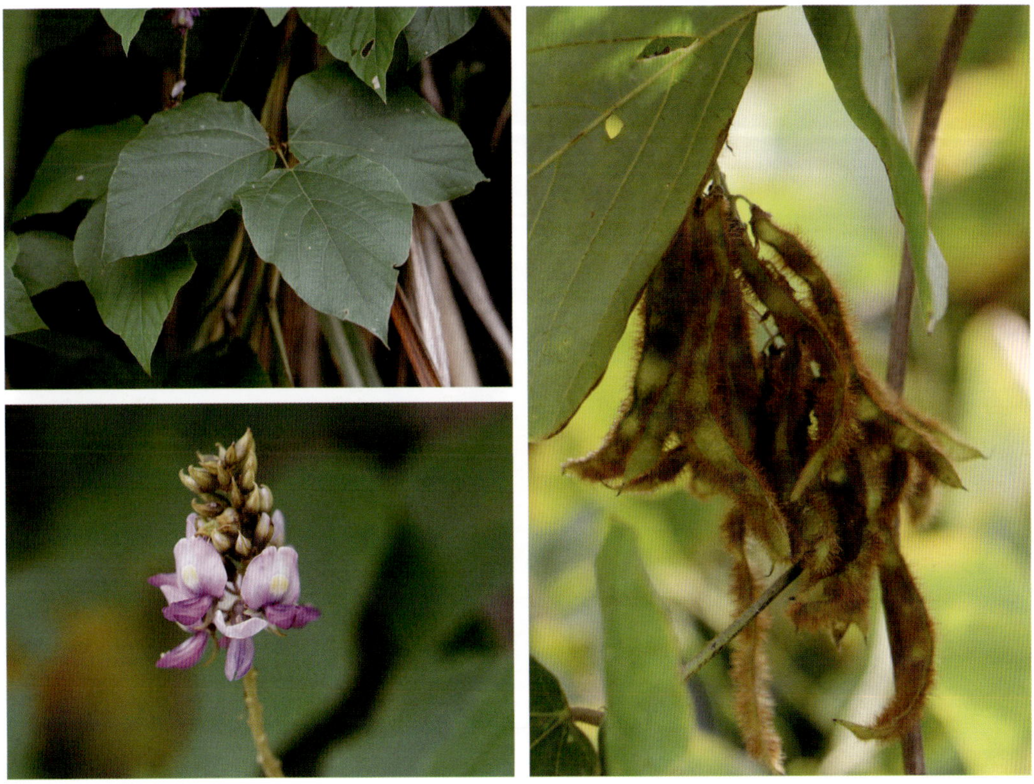

葛

## 识别要点

粗壮草质藤本，全体被黄褐色长硬毛。块根肥厚。顶生小叶菱状卵形，边缘 3 浅裂，两面被毛；侧生小叶稍小而偏斜，边缘深裂。总状花序；苞片线状披针形，小苞片卵形；萼齿披针形，比萼筒稍长，上面 2 齿合生，下面 1 齿较长，内、外面均被黄褐色柔毛；花冠顶端 2 裂，紫红色。荚果扁平，密生黄褐色长硬毛。

# 苦　参

*Sophora flavescens* Aiton

| | |
|---|---|
| ·科　名　豆科 Fabaceae | ·属　名　苦参属 *Sophora* |
| ·生活型　多年生草本或亚灌木 | ·花果期　花期 6~8 月，果期 7~10 月 |

【别　　名】小槐树（铜山）、山槐树（盱眙）、野槐树（盱眙、邳州）。

【生境分布】生于向阳山坡草、山麓、郊野、路边及溪沟边。分布于全省各地。

【功　　用】**根（苦参）：**苦，寒。归心、肝、胃、大肠、膀胱经。清热燥湿，杀虫，利尿。主治热痢，便血，黄疸尿闭，赤白带下，阴肿阴痒，湿疹，湿疮，皮肤瘙痒，疥癣麻风；外治滴虫阴道炎。

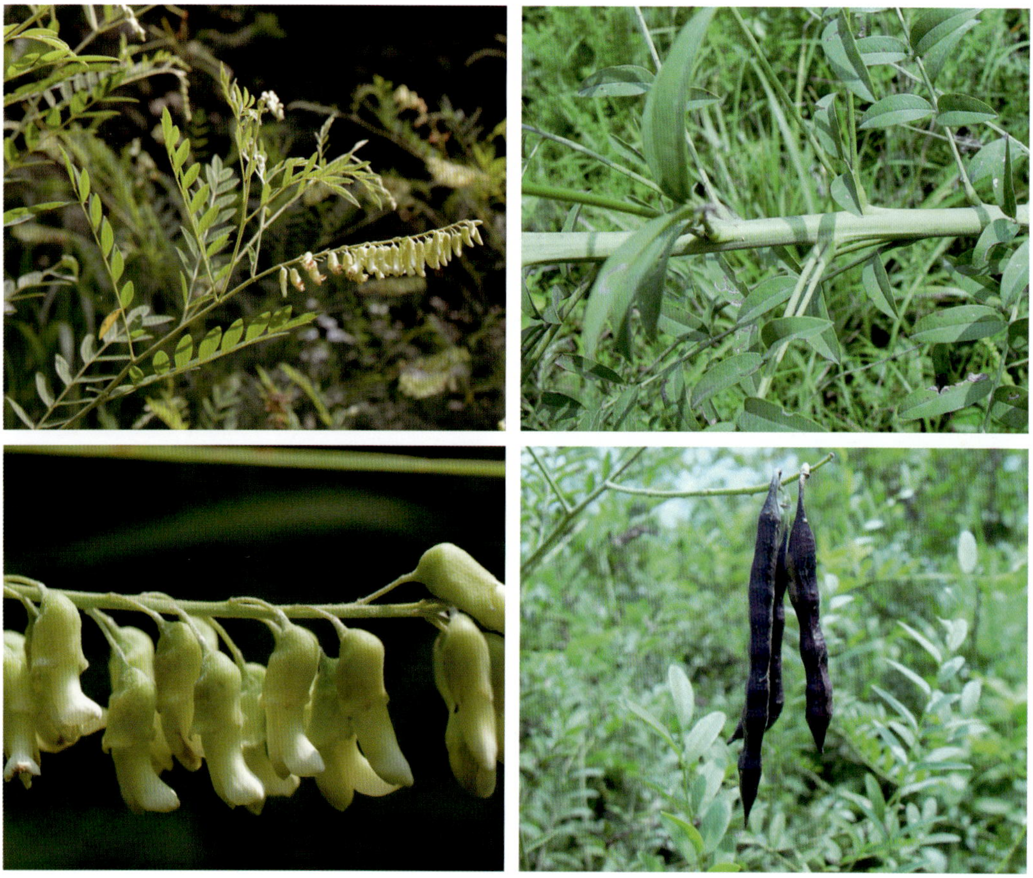

苦参

## 识别要点

主根圆柱形，外皮黄色。小叶片披针形、线状披针形，叶背被白色平伏柔毛或近无毛。总状花序顶生；花萼斜钟形，明显歪斜；花冠白色或淡黄色，旗瓣倒卵状匙形，翼瓣单侧生，皱褶几达顶部，无耳。荚果呈不明显的串珠状，稍四棱状。种子长卵圆形，稍扁，深红色。

# 牻牛儿苗

*Erodium stephanianum* Willd.

·科　名　牻牛儿苗科 Geraniaceae　　·属　名　牻牛儿苗属 *Erodium*
·生活型　多年生草本　　·花果期　花期 6~8 月，果期 8~9 月

【生境分布】生于山坡、田边、路边草丛或沟边。分布于全省各地。

【功　　用】**地上部分（老鹳草）**：辛、苦，平。归肝、肾、脾经。祛风湿，通经络，止泻痢。主治风湿痹痛，麻木拘挛，筋骨酸痛，泄泻痢疾。





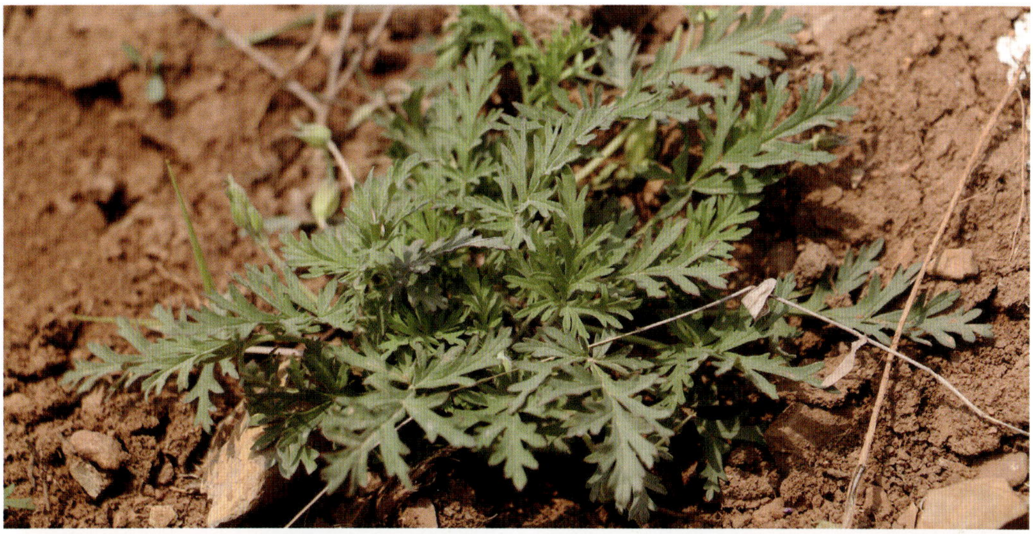

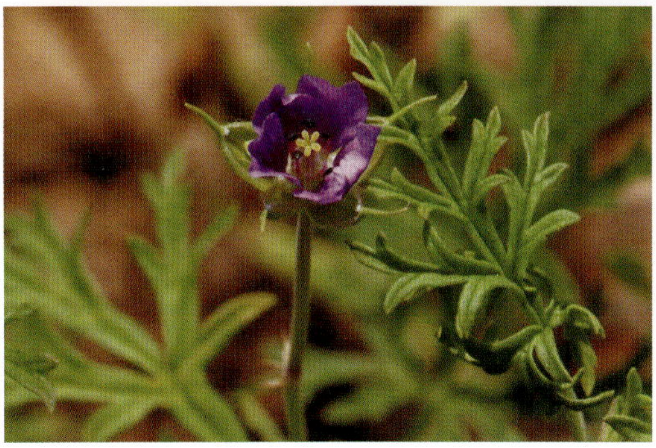

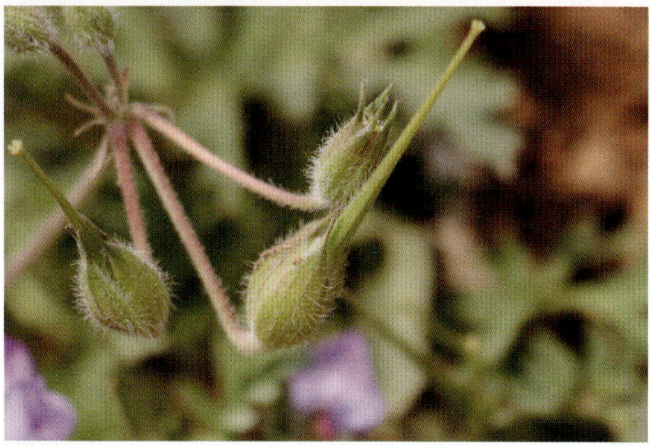

牻牛儿苗

## 识别要点

叶片二回羽状深裂至全裂，末回裂片狭条形或卵状条形，全缘或具疏齿，顶端尖，基部下延，小裂片卵状条形，全缘或疏生齿，叶面疏被伏毛，叶背被柔毛，沿脉毛被较密。伞形花序腋生，花序梗长于叶；萼片长圆状卵形，先端具长芒，被长糙毛；花瓣蓝紫色。蒴果先端具长喙，喙呈螺旋状，密被短糙毛。

# 老鹳草

*Geranium wilfordii* Maxim.

| | |
|---|---|
| ·科　名　牻牛儿苗科 Geraniaceae | ·属　名　老鹳草属 *Geranium* |
| ·生活型　多年生草本 | ·花果期　花期 6~8 月，果期 8~10 月 |

【生境分布】生于山坡草丛、平原路边和树林下。分布于全省各地。

【功　　用】同“牻牛儿苗”。

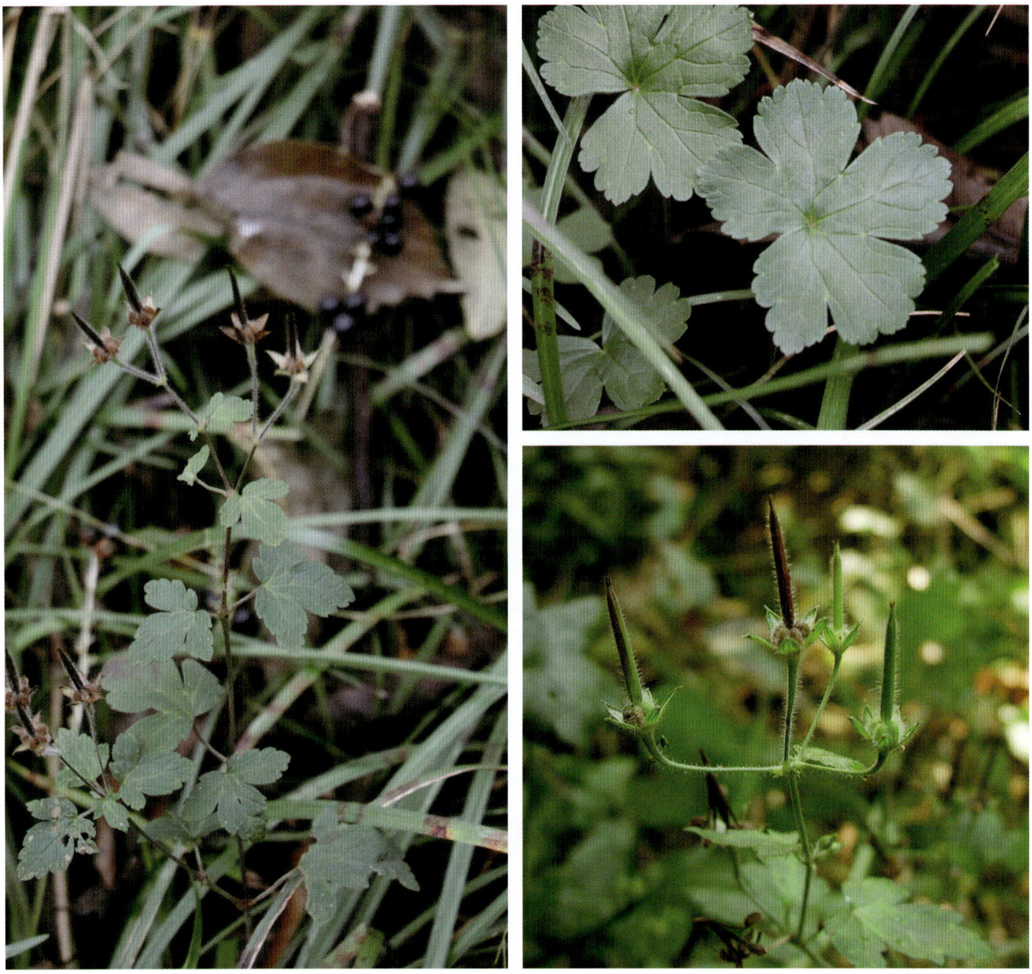

老鹳草

## 识别要点

茎、花序梗和花萼的柔毛中混生开展腺毛。茎直立，单生，假二叉状分枝，密生倒向细柔毛。基生叶对生，圆肾形，5 深裂，裂片倒卵状楔形，下部全缘，上部不规则齿裂；茎生叶常 3 裂。花序梗被倒向细柔毛，具 2 花；花瓣白色或淡红色，倒卵形，与萼片近等长；雄蕊稍短于萼片，花丝淡褐色，被缘毛。蒴果具长喙。

# 蒺　藜

*Tribulus terrestris* L.

| | |
|---|---|
| ·科　名　蒺藜科 Zygophyllaceae | ·属　名　蒺藜属 *Tribulus* |
| ·生活型　一年生草本 | ·花果期　花期 5~8 月，果期 6~9 月 |

【释　　名】蒺藜始载于《神农本草经》，列为上品。《本草纲目》草部湿草类载："叶如初生皂荚叶，整齐可爱，刺蒺藜状如赤根菜子及细菱，三角四刺，实有仁。"

【别　　名】蒺骨子（连云港），白蒺藜（仪征），蒺藜骨子、蒺拉子（徐州），血见愁、鬼头针（泗洪），野菱角（泰州），地菱儿（姜堰），地菱（高邮），小巴狗（淮安），虎狼子（苏州）。

【生境分布】生于沙地（盐碱）荒地、山坡草地或路旁。分布于全省各地，以江苏北部较为普遍。

【功　　用】**成熟果实（蒺藜）**：辛、苦，微温；有小毒。归肝经。平肝解郁，活血祛风，明目，止痒。主治头痛眩晕，胸胁胀痛，乳闭乳痈，目赤翳障，风疹瘙痒。

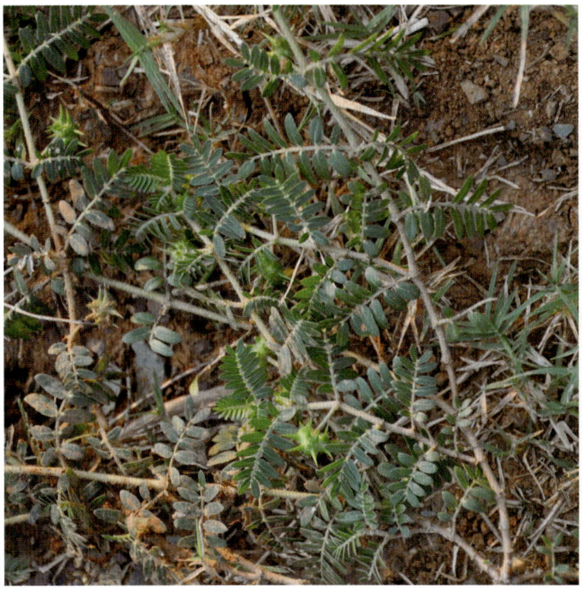

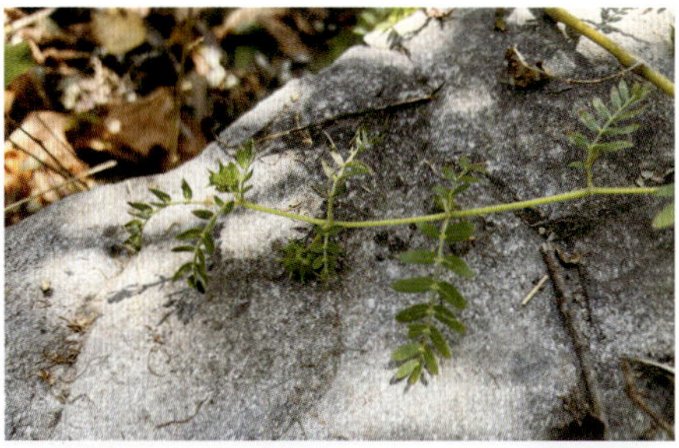

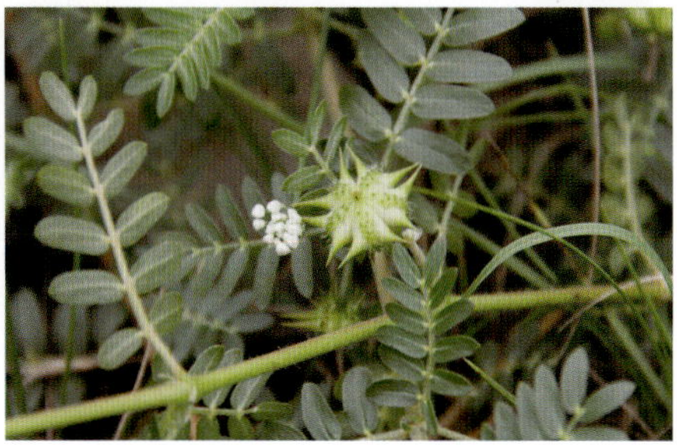

蒺藜

## 识别要点

全株被丝状毛。茎平卧。偶数羽状复叶；小叶对生，矩圆形或斜短圆形，先端锐尖或钝，基部稍偏斜，被柔毛，全缘。花腋生，花梗短于叶，花黄色。果实有分果瓣 5，中部边缘有锐刺 2 枚，下部常有小锐刺 2 枚，其余部位常有小瘤体。

# 铁苋菜

*Acalypha australis* L.

| | |
|---|---|
| ·科　名　大戟科 Euphorbiaceae | ·属　名　铁苋菜属 *Acalypha* |
| ·生活型　一年生草本 | ·花果期　花果期 4~12 月 |

【别　　名】编笠草（无锡），小耳朵草（苏州），大青草（南通），水芥、烂莲菜（连云港），蝎头棵（邳州），野麻草（南通、扬州），血旱头杆子（新沂）。

【生境分布】生于平原或山坡较湿润耕地和空旷草地，有时生于石灰岩山疏林下。分布于全省各地。

【功　　用】**全草（铁苋、血见愁）：**苦、涩，凉。归心、肺、大肠、小肠经。清热解毒，消积，止痢，止血。主治肠炎，细菌性痢疾，阿米巴痢疾，小儿疳积，尿血，便血，异常子宫出血，血淋，衄血。



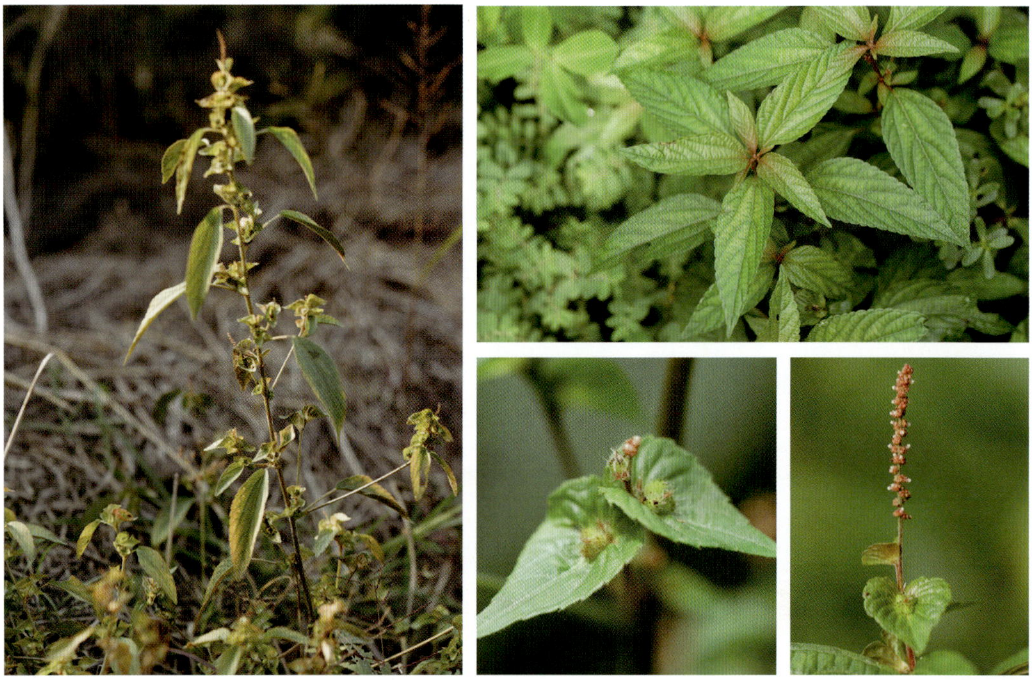

铁苋菜

## 识别要点

小枝被平伏柔毛。叶长卵形、近菱状卵形或宽披针形，先端短渐尖，基部楔形，具圆齿，被柔毛。雌雄花同序，雄花集成穗状或头状生于花序上部；雌花苞片 1~2（~4），卵状心形，花后增大，边缘具三角形齿；雌花 1~3 朵生于苞腋；雄花萼 4 枚，雌花萼 3 枚；花柱 3 枚。果皮疏生毛和小瘤体。种子卵形，假种阜细长。

# 泽　漆

*Euphorbia helioscopia* L.

| | |
|---|---|
| ·科　名　大戟科 Euphorbiaceae | ·属　名　大戟属 *Euphorbia* |
| ·生活型　一年生草本 | ·花果期　花果期 4~10 月 |

【释　　名】泽漆始载于《神农本草经》，列为下品，《名医别录》载：“一名漆茎，大戟苗也。生太山川泽。”陶弘景说：“此是大戟苗，生时摘叶有白汁，故名泽漆。”《本草纲目》列入草部毒草类，载：“春生苗，一科分枝成丛，柔茎……叶圆而黄绿，颇似猫睛，故名猫儿眼；茎头凡五叶……中抽小茎五枝，每枝开细花青绿色，复有小叶承之，齐整如一，故又名五凤草。”

【别　　名】乳浆草（《江苏省植物药材志》）、猫儿眼（徐州）、九头狮子草（高邮）、五点草（镇江）、五灯头草（无锡）、苦丁草（金湖）。

【生境分布】生于山沟、路旁、荒野和山坡。分布于全省各地。

【功　　用】**全草（泽漆）**：辛、苦，寒；有毒。归肺、大肠、小肠经。行水消肿，化痰止咳，解毒杀虫。主治水气肿满，痰饮咳嗽，疟疾，细菌性痢疾，瘰疬，结核性瘘管，骨髓炎。

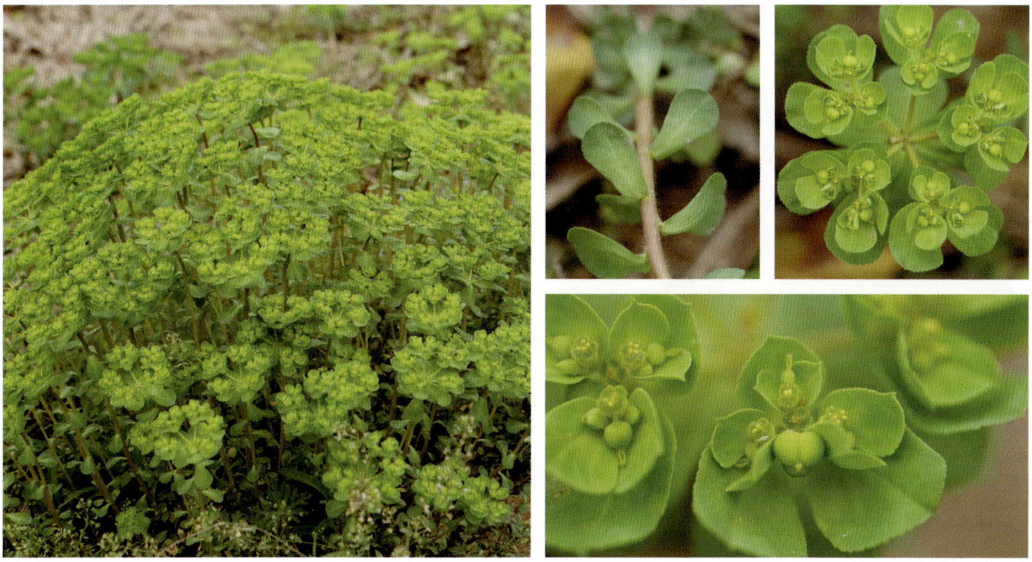

泽漆

## 识别要点

茎直立。叶互生，倒卵形或匙形，先端具牙齿；总苞叶 5 枚，倒卵状长圆形；苞叶 5 枚，卵圆形。花序单生，有柄或近无柄；总苞钟状，边缘 5 裂，裂片半圆形，边缘和内侧具柔毛，腺体 4，盘状，中部内凹，盾状着生于总苞边缘，具短柄，淡褐色。蒴果三棱阔圆球状，光滑，无毛。种子卵球状。

# 地 锦

*Euphorbia humifusa* Wild.

·科　名　大戟科 Euphorbiaceae　　·属　名　大戟属 *Euphorbia*

·生活型　一年生草本　　·花果期　花果期 5~10 月

【释　　名】地锦原名“地朕”，始载于《名医别录》，曰：“一名承夜，一名夜光，三月采。”唐代《本草拾遗》载：“地朕，一名地锦，一名地噤。叶光净，露下有光，蔓生，节节著地。”北宋《嘉祐本草》另立“地锦草”条，载：“生近道、田野，出滁州者尤良，茎叶细弱，蔓延于地，茎赤，叶青紫色，夏中茂盛，六月开红花，结细实。”

【别　　名】奶花草（《江苏植物名录》）、铺地锦（连云港、铜山）、红丝草（泰兴）、花被单（启东、海门）。

【生境分布】生于原野、路旁、田间、沙丘、海滩、山坡等地。分布于全省各地。

【功　　用】**全草（地锦草）**：辛，平。归肝、大肠经。清热解毒，凉血止血，利湿退黄。主治痢疾，泄泻，咯血，尿血，便血，崩漏，疮疖痈肿，湿热黄疸。

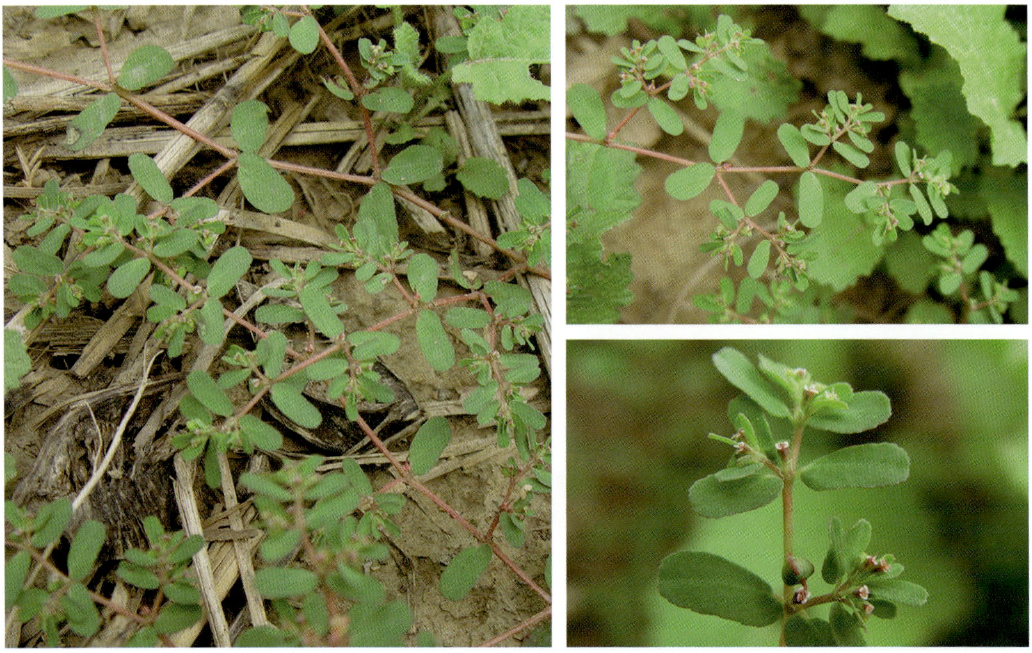

地锦

## 识别要点

茎匍匐，基部以上多分枝，基部常红色或淡红色。叶对生，矩圆形或椭圆形，先端钝圆，基部偏斜，略渐狭，边缘常于中部以上具细锯齿。花序单生叶腋；总苞陀螺状，边缘 4 裂，裂片三角形，腺体 4，长圆形，边缘具白色或淡红色肾形附属物。蒴果三棱状卵球形，花柱宿存。种子三棱状卵球形，每个棱面无横沟；无种阜。

# 甘肃大戟

*Euphorbia kansuensis* Prokh.

·科　名　大戟科 Euphorbiaceae　　·属　名　大戟属 *Euphorbia*
·生活型　多年生草本　　·花果期　花果期 4~6 月

【别　　名】月腺大戟（《江苏植物志》）、狼毒（徐州、靖江、镇江）、土大黄（镇江）。

【生境分布】生于山坡、草丛、沟谷、灌丛或林缘等处。分布于全省各地。

【功　　用】**根（狼毒）：**辛，平；有毒。归肝、脾经。散结，杀虫。主治淋巴结结核，皮癣，灭蛆。



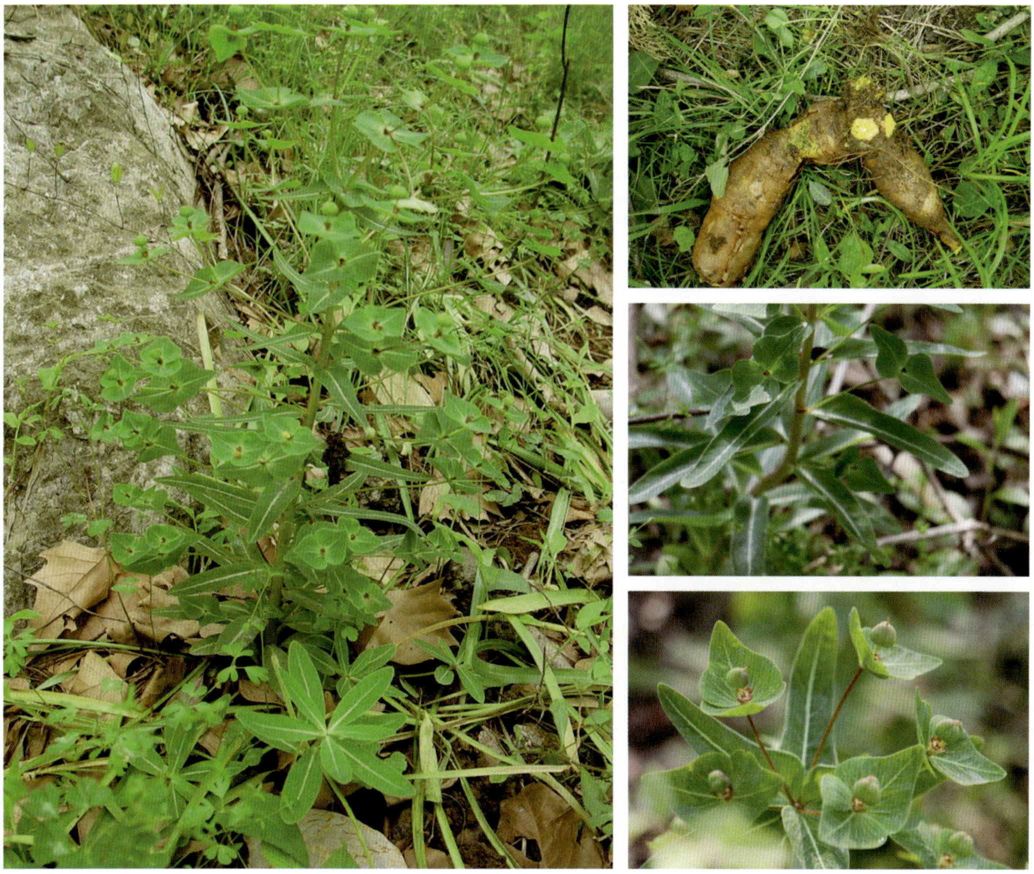

甘肃大戟

## 识别要点

全株无毛。根圆柱形，肉质。叶长圆形、线形、线状披针形或倒披针形，变化较大，叶背疏生白色柔毛；总苞叶 3~5（~8）枚，同茎生叶；苞叶 2 枚，卵状三角形。花序单生于二歧分枝顶端；总苞钟状，边缘 4 裂，裂片全缘；腺体 4，半圆形，暗褐色。

# 大　戟

*Euphorbia pekinensis* Rupr.

| | |
|---|---|
| ·科　名　大戟科 Euphorbiaceae | ·属　名　大戟属 *Euphorbia* |
| ·生活型　多年生草本 | ·花果期　花期5~8月，果期6~9月 |

【别　　名】京大戟（《江苏植物名录》），小狼毒、通气草（铜山），大猫儿草（睢宁、邳州、铜山），红芽大戟（盱眙），将军草、膨胀草（南京），龙虎草（扬州），九头狮子草（镇江），迫水龙（宜兴），黄芽大戟、羊奶奶草（苏州）。

【生境分布】生于山坡、路旁、荒地、草丛、林缘。分布于全省各地。

【功　　用】**根（京大戟）**：苦，寒；有毒。归肺、脾、肾经。泻水逐饮，消肿散结。主治水肿胀满，胸腹积水，痰饮积聚，气逆咳喘，二便不利，痈肿疮毒，瘰疬痰核。

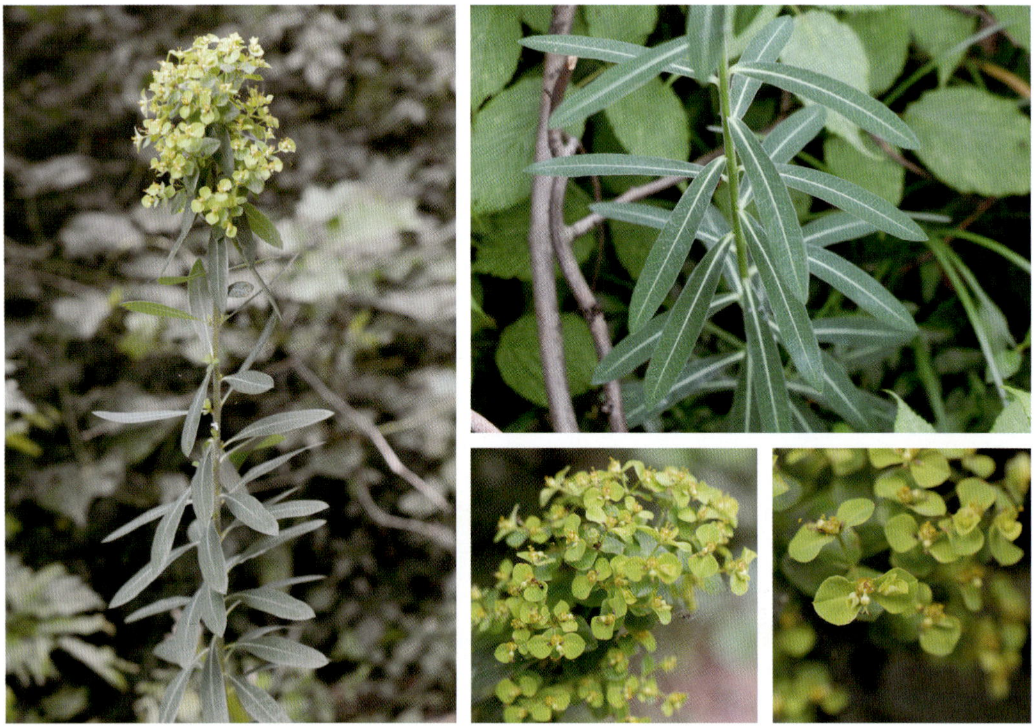

大戟

## 识别要点

总苞叶4~7枚，长椭圆形；苞叶2枚，近卵圆形。花序单生二歧分枝顶端，无梗；总苞杯状，边缘4裂，裂片半圆形，腺体4，半圆形或肾状圆形，淡褐色；雄花多数，伸出总苞；雌花1，花柱分离。蒴果球形，疏被瘤状突起。种子卵圆形，暗褐色，腹面具浅色条纹。

# 一叶萩

*Flueggea suffruticosa* (Pall.) Baill.

| | |
|---|---|
| ·科　名　大戟科 Euphorbiaceae | ·属　名　白饭树属 *Flueggea* |
| ·生活型　灌木 | ·花果期　花期 3~8 月，果期 6~11 月 |

【别　　名】叶底珠。

【生境分布】生于山坡灌丛中或山沟、路边。分布于江苏有山地丘陵的地区。

【功　　用】**嫩枝叶或根（一叶萩、叶底珠）：**辛、苦，微温；有小毒。祛风活血，益肾强筋。主治风湿腰痛，四肢麻木，阳痿，小儿疳积，面神经麻痹，小儿麻痹后遗症。





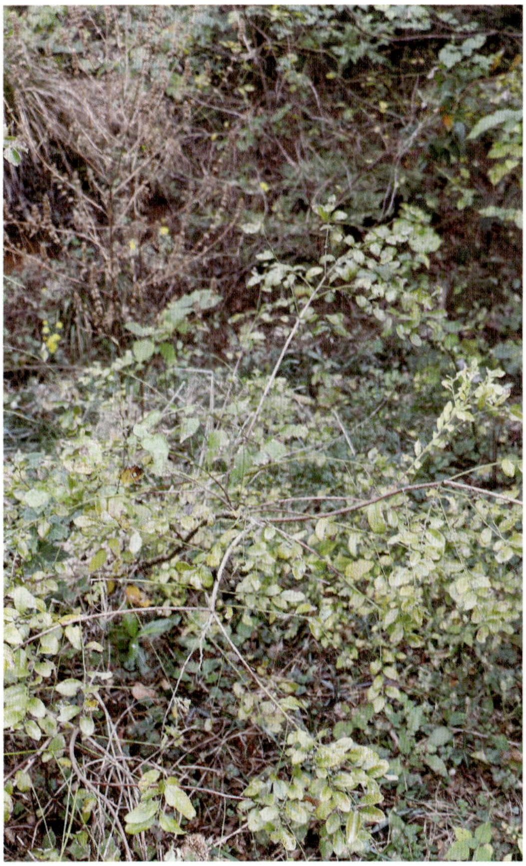

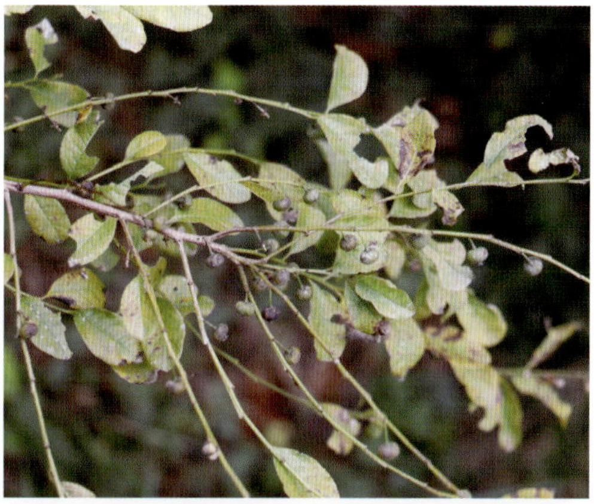

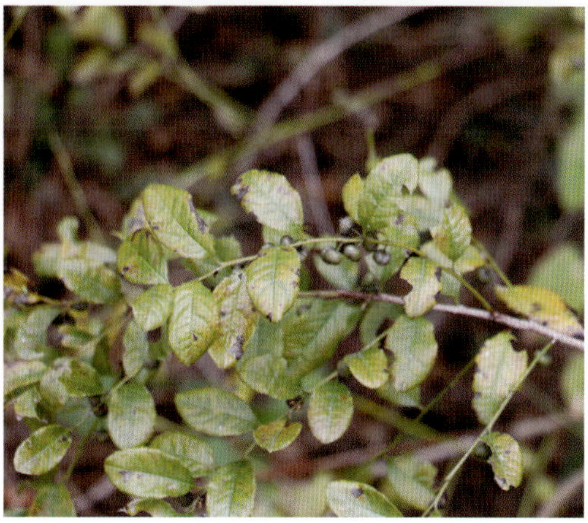

一叶萩

## 识别要点

多分枝。叶纸质，椭圆形或长椭圆形，全缘或间有不整齐波状齿或细齿，叶背淡绿色；托叶卵状披针形，宿存。雌雄异株，花簇生叶腋；雄花 3~18 朵簇生；萼片 5；雄蕊 5；花盘腺体 5；雌花萼片 5，退化雌蕊圆柱形；花盘盘状，全缘或近全缘。果实三棱状扁球形，成熟时淡红褐色，有网纹，3 爿裂，具宿存萼片。

# 算盘子

*Glochidion puberum* (L.) Hutch.

| | |
|---|---|
| ·科　名　大戟科 Euphorbiaceae | ·属　名　算盘子属 *Glochidion* |
| ·生活型　灌木 | ·花果期　花期 4~8 月，果期 7~11 月 |

【释　　名】《植物名实图考》载："野南瓜，一名算盘子，一名柿子椒。抚、建、赣南、长沙山坡皆有之。高尺余，叶附茎……叶微厚硬，茎下开四出小黄花，结实如南瓜，形小于凫茈，秋后迸裂，子缀壳上如丹珠。土人取茎及根治痢证。"

【别　　名】算盘珠（连云港）、小孩拳（连云港、邳州、铜山）、馒头果（苏州）、野南瓜（宜兴）、红娘子果（盱眙）、算盘珠子（南通）。

【生境分布】生于山坡灌木丛中或林缘。分布于全省各地。

【功　　用】**果实（算盘子）**：苦，凉；有小毒。清热利湿，祛风活络。主治细菌性痢疾，肠炎，白浊带下，睾丸偏坠。





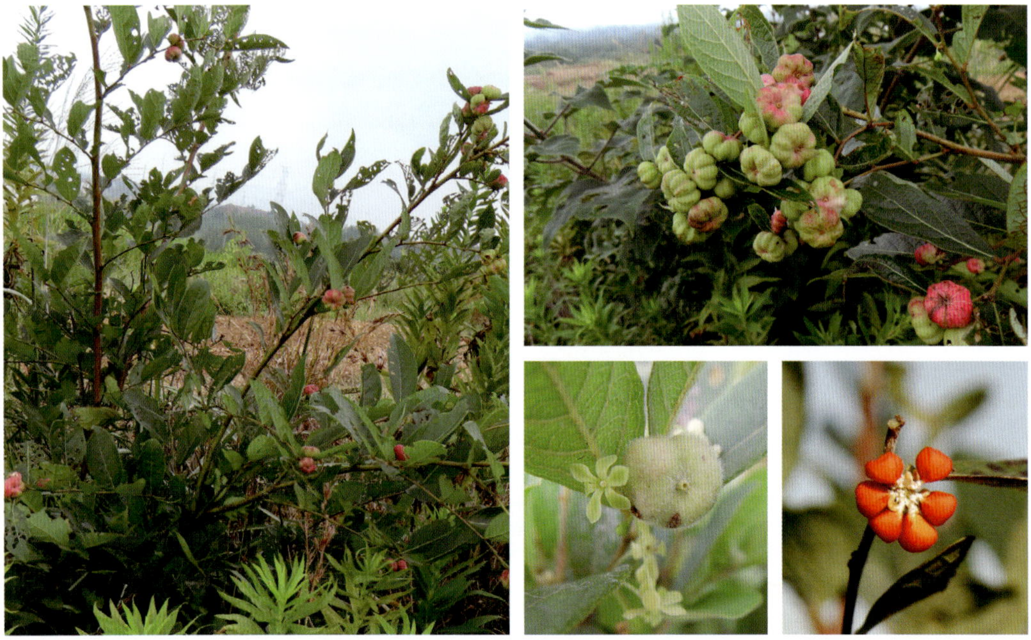

算盘子

## 识别要点

全株大部密被柔毛。叶长圆形、长卵形或倒卵状长圆形；托叶三角形。雌雄同株或异株，2~5 朵簇生叶腋，雄花束常生于小枝下部，雌花束在上部，有时同生于叶腋；雄花萼片 6，窄长圆形或长圆状倒卵形，雄蕊 3，合生成圆柱状；雌花萼 6，花柱合生成环状。蒴果扁球状，成熟时带红色，花柱宿存。种子近肾形，具 3 棱，红色。

# 白背叶

*Mallotus apelta* (Lour.) Müll. Arg.

| | |
|---|---|
| ·科　名　大戟科 Euphorbiaceae | ·属　名　野桐属 *Mallotus* |
| ·生活型　小乔木或灌木状 | ·花果期　花期 6~9 月，果期 8~11 月 |

【生境分布】生于山坡或山谷灌丛中。分布于南京、镇江、无锡、苏州等地。

【功　　用】**（1）根（白背叶根）：** 微苦、涩，平。归肝、脾经。清热，祛湿，收涩，消瘀。主治肝炎，肠炎，淋浊，带下病，脱肛，子宫脱垂，肝脾肿大，跌打扭伤。

**（2）叶（白背叶）：** 苦，平。清热，解毒，祛湿，止血。主治蜂窝织炎，化脓性中耳炎，鹅口疮，湿疹，跌打损伤，外伤出血。

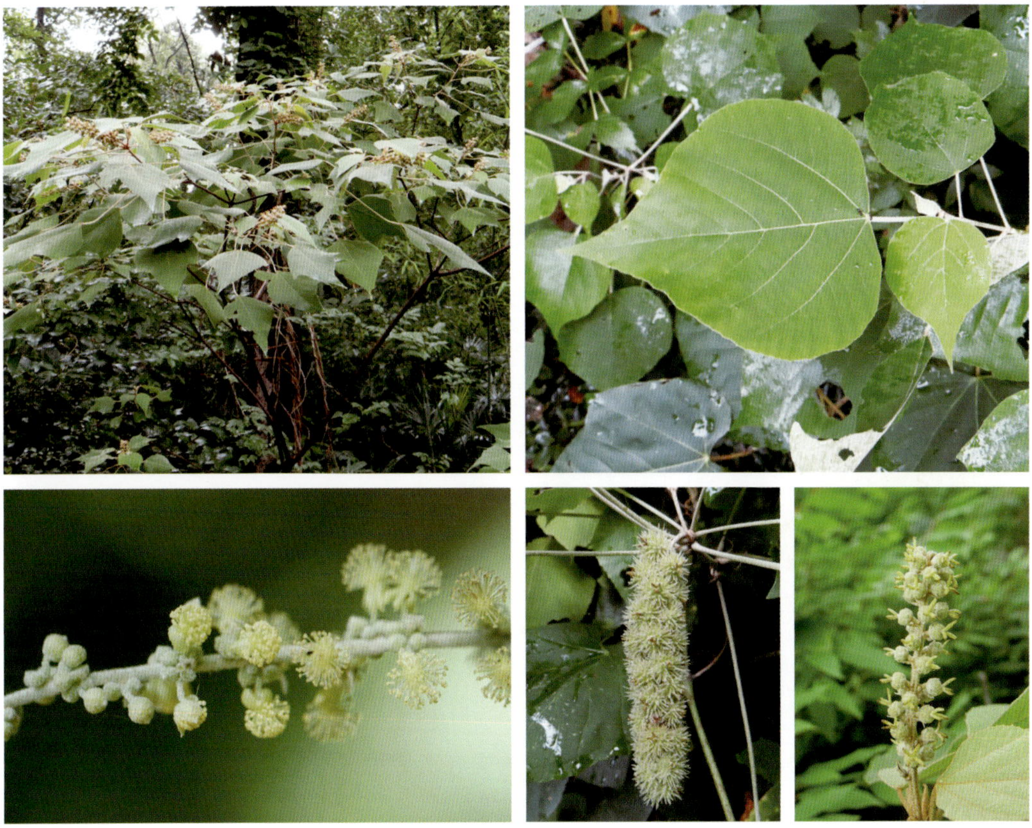

白背叶

## 识别要点

小枝、叶柄和花序均密被淡黄色星状柔毛和散生橙黄色颗粒状腺体。叶片基部平截或稍心形，边缘具疏浅齿，叶背被灰白色星状绒毛，散生橙黄色颗粒状腺体，基出脉 3 条，基部近叶柄处有褐色斑状腺体 2 个。雄花序为圆锥花序或穗状花序，雌花序穗状。蒴果近球形，密生线形软刺。

# 叶下珠

*Phyllanthus urinaria* L.

| | |
|---|---|
| ·科　名　大戟科 Euphorbiaceae | ·属　名　叶下珠属 *Phyllanthus* |
| ·生活型　一年生草本 | ·花果期　花期 4~6 月，果期 7~11 月 |

【别　　名】夜合珍珠（江苏）。

【生境分布】生于海拔 500 m 以下旷野平地旱田、山地路旁或林缘。分布于全省各地。

【功　　用】**全株（叶下珠）：**微苦、甘、酸，凉。归肝、脾、肾经。清热利尿，明目，消积。主治尿路结石，小儿疳积，肝炎，黄疸。为治痢要药。





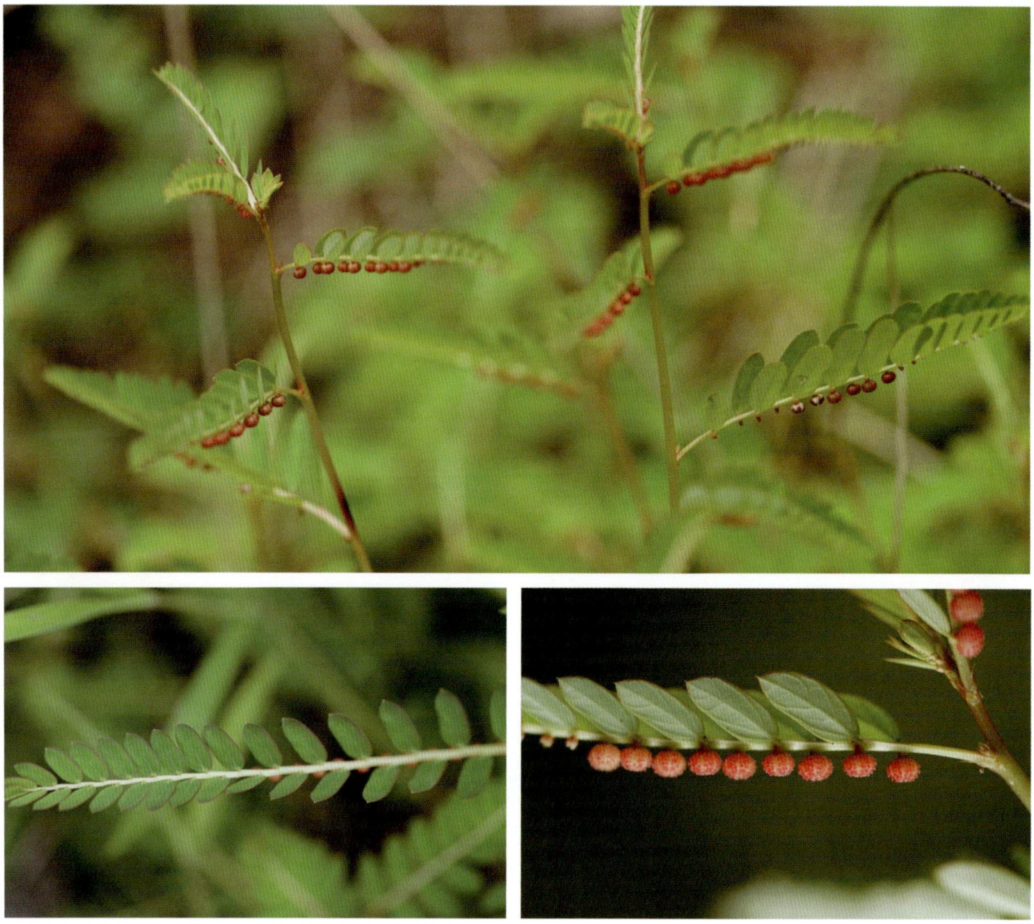

叶下珠

## 识别要点

基部多分枝。叶纸质，长圆形或倒卵形，叶背灰绿色，近边缘有 1~3 列短粗毛，侧脉 4~5 对；叶柄极短，托叶卵状披针形。雌雄同株；雄花 2~4 朵簇生叶腋，常仅上面 1 朵开花；基部具苞片 1~2 枚；萼片 6，倒卵形；雄蕊 3，花丝合生成柱；花盘腺体 6，分离。蒴果球形，红色，具小凸刺，花柱和萼片宿存。

# 乌 柏

*Sapium sebiferum* (L.) Dum.

·科　名　大戟科 Euphorbiaceae　　·属　名　乌桕属 *Sapium*
·生活型　乔木　　·花果期　花期 4~8 月，果期 10~11 月

【别　　名】柏油树、白蜡树（连云港），桠树（如东），木君子叶（苏州）。

【生境分布】生于旷野、村旁、路边、堤岸或疏林中。全省各地均有野生或栽培。

【功　　用】**（1）根皮或树皮（乌桕木根皮）：** 微苦，寒；有毒。归肺、肾、胃、大肠经。破积逐水，杀虫解毒。主治大腹水肿，肝硬化腹水，血吸虫病腹水，水肿。**（2）叶（乌桕叶）：** 苦，微温；有毒。归肺、肾、胃、大肠经。泻下逐水，消肿散瘀，解毒杀虫。主治湿疹，疥癣，大小便不利。

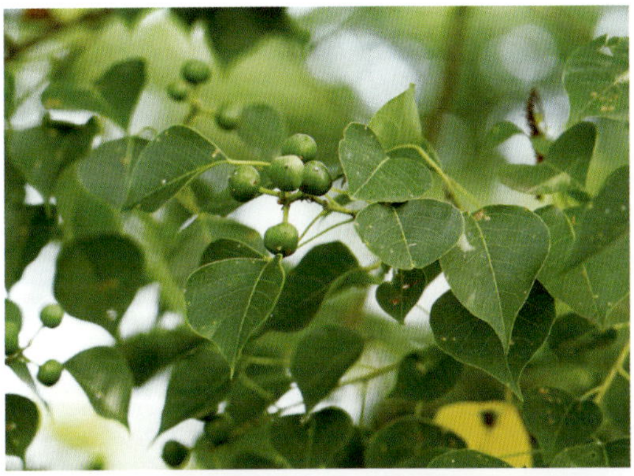
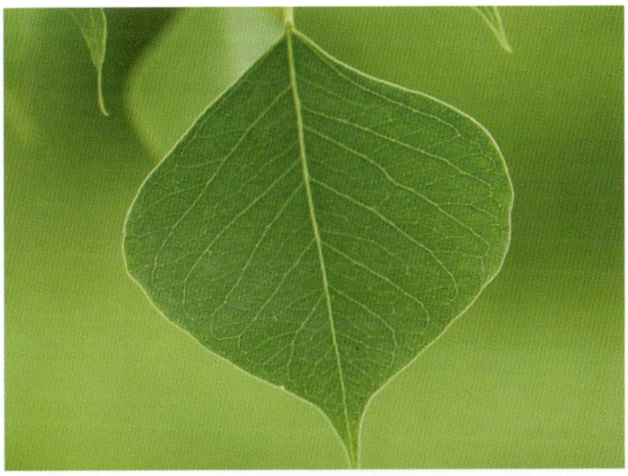
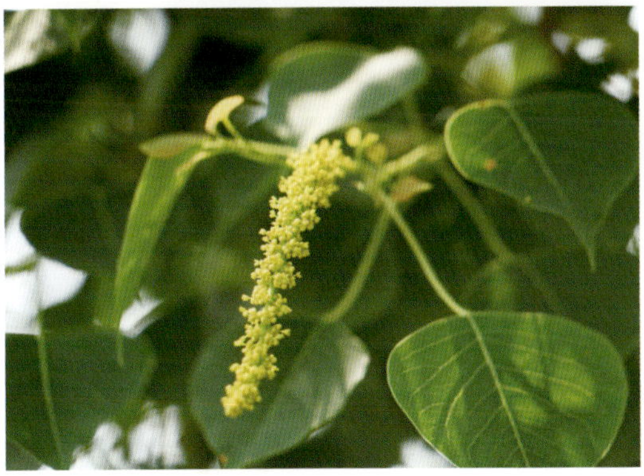
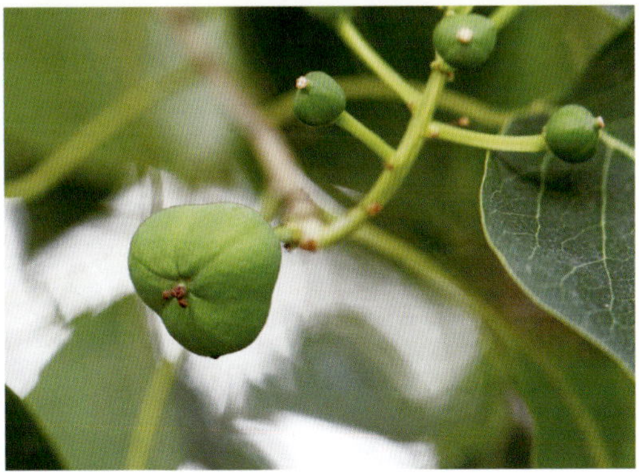

乌桕

识别要点

植株具乳状汁液。叶互生；叶片纸质，菱形、菱状卵形或稀有菱状倒卵形，叶柄顶端具 2 腺体。雌雄同株，聚集成顶生总状花序；雌花通常生于花序轴最下部；雄花苞片基部两侧各具一近肾形的腺体，每一苞片内具 10~15 朵花；雌花每一苞片内仅雌花 1 朵，子房 3 室。蒴果梨状球形，成熟时黑色。种子黑色，外被白色蜡质假种皮。

# 地构叶

*Speranskia tuberculata* (Bunge) Baill.

| | |
|---|---|
| ·科　名　大戟科 Euphorbiaceae | ·属　名　地构叶属 *Speranskia* |
| ·生活型　多年生草本 | ·花果期　花果期 5~9 月 |

【别　　名】珍珠透骨草（江苏）、透骨草（徐州）。

【生境分布】生于山坡草丛或灌丛中。分布于徐州、连云港（东海）等地。

【功　　用】**全草（透骨草、珍珠透骨草）：**辛，温。归肝、肾经。祛风除湿，舒筋活血，散瘀消肿，解毒止痛。主治风湿痹痛，周身筋骨痛，腰腿痛，寒湿脚气，肢体瘫痪；外治一切风湿，毒疮。



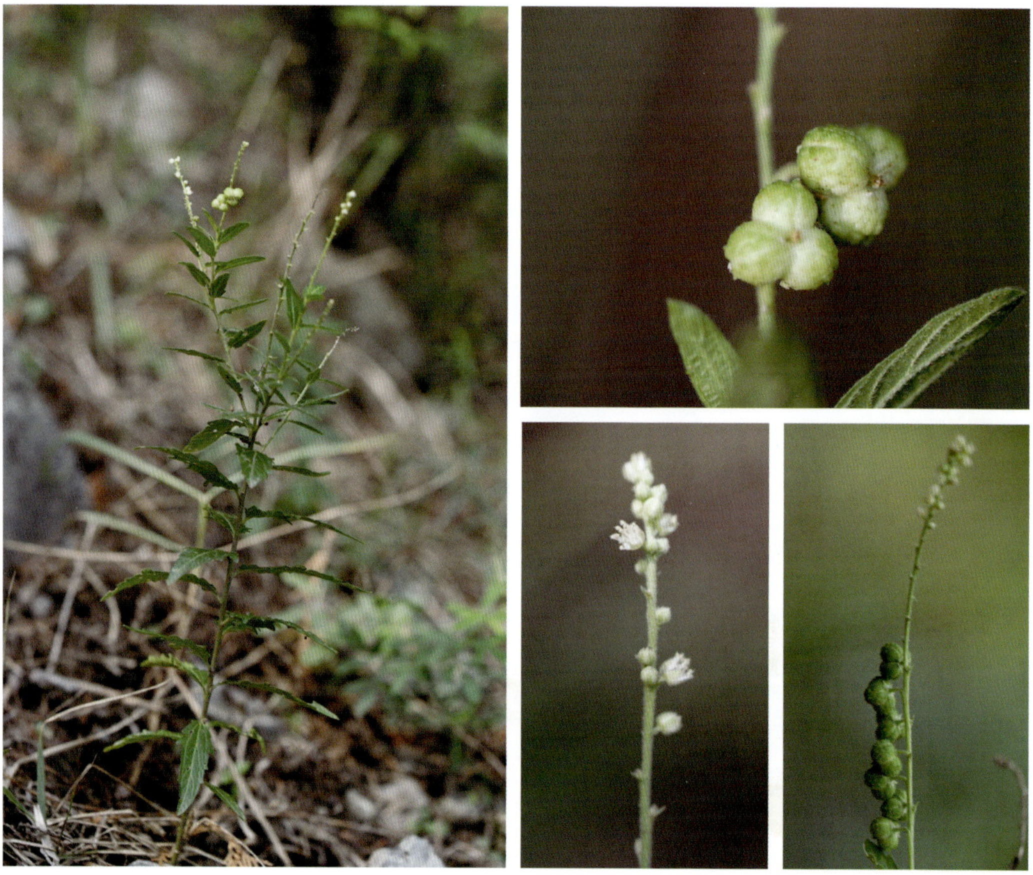

地构叶

## 识别要点

茎被伏贴软柔毛。叶片纸质，边缘具疏离圆齿或有时深裂，齿端具腺体。总状花序，上部有雄花 20~30 朵，下部雌花 6~10 朵；位于花序中部的雌花两侧有时具雄花 1 或 2 朵；雄花 2~4 朵或雌花 1 或 2 朵聚生苞腋；花瓣倒心形，具爪；花柱 3，各 2 深裂，裂片呈羽状撕裂。蒴果扁球形，具瘤状突起，被柔毛。

# 白　鲜

*Dictamnus dasycarpus* Turcz.

·科　名　芸香科 Rutaceae　　·属　名　白鲜属 *Dictamnus*
·生活型　多年生草本　　·花果期　花期 5 月，果期 8~9 月

【释　　名】宋代《本草图经》载："生上谷川谷及冤句，今河中、江宁府、滁州、润州亦有之……茎青，叶稍白如槐，亦似茱萸。四月开花淡紫色，似小蜀葵。根似蔓菁，皮黄白而心实，四月、五月采根，阴干用。"

【别　　名】大茴香、野花椒皮（睢宁），臭骨头、臭根皮（盱眙），白舌皮（丹阳）。

【生境分布】生于山坡丛林中。分布于连云港、淮安（盱眙）、南京等地。

【功　　用】**根皮（白鲜皮）：**苦，寒。归脾、胃、膀胱经。清热燥湿，祛风解毒。主治湿热疮毒，黄水淋漓，湿疹，风疹，疥癣疮癞，风湿热痹，黄疸尿赤。





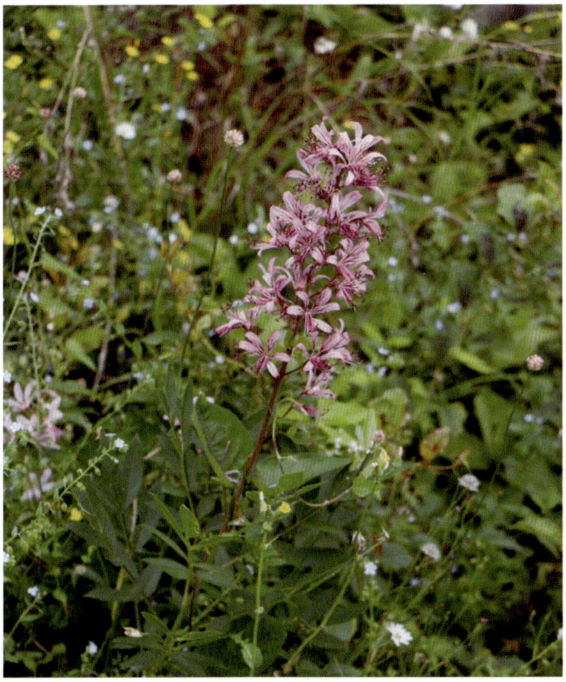
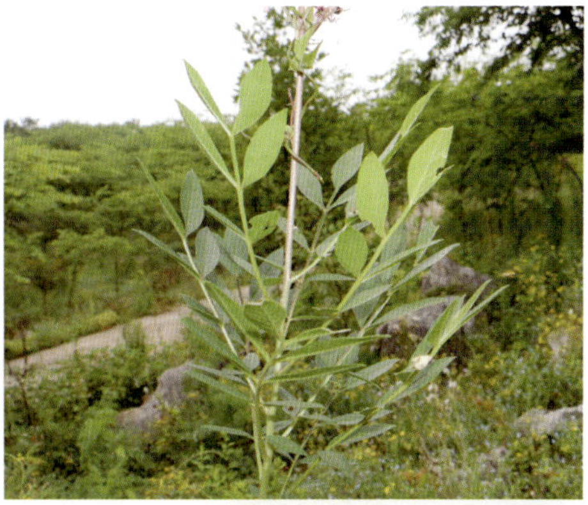
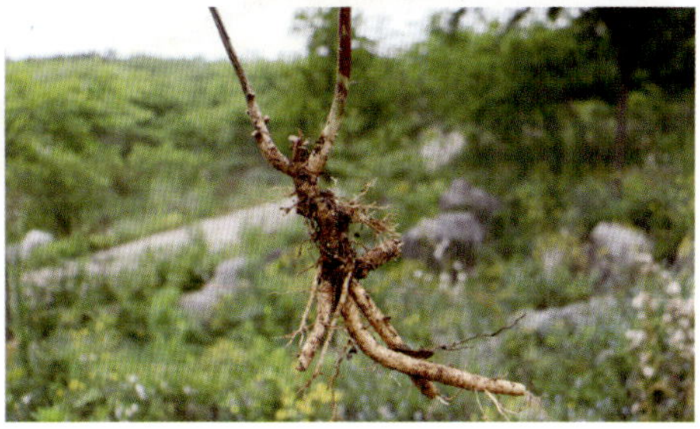

白鲜

## 识别要点

幼嫩部分被柔毛及凸起油腺点。复叶叶轴具窄翅；小叶 9~13，椭圆形、长圆形或长圆状披针形，上面密被油腺点。总状花序顶生；花瓣白色带紫红色或粉红色带深紫红色脉纹，倒披针形；萼片及花瓣均密生透明油腺点。蒴果 5 瓣裂，果瓣长约 1 cm，具尖喙。

# 枳

*Poncirus trifoliata* (L.) Raf.

·科　名　芸香科 Rutaceae　　·属　名　枳属 *Poncirus*
·生活型　小乔木　　·花果期　花期 5~6 月，果期 10~11 月

【释　　名】枳入药名为枳实，始载于《神农本草经》。《本草纲目》另载有枸橘（别名臭橘），曰："枸橘处处有之，树、叶并与橘同，但干多刺。三月开白花，青蕊不香，结实大如弹丸，形如枳实而壳薄，不香。人家多收种为藩篱，亦或收小实，伪充枳实及青橘皮售之，不可不辨。"

【别　　名】臭辣子、臭杞（连云港），臭桔（睢宁、邳州），江桔（淮安），枸桔梨（苏州），钢桔子（泰州、盱眙），铁泥寨（海安）。

【生境分布】分布于连云港、扬州、南京、镇江、苏州等地。

【功　　用】**（1）果实（枸橘）：**辛、苦，温。归肝、胃经。疏肝和胃，理气止痛，解酒毒。主治胸腹胀满，胃痛，疝气，睾丸肿胀，乳房结核，子宫脱垂，跌打损伤，酒毒。

**（2）叶（枸橘叶）：**辛，温。行气，消结，止呕。主治噎膈，反胃，呕吐，口疮。

**（3）种子（枸橘核）：**止血。主治肠风下血不止。

**（4）棘刺（枸橘刺）：**止痛。主治风虫牙痛。

**（5）树皮和枝茎：**主治水胀，暴风（卒中急风），骨节疼痛。

**（6）根皮（枳根皮）：**敛血，止痛。主治痔疾便血。

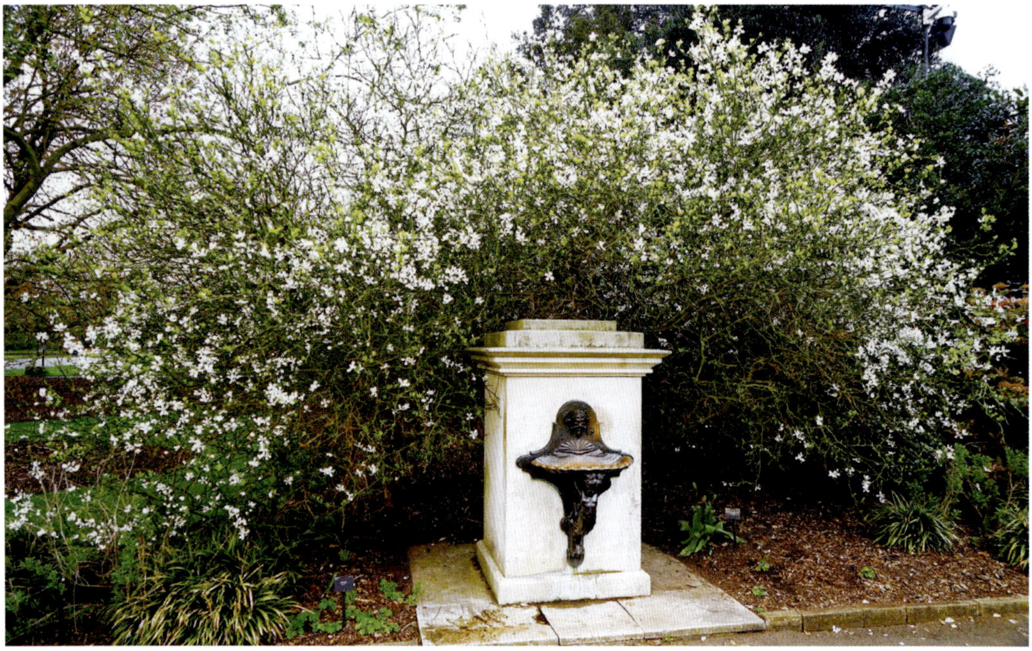

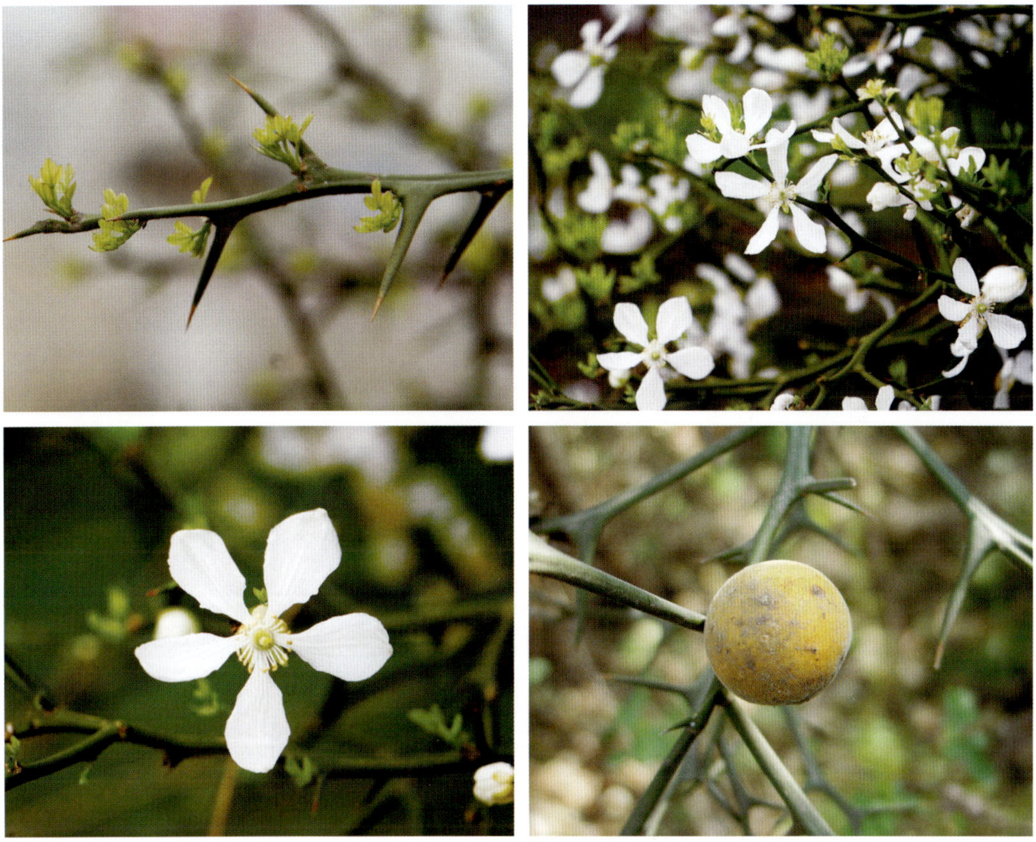

枳

**识别要点**

枝绿色，嫩枝扁，有纵棱，刺长达 4 cm，刺尖干枯状，红褐色，基部扁平。叶柄有狭长的翼叶，通常指状三出叶，稀 4~5 小叶，叶缘有细钝裂齿或全缘。花单朵或成对腋生，先叶开放，也有先叶后花的，有完全花及不完全花。果实近圆球形或梨形，果心充实，果肉含黏液，微有香橼气味，甚酸且苦，带涩味。种子阔卵形。

# 竹叶花椒

*Zanthoxylum armatum* DC.

| | |
|---|---|
| ·科　名　芸香科 Rutaceae | ·属　名　花椒属 *Zanthoxylum* |
| ·生活型　小乔木或灌木 | ·花果期　花期 4~5 月，果期 8~10 月 |

**【释　　名】**宋代《本草图经》云："陆玑疏云，椒似茱萸，有针刺，茎、叶坚而滑，蜀人作茶，吴人作茗，皆合煮其叶以为香。今成皋诸山谓之竹叶椒，其木亦如蜀椒，少毒热，不中合药，可著饮食中。"

【别　　名】川椒（铜山）、花椒（苏州）。

【生境分布】生于山坡、丘陵的丛林或荒草中。分布于扬州、南京、镇江、无锡（宜兴）、苏州等地。

【功　　用】**根、树皮和果实（竹叶椒）：**辛、微苦，温；有小毒。归脾、胃经。温中理气，祛风除湿，活血止痛，解毒。主治脘腹冷痛，感冒头痛，风寒咳喘，风湿关节痛，腰痛，毒蛇咬伤。本品果实常有混入花椒或作为花椒代用品。

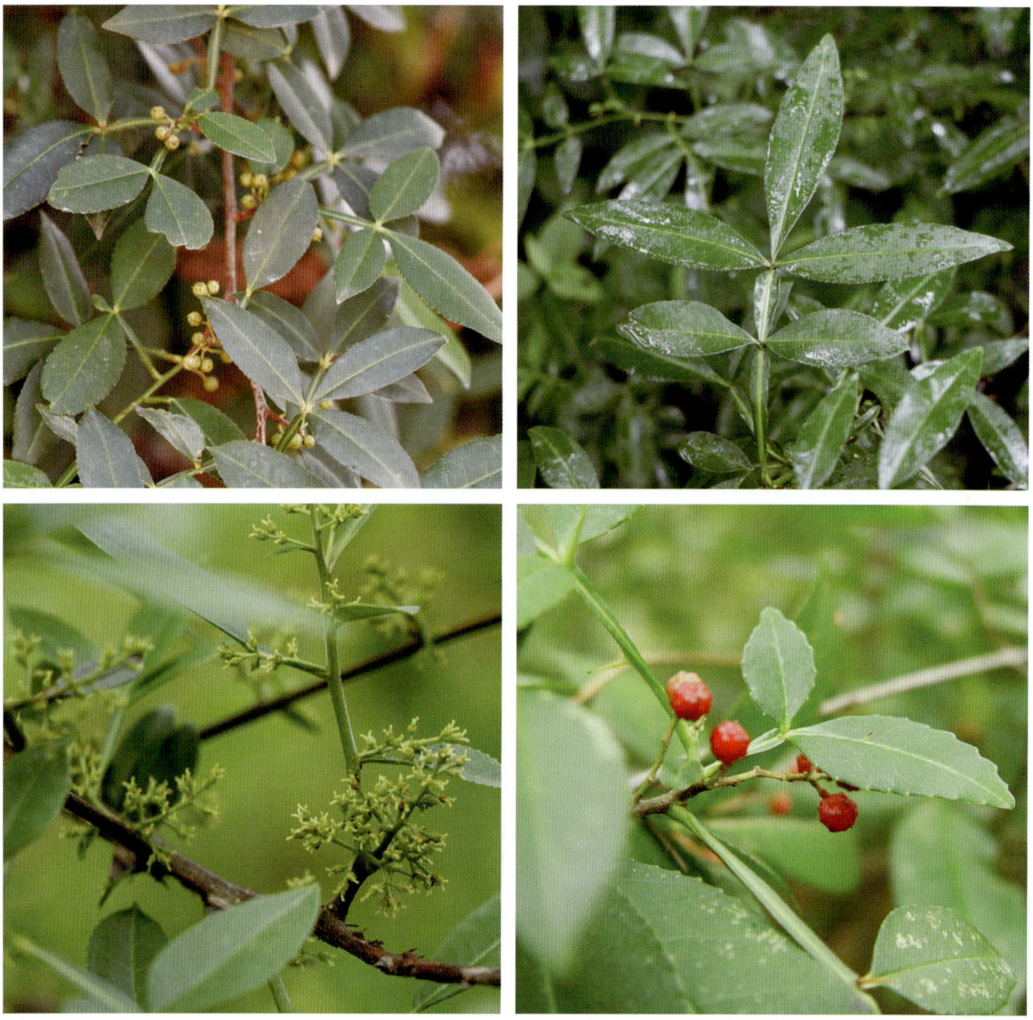

竹叶花椒





## 识别要点

枝无毛，基部具宽而扁锐刺。奇数羽状复叶，叶轴、叶柄具翅，下面有时具皮刺，无毛；小叶披针形、椭圆形或卵形，先端渐尖，叶背基部中脉两侧具簇生柔毛。聚伞状圆锥花序腋生或兼生于侧枝之顶；花被片淡黄色。蓇葖果紫红色，疏生微凸油腺点。

# 青花椒

*Zanthoxylum schinifolium* Sieb. & Zucc.

·科　名　芸香科 Rutaceae　　·属　名　花椒属 *Zanthoxylum*
·生活型　灌木　　·花果期　花期 7~9 月，果期 9~12 月

【别　　名】小花椒（连云港）、山花椒（徐州）、土花椒（淮安）、梅椒（盱眙）、大花椒（镇江）、野花椒（丹阳、溧阳）。

【生境分布】生于山坡林边或灌丛中。分布于连云港、南京、镇江、苏州等地。

【功　　用】**成熟果皮（花椒）：**辛，温。归脾、胃、肾经。温中止痛，杀虫止痒。主治脘腹冷痛，呕吐泄泻，虫积腹痛；外治湿疹，阴痒。

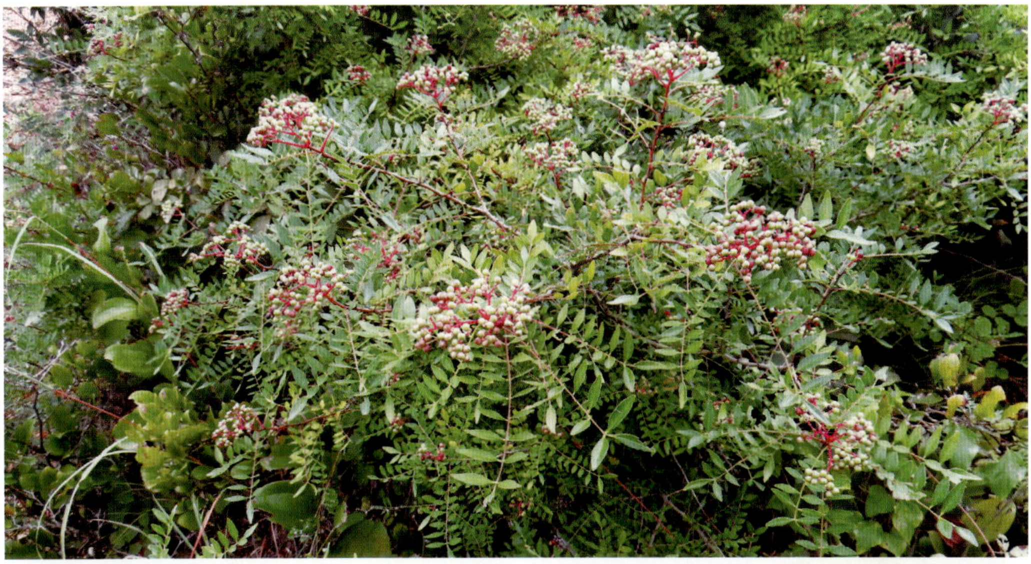

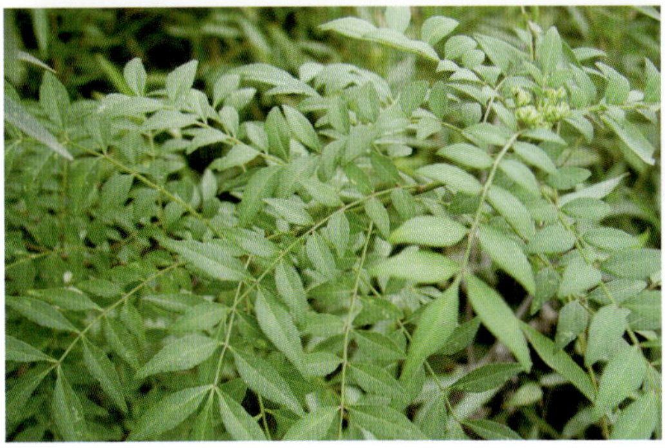

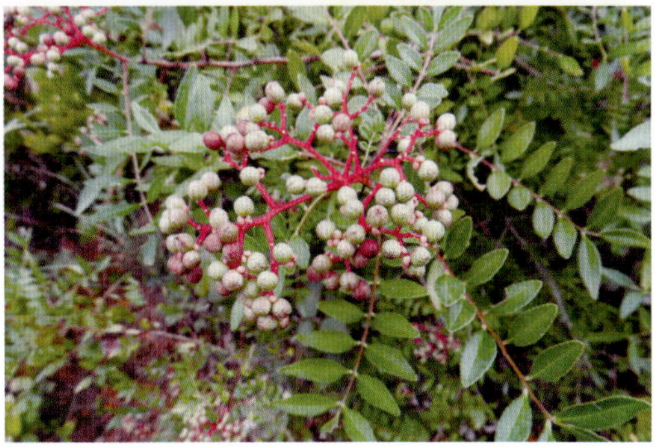

青花椒

## 识别要点

茎枝无毛，基部具侧扁短刺。奇数羽状复叶，叶轴具窄翅；小叶 7~19，对生，纸质，叶轴基部小叶常互生，宽卵形、披针形或宽卵状菱形。伞房状聚伞花序顶生；花瓣淡黄白色，长圆形。果瓣红褐色，具淡色窄缘，顶端几无芒尖，油腺点小。

# 野花椒

*Zanthoxylum simulans* Hance

| | |
|---|---|
| ·科　名　芸香科 Rutaceae | ·属　名　花椒属 *Zanthoxylum* |
| ·生活型　灌木或小乔木 | ·花果期　花期 3~5 月，果期 7~9 月 |

【别　　名】大花椒（连云港）、花椒树叶（浦口）、川椒叶（铜山）、土花椒（姜堰）。

【生境分布】生于山坡树林或灌丛中。分布于扬州、南京、无锡、苏州等地。

【功　　用】**（1）果皮（野花椒）：**辛，温。温中止痛，驱虫健胃。主治脾胃虚寒，脘腹冷痛，呕吐，泄泻，蛔虫腹痛，湿疹，皮肤瘙痒，阴痒。

**（2）种子（椒目）：**苦、辛，凉。利尿，消肿。

**（3）根（野花椒）：**辛，温。祛风湿，止痛。主治积劳损伤，胸腹酸痛麻木。

**（4）叶（野花椒叶）：**辛，微温。祛风散寒，除湿止泻，活血通经。主治痛风，跌打损伤，风湿痛，瘀血作痛，闭经。

**（5）根皮或茎皮（野花椒皮）：**辛，温。祛风除湿，散寒止痛，解毒。主治风寒湿痹，筋骨麻木，脘腹冷痛，吐泻，牙痛，皮肤疮疡，毒蛇咬伤。





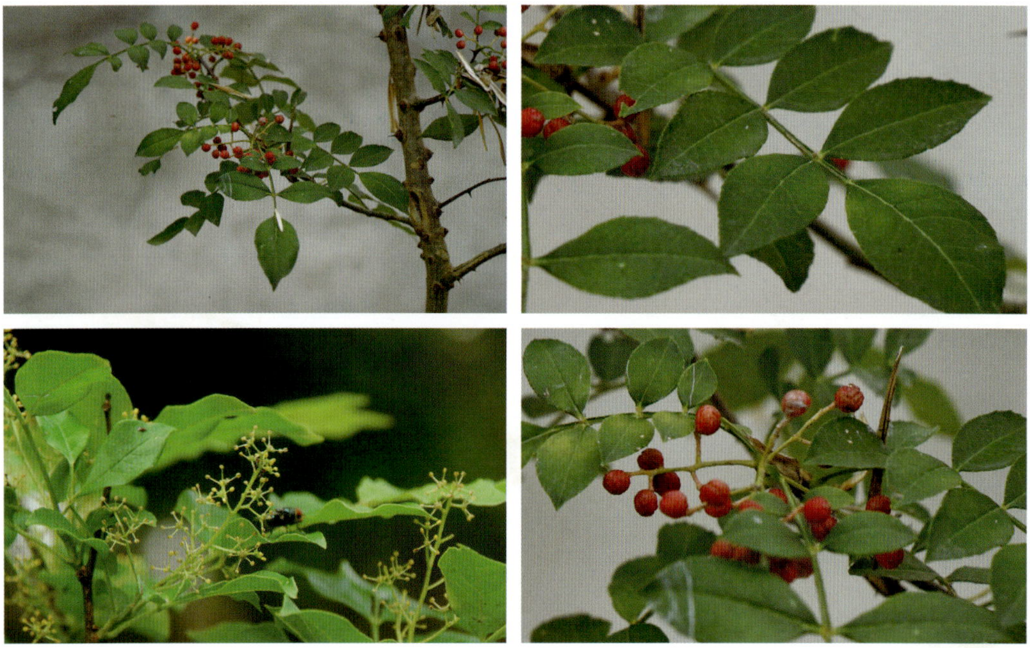

野花椒

## 识别要点

枝干散生宽扁锐刺，幼枝被柔毛或无毛。奇数羽状复叶，叶轴具窄翅；小叶密被油腺点，叶面疏被刚毛状倒伏细刺，叶背无毛或沿中脉两侧被疏柔毛，干后黄绿色或暗绿褐色，疏生浅钝齿。聚伞状圆锥花序顶生；花被片淡黄绿色。蓇葖果红褐色，密被微凸油腺点。

# 臭　椿

*Ailanthus altissima* (Mill.) Swingle

| | |
|---|---|
| ·科　名　苦木科 Simaroubaceae | ·属　名　臭椿属 *Ailanthus* |
| ·生活型　落叶乔木 | ·花果期　花期 4~5 月，果期 8~10 月 |

【释　　名】原名“樗”，药用部位原名“樗白皮”，始载于《唐本草》，附于“椿木叶”项下。历代本草多有收载，如《本草图经》载：“椿木、樗木……二木形干大抵相类，但椿木实而叶香可啖，樗木疏而气臭，膳夫亦能熬去其气。北人呼樗为山椿，江东人呼为鬼目，叶脱处有痕如樗蒲子，又如眼目，故得此名。”

【别　　名】风眼草（连云港、浦口）、青树花（六合）、椿树（南通、苏州）、春姑姑（徐州）。

【生境分布】生于向阳山坡或灌丛中。分布于全省各地。

【功　　用】**根皮或干皮（樗白皮、椿皮）：**苦、涩，寒。归大肠、胃、肝经。清热燥湿，收涩止带，止泻，止血。主治赤白带下，湿热泻痢，久泻久痢，便血，崩漏。

【使用注意】脾胃虚寒者慎服。

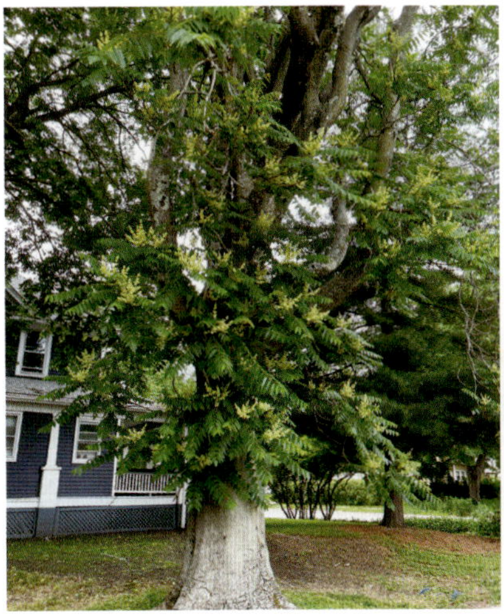
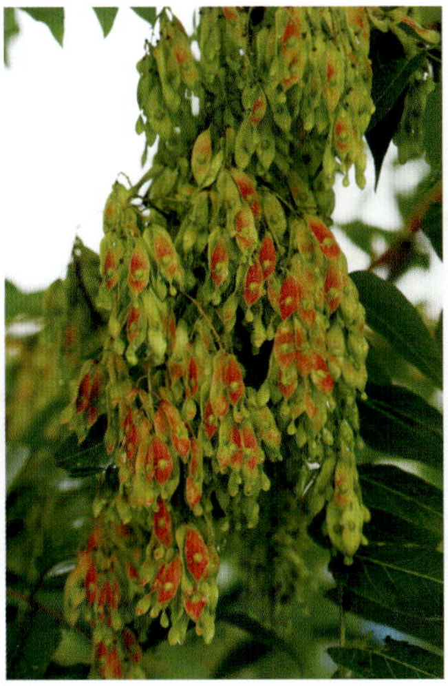
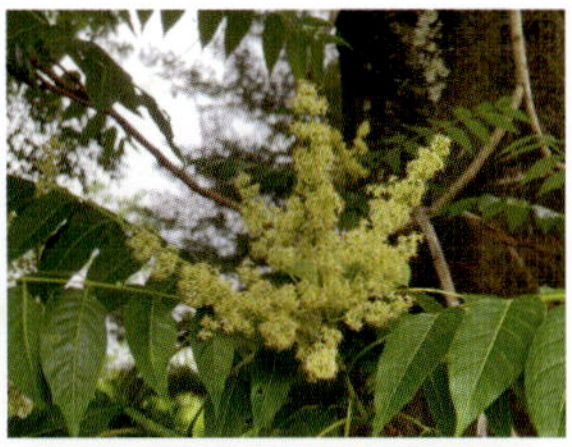
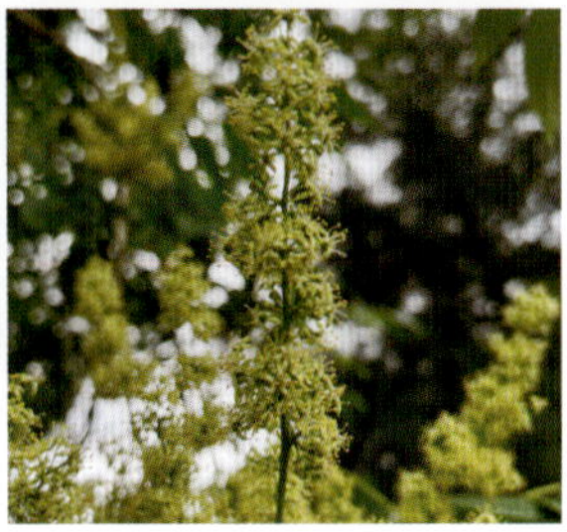

臭椿

## 识别要点

嫩枝被黄色或黄褐色柔毛，后脱落。奇数羽状复叶；小叶 13~27 枚，对生或近对生，纸质，卵状披针形，全缘，具 1~3 对粗齿，齿背有腺体，叶背灰绿色。圆锥花序。翅果长椭圆形。

# 苦　木

*Picrasma quassioides* (D. Don) Benn.

| | |
|---|---|
| ·科　名　苦木科 Simaroubaceae | ·属　名　苦树属 *Picrasma* |
| ·生活型　落叶乔木 | ·花果期　花期 4~5 月，果期 6~9 月 |

【别　　名】苦楝树（《江苏植物名录》）、苦桑头（连云港）。

【生境分布】生于山坡林中。分布于连云港。

【功　　用】**木材（苦木）**：苦，寒；有小毒。归肺、大肠经。清热解毒，祛湿。主治风热感冒，咽喉肿痛，湿热泻痢，湿疹，疮疖，蛇虫咬伤。

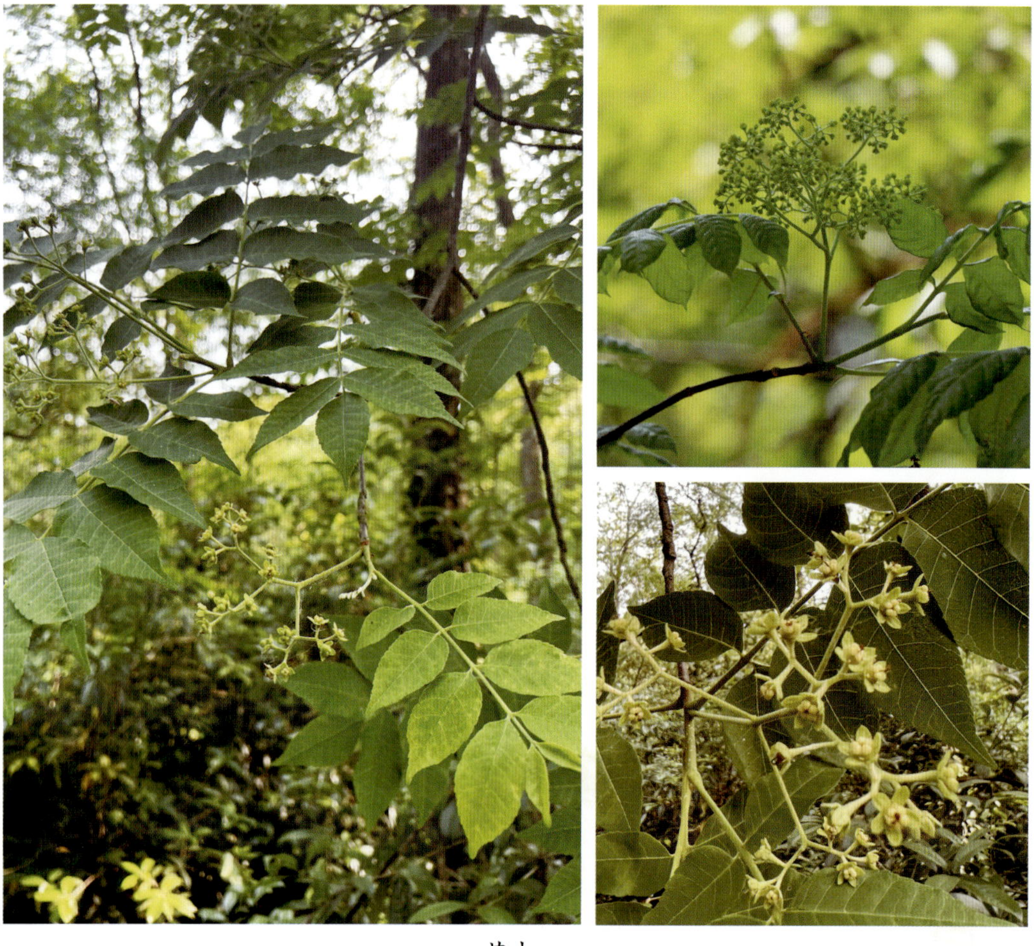

苦木

## 识别要点

树皮紫褐色，平滑；枝、叶、皮均极苦。奇数羽状复叶；小叶卵状披针形或宽卵形；托叶披针形，早落。雌雄异株，复聚伞花序腋生；萼片（4）5，宿存；花瓣与萼片同数；雄花雄蕊长为花瓣 2 倍，与萼片对生，雌花雄蕊短于花瓣。核果蓝绿色，萼片宿存。

# 楝

*Melia azedarach* L.

·科　名　楝科 Meliaceae　　·属　名　楝属 *Melia*
·生活型　落叶乔木　　·花果期　花期 4~5 月，果期 10~11 月

【释　　名】楝原名“楝实”，始载于《神农本草经》，列为下品。《名医别录》载：“根……疗蚘虫。”《本草图经》载：“木高丈余；叶密如槐而长，三四月开花，红紫色……实如弹丸，生青熟黄……俗间谓之苦楝子。”

【别　　名】苦楝（射阳、启东、常熟），楝树、紫花树（江苏），楝枣树（铜山、睢宁），楝果子（盱眙），翠树（高淳）。

【生境分布】生于向阳旷地、路边。分布于全省各地，村旁、庭院有栽培。

【功　　用】**树皮和根皮（苦楝皮）**：苦，寒；有毒。归肝、脾、胃经。杀虫，疗癣。主治蛔虫病，蛲虫病，虫积腹痛；外治疥癣瘙痒。





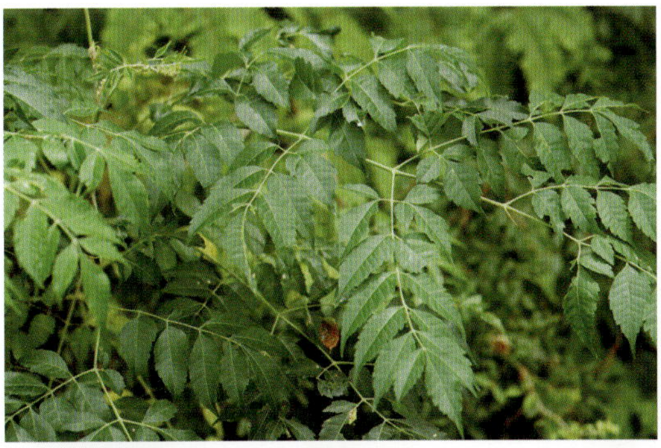

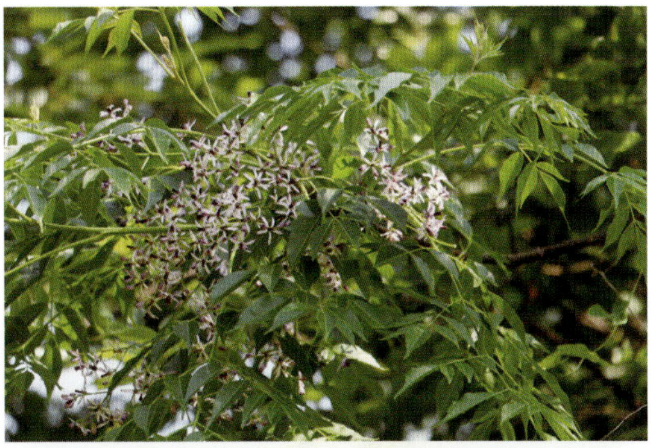

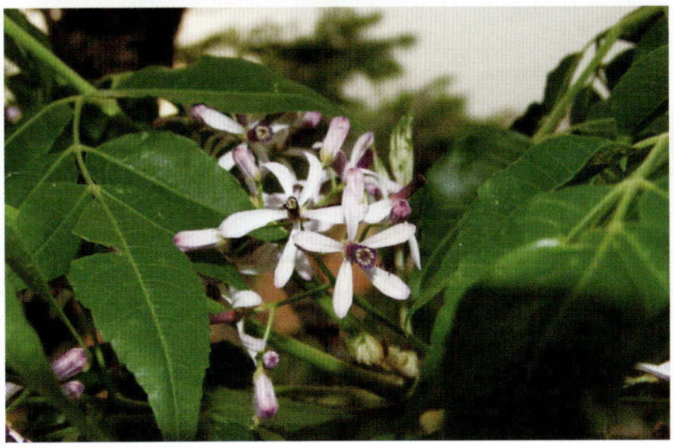

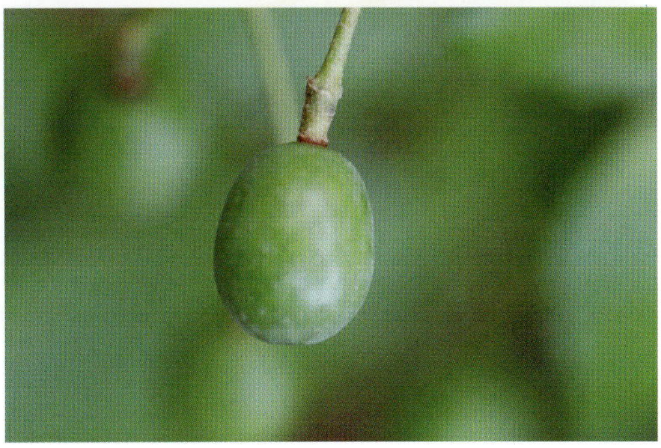

楝

## 识别要点

幼枝有星状毛。二至三回奇数羽状复叶；小叶边缘有钝尖锯齿，深浅不一，有时微裂。圆锥花序；花萼 5 深裂；花瓣 5，淡紫色，倒卵状匙形；雄蕊 10，花丝合成雄蕊管，紫色，管口有 10 个具 2 或 3 齿裂的狭裂片。核果成熟时淡黄色，近球状。

# 香　椿

*Toona sinensis* (A. Juss.) Roem.

| | |
|---|---|
| ·科　名　楝科 Meliaceae | ·属　名　香椿属 *Toona* |
| ·生活型　落叶乔木 | ·花果期　花期 6~7 月，果期 10~11 月 |

【释　　名】香椿始载于《唐本草》，“椿木叶”与“樗木根”合条（樗木又名臭椿）。吴其濬曰：“椿，《唐本草》始著录，即香椿，叶甘可茹，木理红实，俗名红椿。”据《植物名实图考》之香椿图，认为应是本种。

【生境分布】多植于村边路旁。全省各地均有栽培。

【功　　用】**（1）树皮或根皮（椿白皮）：**苦、涩，温。归大肠、胃肠。开窍，止痢，祛湿。主治痢疾肠炎，尿路感染，便血，血崩，白带异常，风湿腰腿痛。

**（2）果实（香椿子）：**辛、苦，温。归肺、肝、大肠经。收敛止血，祛湿止痛。主治肠炎，痢疾，胃炎，胃及十二指肠溃疡。

**（3）叶（椿叶）：**辛、苦，平。归脾、胃经。祛暑化湿，解毒杀虫。主治暑湿伤中，恶心呕吐，食欲不振，泄泻，痢疾，痈疽肿毒，疥疮，白秃疮。

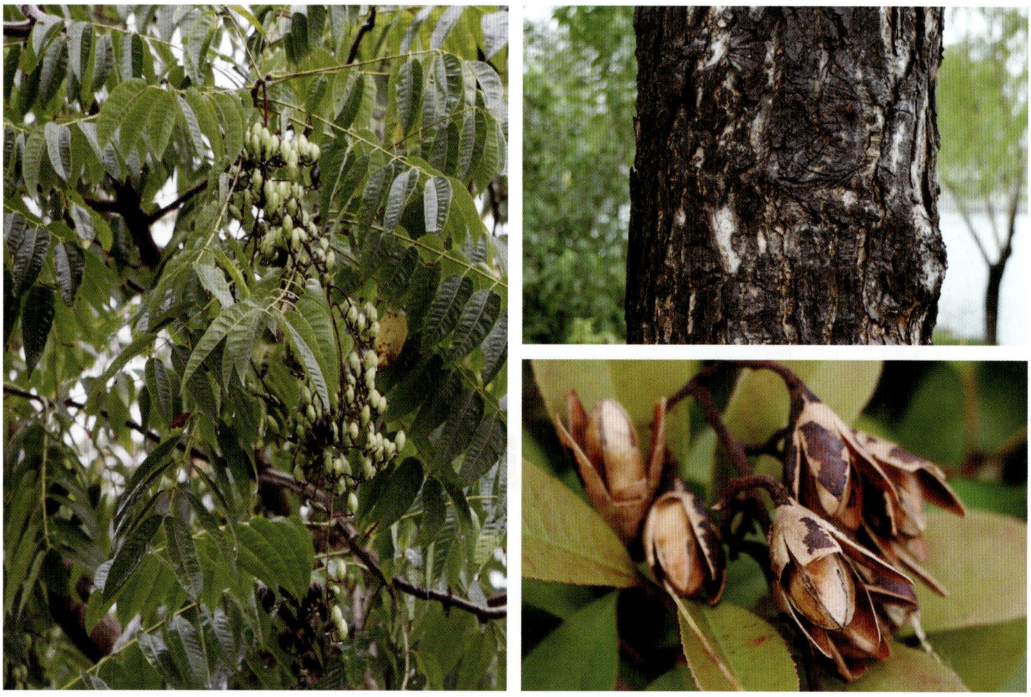

香椿

## 识别要点

幼枝有柔毛。偶数羽状复叶，有特殊香气；幼叶紫红色，成年叶绿色，叶背红棕色；叶柄红色。圆锥花序顶生；两性花，雄蕊 10，5 枚能育，5 枚退化，退化雄蕊与发育雄蕊互生。蒴果窄椭球状，果瓣薄。种子圆锥状，一端具膜质长翅。

# 瓜子金

*Polygala japonica* Houtt.

·科　名　远志科 Polygalaceae　　·属　名　远志属 *Polygala*

·生活型　多年生草本　　·花果期　花期 4~5 月，果期 5~8 月

【释　　名】瓜子金始载于《植物名实图考》：“瓜子金，江西、湖南多有之。一名金锁匙，一名神砂草，一名地藤草。高四五寸，长根短茎，数茎为丛，叶如瓜子……叶间开小圆紫花，中有紫蕊，气味甘。俚医以为破血、起伤、通关、止病之药，多蓄之。”

【别　　名】产后草（江苏）、下淋草（盱眙）、小远志（溧阳）。

【生境分布】生于山坡草丛、路边。分布于全省各地。

【功　　用】**全草（瓜子金）**：辛、苦，平。归肺经。祛痰止咳，活血消肿，解毒止痛。主治咳嗽痰多，咽喉肿痛；外治跌打损伤，疔疮疖肿，蛇虫咬伤。

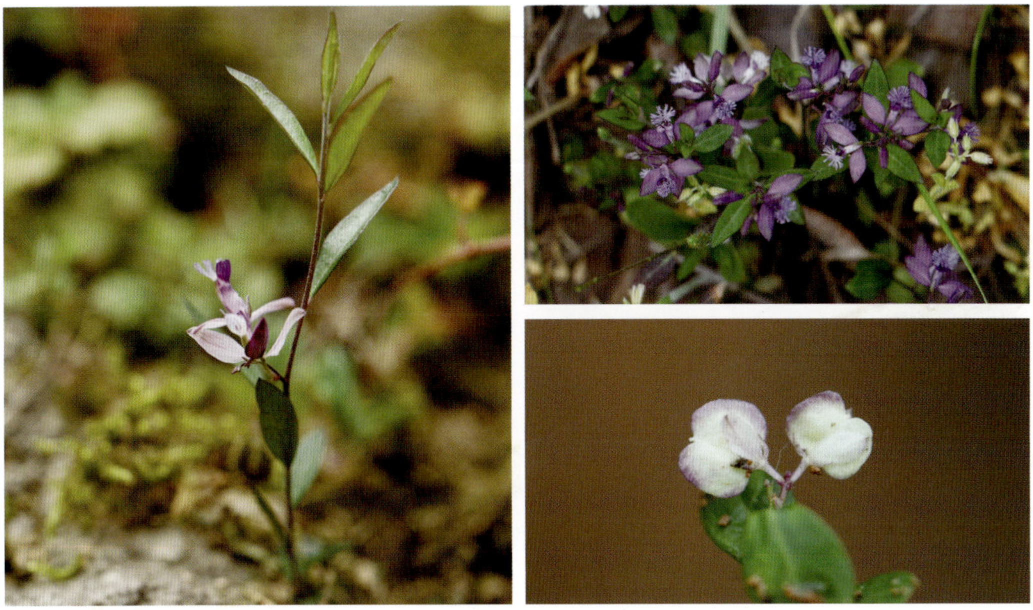

瓜子金

## 识别要点

茎、枝被卷曲柔毛。叶厚纸质或近革质，卵形或卵状披针形，稀窄披针形，先端钝，基部宽楔形或圆形，无毛或沿脉被柔毛，侧脉 3~5 对。总状花序与叶对生，或腋外生，最上花序低于茎顶；萼片宿存，外 3 枚披针形，被毛，内 2 枚花瓣状，卵形或长圆形；花瓣白色或紫色，龙骨瓣舟状，具流苏状附属物；花丝全部合生成鞘，1/2 与花瓣贴生。

# 西伯利亚远志

*Polygala sibirica* L.

·科　名　远志科 Polygalaceae　　·属　名　远志属 *Polygala*
·生活型　多年生草本　　·花果期　花期 4~7 月，果期 5~8 月

【生境分布】生于山坡林缘或草丛中。分布于南京、无锡（宜兴）等地。

【功　　用】**根（远志）**：苦、辛，温。归心、肾、肺经。安神益智，交通心肾，祛痰，消肿。主治心肾不交引起的失眠多梦、健忘惊悸、神志恍惚，咳痰不爽，疮疡肿毒，乳房肿痛。





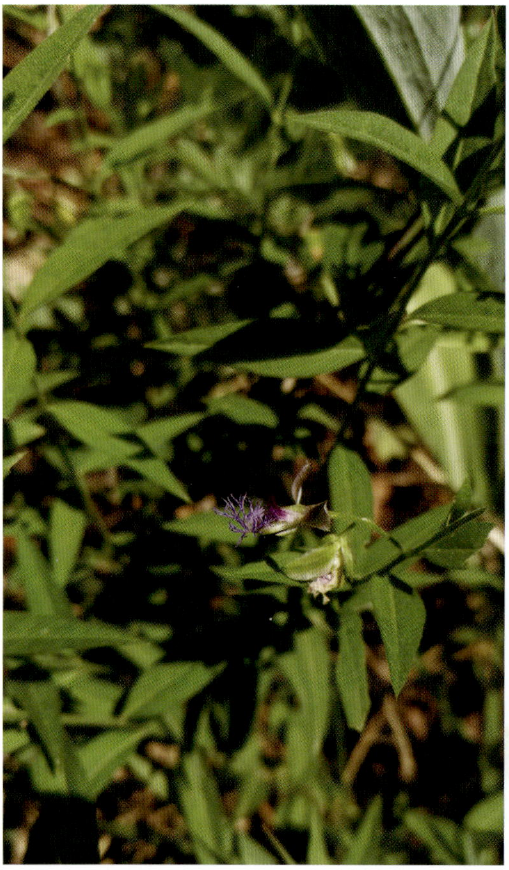

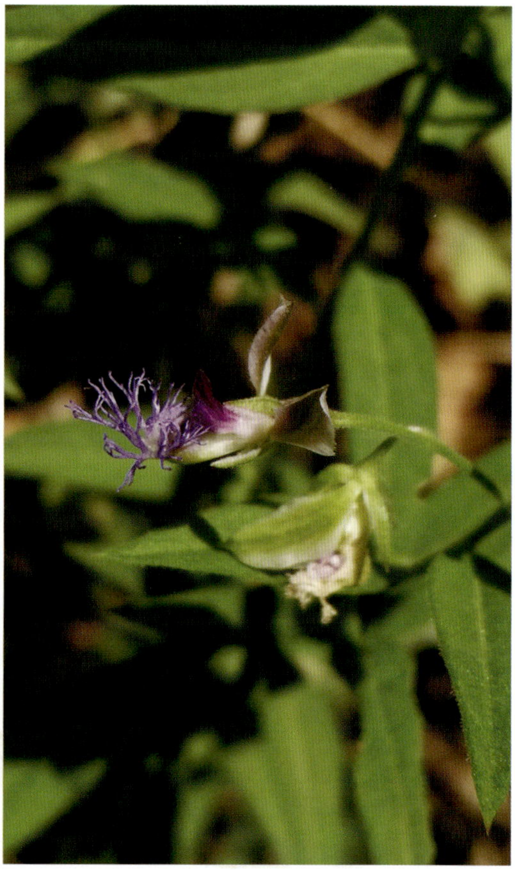

西伯利亚远志

## 识别要点

茎被柔毛。单叶互生；下部叶卵形，上部叶披针形或椭圆状披针形，先端钝，基部楔形，两面被柔毛。总状花序腋外生或近顶生，被柔毛，少花；小苞片 3；萼片宿存，被柔毛，外萼片披针形，内萼片近镰刀形；花瓣蓝紫色，2/5 以下合生，侧瓣倒卵形，龙骨瓣具流苏状附属物。蒴果倒心形，具窄翅及缘毛。种子密被白色柔毛。

# 远　志

*Polygala tenuifolia* Willd.

| | |
|---|---|
| ·科　名　远志科 Polygalaceae | ·属　名　远志属 *Polygala* |
| ·生活型　多年生草本 | ·花果期　花果期 5~9 月 |

【释　　名】远志始载于《神农本草经》，列为上品。《神农本草经》载：“叶名小草……一名葽绕，一名细草。”《尔雅》云：“葽绕，棘葾。”郭注：“今远志也，似麻黄，赤华，叶锐而黄。”《广雅》云：“其上谓之小草。”《尔雅正义》引《说文》“葾，棘葾也”，“棘葾”即远志也。

【别　　名】山茶叶（铜山）、青小草（淮安）。

【生境分布】生于山坡荒草丛中。分布于徐州、连云港等地。

【功　　用】同“西伯利亚远志”。

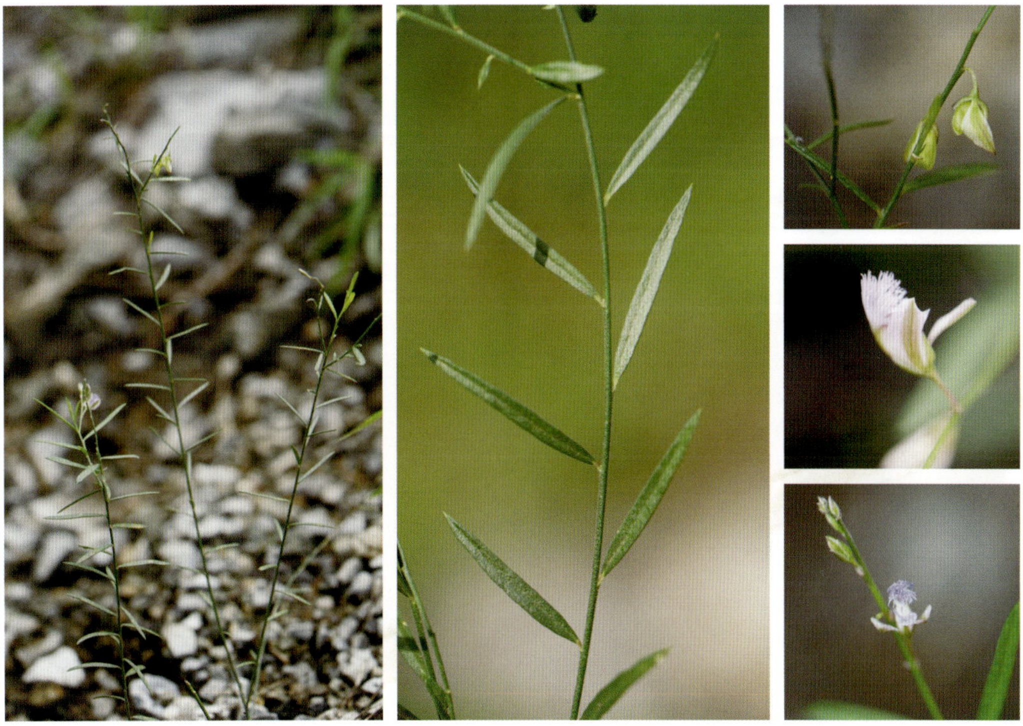

远志

## 识别要点

叶纸质，线形或线状披针形，先端渐尖，基部楔形，无毛或极疏被微柔毛；近无柄。扁侧状顶生总状花序；萼片宿存，无毛，外 3 枚线状披针形；花瓣紫色，侧瓣斜长圆形，基部内侧被柔毛，龙骨瓣稍长，具流苏状附属物；花丝 3/4 以下合生成鞘，3/4 以上中间 2 枚分离，两侧各 3 枚合生。蒴果球形，具窄翅，无缘毛。种子密被白色柔毛。

# 冬　青

*Ilex chinensis* Sims

| | |
|---|---|
| ·科　名　冬青科 Aquifoliaceae | ·属　名　冬青属 *Ilex* |
| ·生活型　常绿乔木 | ·花果期　花期 4~6 月，果期 7~12 月 |

【释　　名】冬青自唐代《唐本草》至明代《本草品汇精要》均附在《神农本草经》品种“女贞”条下，《本草纲目》始分出，《中华人民共和国药典》（1977 年版）一部据江苏推荐而称四季青。《证类本草》卷十二“女贞”条引《唐本注》云“女贞叶似枸骨及冬青树等”，始见冬青之名。又引中唐人陈藏器《本草拾遗》云：“冬青，其叶堪染绯，子浸酒去风血，补益。木肌白，有文作象齿笏。冬月青翠，故名冬青。江东人呼冻青。”

【生境分布】生于山坡杂木林中。分布于宁镇山区、宜溧山区、苏州。

【功　　用】**叶（四季青）**：苦、涩，凉。归肺、大肠、膀胱经。清热解毒，消肿祛瘀。主治肺热咳嗽，咽喉肿痛，痢疾，胁痛，热淋；外治烧烫伤，皮肤溃疡。

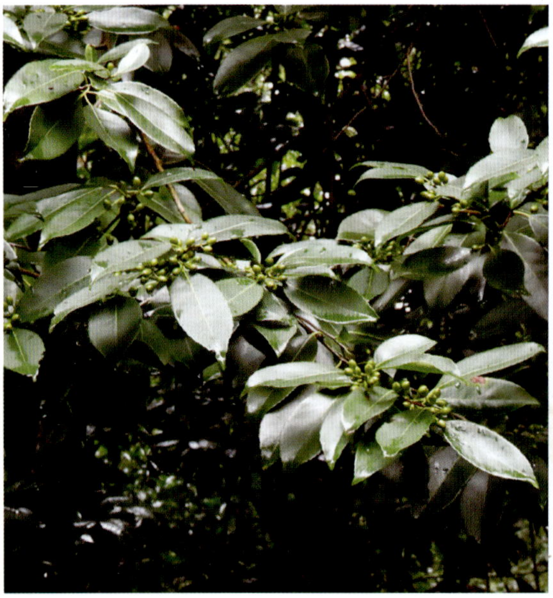
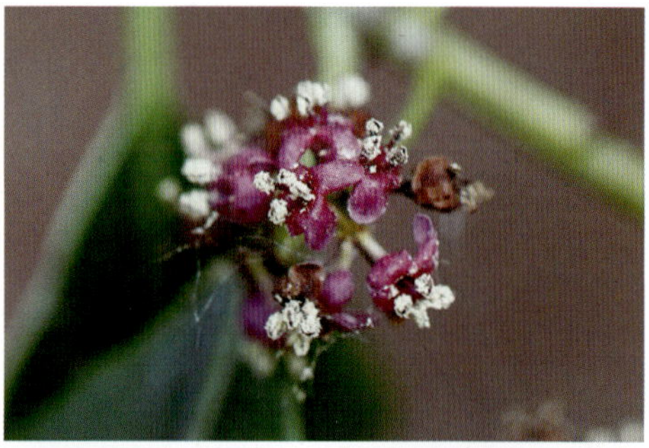
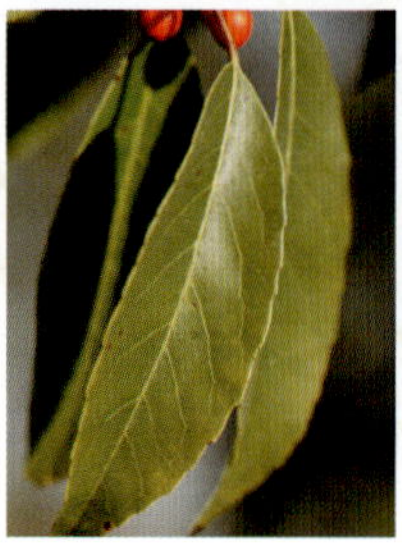
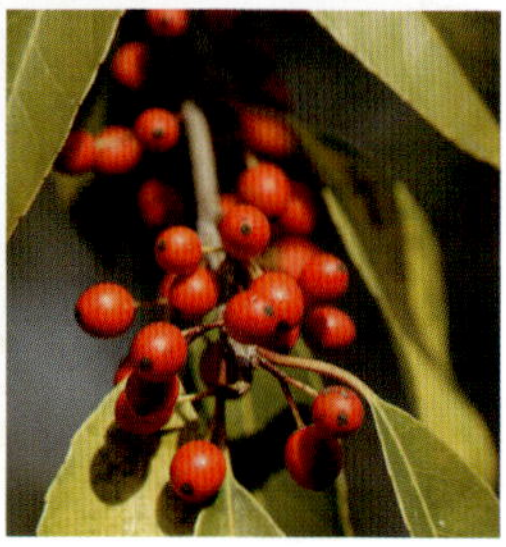

冬青

## 识别要点

幼枝被微柔毛。叶椭圆形或披针形，稀卵形，先端渐尖，基部楔形，具圆齿，无毛，侧脉 6~9 对。复聚伞花序单生于叶腋；花梗无毛；花淡紫色或紫红色，4~5 基数；花萼裂片宽三角形；花瓣卵形；雄蕊短于花瓣；退化子房圆锥状。果实长球形，成熟时红色；分核 4~5，窄披针形，背面平滑，凹形；内果皮厚革质。

# 枸骨

*Ilex cornuta* Lindl. et Paxt.

·科　名　冬青科 Aquifoliaceae　　·属　名　冬青属 *Ilex*
·生活型　常绿灌木或小乔木　　·花果期　花期 4~5 月，果期 10~12 月

【释　　名】枸骨始载于唐代陈藏器《本草拾遗》，曰：“枸骨树如杜仲，皮堪浸酒，补腰脚令健；枝叶烧灰，淋取汁，涂白癜风，亦可作稠煎，傅之。木肌白似骨，故云枸骨。”《诗义疏》云：“木杞，其树似栗，一名枸骨，理白滑。”《本草图经》载：“枸骨木多生江浙间，木体白似骨，故以名。”

【别　　名】老虎刺（镇江）、猫儿香（仪征、六合、浦口）、老鼠树（宜兴、金坛、武进）、八角子（苏州）。

【生境分布】生于山坡谷地灌木丛中。分布于南京（江宁）、镇江、无锡（宜兴）、苏州等地。

【功　　用】**叶（枸骨叶）**：苦，凉。归肝、肾经。清热养阴，益肾，平肝。主治肺痨咯血，骨蒸潮热，头晕目眩。





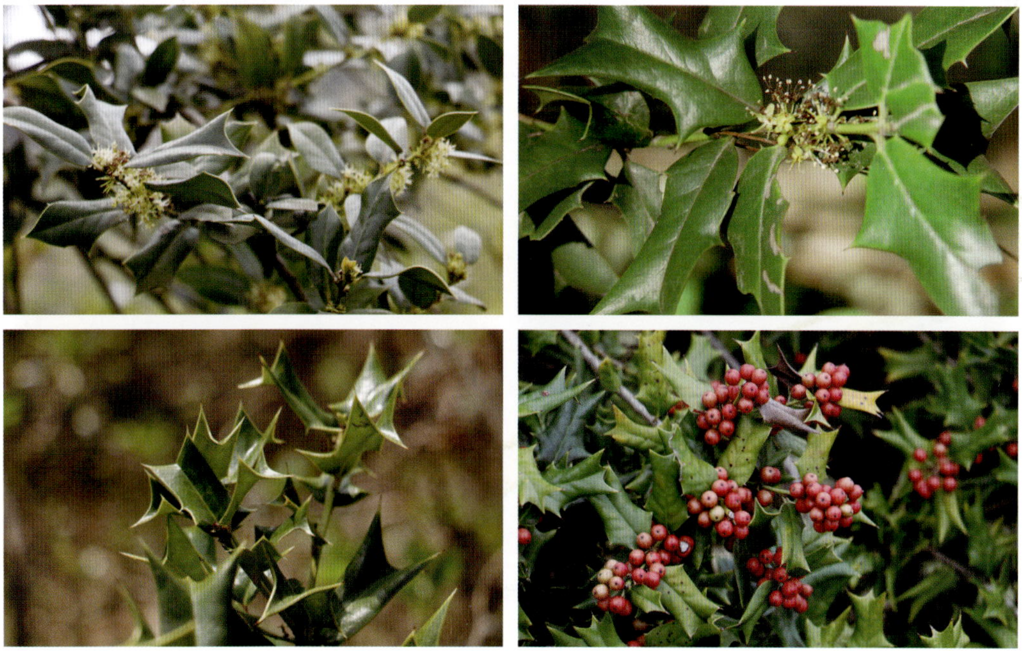

枸骨

## 识别要点

小枝粗，具纵沟，沟内被微柔毛。叶二型，四角状长圆形，先端宽三角形、有硬刺齿，或长圆形、卵形及倒卵状长圆形，全缘，先端具尖硬刺，反曲，基部圆或平截，无毛。花序簇生于叶腋，花 4 基数，淡黄绿色。果实球形，成熟时红色，宿存柱头盘状；分核 4，倒卵形或椭圆形，背部密被皱纹、纹孔、纵沟；内果皮骨质。

# 铁冬青

*Ilex rotunda* Thunb.

·科　名　冬青科 Aquifoliaceae　　·属　名　冬青属 *Ilex*

·生活型　常绿灌木或乔木　　·花果期　花期 4 月，果期 8~12 月

【别　　名】毛铁冬青（《江苏植物志》）。

【生境分布】生于山坡常绿阔叶林中和林缘。分布于宜兴（磬山、龙池山）。

【功　　用】**树皮（救必应）**：苦，寒。归肺、胃、大肠、肝经。清热解毒，利湿止痛。主治暑湿发热，咽喉肿痛，湿热泻痢，脘腹胀痛，风湿痹痛，湿疹，疮疖，跌打损伤。

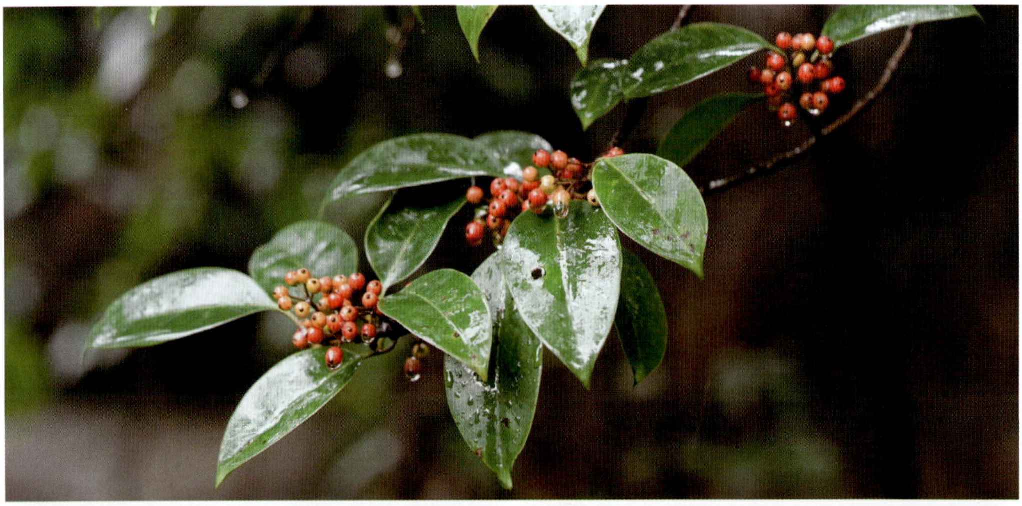

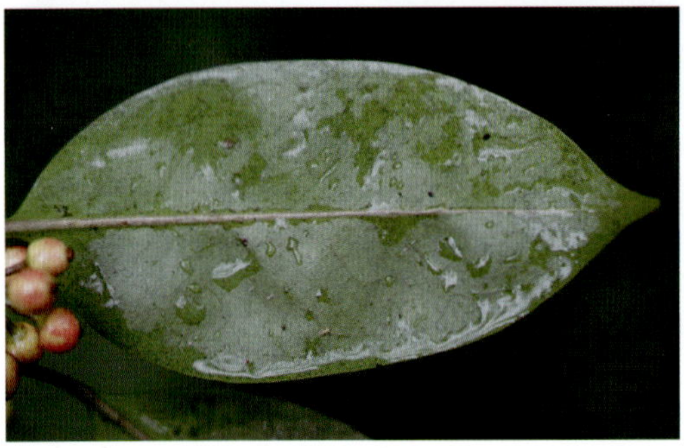

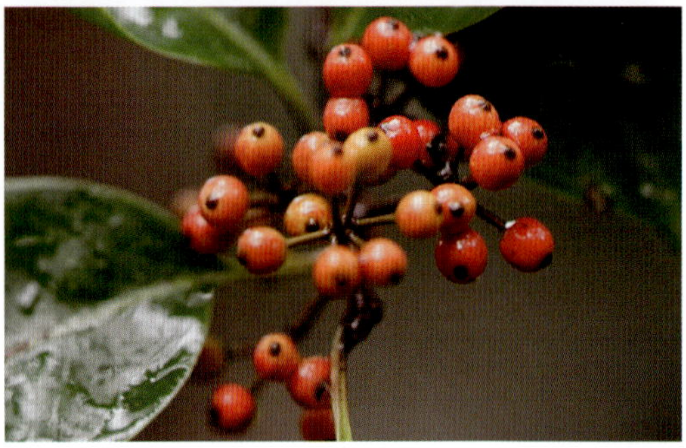

铁冬青

## 识别要点

树皮灰色至灰黑色。小枝具纵裂缝，叶痕倒卵形或三角形，稍隆起，皮孔不明显。叶仅见于当年生枝上，叶片薄革质或纸质，卵形、倒卵形或椭圆形，叶面绿色，叶背淡绿色，两面无毛，主脉在叶面凹陷。聚伞花序或伞形状花序，单生于当年生枝的叶腋内；花白色，4 基数。果实近球形或稀椭圆形，成熟时红色；分核 5~7，椭圆形。

# 苦皮藤

*Celastrus angulatus* Maxim.

| | |
|---|---|
| ·科　名　卫矛科 Celastraceae | ·属　名　南蛇藤属 *Celastrus* |
| ·生活型　藤状灌木 | ·花果期　花期 5~6 月 |

【生境分布】生于山地丛林及山坡上。分布于江苏南部及盱眙山区。

【功　　用】**根及根皮（吊干麻）：**辛、苦，凉；有小毒。祛风除湿，活血通经，解毒杀虫。主治风湿痹痛，骨折伤痛，闭经，疮疡溃烂，头癣，阴痒。

【使用注意】本种有毒，谨遵医嘱，勿私自用药。

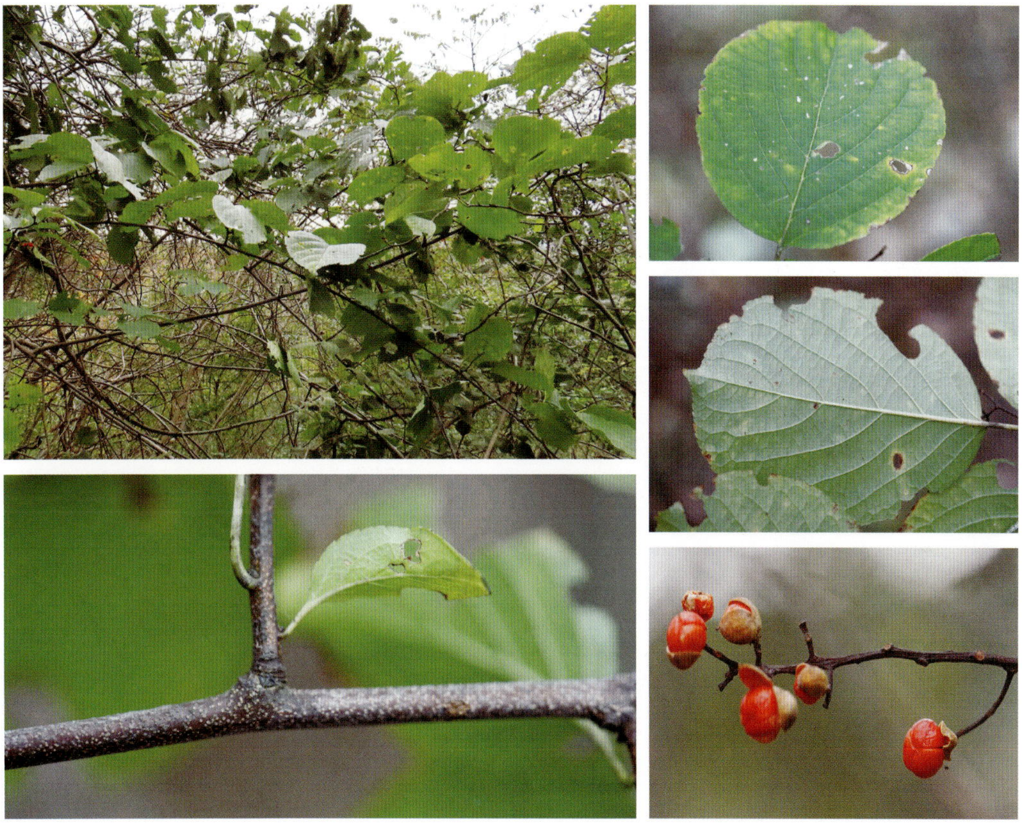

苦皮藤

## 识别要点

小枝常具 4~6 纵棱，皮孔密生。叶片厚纸质，宽椭圆形、宽卵形或圆形。聚伞圆锥花序顶生，至少二回分枝；花梗短，关节在顶部；花萼裂片三角形或卵形；花冠黄绿色，花瓣长圆形，边缘不整齐；花盘肉质。蒴果黄色，近球形，果皮内面有紫褐斑点。种子椭圆形，外被红色假种皮。

# 大芽南蛇藤

*Celastrus gemmatus* Loes.

| | |
|---|---|
| ·科　名　卫矛科 Celastraceae | ·属　名　南蛇藤属 *Celastrus* |
| ·生活型　藤状灌木 | ·花果期　花期 4~9 月，果期 8~10 月 |

【生境分布】生于山坡灌丛及树林内。分布于江苏南部山区。

【功　　用】**根、茎、叶（霜红藤）：**苦、辛，平。祛风除湿，活血止痛，解毒消肿。主治风湿痹痛，跌打损伤，月经不调，闭经，产后腹痛，胃痛，疝痛，疮痈肿痛，骨折，风疹，湿疹，带状疱疹，毒蛇咬伤。





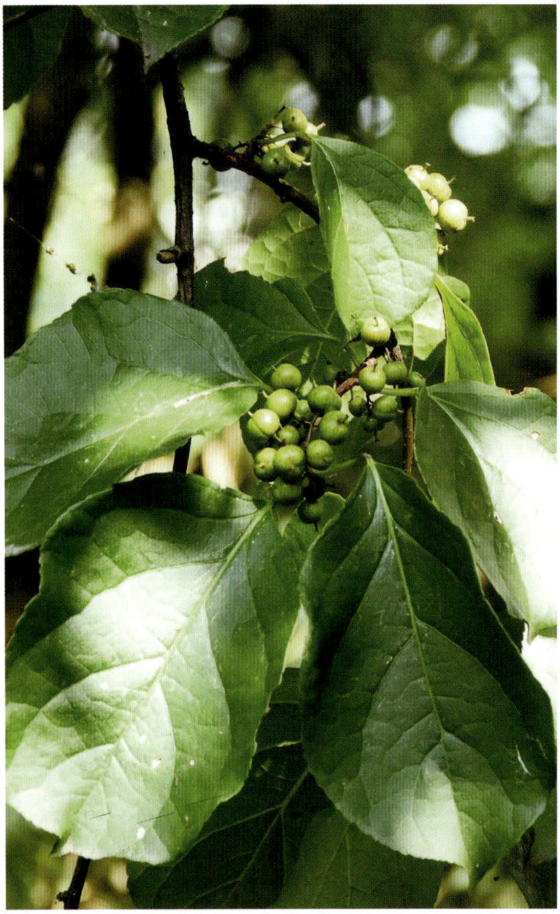

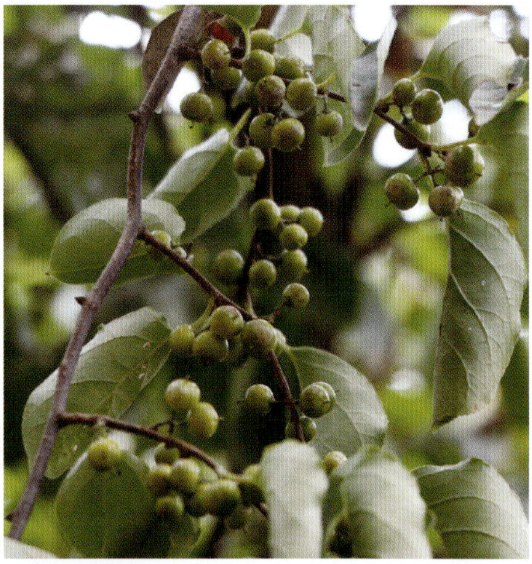

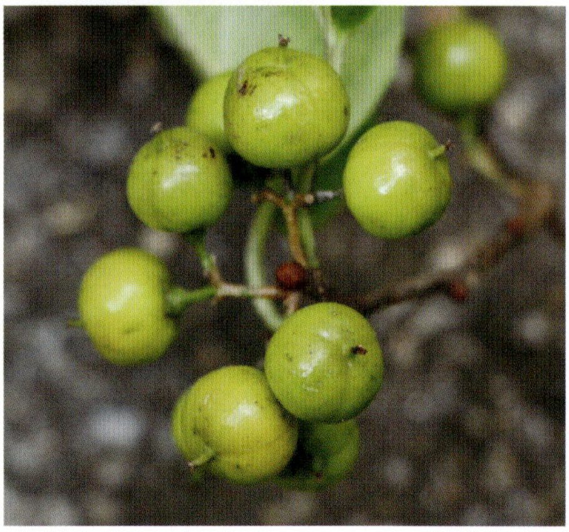

大芽南蛇藤

## 识别要点

冬芽大，长卵形圆锥状。叶长圆形、卵状椭圆形或椭圆形；网脉密网状，两面均突起，叶背或脉上具棕色短毛。聚伞花序顶生或腋生，花杂性；花柄中下部具关节；花瓣淡黄色，倒卵形；花萼裂片卵圆形，边缘啮蚀状。蒴果球形，有细长的宿存花柱；果柄有突起皮孔。种子近椭圆球状，外被红色假种皮。

# 南蛇藤

*Celastrus orbiculatus* Thunb.

·科　名　卫矛科 Celastraceae　　·属　名　南蛇藤属 *Celastrus*
·生活型　藤状灌木　　·花果期　花期 5~6 月，果期 7~10 月

【释　　名】南蛇藤始载于《植物名实图考》蔓草类，曰："黑茎长韧，参差生叶。叶如南藤，面浓绿，背青白，光润有齿。根茎一色，根圆长，微似蛇，故名。"

【别　　名】降龙草、挂廊鞭（连云港），蔓性落霜红（南京）。

【生境分布】生于山沟灌木丛中。分布于全省各地。

【功　　用】**（1）茎藤（南蛇藤）：** 苦、辛，微温。归肝、脾、大肠经。祛风除湿，痛经止痛，活血解毒。主治风湿关节痛，四肢麻木，瘫痪，头痛，牙痛，疝气，痛经，闭经，小儿惊风，跌打扭伤，痢疾，痧症，带状疱疹。

**（2）根（南蛇藤根）：** 辛、苦，平。归肝、脾经。祛风除湿，活血通经，消肿解毒。主治风湿痹痛，跌打止痛，闭经，头痛，腰痛，疝气痛，痢疾，肠风下血，痈疽肿毒，水火烫伤，毒蛇咬伤。

**（3）叶（南蛇藤叶）：** 苦、辛，平。祛风除湿，解毒消肿，活血止痛。主治风湿痹痛，疮疡疖肿，疱疹，湿疹，跌打损伤，蛇虫咬伤。

**（4）果实（南蛇藤果）：** 甘、微苦，平。养心安神，和血止痛。主治心悸失眠，健忘多梦，牙痛，筋骨痛，腰腿麻木，跌打伤痛。

【使用注意】孕妇慎服。

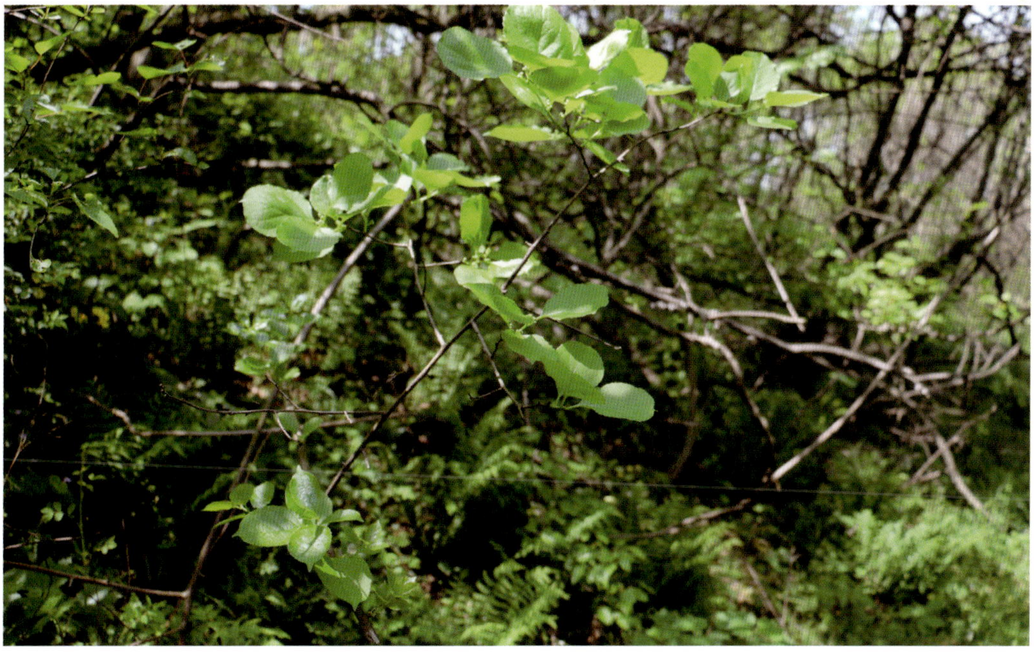

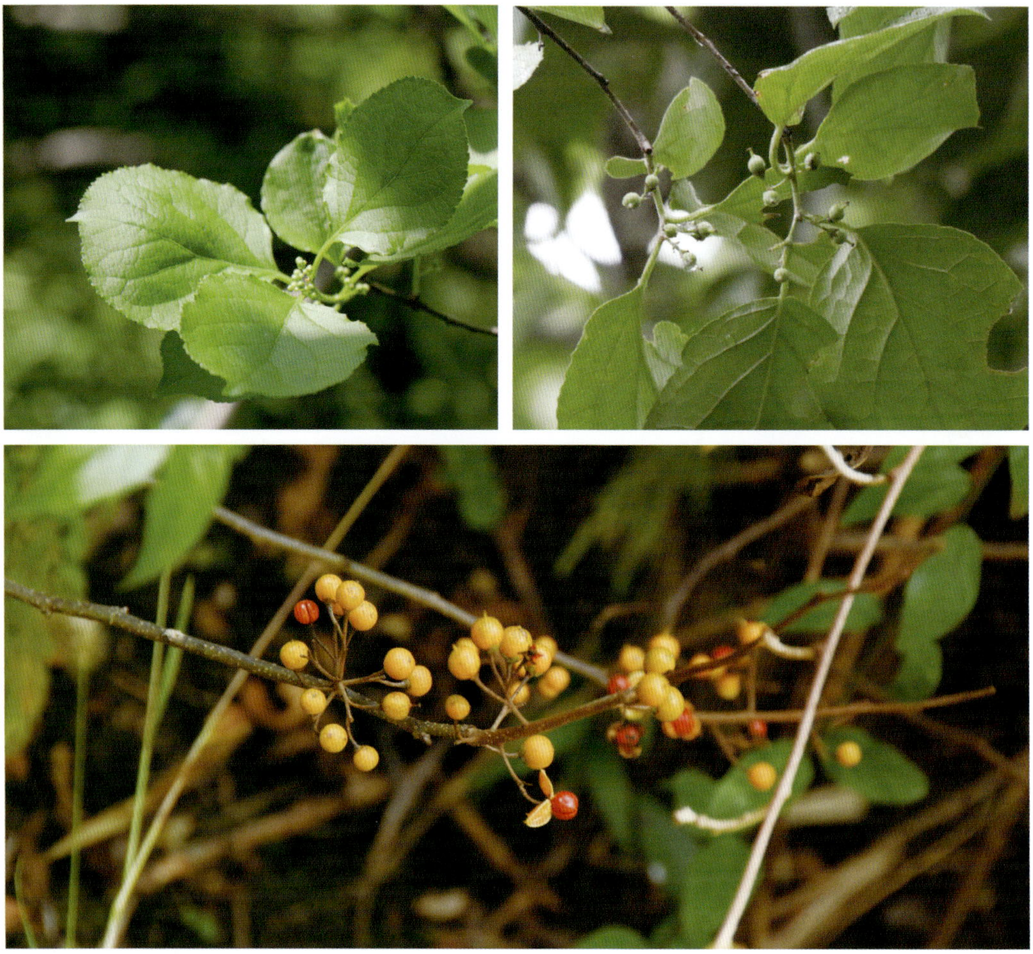

南蛇藤

## 识别要点

小枝有多数皮孔，髓坚实，白色。叶形变化较大，宽倒卵形、近圆形或椭圆形。聚伞花序腋生或在枝端排成圆锥状而与叶对生，间有顶生；花1~3朵，雌雄异株。蒴果近球形。种子椭圆形，赤褐色，包有红色肉质假种皮。

# 白　杜

*Euonymus maackii* Rupr.

| | |
|---|---|
| ·科　名　卫矛科 Celastraceae | ·属　名　卫矛属 *Euonymus* |
| ·生活型　落叶小乔木 | ·花果期　花期5~6月，果期9~10月 |

【别　　名】小八柴、披树（盱眙），鬼莨子（云台山），鬼箭羽（南京），见肿消（浦口、六合）。

【生境分布】生于林间杂木林下、林缘或灌丛中。分布于全省山区。

【功　　用】**(1) 根、茎皮（丝棉木）：** 苦、辛，凉。消炎，祛风湿，活血，补肾。主治血栓闭塞性脉管炎，风湿性关节炎，腰痛，痔疮。民间代杜仲用。

**(2) 枝叶（丝棉木叶）：** 苦，寒。清热解毒。主治漆疮，痈肿。

**(3) 果实：** 代合欢花作安神药。主治失眠，神经衰弱。

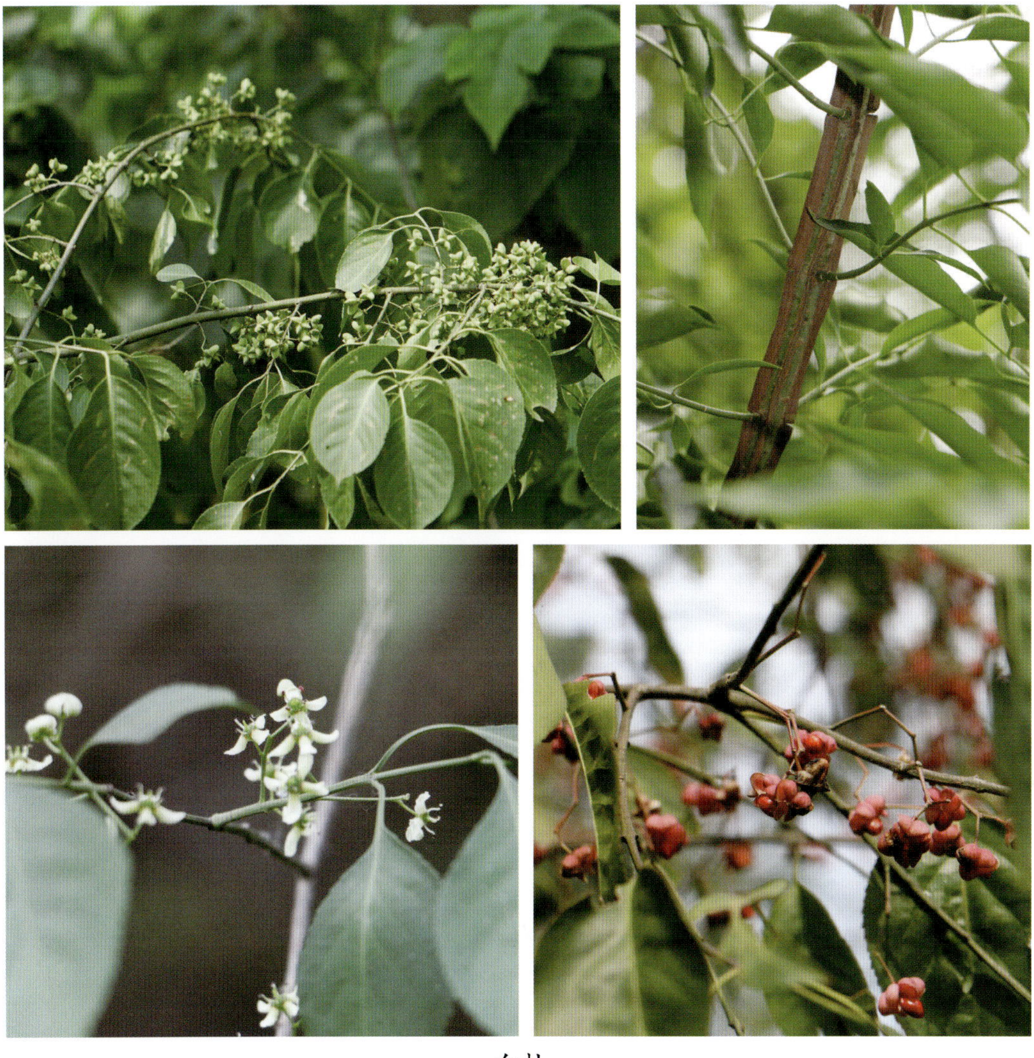

白杜

## 识别要点

小枝细长，灰褐色，无毛。叶片卵状椭圆形、卵圆形或窄椭圆形，先端长渐尖，基部宽楔形或近圆形，边缘具细锯齿。聚伞花序腋生，一或二回分枝；有花3~7朵，花4数；花瓣长圆形，黄绿色；花药紫红色；子房四角形，与花盘贴生。蒴果倒圆锥形，果皮粉红色，4浅裂。种子淡黄色或淡红色，假种皮橙红色，全包种子。

# 野鸦椿

*Euscaphis japonica* (Thunb.) Dippel

·科　名　省沽油科 Staphyleaceae　　·属　名　野鸦椿属 *Euscaphis*

·生活型　落叶小乔木或灌木　　·花果期　花期 5~6 月，果期 8~9 月

【别　　名】鸡眼睛（句容）。

【生境分布】生于山坡、路旁或杂木林中。分布于全省有丘陵山地的县。

【功　　用】**（1）根或根皮（野鸦椿根）：** 苦、微辛，平。解表，清热，利湿，祛风散寒。主治外感头痛，风湿腰痛，痢疾，肠炎。

**（2）果实或种子（野鸦椿子）：** 辛、微苦，温。祛风散寒，行气止痛，收敛固脱。主治月经不调，疝痛，胃痛，脱肛，子宫脱垂，漆疮。

**（3）树皮（野鸦椿皮）：** 辛，温。行气，利湿，祛风，退翳。主治小儿疝气，水痘，角膜云翳。





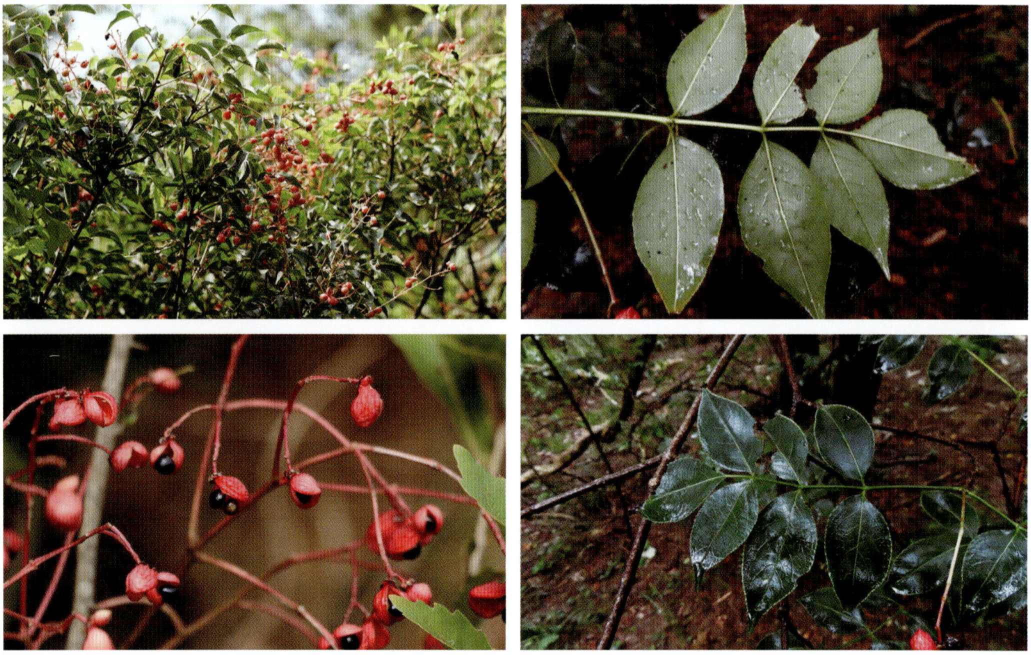

野鸦椿

## 识别要点

小枝及芽红紫色，枝叶揉碎后有气味。叶厚纸质，长卵形或椭圆形，稀圆形；小托叶三角状线形，有微柔毛。圆锥花序顶生，花密集，黄白色，宿存萼片与花瓣均5，离生心皮3。蓇葖果果皮软革质，紫红色。种子近圆形，假种皮肉质，黑色，有光泽。

# 雀梅藤

*Sagaretia thea* (Osbeck) M. C. Johnst.

·科　名　鼠李科 Rhamnaceae　　·属　名　雀梅藤属 *Sageretia*

·生活型　藤状或灌木　　·花果期　花期 7~11 月，果期翌年 3~5 月

【别　　名】对节刺（《江苏南部种子植物手册》）。

【生境分布】生于山坡路旁和林缘。分布于江苏南部各地。

【功　　用】**（1）根（雀梅藤）：**甘、淡，平。降气，止痰，祛风利湿。主治感冒，咳嗽，气喘，胃痛，鹤膝风。

**（2）叶、嫩枝叶（雀梅藤叶）：**酸，凉。清热解毒。主治疮疡肿毒，汤火伤，疥疮，漆疮。

**（3）二层皮（韧皮部）：**主治水肿。

**（4）全株：**微苦、涩，凉。清热，消炎。主治感冒，发热，头痛，口腔炎，咽喉肿痛，鼻衄，疮疖。

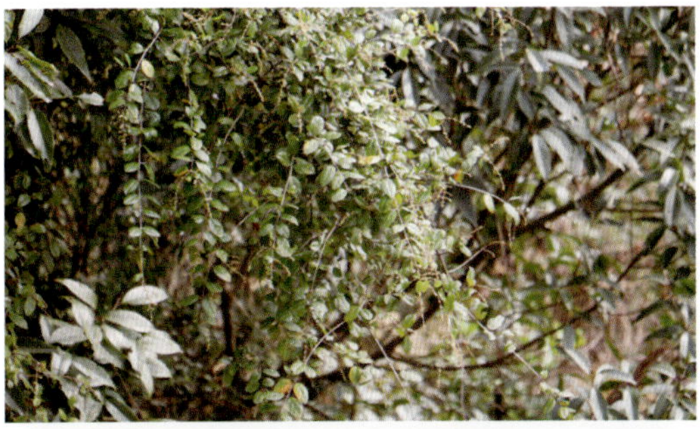
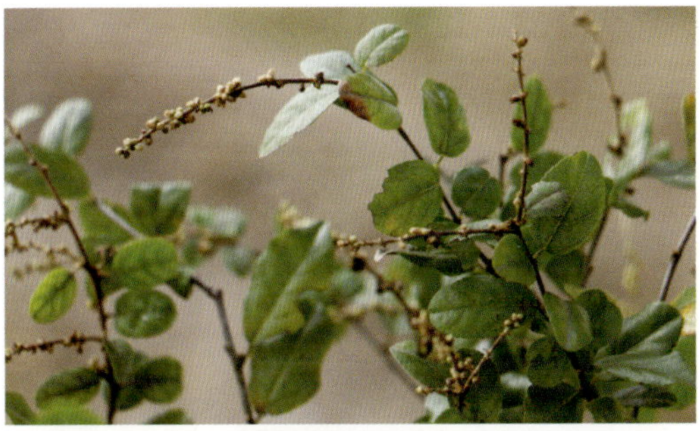
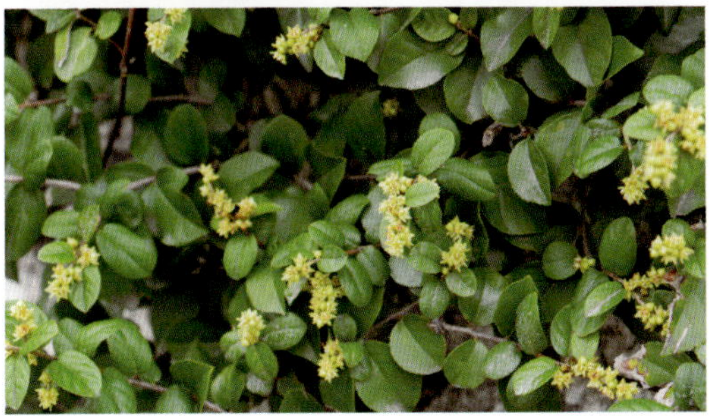
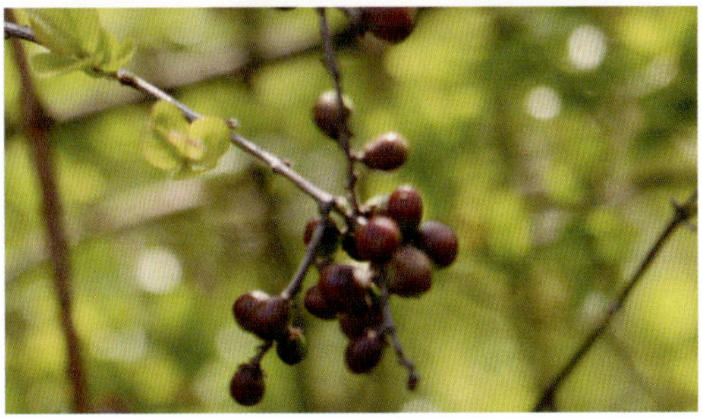

雀梅藤

## 识别要点

叶纸质，椭圆形或卵状椭圆形，稀卵形或近圆形，基部圆或近心形，叶面无毛或沿脉被柔毛，侧脉 3~4（5）对，叶背不明显。花无梗，黄色，疏散穗状或圆锥状穗状花序；花序轴被绒毛或密柔毛；花萼被疏柔毛，萼片三角形或三角状卵形。核果近球形，黑色或紫黑色。

# 酸枣

*Ziziphus jujuba* var. *spinosa* (Bunge) Hu ex H. F. Chow

·科　名　鼠李科 Rhamnaceae　　·属　名　枣属 *Ziziphus*
·生活型　灌木　　·花果期　花期 6~7 月，果期 8~9 月

【释　　名】《名医别录》云：“生河东川泽，八月采实。”河东，指今山西、河北等地。故一般认为最初用的是果实，至刘宋《雷公炮炙论》则用仁。《本草图经》曰：“棘，小枣也；丛高三四尺，花、叶、茎、实都似枣，而有赤、白二种。”

【别　　名】角针（连云港）、酸枣子（徐州）。

【生境分布】生于干燥山坡。分布于徐州、连云港、淮安（盱眙）、南京等地。

【功　　用】**成熟种子（酸枣仁）**：甘、酸，平。归肝、胆、心经。养心补肝，宁心安神，敛汗，生津。主治虚烦不眠，惊悸多梦，体虚多汗，津伤口渴。

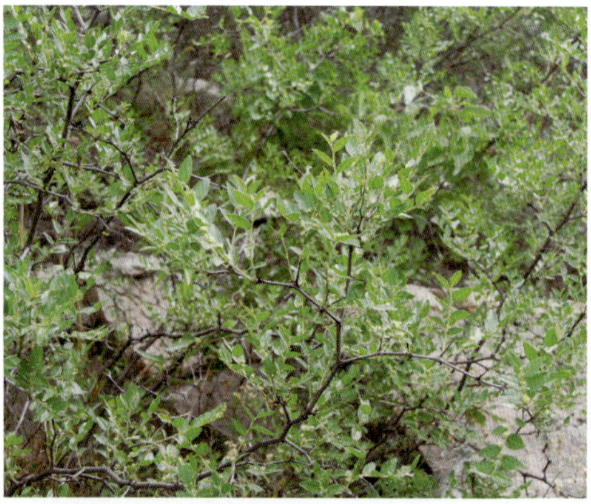
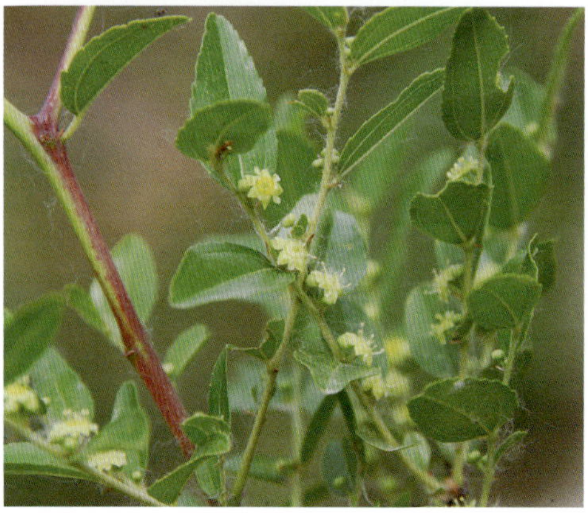
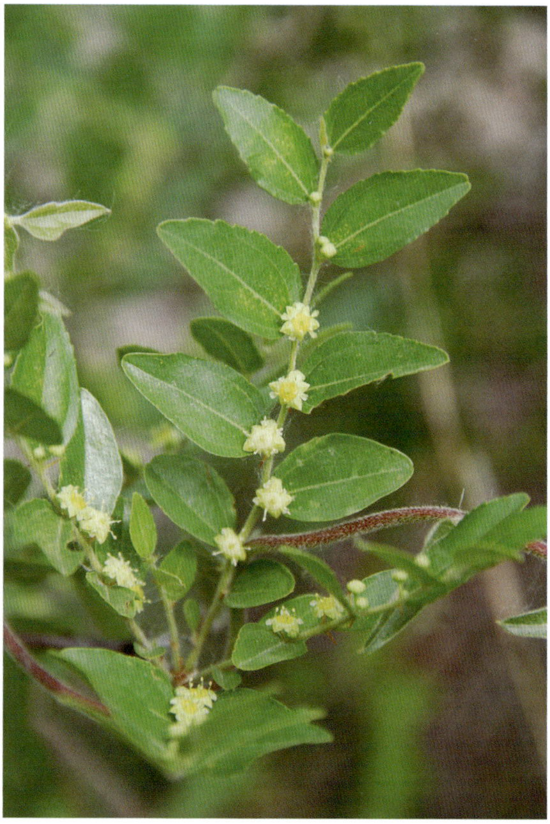

酸枣

## 识别要点

叶较小，椭圆形至卵状披针形。核果小，近球形或短矩圆形，具薄的中果皮，味酸；果核两端钝。

# 白　蔹

*Ampelopsis japonica* (Thunb.) Makino

·科　名　葡萄科 Vitaceae　　·属　名　蛇葡萄属 *Ampelopsis*
·生活型　木质藤本　　·花果期　花期 5~6 月，果期 7~9 月

【释　　名】白蔹始载于《神农本草经》，列为下品，《名医别录》载“生衡山山谷”。陶弘景云白蔹“近道处处有之，作藤生”。

【别　　名】见肿消、箭猪腰（南京），一窝娘（徐州），黄狗卵子（淮安、镇江、无锡、苏州）。

【生境分布】生于山坡、路旁、疏林或荒地。药圃有栽培。分布于全省各地。

【功　　用】**块根（白蔹）**：苦，微寒。归心、胃经。清热解毒，消痈散结，敛疮生肌。主治痈疽发背，疔疮，瘰疬，烧烫伤。

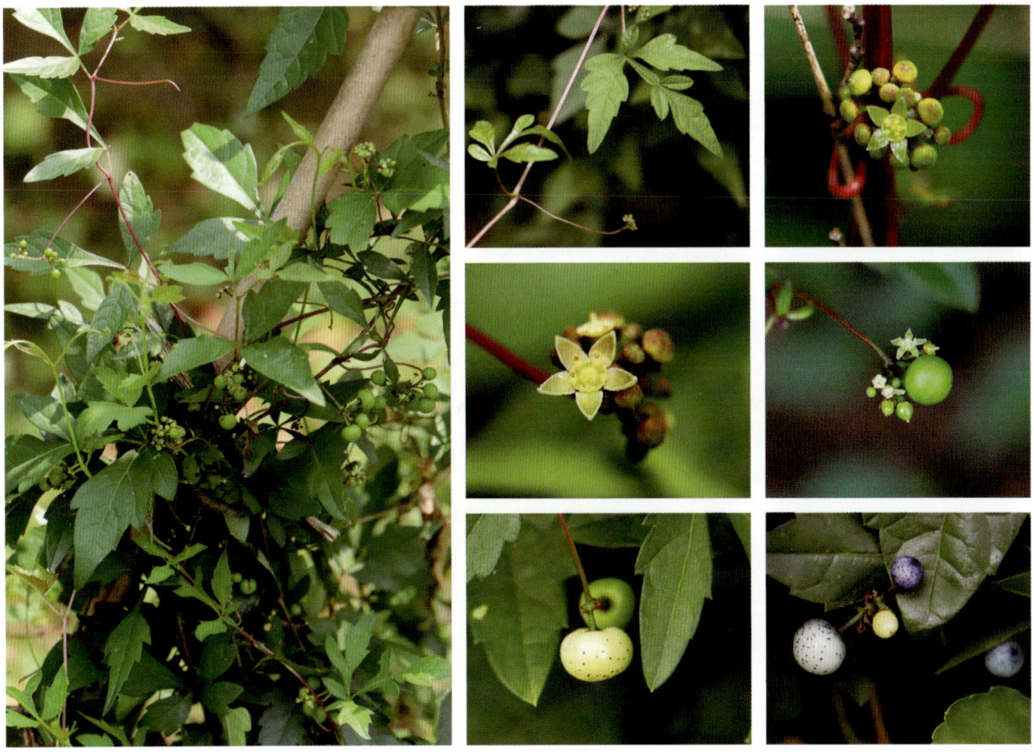

白蔹

## 识别要点

块根肉质，纺锤形、圆柱形或近圆球形；卷曲不分枝或顶端有短分叉。3 小叶复叶或 5 小叶掌状复叶，小叶羽状深裂或边缘深锯齿。聚伞花序通常集生，花瓣宽卵形。果实球形。种子腹面两侧洼穴向上达种子上部 1/3 处。

# 芫　花

*Daphne genkwa* Sieb. & Zucc.

| | |
|---|---|
| ·科　名　瑞香科 Thymelaeaceae | ·属　名　瑞香属 *Daphne* |
| ·生活型　落叶灌木 | ·花果期　花期 3~5 月，果期 6~7 月 |

【释　　名】芫花始载于《神农本草经》，历代本草文献均有收载，《本草纲目》《植物名实图考》两书均将其列入毒草类。

【别　　名】药鱼棵（《江苏植物志》），羊奶棵子（铜山），老鼠花（扬州、浦口），伤力草花、紫荆花（苏州），老虎花（江苏），地棉皮、掺丝柴（江苏）。

【生境分布】生于山坡路边或疏林中。分布于全省各地。

【功　　用】**花蕾（芫花）**：苦、辛，温；有毒。归肺、脾、肾经。泻水逐饮；外用杀虫疗疮。主治水肿胀满，胸腹积水，痰饮积聚，气逆咳喘，二便不利；外治疥癣秃疮，痈肿，冻疮。

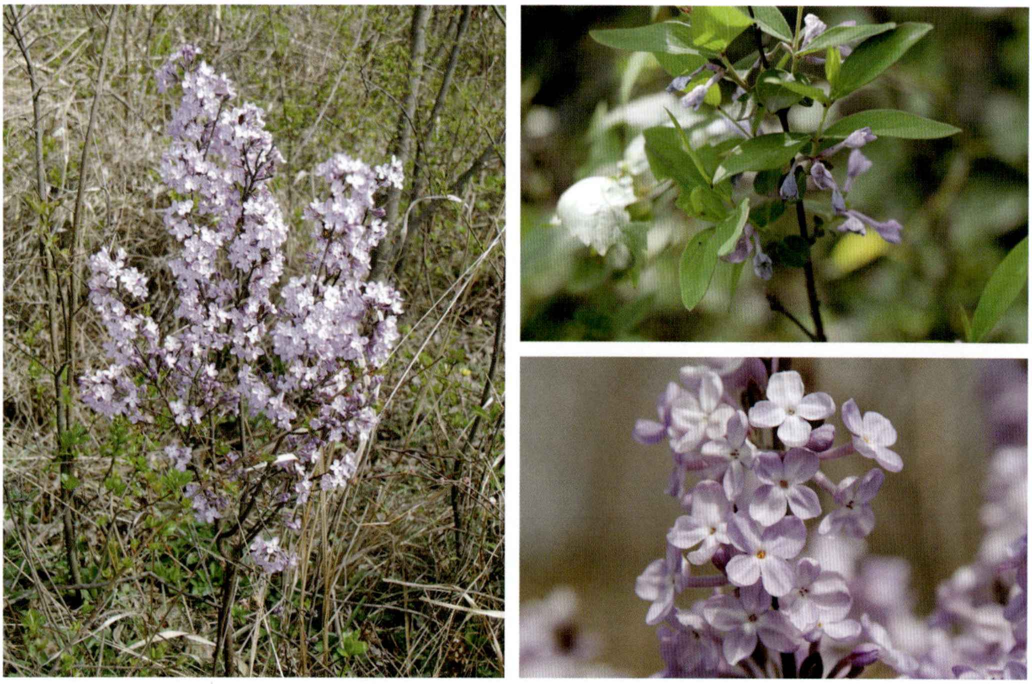

芫花

## 识别要点

多分枝；幼枝纤细，黄绿色，密被淡黄色丝状毛；老枝褐色或带紫红色，无毛。叶对生，稀互生，纸质，卵形、卵状披针形或椭圆形。花 3~7 朵簇生叶腋，淡紫红色或紫色，先叶开花。果实肉质，白色，椭圆形，包于宿存花萼下部，具种子 1 粒。

# 胡颓子

*Elaeagnus pungens* Thunb.

·科　名　胡颓子科 Elaeagnaceae　　·属　名　胡颓子属 *Elaeagnus*

·生活型　常绿直立灌木　　·花果期　花期 9~12 月，果期翌年 4~6 月

【别　　名】麦婆拉（常熟）、大麦果（溧阳）、野栗树（海安）、野枣子（如皋）。

【生境分布】生于山坡、路旁或林缘。分布于江苏南部各地。

【功　　用】**（1）根（胡颓子根）**：酸，温。归肝、肺、胃经。祛风利湿，活血行气，散瘀解毒，止血。主治风湿性关节炎，跌打损伤，吐血，咯血，便血，痔疮，病毒性肝炎，小儿疳积；外治疮毒。

**（2）叶（胡颓子叶）**：微苦，平。止咳平喘。主治肺虚咳嗽，气喘。

**（3）花**：主治皮肤瘙痒。

**（4）果实（胡颓子）**：甘、微酸，平。消食止痢。主治肠炎痢疾，食欲不振。



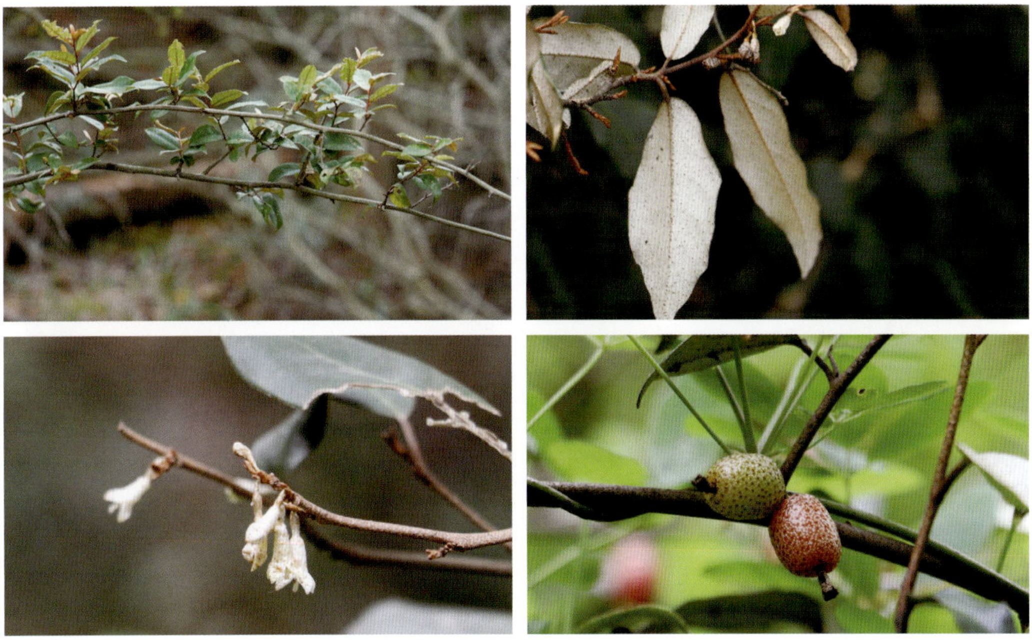

胡颓子

## 识别要点

全株被褐色鳞片。枝常具棘刺。叶革质或薄革质，椭圆形或宽椭圆形，先端短尖或圆钝，边缘微反卷或皱波状，叶面幼时被银白色和少数褐色鳞片，叶面主脉凹陷，侧脉和网状脉凸起，叶背主脉凸起。花白色，下垂，密被鳞片。果实椭圆形，幼时被褐色鳞片，成熟时红色。果核内面具白色丝状绵毛。

# 紫花地丁

*Viola philippica* Cav.

| ·科　名　堇菜科 Violaceae | ·属　名　堇菜属 *Viola* |
|---|---|
| ·生活型　多年生草本 | ·花果期　花果期 4~9 月 |

【别　　名】地丁草（苏州、镇江、无锡、南通、靖江）。

【生境分布】生于野外草地。分布于全省各地。

【功　　用】**全草（紫花地丁）：** 苦、辛，寒。归心、肝经。清热解毒，凉血消肿。主治疔疮肿毒，痈疽发背，丹毒，毒蛇咬伤。

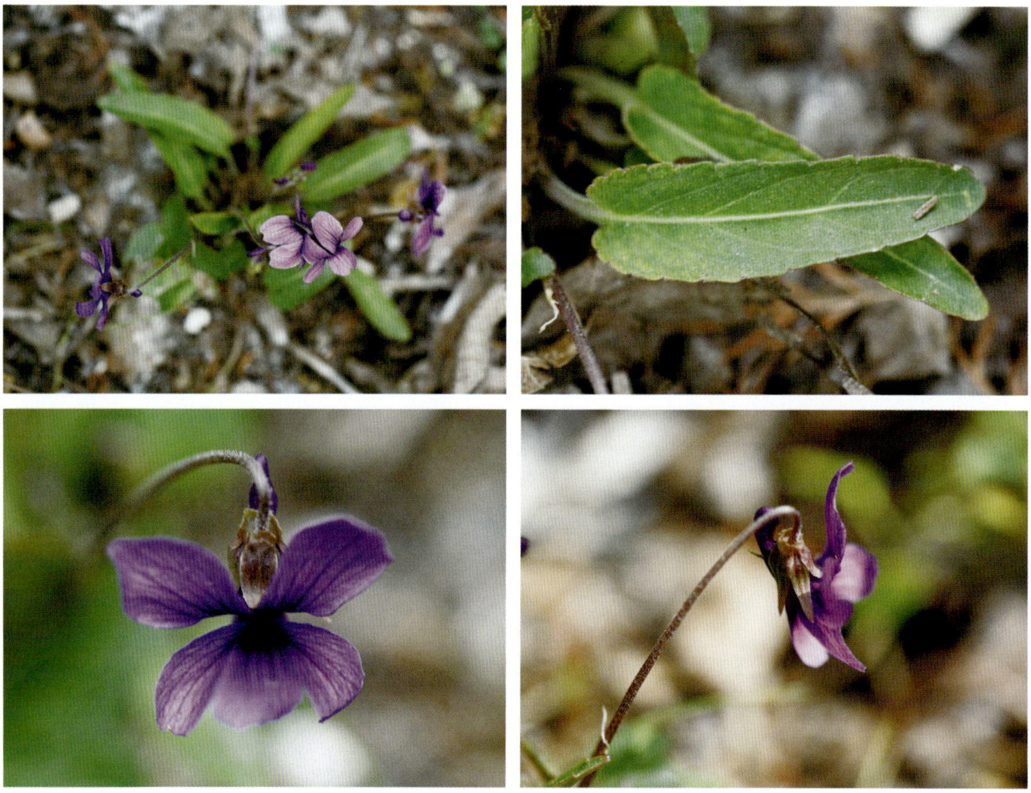

紫花地丁

## 识别要点

无地上茎；根茎短，垂直，节密生，淡褐色。基生叶莲座状；下部叶较小，三角状卵形或窄卵形，上部者较大，圆形、窄卵状披针形或长圆状卵形；叶柄果期上部具宽翅；托叶膜质，离生部分线状披针形。花紫堇色或淡紫色，稀白色或侧方花瓣粉红色，喉部有紫色条纹，花瓣倒卵形或长圆状倒卵形；萼片卵状披针形或披针形。蒴果椭圆形，无毛。

# 栝　楼

*Trichosanthes kirilowii* Maxim.

| | |
|---|---|
| ·科　名　葫芦科 Cucurbitaceae | ·属　名　栝楼属 *Trichosanthes* |
| ·生活型　多年生攀缘藤本 | ·花果期　花期 5~8 月，果期 8~10 月 |

【别　　名】瓜蒌、瓜楼（连云港、徐州、射阳），药瓜（启东）。

【生境分布】生于向阳山坡、石缝、田野草丛中。分布于全省各地。

【功　　用】**（1）根（天花粉）：**甘、微苦，微寒。归肺、胃经。清热泻火，生津止渴，消肿排脓。主治热病烦渴，肺热燥咳，内热消渴，疮疡肿毒。

**（2）成熟果实（瓜蒌）：**甘、微苦，寒。归肺、胃、大肠经。清热涤痰，宽胸散结，润燥滑肠。主治肺热咳嗽，痰浊黄稠，胸痹心痛，结胸痞满，乳痈，肺痈，肠痈，大便秘结。

**（3）成熟种子（瓜蒌子）：**甘，寒。归肺、胃、大肠经。润肺化痰，滑肠通便。主治燥咳痰黏，肠燥便秘。

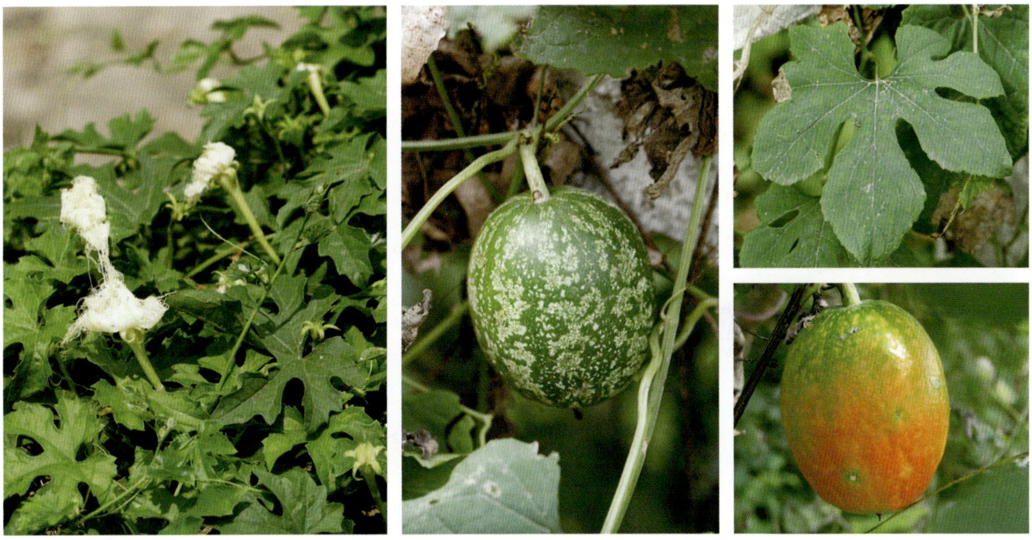

栝楼

## 识别要点

块根肥厚，圆柱状。茎被白色伸展柔毛，卷须顶端 2~5 裂。叶片近圆形或心形，常 3~5（~7）浅至中裂，或不分裂而仅有不等大的粗齿，裂片常再浅裂，边缘有疏齿或缺刻状。雌雄异株，雄花数朵，生于总花梗上部，呈总状花序；苞片边缘有齿；花萼裂片全缘；花冠白色，裂片倒卵形，顶端流苏状。果柄粗壮；果实近球形。

# 马瓟儿

*Zehneria indica* (Lour.) Keraudren

·科　名　葫芦科 Cucurbitaceae　　·属　名　马瓟儿属 *Zehneria*

·生活型　一年生攀缘或平卧草本　　·花果期　花期 4~7 月，果期 7~10 月

【别　　名】马瓞儿（《江苏植物志》）。

【生境分布】生于山坡旁及山沟边灌丛中。分布于江苏南部各地。

【功　　用】**（1）全草（马瓞儿）：**苦，凉。归肺、肝、脾经。清热解毒，消肿散结，化痰利尿。主治痈疮疖肿，皮肤湿疹，咽喉肿痛，腮腺炎，尿路感染，结石，急性结膜炎，睾丸炎，小儿疳积。

**（2）叶：**外治肿疡。

**（3）果实：**主治腹胀，小便不利。

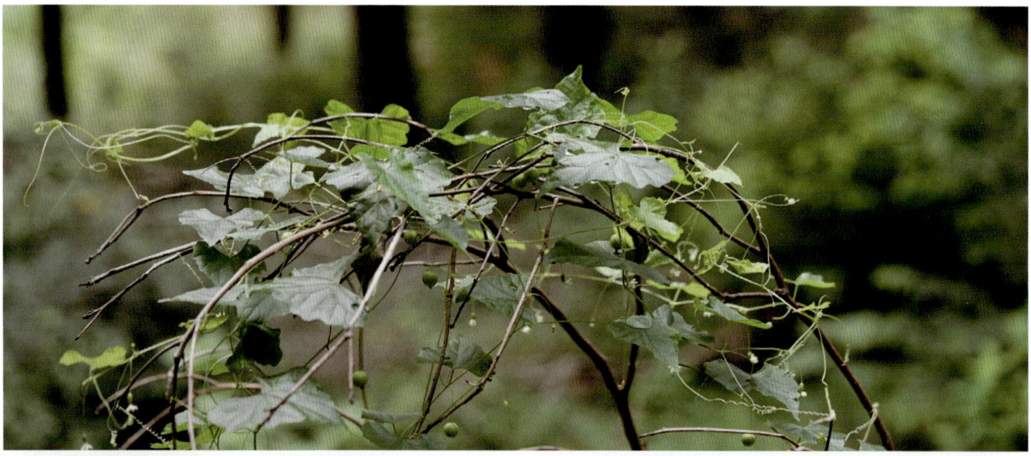

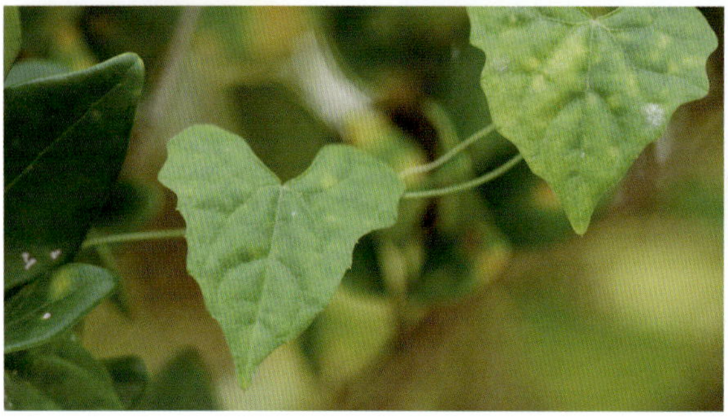

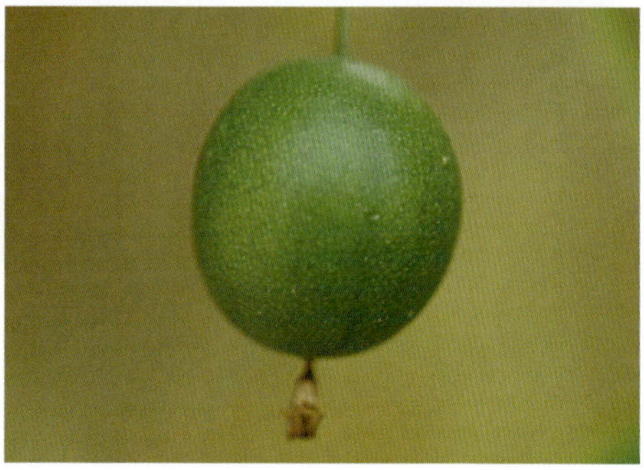

马瓟儿

## 识别要点

茎细弱，有棱沟，无毛；卷须不分裂。叶片膜质，多型，三角状卵形或三角状心形，顶端急尖或稀短渐尖，基部弯缺半圆形，边缘微波状或有疏齿。雌雄同株；雄花单生，花冠白色至淡黄色，花萼宽钟形，裂片披针形；雌花与雄花在同一叶腋内单生。果实卵形至近球形，成熟后橘红色或红色。

# 山茱萸

*Cornus officinalis* Sieb. & Zucc.

·科　名　山茱萸科 Cornaceae　　·属　名　山茱萸属 *Cornus*
·生活型　落叶乔木或灌木　　·花果期　花期 3~4 月，果期 9~10 月

【生境分布】连云港、南京、无锡（宜兴）等地有引种栽培。

【功　　用】**成熟果肉（山茱萸）：**酸、涩，微温。归肝、肾经。补益肝肾，收涩固脱。主治眩晕耳鸣，腰膝酸痛，阳痿遗精，遗尿尿频，崩漏带下，大汗虚脱，内热消渴。

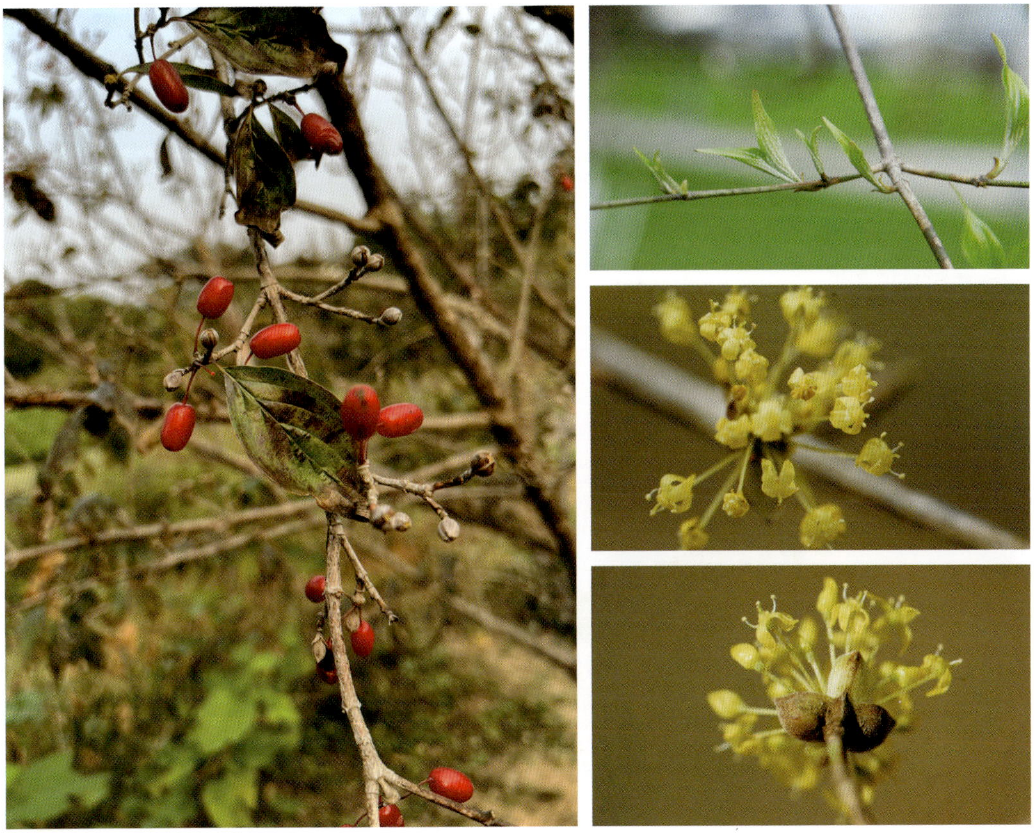

山茱萸

## 识别要点

枝对生，嫩时绿色，老时黑褐色。叶卵状披针形或卵状椭圆形，叶面无毛或疏生柔毛，叶背稀被白色贴生短柔毛或毛较密，脉腋密生淡褐色丛毛。伞形花序生于枝侧，有总苞片 4，卵圆形，厚纸质至革质，褐色；花小，两性，先叶开放；花瓣 4，黄色，向外反折。核果长椭圆形，成熟时红色，有几条不整齐的肋纹。

# 五　加

*Acanthopanax gracilistylus* W. W. Smith

| | |
|---|---|
| ·科　名　五加科 Araliaceae | ·属　名　五加属 *Acanthopanax* |
| ·生活型　灌木 | ·花果期　花期 4~8 月，果期 6~10 月 |

【释　　名】《本草纲目》谓：“此药以五叶交加者良，故名五加，又名五花。”

【生境分布】生于山坡林中及路旁灌木丛中。分布于江苏北部和南部山区各地。

【功　　用】**根皮（五加皮）：**辛、苦，温。归肝、肾经。祛风除湿，补益肝肾，强筋壮骨，利水消肿。主治风湿痹痛，筋骨痿软，小儿行迟，体虚乏力，水肿，脚气病。

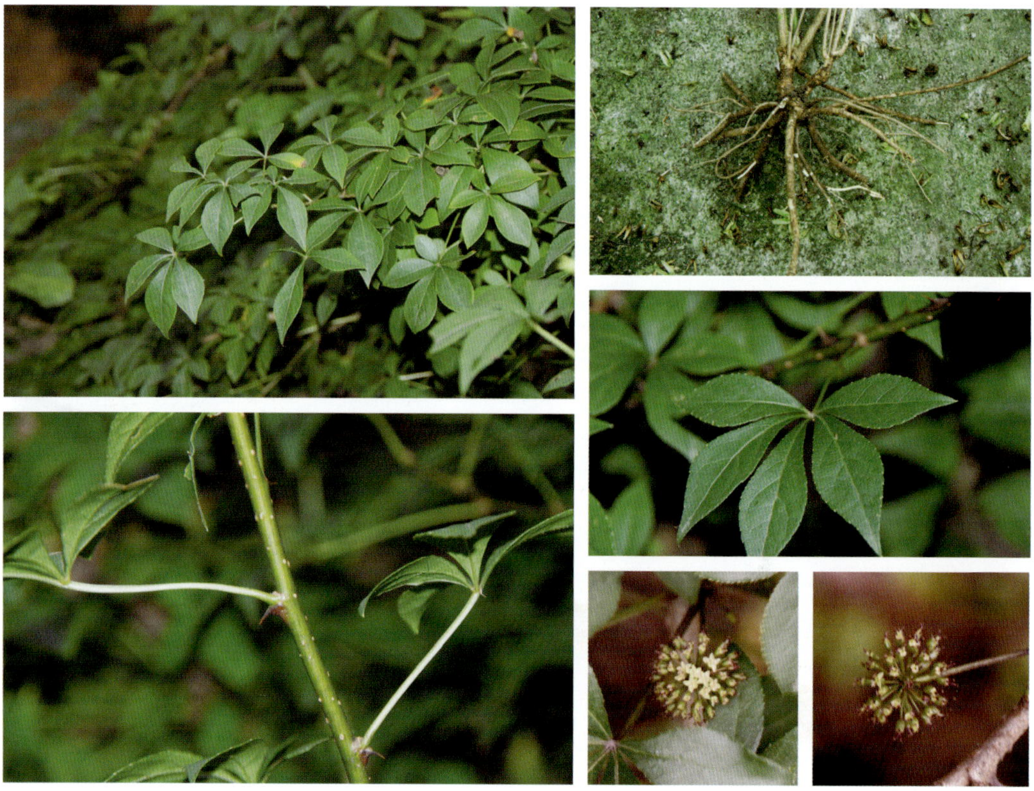

五加

## 识别要点

小枝细长下垂，节上疏被扁钩刺。叶有小叶 5，互生；叶柄无毛，常有细刺；小叶片膜质至纸质，倒卵形至倒披针形，两面无毛或沿脉疏生刚毛，边缘有细钝齿。伞形花序单个腋生或顶生在短枝上；总花梗结实后延长；花梗细长，无毛；花黄绿色；花瓣 5，长圆状卵形，先端尖；雄蕊 5。果实扁球形，成熟时紫黑色。

# 刺　楸

*Kalopanax septemlobus* (Thunb.) Koidz.

·科　名　五加科 Araliaceae　　·属　名　刺楸属 *Kalopanax*

·生活型　落叶乔木　　·花果期　花期 7~8 月，果期 10~11 月

【别　　名】海桐皮、秃楸（连云港），鸟不宿（苏州、镇江）。

【生境分布】生于山地疏林中。分布于全省各地。

【功　　用】**（1）根（刺楸树根）：**苦、微辛，平。凉血，散瘀，祛风，除湿。主治肠风痔血，跌打损伤，风湿骨痛。

**（2）树皮（刺楸树皮）：**苦、辛，凉。祛风除湿，杀虫，活血。主治风湿痹痛，腰膝痛，痈疽，疮癣。

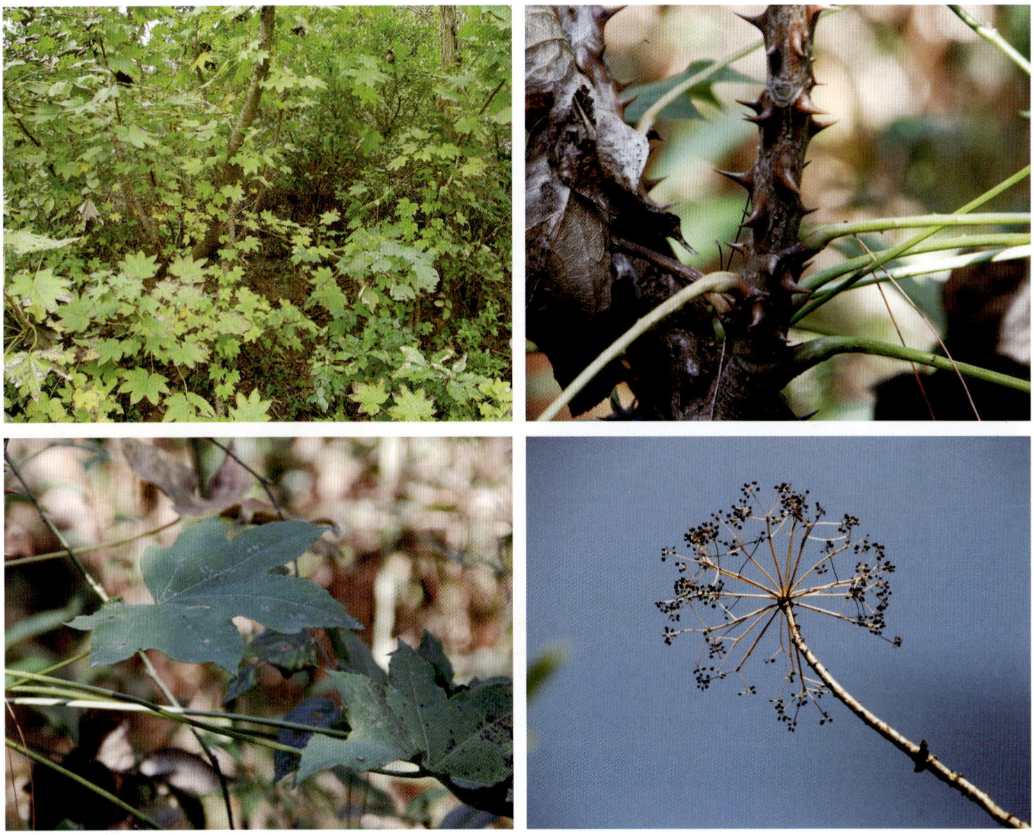

刺楸

## 识别要点

树皮灰黑色，纵裂，树干及枝上具鼓钉状扁刺；幼枝被白粉。单叶在长枝上互生，在短枝上簇生，5~7 掌状浅裂；叶柄细；无托叶。花梗疏被柔毛，无关节；花白色或淡黄色；萼筒具 5 齿；花瓣 5，镊合状排列；雄蕊 5，花丝较花瓣长约 2 倍；花柱 2，柱状，顶端离生。果实近球形，蓝黑色，宿存花柱顶端 2 裂。

# 骨缘当归

*Angelica cartilaginomarginata* var. *foliosa* Yuan et Shan

| | |
|---|---|
| ·科　名　伞形科 Apiaceae | ·属　名　当归属 *Angelica* |
| ·生活型　二年生或多年生草本 | ·花果期　花期 7~8 月，果期 8~9 月 |

【别　　名】山藁本、野芹菜（苏州）。

【生境分布】生于山区林下及林缘草丛中。分布于南京、镇江（句容）。

【功　　用】**根（骨缘当归）**：辛，温。主治风寒头痛，寒湿腹痛。





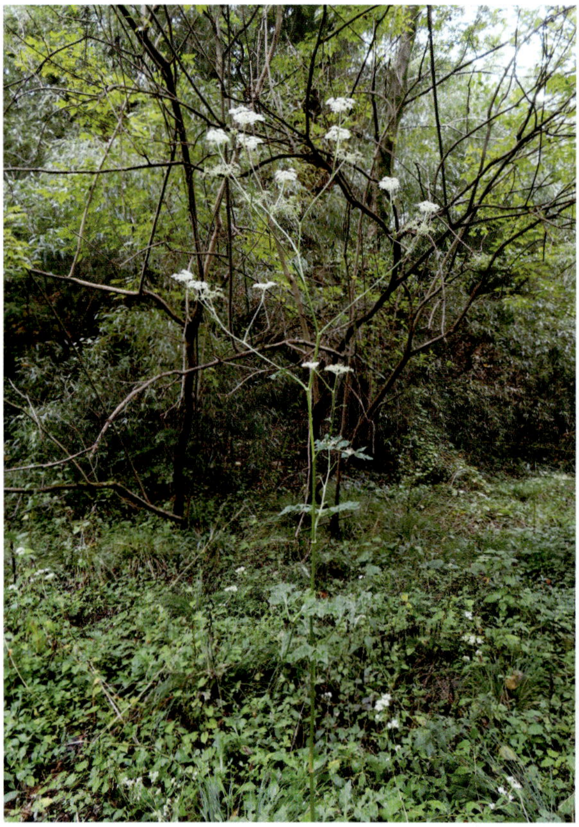

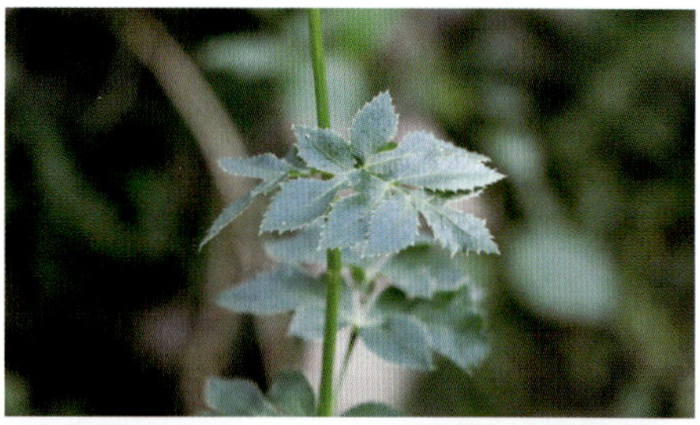

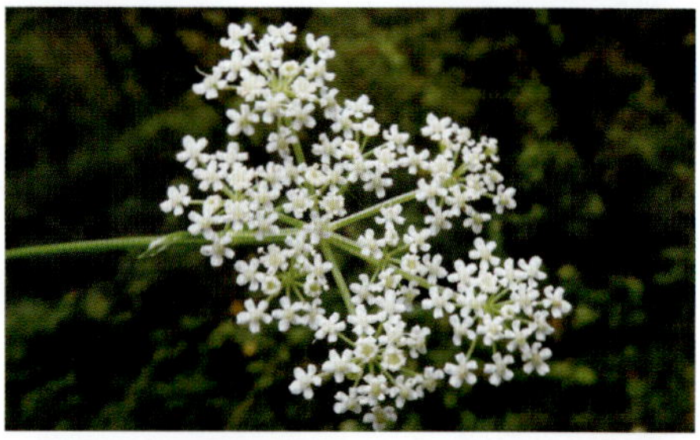

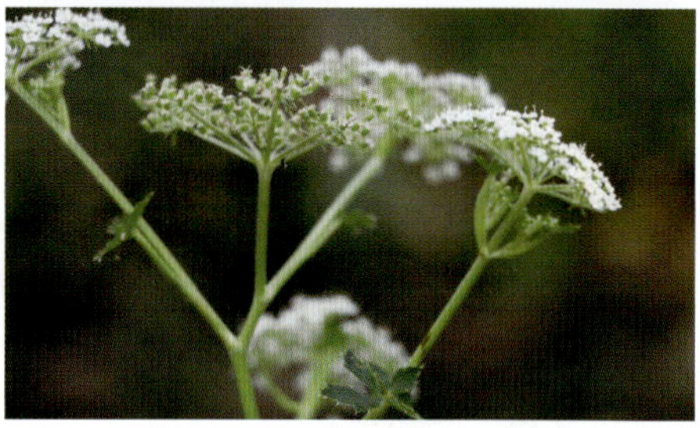

骨缘当归

## 识别要点

根粗大，纺锤形。叶鞘半抱茎；叶片坚纸质，卵圆形至长圆状卵形，一回羽状或二回三出式羽状分裂，边缘有具白色软骨质的细密尖锯齿；鞘狭长。疏松的复伞形花序，叉式分枝；伞幅 10~12，不等长；总苞片无；小总苞片少数；萼齿不明显；花瓣白色；柱头叉开。果实椭圆形至卵圆形，分生果背部扁压，背棱和中棱尖锐，侧棱窄翅。

# 紫花前胡

*Angelica decursiva* (Miq.) Franch. et Sav.

·科　名　伞形科 Apiaceae　　·属　名　当归属 *Angelica*
·生活型　多年生草本　　·花果期　花期 8~9 月，果期 9~11 月

【别　　名】土当归（江苏）、前胡（浦口、江宁）、山独活（宜兴）。

【生境分布】生于山坡草地或稀疏林下。分布于全省各地。

【功　　用】**根（紫花前胡）：** 苦、辛，微寒。归肺经。降气化痰，散风清热。主治痰热喘满，咯痰黄稠，风热咳嗽痰多。



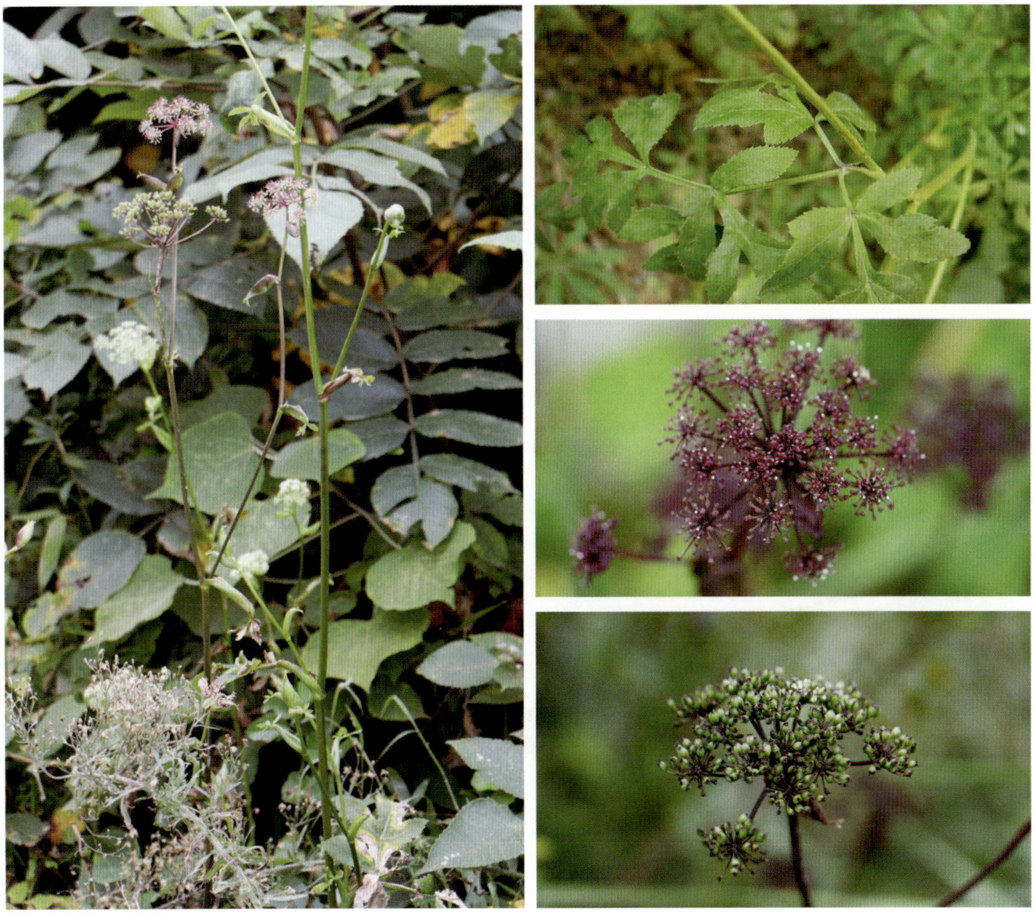

紫花前胡

## 识别要点

根具香气。茎常带紫色，无毛。叶 3 裂或一至二回羽裂；叶柄具膨大成卵圆形的紫色叶鞘抱茎；茎上部叶鞘囊状，紫色。复伞形花序梗长 3~8 cm；伞幅 10~22，总苞片 1~3，紫色，小总苞片线形或披针形；伞幅及花梗有毛；萼齿三角状锥形；花瓣深紫色；花药暗紫色。果实长圆形，背棱线形，尖锐，侧棱为较厚窄翅。

# 峨　参

*Anthriscus sylvestris* (L.) Hoffm.

·科　名　伞形科 Apiaceae　　·属　名　峨参属 *Anthriscus*
·生活型　二年生或多年生草本　　·花果期　花果期 4~5 月

【别　　名】野胡萝卜（《江苏植物名录》）。

【生境分布】生于山坡林下。分布于南京、镇江、南通、常州（溧阳）、无锡（宜兴）、苏州（常熟）等江苏南部山区。

【功　　用】**（1）根（峨参）：** 甘、辛，微温。归脾、胃、肺经。补中益气，祛瘀生新。主治跌打损伤，腰痛，肺虚咳喘，咳嗽咯血，脾虚腹胀，四肢无力，老人尿频，水肿。

**（2）叶（峨参叶）：** 甘、辛，平。止血，消肿。主治创伤出血，肿痛。





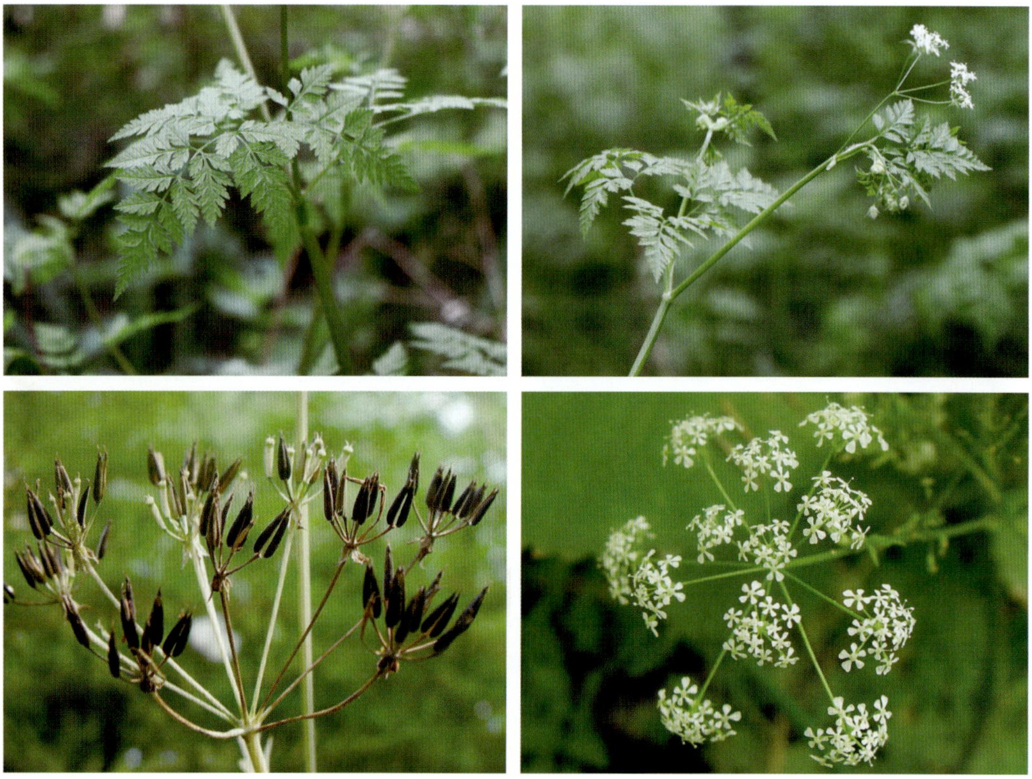

峨参

## 识别要点

根圆锥形。茎高达 1.5 m，多分枝，近无毛或下部有细柔毛。基生叶有长柄；叶卵形，二回羽状分裂，小裂片有锯齿；茎生叶有短柄或无柄，基部鞘状，有时边缘有毛。复伞形花序伞幅 4~15，不等长；小总苞片 5~8，卵形或披针形，先端尖，反折；花白色，稍带绿色或黄色。果实长卵形或线状长圆形，光滑或疏生小瘤点。

# 北柴胡

*Bupleurum chinense* DC.

| | |
|---|---|
| ·科　名　伞形科 Apiaceae | ·属　名　柴胡属 *Bupleurum* |
| ·生活型　多年生草本 | ·花果期　花期 9 月，果期 10 月 |

【生境分布】生于向阳山坡路边、沟旁或草丛中。分布于徐州（铜山、新沂）、连云港（云台山、赣榆）、南京、镇江（句容）。

【功　　用】**根（柴胡）：**辛、苦，微寒。归肝、胆、肺经。疏散退热，疏肝解郁，升举阳气。主治感冒发热，寒热往来，胸胁胀痛，月经不调，子宫脱垂，脱肛。

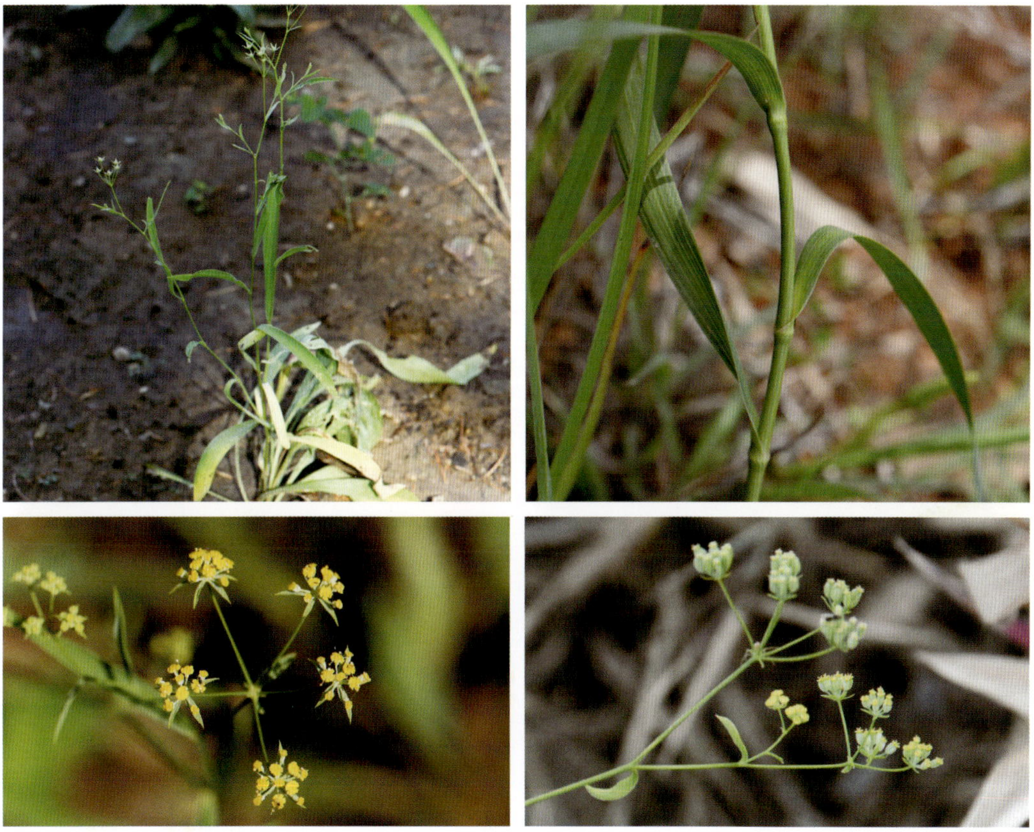

北柴胡

## 识别要点

主根褐色，坚硬。茎上部多回分枝长而开展，常呈“之”字形曲折。基生叶披针形，先端渐尖，基部缢缩成柄；茎中部叶披针形，有短尖头，叶鞘抱茎，下面常有白霜。复伞形花序多，成疏散圆锥状；总苞片 2~3 或无，窄披针形；伞幅 3~8；小总苞片 5，披针形；有花 5~10；小舌片顶端 2 浅裂；花柱基深黄色。果实椭圆形，褐色，棱翅窄，淡褐色。

# 红柴胡

*Bupleurum scorzonerifolium* Willd.

| | |
|---|---|
| ·科　名　伞形科 Apiaceae | ·属　名　柴胡属 *Bupleurum* |
| ·生活型　多年生草本 | ·花果期　花期 7~8 月，果期 8~9 月 |

【别　　名】韭叶柴胡（江苏）。

【生境分布】生于向阳山坡。分布于徐州（新沂）、连云港（赣榆）、淮安（盱眙）、南京、镇江（句容）、无锡（宜兴）等地。

【功　　用】同“北柴胡”。





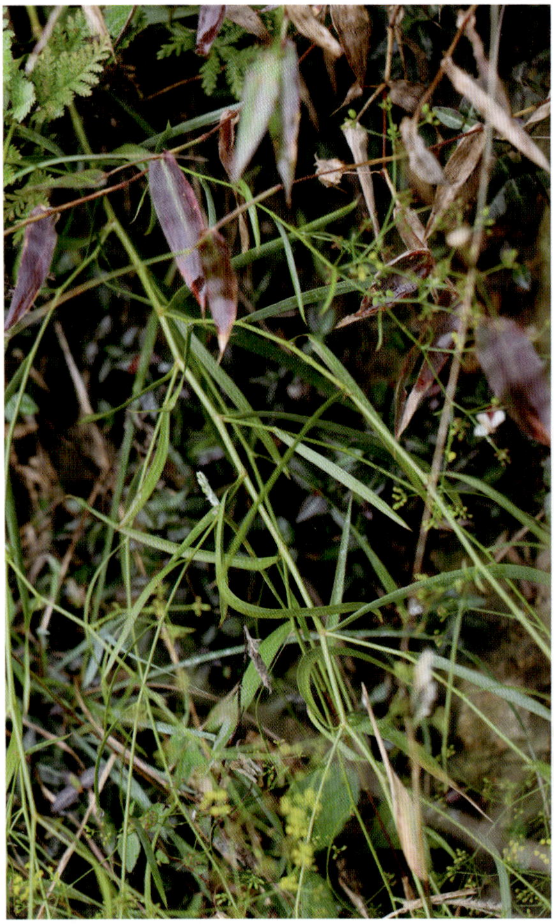
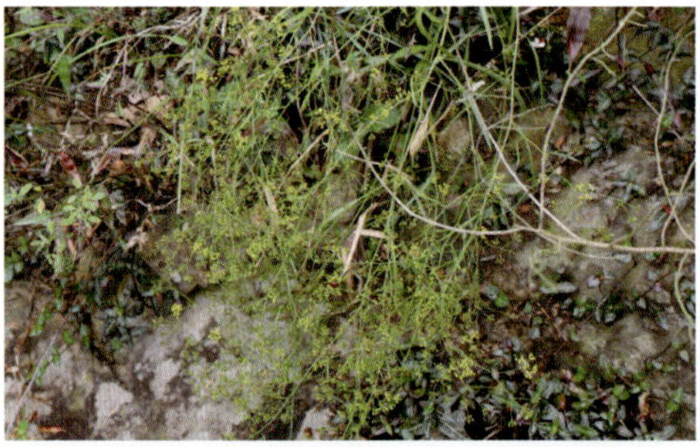
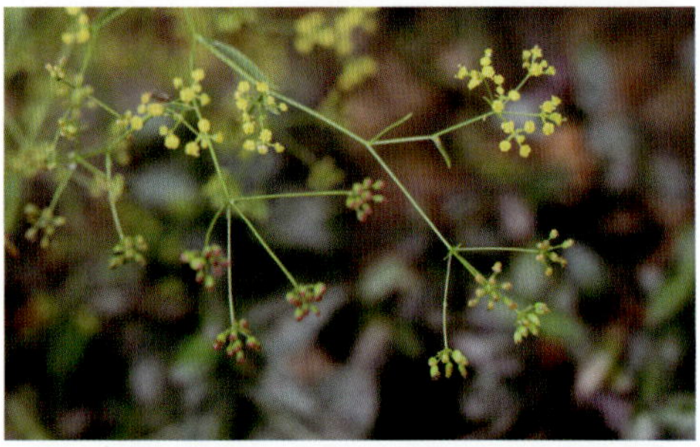
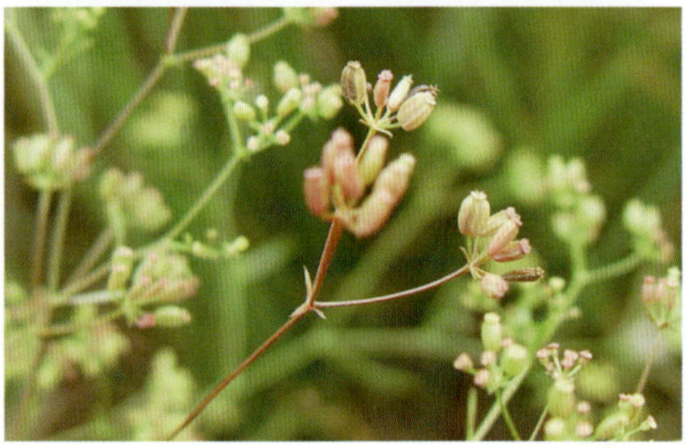

红柴胡

## 识别要点

主根圆锥形，红褐色；根颈有毛刷状叶鞘状纤维。茎上部多分枝，呈圆锥状“之”字形曲折。叶线形或线状披针形，基生叶下部缢缩成柄，基部稍抱茎，叶缘白色软骨质。花序多分枝，圆锥花序疏散；伞幅 3~8，纤细，稍弧曲；总苞片 1~3，钻形；伞形花序有花 6~15；小总苞片 5，窄披针形；花瓣黄色。果实宽椭圆形，深褐色。

# 积雪草

*Centella asiatica* (L.) Urb.

| | |
|---|---|
| ·科　名　伞形科 Apiaceae | ·属　名　积雪草属 *Centella* |
| ·生活型　多年生草本 | ·花果期　花果期 4~10 月 |

【释　　名】积雪草始载于《神农本草经》，列为中品，在《唐本注》中说："其叶圆如钱大，茎细劲，蔓延，生溪涧侧，捣敷热肿丹毒……荆楚人以叶如钱，谓为地钱草，《徐仪药图》名连钱草……"因此，在我国古代积雪草、地钱草和连钱草应是同一种植物。

【别　　名】大铜钱草、落得打、铜钱草（苏州），偷鸡落得打（常熟）。

【生境分布】生于阴湿的草地或水沟边。分布于无锡（宜兴）、苏州（吴江、常熟）。

【功　　用】**全草（积雪草）：**苦、辛，寒。归肝、脾、肾经。清热利湿，解毒消肿。主治湿热黄疸，中暑腹泻，石淋血淋，痈肿疮毒，跌扑损伤。

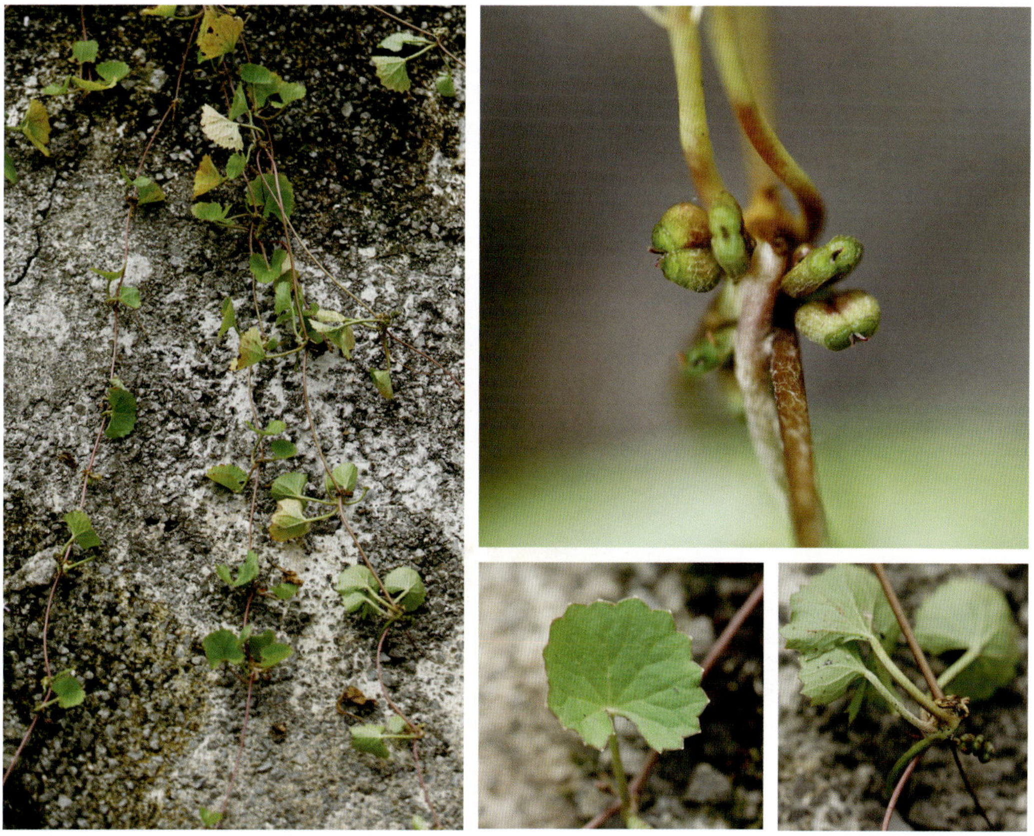

积雪草

## 识别要点

茎匍匐，节上生根。叶肾形或马蹄形，有钝锯齿，两面无毛或下面脉上疏生柔毛。伞形花序有花 3~4 朵；花瓣卵形，紫红色或乳白色。果实两侧扁，有毛或平滑。

# 明党参

*Changium smyrnioides* H. Wolff

| | |
|---|---|
| ·科　名　伞形科 Apiaceae | ·属　名　明党参属 *Changium* |
| ·生活型　多年生草本 | ·花果期　花期 4~5 月，果期 5~6 月 |

【释　　名】明党参始载于《本草纲目拾遗》，曰：“土人参各地皆产，钱塘西湖南山尤多，春二三月发苗如蒿艾，而叶细小，本长二三寸，作石绿色，映日有光，土人俟夏月采其根以入药，俗名粉沙参。红党即将此参去皮净煮极熟阴干而成，味淡无用，《准绳》劫瘴消毒用之，呼百丈光。”

【别　　名】明党（通称），粉沙参（吴江），山花、山花根（江苏），山萝卜（南京）。

【生境分布】生于向阳山坡草丛、林缘、竹林边。分布于南京、镇江（句容）、无锡（宜兴）、苏州等江苏南部地区。

【功　　用】**根（明党参）：**甘、微苦，微寒。归肺、脾、肝经。润肺化痰，养阴和胃，平肝，解毒。主治肺热咳嗽，呕吐反胃，食少口干，目赤眩晕，疔毒疮疡。





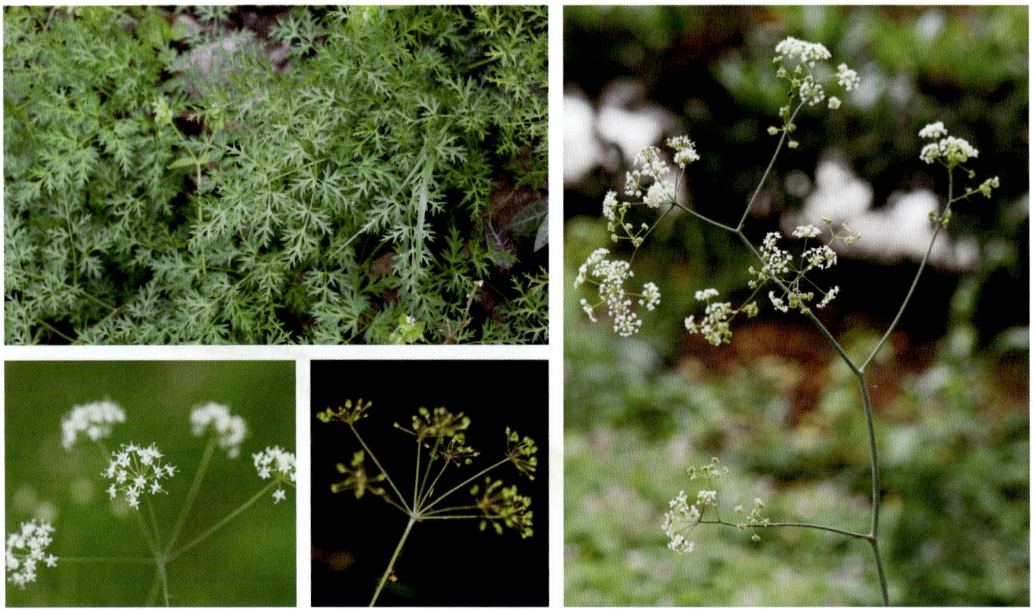

明党参

## 识别要点

主根纺锤形或长索形，深褐色或淡黄色，内部白色。茎直立，有白粉。基生叶有长柄；叶宽卵形，三出二至三回羽状全裂；小羽片卵形或宽卵形，3 裂、羽裂或羽状缺刻。复伞形花序顶生和侧生；无总苞片；伞幅 4~10；小总苞片少数，钻形或线形；花白色；萼齿 5；花瓣长圆形或卵状披针形，先端内折。果实圆卵形或卵状长圆形，无毛，侧扁。

# 鸭儿芹

*Cryptotaenia japonica* Hassk.

·科　名　伞形科 Apiaceae　　·属　名　鸭儿芹属 *Cryptotaenia*
·生活型　多年生草本　　·花果期　花期 4~5 月，果期 5~9 月

【生境分布】生于林下阴湿处。分布于南京、常州（溧阳）、无锡（宜兴）等江苏南部山区。

【功　　用】**全草（鸭儿芹）**：辛、苦，平。消炎，解毒，活血，消肿。主治肺炎，肺脓肿，疝气，风火牙痛，痈疽疔肿，带状疱疹，皮肤瘙痒。

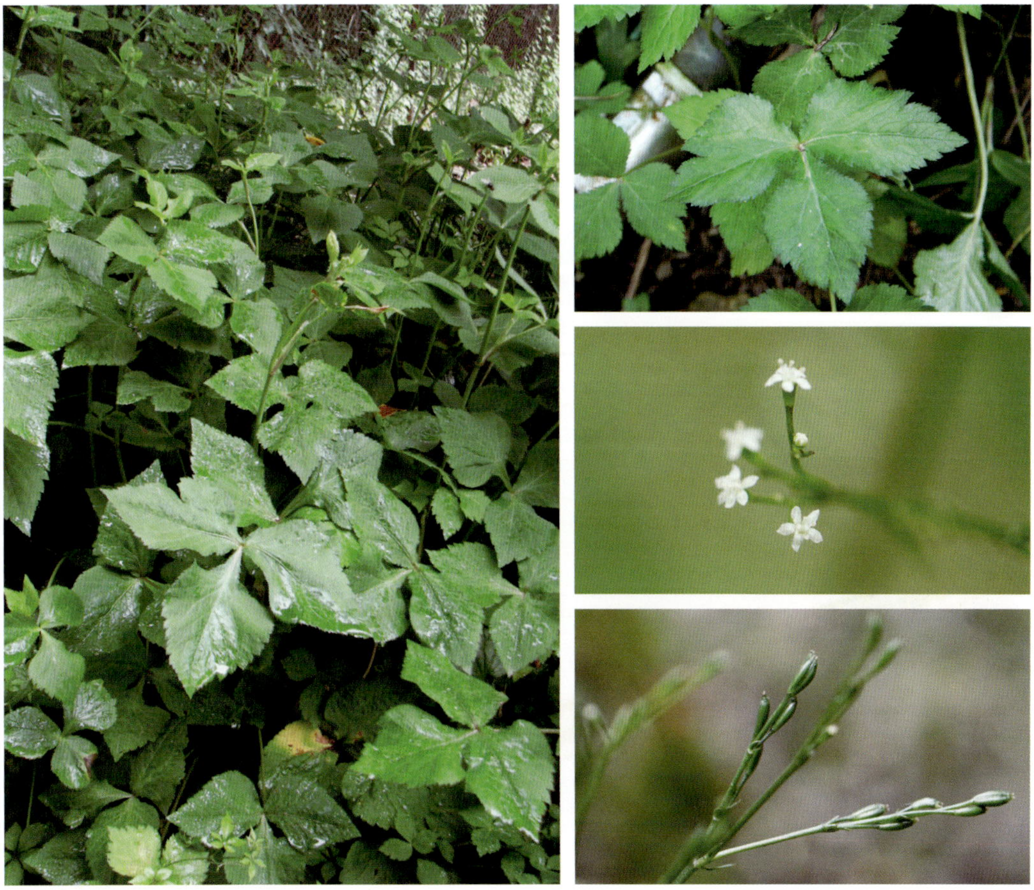

鸭儿芹

## 识别要点

茎呈叉式分枝。叶片广卵形，3 全裂，中间小叶片菱状倒卵形，顶端短尖，基部楔形，两侧小叶片斜倒卵圆形，边缘有锯齿或有时 2 或 3 浅裂；茎上部的叶无柄，小叶片宽披针形。伞幅 2 或 3，不等长，常彼此靠近；整个花序分枝呈伞房状、聚伞状或圆锥状；小伞形花序有 2~4 花；花柄极不等长；花瓣白色。果实细长圆球状，侧面稍扁压，光滑。

# 羊踯躅

*Rhododendron molle* (Blume) G. Don

·科　名　杜鹃花科 Ericaceae　　·属　名　杜鹃属 *Rhododendron*
·生活型　落叶灌木　　·花果期　花期 3~5 月，果期 7~8 月

【别　　名】映山黄（连云港）、牛不食（铜山）、六轴子（苏州）。

【生境分布】生于山坡或山顶疏林、灌丛中。分布于连云港（云台山）及江苏南部各地。

【功　　用】**花（闹羊花）：** 辛，温；有大毒。归肝经。祛风除湿，散瘀定痛。主治风湿痹痛，偏正头痛，跌扑肿痛，顽癣。

【使用注意】本种有大毒，谨遵医嘱，勿私自使用。



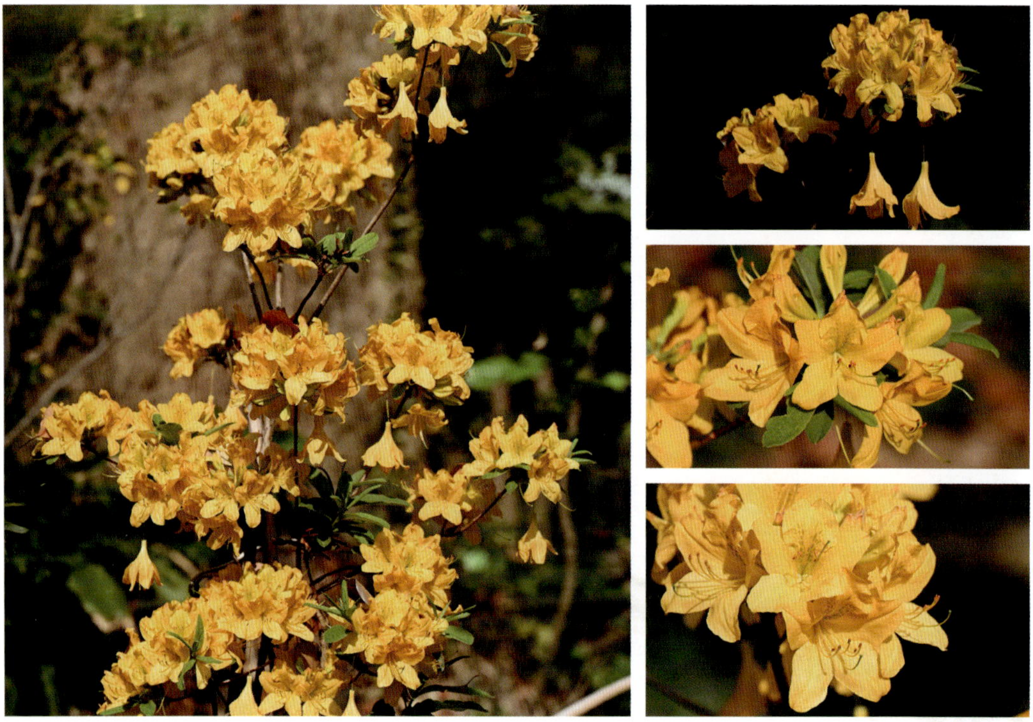

羊踯躅

## 识别要点

幼枝被柔毛和刚毛。叶纸质，长圆形或长圆状披针形，先端钝，有短尖头，基部楔形，边缘有向上微弯的睫毛，叶面被灰白色柔毛，有时仅叶脉有毛；叶柄被柔毛和疏生刚毛。伞形总状花序，花梗被柔毛和刚毛；萼片半圆形，边缘有刚毛状睫毛；花冠黄色或金黄色，钟状漏斗形，外面被绒毛，裂片上侧 1 片较大，有淡绿色斑点。

# 朱砂根

*Ardisia crenata* Sims

| | |
|---|---|
| ·科　名　紫金牛科 Myrsinaceae | ·属　名　紫金牛属 *Ardisia* |
| ·生活型　灌木 | ·花果期　花期 5~6 月，果期 10~12 月 |

【释　　名】朱砂根始载于《本草纲目》，归于山草类下，其记载："朱砂根，生深山中，今惟太和山人采之。苗高尺许，叶似冬青叶，背甚赤。夏月长茂……此与百两金仿佛。根苦，凉，无毒……主治咽喉肿痹，磨水或醋咽之，甚良。"所记形态、主治、名称与今朱砂根相合。

【别　　名】珍珠伞（江苏）、土朱砂（苏州）。

【生境分布】生于山谷林下荫蔽潮湿处。分布于江苏南部。

【功　　用】**根（朱砂根）**：微苦、辛，平。归肺、肝经。解毒消肿，活血止痛，祛风除湿。主治咽喉肿痛，风湿痹痛，跌打损伤。





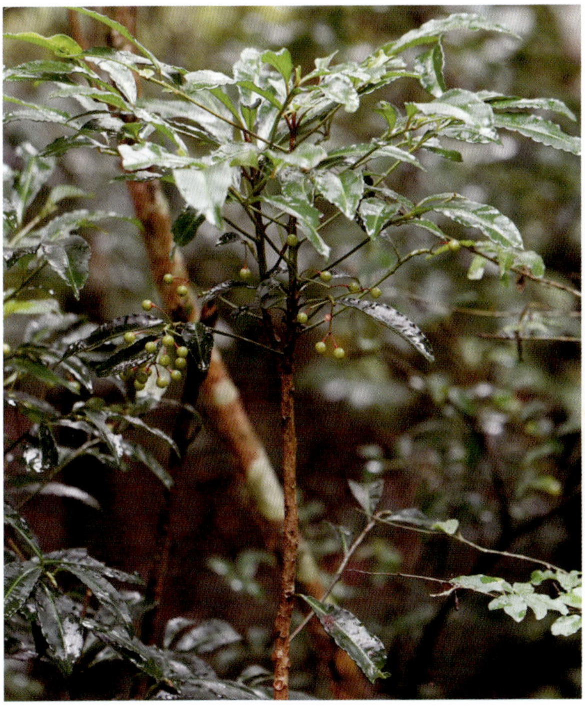
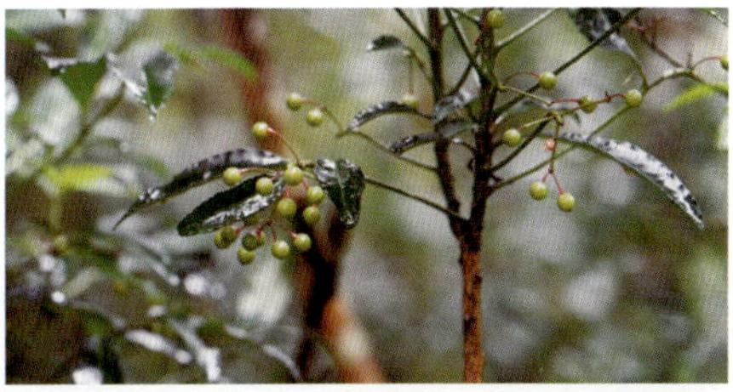
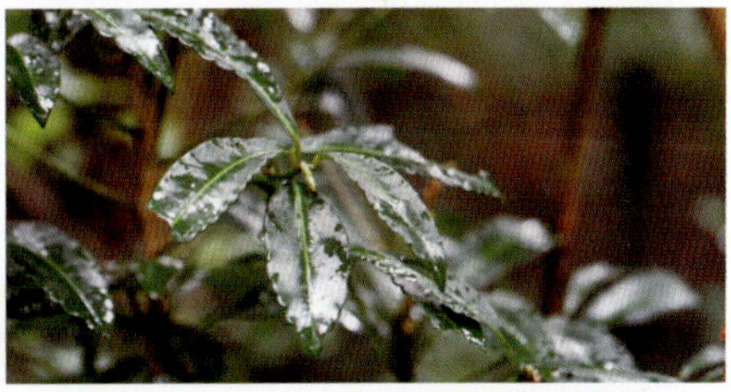
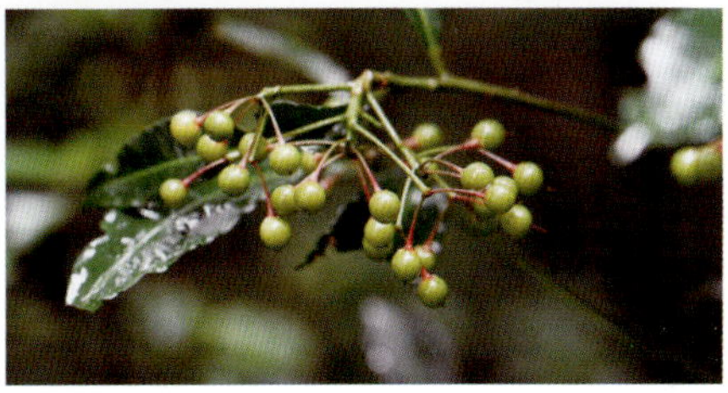

朱砂根

识别要点

茎无毛，无分枝。叶革质或坚纸质，椭圆形、椭圆状披针形或倒披针形，具边缘腺点。伞形花序或聚伞状，生于侧枝；萼片绿色，具腺点。核果球状，鲜红色，具黑色腺点。

# 紫金牛

*Ardisia japonica* (Thunb.) Blume

·科　名　紫金牛科 Myrsinaceae　　·属　名　紫金牛属 *Ardisia*
·生活型　小灌木或近灌木　　·花果期　花期 5~6 月，果期 11~12 月

【释　　名】紫金牛始载于《本草图经》，《本草纲目》山草类下载："生福州，叶如茶叶，上绿下紫。结实圆，红色如丹朱，根微紫色，八月采根，去心暴干，颇似巴戟……辛，平，无毒。主治时疾膈气，去风痰。"

【别　　名】矮地茶（通称）、平地木（《江苏省植物药材志》）、千年不大（苏州）。

【生境分布】生于林下、谷地、溪旁阴湿处。分布于连云港及江苏南部。

【功　　用】**全草（矮地茶）**：辛、微苦，平。归肺、肝经。化痰止咳，清利湿热，活血化瘀。主治新久咳嗽，喘满痰多，湿热黄疸，瘀阻经闭，风湿痹痛，跌打损伤。





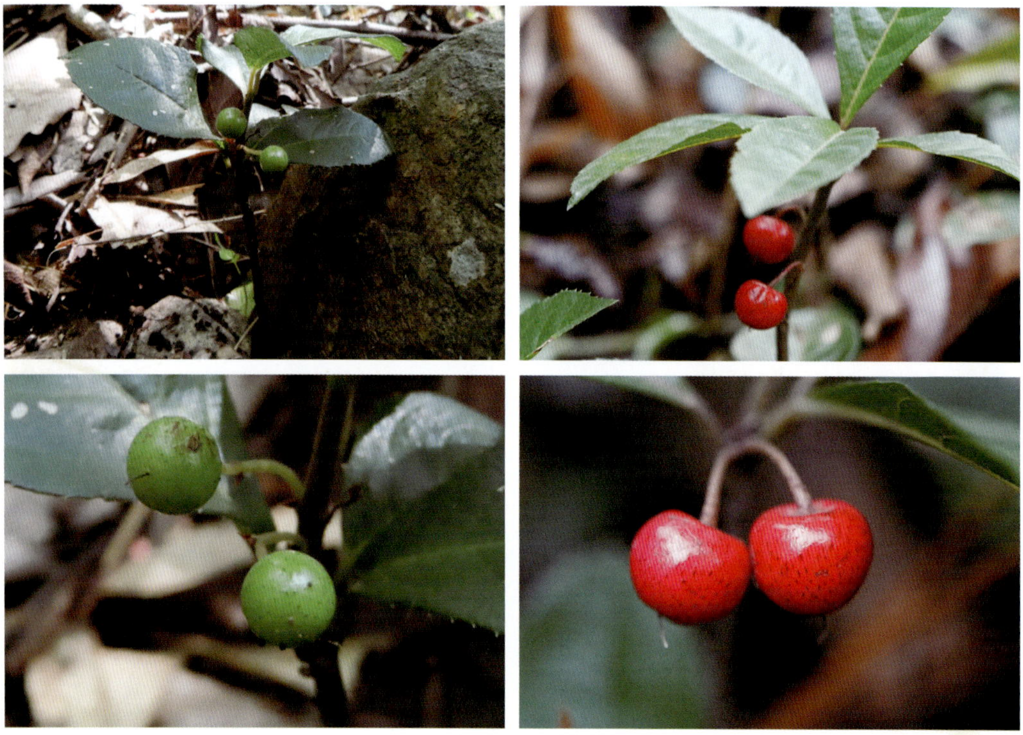

紫金牛

## 识别要点

根茎匍匐；茎幼时被细微柔毛，后无毛。叶对生或轮生，椭圆形或椭圆状倒卵形，具细齿，稍具腺点，两面无毛或叶背仅中脉被微柔毛。聚伞或近伞形花序，腋生或顶生；花梗常下弯，均被微柔毛；花瓣粉红色或白色，无毛，具密腺点。核果球状，鲜红至黑色。

# 过路黄

*Lysimachia christinae* Hance

| | |
|---|---|
| ·科　名　报春花科 Primulaceae | ·属　名　珍珠菜属 *Lysimachia* |
| ·生活型　多年生草本 | ·花果期　花期 5~7 月，果期 7~10 月 |

【释　　名】《植物名实图考》首载："过路黄，处处有之，生阴湿墙砌下，拖蔓铺地，细茎，叶似薄荷，大如指顶，二叶对生。花生叶际，淡红，亦似薄荷而小，逐节开放，历夏逾秋。蔓长几二尺余，与石香菜、爵床相杂，殊无气味。"

【生境分布】生于山坡、林缘和灌丛中。分布于江苏南部。

【功　　用】**全草（金钱草）**：甘、咸，微寒。归肝、胆、肾、膀胱经。利湿退黄，利尿通淋，解毒消肿。主治湿热黄疸，胆胀胁痛，石淋，热淋，小便涩痛，痈肿疔疮，蛇虫咬伤。

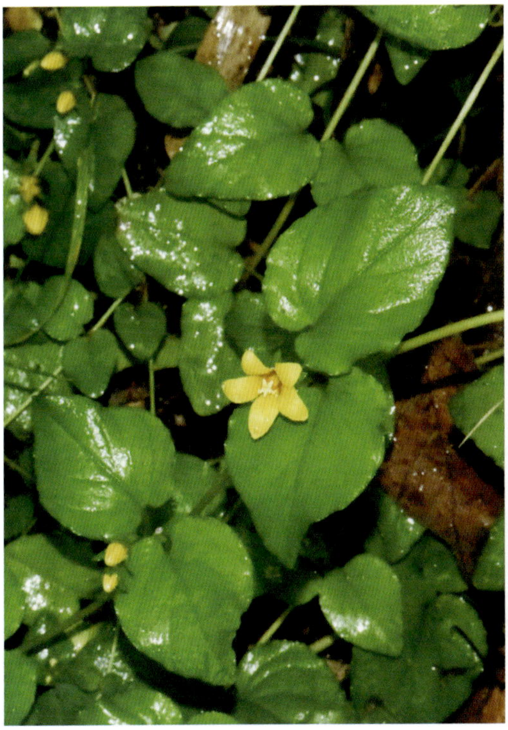

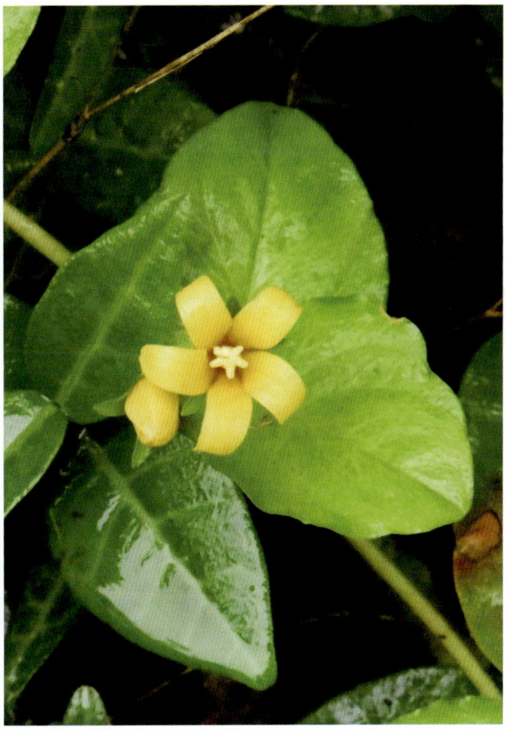

过路黄

## 识别要点

具横走根茎。叶对生或 3~4 枚轮生，椭圆状披针形或线状披针形；无柄或柄极短。总状花序顶生，通常复出为圆锥花序；花萼裂片窄卵状三角形，沿边缘有 1 圈黑色腺条；花冠黄色，深裂，裂片长圆形。蒴果褐色，瓣裂。

# 矮 桃

*Lysimachia clethroides* Duby

·科　名　报春花科 Primulaceae　　·属　名　珍珠菜属 *Lysimachia*
·生活型　多年生草本　　·花果期　花期 5~7 月，果期 7~10 月

【释　　名】《植物名实图考》“扯根菜”条载：“《救荒本草》扯根菜，生田野中。苗高一尺许，茎赤红色。叶似小桃红叶微窄小，色颇绿，又似小柳叶。亦短而厚窄，其叶周围攒茎而生，开碎瓣小白花……按：此草湖南坡陇上多有之，俗名矮桃，以其叶似桃叶，高不过二三尺故名。俚医以为散血之药。”

【别　　名】狗尾巴草（南京）、珍珠菜（《江苏植物名录》）、狼尾草（江苏）、红筋草（溧阳）。

【生境分布】生于山坡林下及路旁湿润处。分布于全省各地。

【功　　用】**根或全草（珍珠菜）：**辛、涩，平。活血调经，利水消肿。主治月经不调，白带异常，小儿疳积，水肿，痢疾，跌打损伤，喉痛，乳痛。

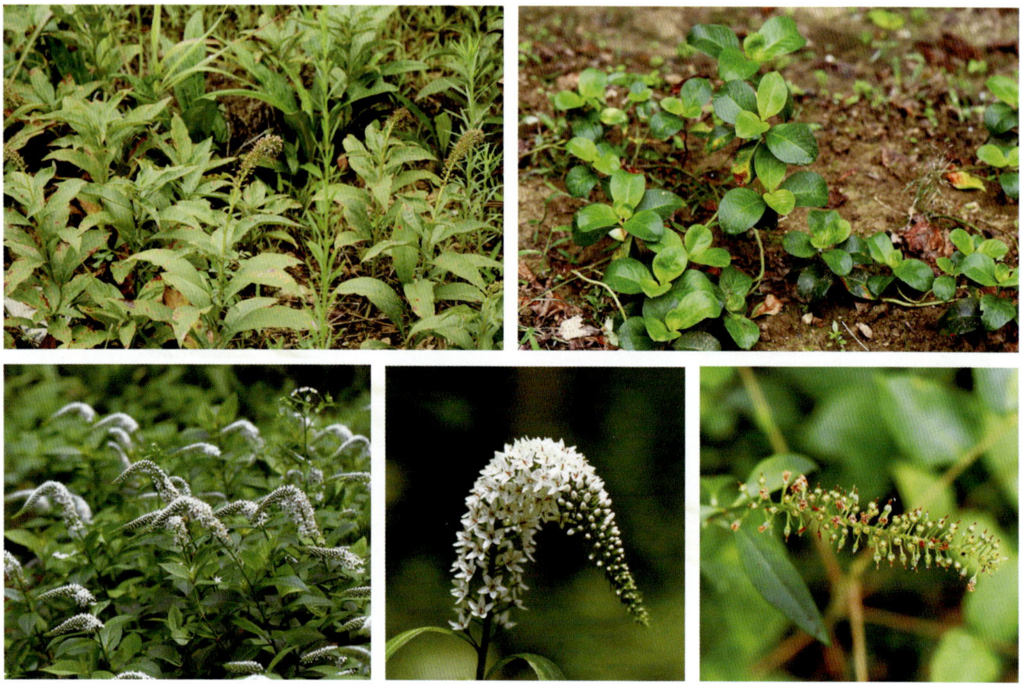

矮桃

## 识别要点

全株多少被黄褐色卷曲柔毛。根茎横走，淡红色。叶互生，叶椭圆形或宽披针形，两面散生黑色腺点；近无柄。苞片线状钻形，稍长于花梗；花萼裂片卵状椭圆形，有腺状缘毛；花冠白色。蒴果近球形。

# 白　檀

*Symplocos paniculata* (Thunb.) Makino

·科　名　山矾科 Symplocaceae　　·属　名　山矾属 *Symplocos*
·生活型　落叶灌木或小乔木　　·花果期　花期5月，果熟期7月

【别　　名】华山矾、灰木（连云港）。

【生境分布】生于山坡杂木林下或荒坡草丛中。分布于连云港及江苏南部等地。

【功　　用】**全株（白檀）**：苦、涩，微寒。消炎，软坚，调气。主治乳腺炎，疝气，肠痈，胃癌，疮疖等。

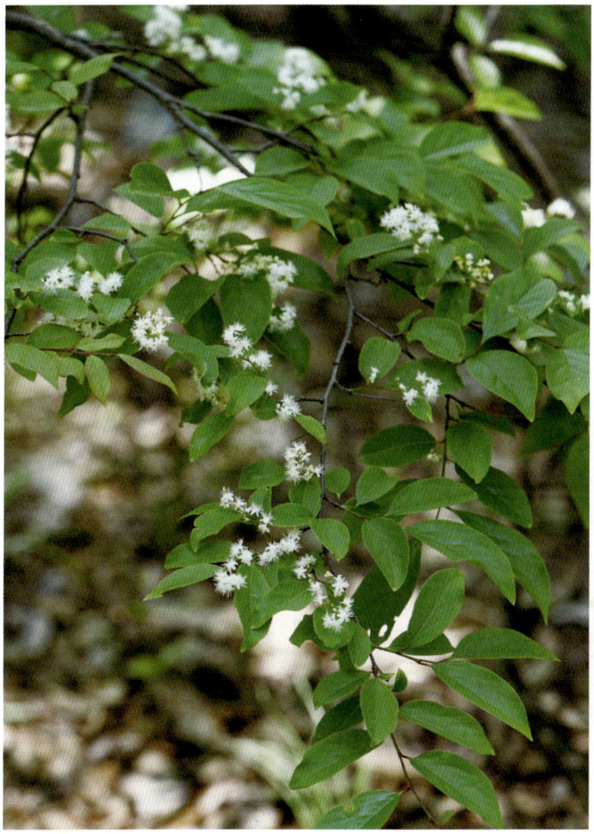

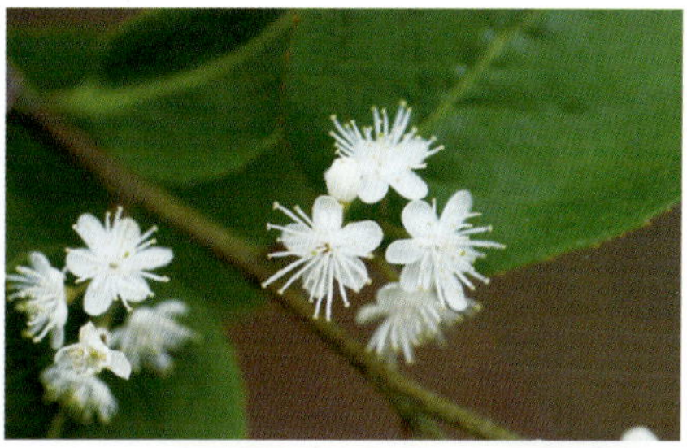

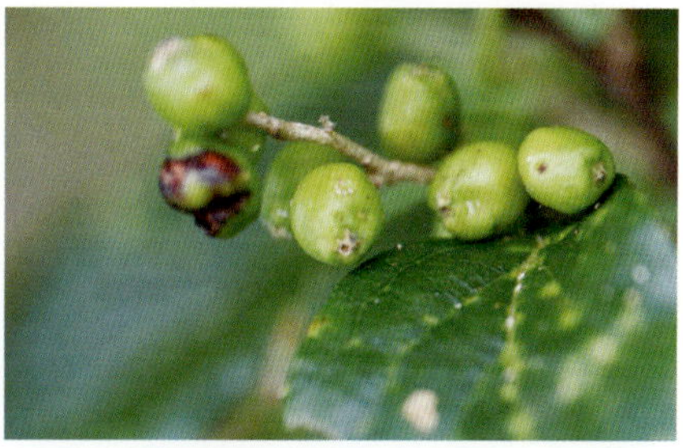

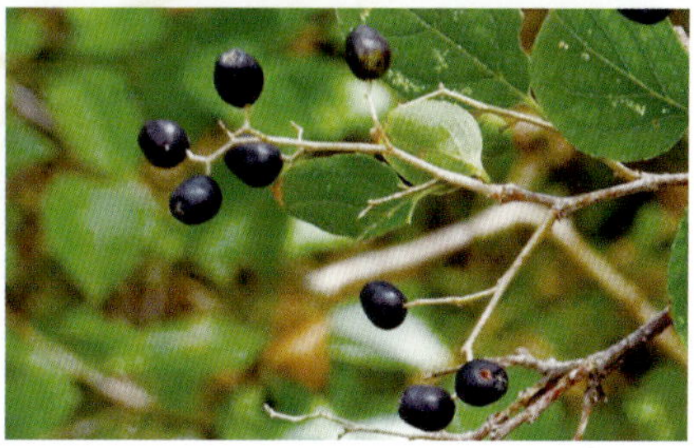

白檀

## 识别要点

嫩枝、叶两面及花序疏生白色柔毛。叶片纸质，卵状椭圆形或倒卵状圆形，先端渐尖或尾尖，基部阔楔形，边缘有细锯齿，中脉在叶面凹下。圆锥花序，生于新枝顶端或叶腋；苞片早落；花冠白色，芳香。核果成熟时蓝黑色，斜卵状球形，萼宿存。

# 白蜡树

*Fraxinus chinensis* Roxb.

·科　名　木犀科 Oleaceae　·属　名　梣属 *Fraxinus*
·生活型　落叶乔木　·花果期　花期 4~5 月，果期 7~9 月

【释　　名】秦皮始载于《神农本草经》，列为下品。《本草纲目》载："秦皮，本作梣皮。其木小而岑高，故以为名。人讹为梣木，又讹为秦。或云本出秦地，故得秦名也。"

【别　　名】中华秦皮（《江苏植物名录》）、蜡条（连云港、洪泽、新沂）。

【生境分布】生于山地杂木林中。分布于全省各地。

【功　　用】**枝皮或干皮（秦皮）：**苦、涩，寒。归肝、胆、大肠经。清热燥湿，收涩止痢，止带，明目。主治湿热泻痢，赤白带下，目赤肿痛，目生翳膜。



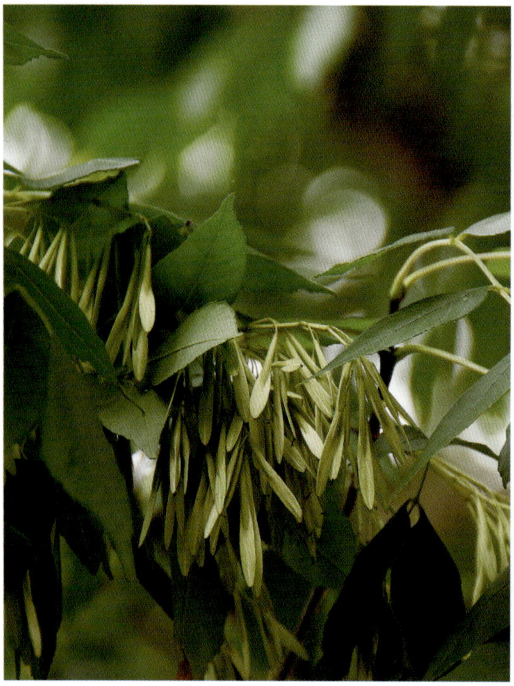
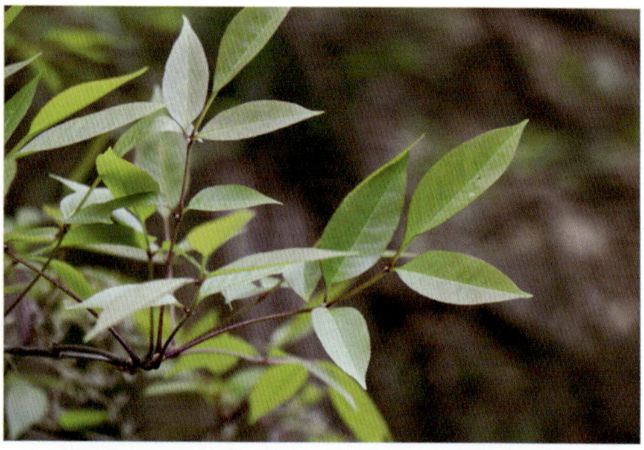
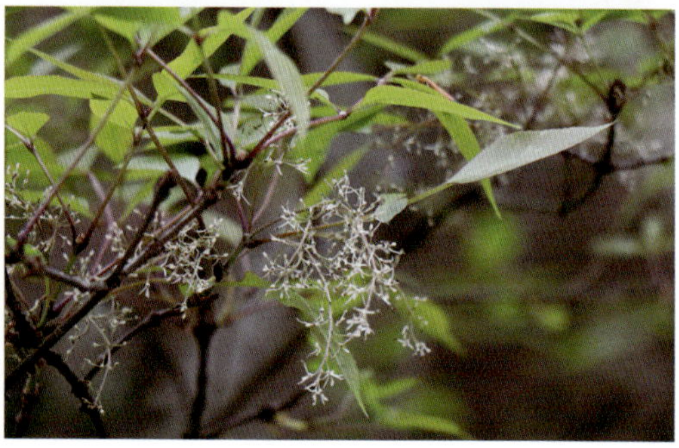

白蜡树

## 识别要点

芽阔卵形或圆锥形，被棕色柔毛或腺毛；小枝黄褐色。圆锥花序顶生或腋生枝梢；花雌雄异株，雄花密集，雌花疏离；雄花花萼小，无花冠；雌花花萼大，4 浅裂。翅果匙形，先端锐尖，常梨头状，基部渐狭，翅平展，下延至坚果中部；坚果圆柱形。

# 醉鱼草

*Buddleja lindleyana* Fortune

·科　名　马钱科 Loganiaceae　　·属　名　醉鱼草属 *Buddleja*

·生活型　直立灌木　　·花果期　花期 4~10 月，果期 8 月至翌年 4 月

【释　　名】醉鱼草始载于《本草纲目》草部毒草类。“多在堑岸边作小株生，高者三四尺。根状如枸杞。茎似黄荆，有微棱，外有薄黄皮。枝易繁衍。叶似水杨，对节而生，终冬不凋。七八月开花成穗，红紫色，俨如芫花一样。结细子。渔人采花及叶以毒鱼。”

【别　　名】药杆子（《江苏植物药材志》）。

【生境分布】生于山地路旁、河边灌木丛中或林缘。分布于常州（溧阳）、无锡（宜兴）。

【功　　用】**全草（醉鱼草）：**辛、苦，温。祛风，活血，杀虫。主治流行性感冒，咳嗽，哮喘，风湿关节痛，蛔虫病，钩虫病，跌打损伤，痄腮，瘰疬。

【使用注意】本种有毒，谨遵医嘱，勿私自使用。

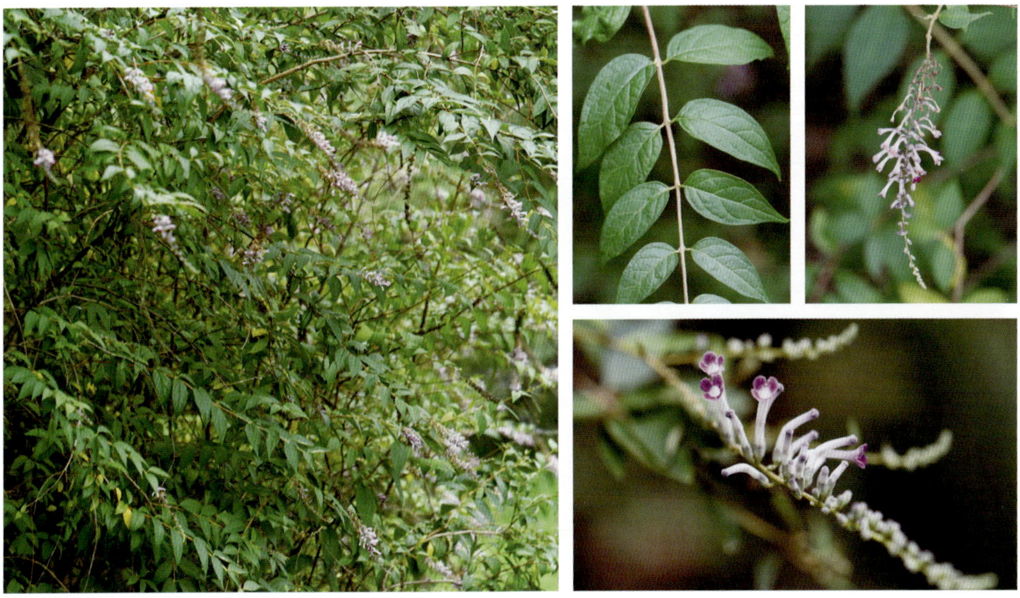

醉鱼草

## 识别要点

幼枝、叶背、叶柄、花序、苞片及小苞片密被星状短绒毛和腺毛。小枝 4 棱，具窄翅。叶对生（萌条叶互生或近轮生），叶背灰黄绿色。穗状聚伞花序顶生；花紫色，芳香；花萼钟状，与花冠均被星状毛及小鳞片；雄蕊着生于花冠筒基部。蒴果长圆形或椭圆形，无毛，被鳞片，花萼宿存。种子小，淡褐色，无翅。

# 条叶龙胆

*Gentiana manshurica* Kitag.

·科　名　龙胆科 Gentianaceae　　·属　名　龙胆属 *Gentiana*

·生活型　多年生草本　　·花果期　花果期 8~11 月

【释　　名】龙胆始载于《神农本草经》。《名医别录》载："生齐朐及宛朐。"陶弘景云："今出近道，以吴兴为胜，状似牛膝，味甚苦，故以胆为名。"

【生境分布】分布于淮安（盱眙）、盐城（东台）、南京（浦口）、镇江（句容茅山）、无锡（宜兴）等地。

【功　　用】**根和茎（龙胆）**：苦，寒。归肝、胆经。清热燥湿，泻肝胆火。主治湿热黄疸，阴肿阴痒，带下病，湿疹瘙痒，肝火目赤，耳鸣耳聋，胁痛口苦，强中，惊风抽搐。





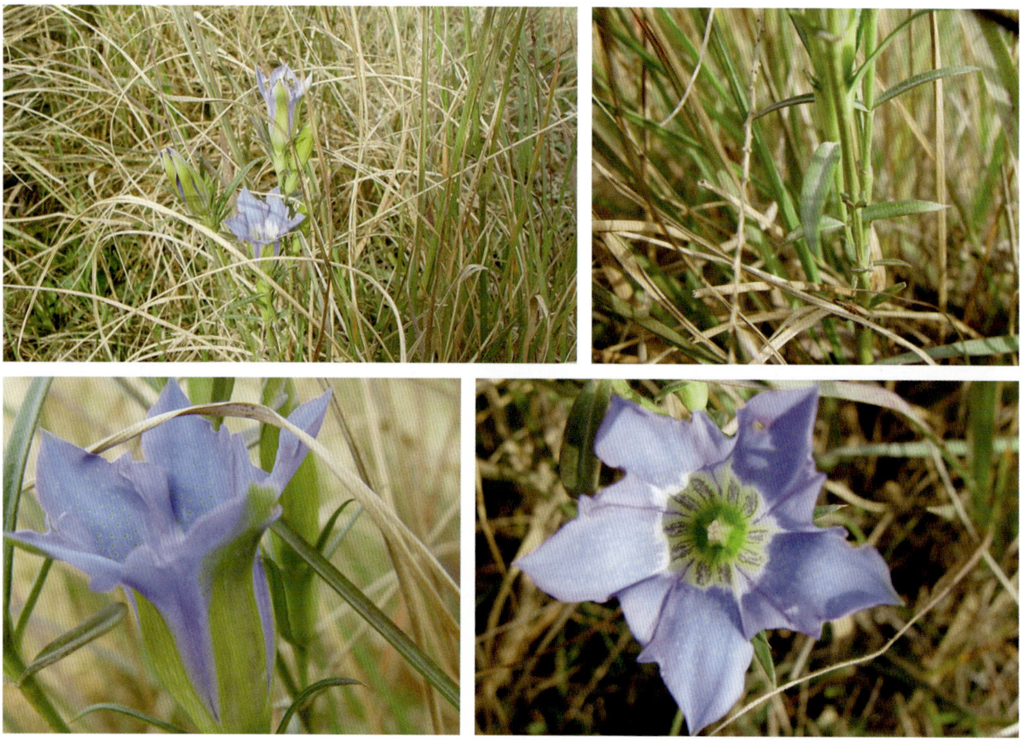

条叶龙胆

## 识别要点

茎直立，具 4 棱。花枝单一。茎下部叶片膜质，鳞片状，中部以下叶片基部联合成鞘状抱茎，中上部叶片革质，裂片线形或线状披针形。花冠蓝紫色或紫色，筒状钟形，裂片卵状三角形。蒴果内藏，宽椭圆形。种子具粗网纹，两端具翅。

# 龙 胆

*Gentiana scabra* Bunge

·科　名　龙胆科 Gentianaceae　　·属　名　龙胆属 *Gentiana*

·生活型　多年生草本　　·花果期　花果期 5~11 月

【生境分布】生于向阳山坡疏林下及旱地。分布于南京（浦口）、无锡（宜兴）。

【功　　用】同“条叶龙胆”。

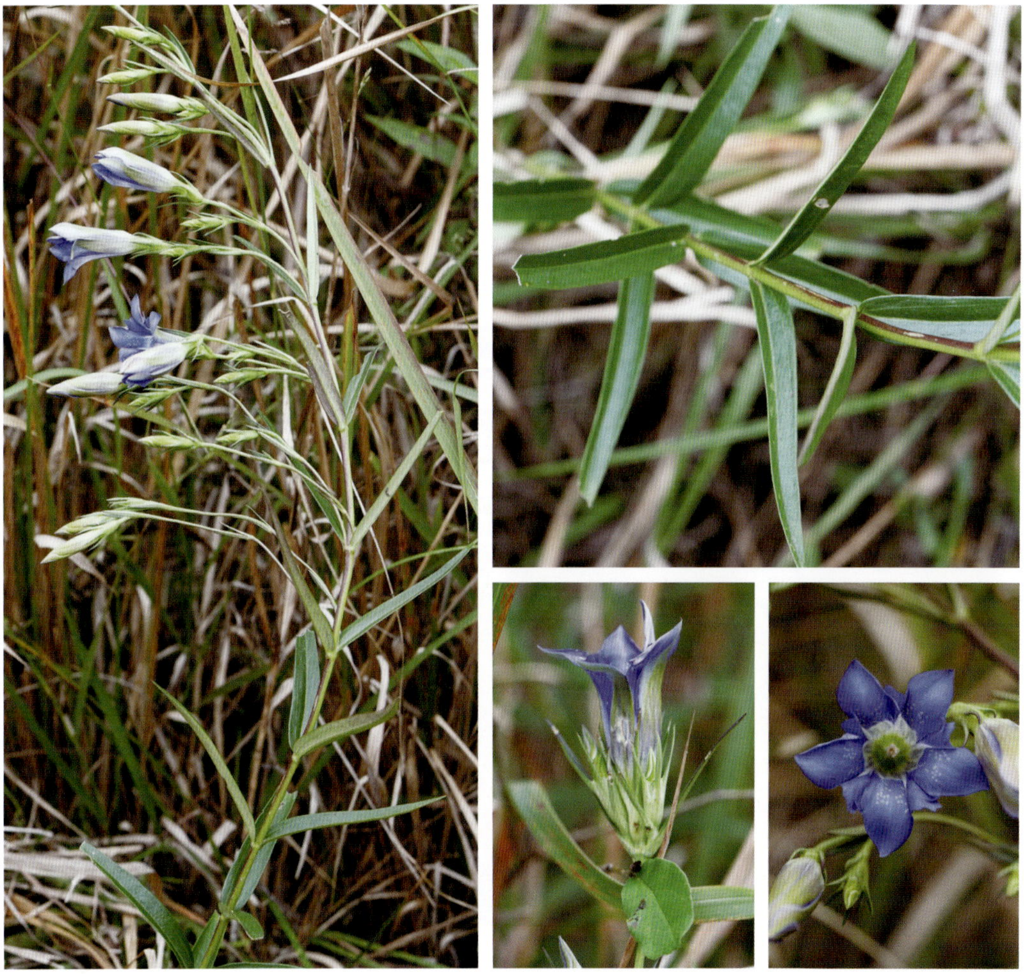

龙胆

## 识别要点

茎直立，常带紫褐色，棱被乳突。茎中部以下叶片基部连成筒状抱茎；中上部叶卵形或卵状披针形，上面密被细乳突。花簇生枝顶及叶腋，花无梗；苞片披针形或线状披针形；花萼筒倒锥状筒形或宽筒形，裂片线形或线状披针形；花冠蓝紫色，有时喉部具黄绿色斑点，筒状钟形，裂片卵形或卵圆形，褶片窄三角形。蒴果内藏，宽长圆形。

# 罗布麻

*Apocynum venetum* L.

| | |
|---|---|
| ·科　名　夹竹桃科 Apocynaceae | ·属　名　罗布麻属 *Apocynum* |
| ·生活型　亚灌木 | ·花果期　花期 4~9 月，果期 7~12 月 |

【别　　名】茶叶花（《江苏植物名录》），泽漆麻、女儿茶（徐州），野茶叶（射阳、如东），红根草（启东），吉吉麻（江苏）。

【生境分布】生于盐碱沙荒地、海岸、沟旁、河流两岸的草丛中。分布于江苏北部。

【功　　用】**叶（罗布麻叶）**：甘、苦，凉。归肝经。平肝安神，清热利水。主治肝阳眩晕，心悸失眠，浮肿尿少。





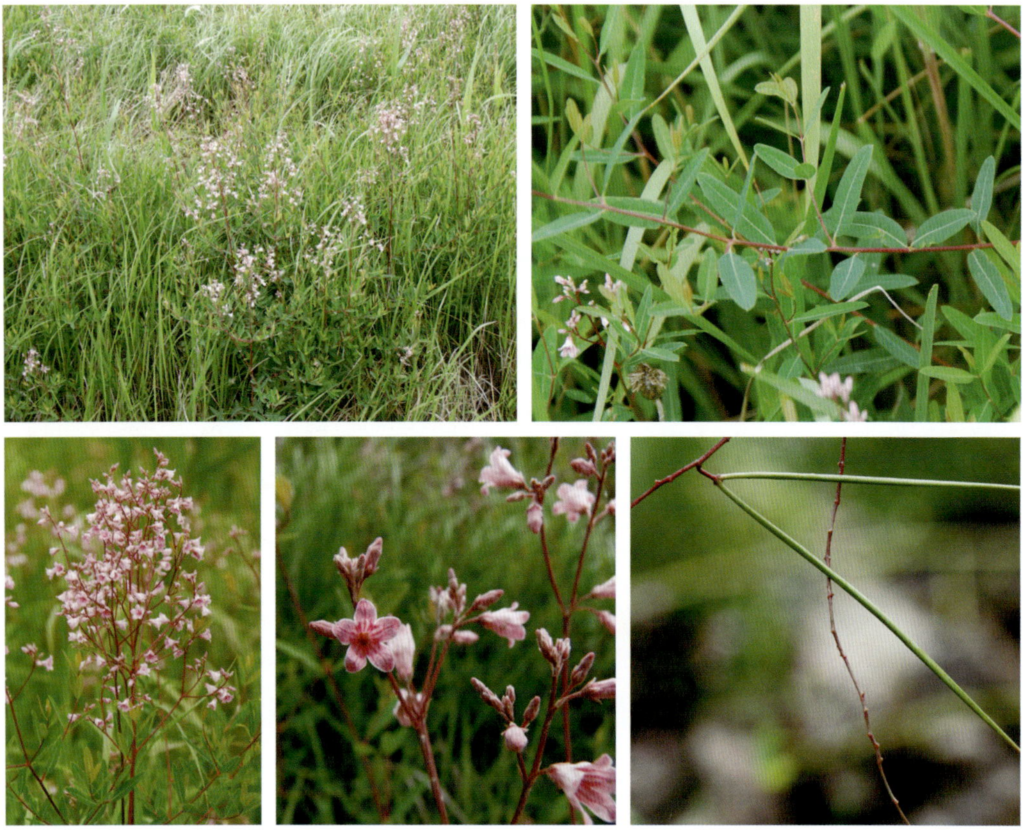

罗布麻

## 识别要点

除花序外全株无毛。叶常对生，窄椭圆形或窄卵形，基部圆或宽楔形，具细齿。花萼裂片窄椭圆形或窄卵形；花冠紫红色或粉红色，花冠筒钟状，被颗粒状突起，5 裂，基部与子房合生。蓇葖果双生，下垂。种子卵球形或椭圆形，冠毛长。

# 络　石

*Trachelospermum jasminoides* (Lindl.) Lem.

·科　名　夹竹桃科 Apocynaceae　　·属　名　络石属 *Trachelospermum*

·生活型　木质藤本　　·花果期　花期 3~8 月，果期 6~12 月

【别　　名】络石藤、扒墙虎、石盘藤、过桥风、墙络藤（江苏），爬山虎（盱眙、六合、浦口），六角草（连云港）。

【生境分布】生于山野林中。分布于全省各地。

【功　　用】**带叶藤茎（络石藤）：**苦，微寒。归心、肝、肾经。祛风通络，凉血消肿。主治风湿热痹，筋脉拘挛，腰膝酸痛，喉痹，痈肿，跌扑损伤。

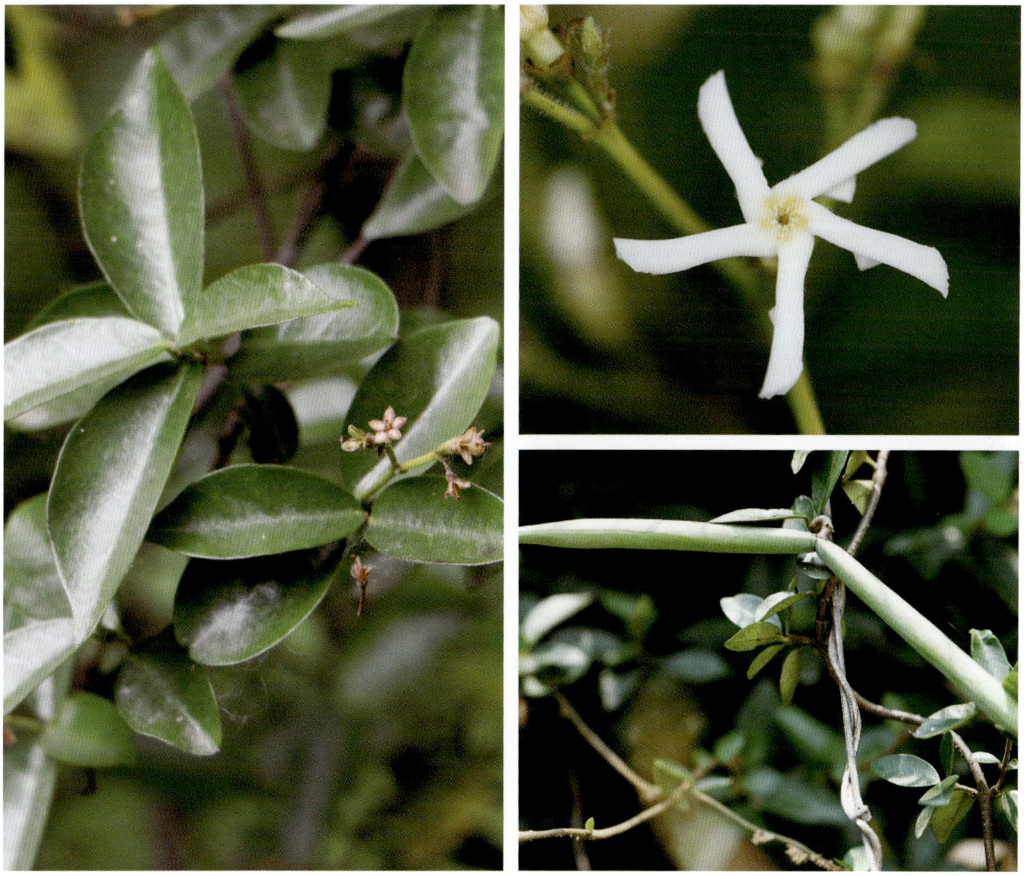

络石

## 识别要点

小枝被短柔毛，老时无毛。叶革质，卵形、倒卵形或窄椭圆形，无毛或叶背疏被短柔毛。聚伞花序圆锥状，顶生及腋生，被微柔毛或无毛；花萼裂片窄长圆形，反曲，被短柔毛及缘毛；花冠白色，裂片倒卵形，花冠与裂片等长，中部膨大。蓇葖果线状披针形。

# 白　薇

*Cynanchum atratum* Bunge

| | |
|---|---|
| ·科　名　萝藦科 Asclepiadaceae | ·属　名　鹅绒藤属 *Cynanchum* |
| ·生活型　多年生草本 | ·花果期　花期 4~8 月，果期 6~10 月 |

【别　　名】白前（连云港、淮安）、白马薇（盱眙）。

【生境分布】生于山坡草地或荒地上。分布于江苏北部各地。

【功　　用】**根和根茎（白薇）：**苦、咸，寒。归胃、肝、肾经。清热凉血，利尿通淋，解毒疗疮。主治温邪伤营发热，阴虚发热，骨蒸劳热，产后血虚发热，热淋，血淋，痈疽肿毒。

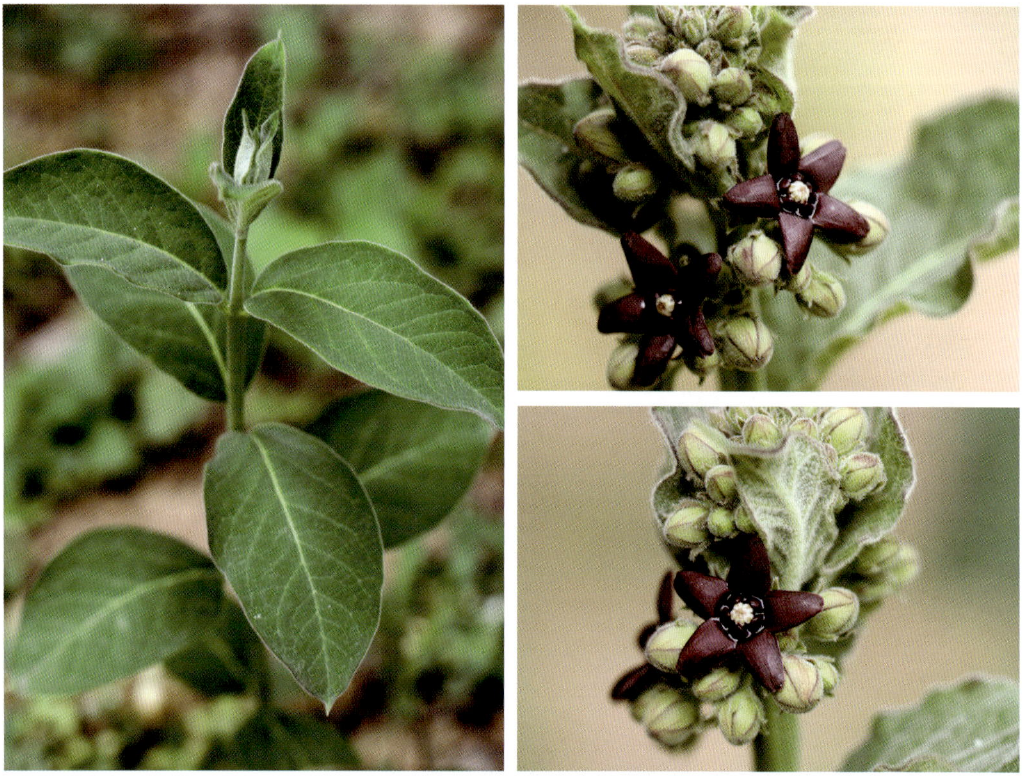

白薇

## 识别要点

茎密被毛。叶对生，卵形或卵状长圆形，先端骤尖或渐尖，基部圆或近心形，两面被白色绒毛。聚伞花序伞状，无花序梗；花萼裂片披针形，被短柔毛，内面基部具腺体 5；花冠深紫色，裂片卵状三角形，具缘毛；副花冠 5 深裂，裂片与合蕊冠等长。蓇葖果纺锤形或披针状圆柱形，顶端渐尖。种子淡褐色。

# 徐长卿

*Cynanchum paniculatum* (Bunge ) Kitag. ex H. Hara

| | |
|---|---|
| ·科　名　萝藦科 Asclepiadaceae | ·属　名　鹅绒藤属 *Cynanchum* |
| ·生活型　多年生草本 | ·花果期　花期 5~7 月，果期 8~12 月 |

【别　　名】独角虎（铜山）、土细辛（连云港）、一枝香（南京）。

【生境分布】生于山坡路旁或草丛中。分布于全省各地。

【功　　用】**根和根茎（徐长卿）：**辛，温。归肝、胃经。祛风，化湿，止痛，止痒。主治风湿痹痛，胃痛胀满，牙痛，腰痛，跌扑伤痛，风疹，湿疹。



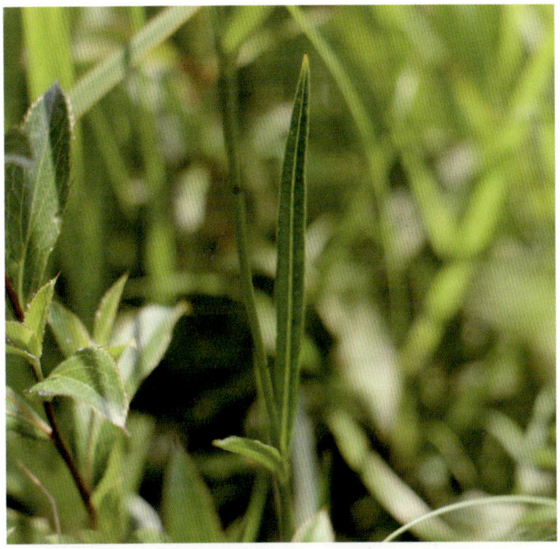

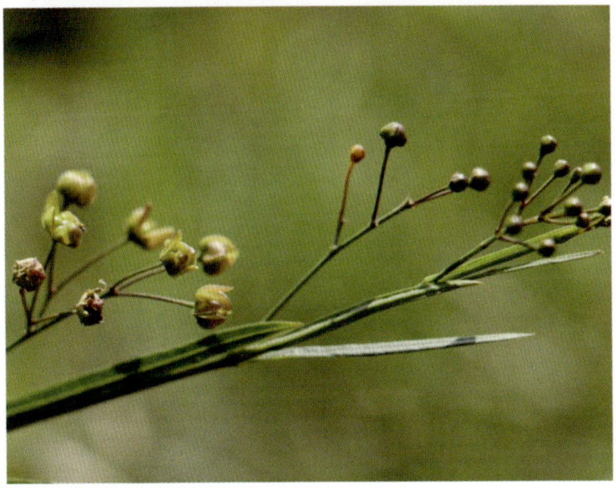

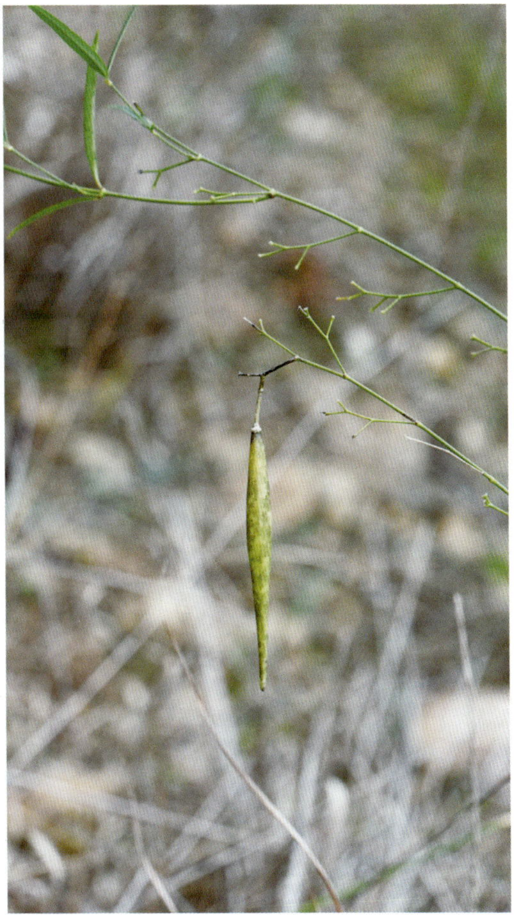

徐长卿

识别要点

茎常不分枝，无毛或下部被糙硬毛。叶对生，窄披针形或线形，先端长渐尖，两面无毛或被微柔毛，具缘毛。聚伞花序圆锥状，顶生或近顶生；花萼裂片披针形；花冠黄绿色，无毛，裂片卵形；副花冠 5 深裂，裂片肉质，卵状长圆形；花药顶端附属物半圆形，花粉块长圆形。蓇葖果披针状圆柱形。种子长圆形。

# 柳叶白前

*Cynanchum stauntonii* (Decne.) Schttr. ex H. Lév.

| | |
|---|---|
| ·科　名　萝藦科 Asclepiadaceae | ·属　名　鹅绒藤属 *Cynanchum* |
| ·生活型　多年生草本 | ·花果期　花期 5~8 月，果期 9~12 月 |

【别　　名】草白薇（无锡）、白薇（镇江、苏州）、鹅管白薇（镇江）、大鹤瓢（邳州）。

【生境分布】生于山谷湿地。分布于常州（溧阳）、无锡（宜兴）、苏州等地。

【功　　用】**根茎和根（白前）：**辛、苦，微温。归肺经。降气，消痰，止咳。主治肺气壅实，咳嗽痰多，胸满喘急。





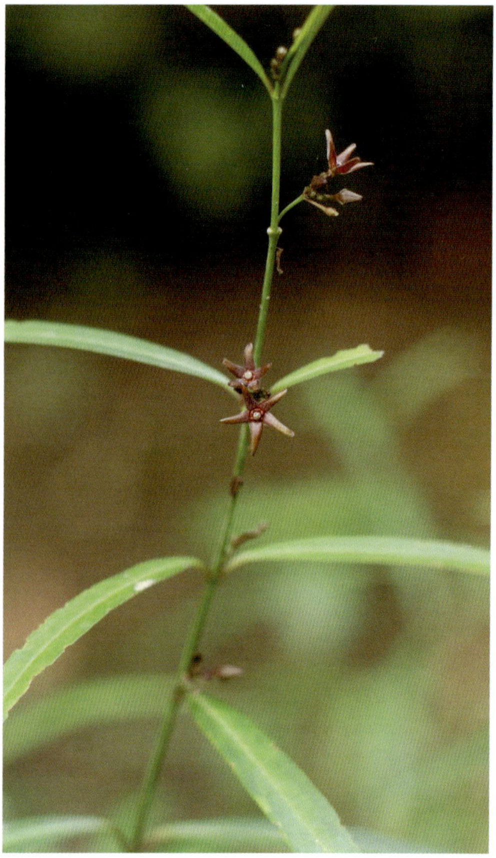

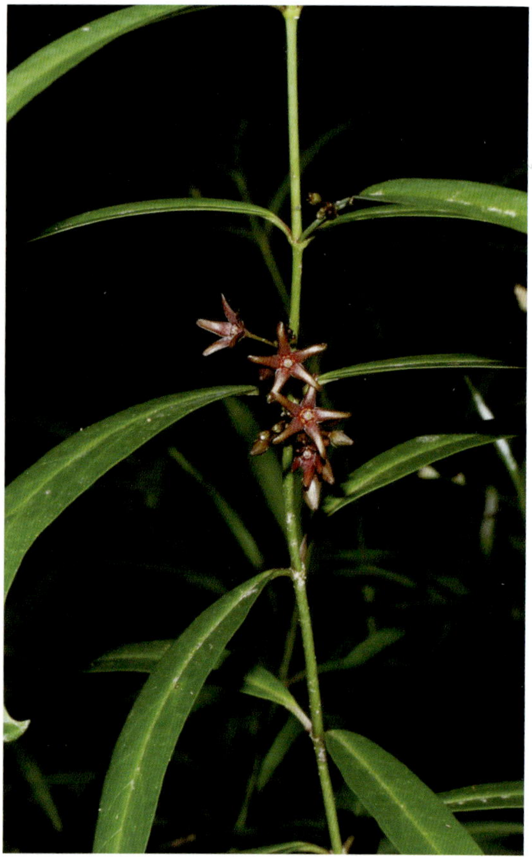

柳叶白前

## 识别要点

茎无毛。叶对生，线形或线状披针形，先端渐尖。聚伞花序总状；花萼裂片卵状长圆形，内面基部具腺体；花冠紫色，稀黄绿色，辐状，裂片线状长圆形，内面被长柔毛；副花冠裂片 5，卵形，内面龙骨状；花药顶端附属物圆形，覆盖柱头。蓇葖果窄披针状圆柱形，无毛。种子长圆形。

# 杠　柳

*Periploca sepium* Bunge

·科　名　萝藦科 Asclepiadaceae　　·属　名　杠柳属 *Periploca*
·生活型　蔓性灌木　　·花果期　花期 5~6 月，果期 7~9 月

【别　　名】羊角梢、立柳、阴柳、桃不桃柳不柳（江苏），钻墙柳、桃不桃李不李（连云港），狗奶子、爬山虎（新沂）。

【生境分布】生于山坡或荒山灌木丛中。分布于常州（溧阳）、无锡（宜兴）。

【功　　用】**根皮（香加皮）：**辛、苦，温；有毒。归肝、肾、心经。利水消肿，祛风湿，强筋骨。主治下肢浮肿，心悸气短，风寒湿痹，腰膝酸软。

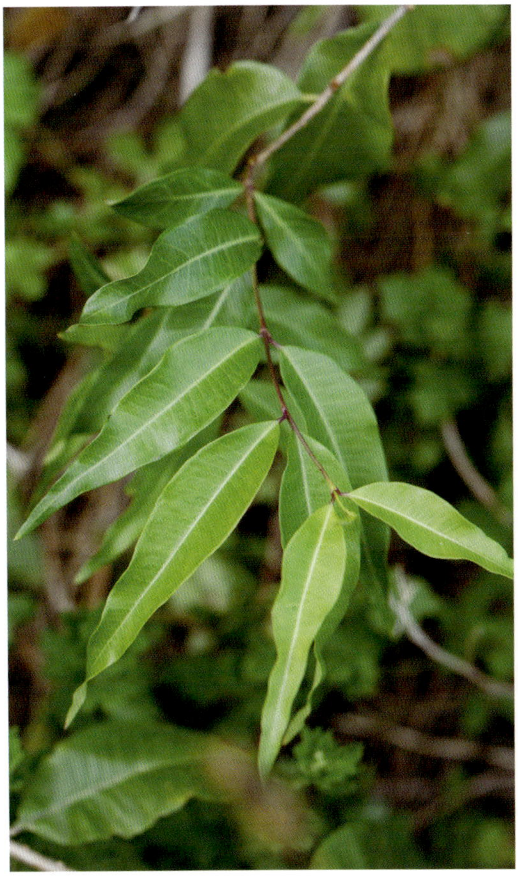
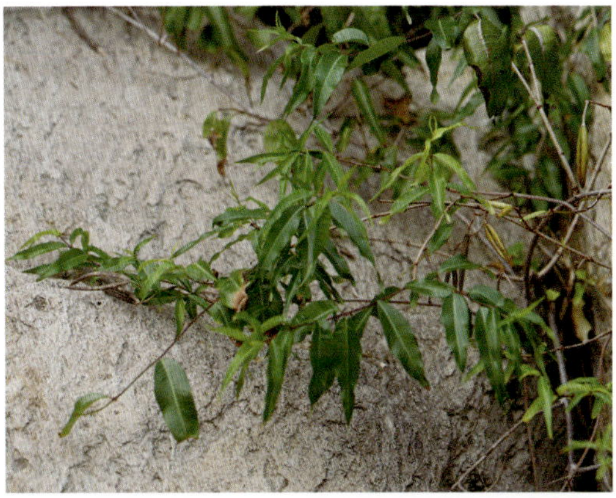
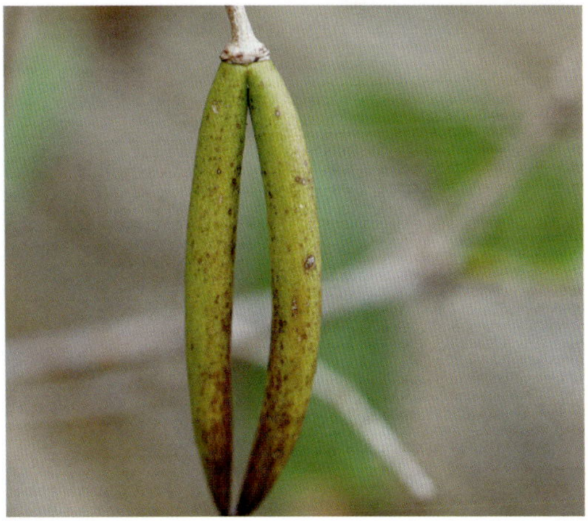

杠柳

## 识别要点

主根圆柱形，灰褐色，内皮淡黄色。茎灰褐色；小枝常对生，具纵纹及皮孔。叶膜质，披针状长圆形，先端渐尖，基部楔形。聚伞花序腋生，常成对；花萼裂片三角状卵形；花冠紫色，辐状，花冠筒裂片椭圆形，中间加厚而呈纺锤状，反折，无毛，内面被长柔毛；副花冠裂片无毛。蓇葖果圆柱形，顶端常相连。种子窄长圆形。

# 栀　子

*Gardenia jasminoides* J. Ellis

| | |
|---|---|
| ·科　名　茜草科 Rubiaceae | ·属　名　栀子属 *Gardenia* |
| ·生活型　灌木 | ·花果期　花期 3~7 月，果期 5 月至翌年 2 月 |

【释　　名】栀子原名“卮子”，始载于《神农本草经》，列为中品；《本草纲目》收载于木部灌木类，李时珍云：“卮，酒器也。卮子象之，故名，俗作栀。”

【别　　名】栀子花（《江苏植物志》）、山枝子（江苏）、山栀子（通称）。

【生境分布】生于山坡林中或林缘。分布于江苏南部。

【功　　用】**（1）成熟果实（栀子）**：苦，寒。归心、肺、三焦经。泻火除烦，清热利湿，凉血解毒；外用消肿止痛。主治热病心烦，湿热黄疸，淋证涩痛，血热吐衄，目赤肿痛，火毒疮疡；外治扭挫伤痛。

**（2）栀子的炮制加工品（焦栀子）**：苦，寒。归心、肺、三焦经。凉血止血。主治血热吐血，衄血，尿血，崩漏。

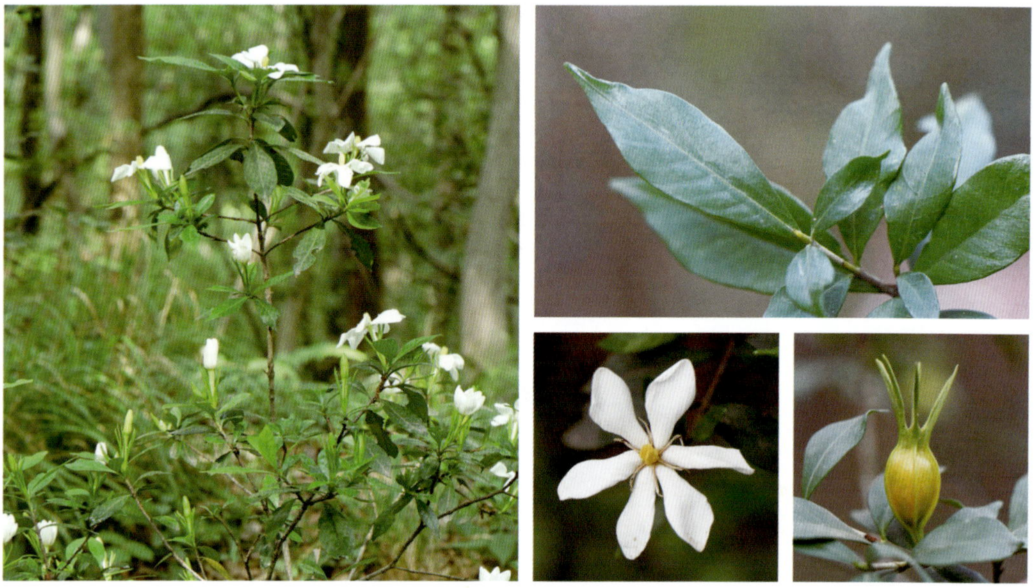

栀子

## 识别要点

叶对生或3枚轮生，长圆状披针形、倒卵状长圆形、倒卵形或椭圆形；托叶膜质，基部合生成鞘。花芳香，单生于枝顶，萼筒宿存；花冠白色或乳黄色，高脚碟状。果实卵形、近球形、椭圆形或长圆形，黄色或橙红色，有翅状纵棱 5~9，顶端有宿存萼片。种子多数，近圆形。

# 鸡矢藤

*Paederia scandens* (Lour.) Merr.

| | |
|---|---|
| ·科　名　茜草科 Rubiaceae | ·属　名　鸡矢藤属 *Paederia* |
| ·生活型　草质藤本 | ·花果期　花期 5~9 月，果期 9~11 月 |

【释　　名】鸡屎藤原名“皆治藤”，始载于《本草纲目拾遗》，谓：“蔓延墙壁间，长丈余，叶似泥藤。”又在“臭藤根”条引《草宝》云：“此草二月发苗，蔓延地上，不在树间，系草藤也。叶对生，与臭梧桐叶相似。六七月开花，粉红色，绝类牵牛花，但口不甚放开。搓其叶嗅之，有臭气……故名为臭藤。”

【别　　名】鸡屎藤、牛皮冻（《江苏植物名录》），臭藤子（连云港），鸡粪藤（启东），鸡脚藤（如东）。

【生境分布】生于山坡林中、旷野、路边灌丛中。分布于全省各地。

【功　　用】**（1）全草、根（鸡屎藤）：**微甘、涩，平。祛风除湿，消肿解毒，健脾，止痛，止咳。主治风湿骨痛，白带过多，黄疸性肝炎，阑尾炎，痢疾，烧烫伤，蛇伤，小儿疳积，跌打损伤，瘰疬，骨髓炎，放疗引起的白细胞减少症，百日咳，支气管炎，肺结核引起的咯血。

**（2）嫩芽、叶：**外敷治背痈。

**（3）果实（鸡屎藤果）：**解毒生肌。主治毒虫蜇伤，冻伤。

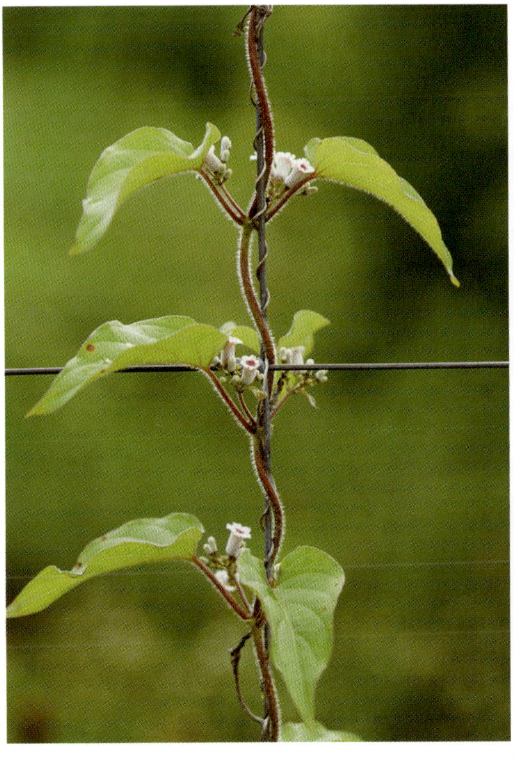

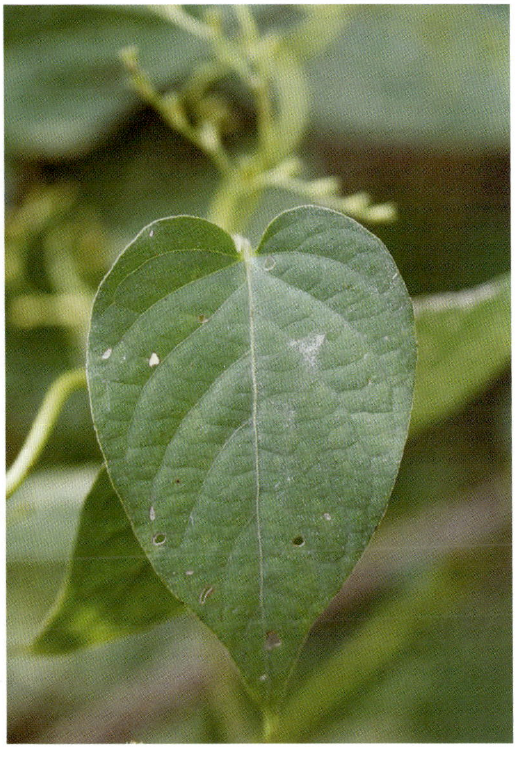

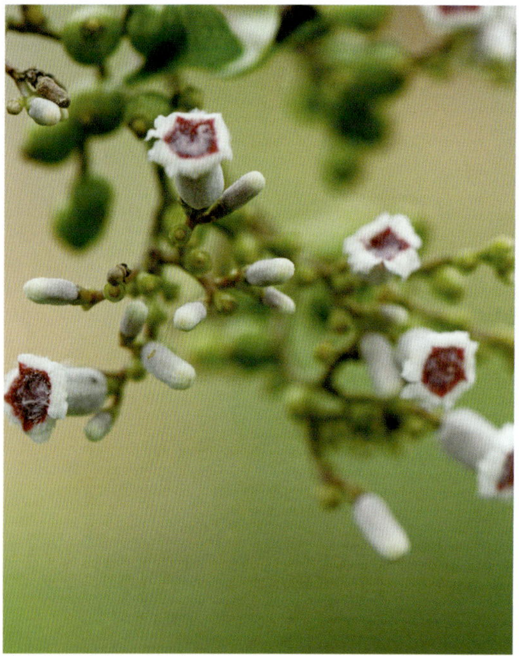
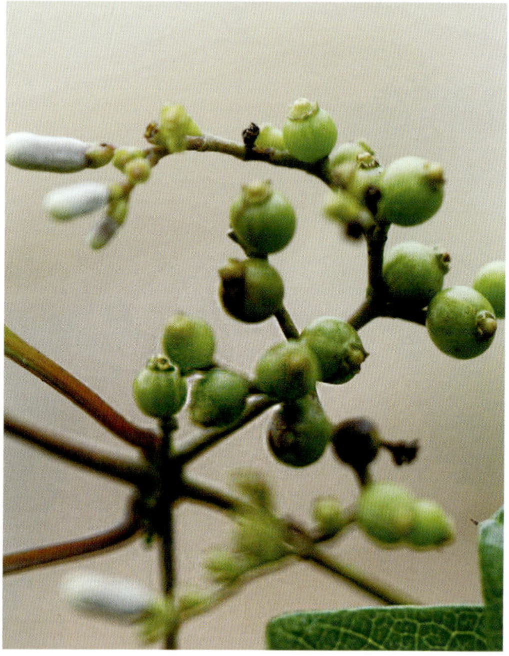

鸡矢藤

识别要点

茎多分枝，基部木质化，揉碎有臭味。叶对生，膜质，卵形或披针形。聚伞花序排成圆锥花序状，腋生或顶生；花萼钟形，萼檐裂片钝齿形；花冠紫蓝色，通常被绒毛，裂片短。果实阔椭圆形，压扁，光亮，顶部冠以圆锥形的花盘和微小宿存的萼檐裂片。

# 茜 草

*Rubia cordifolia* L.

·科　名　茜草科 Rubiaceae　　·属　名　茜草属 *Rubia*

·生活型　草质攀缘藤本　　·花果期　花期 8~9 月，果期 10~11 月

【释　　名】茜草始载于《神农本草经》，称茜根，列为上品，历代本草均有记载。《名医别录》谓："茜根生乔山川谷，二月、三月采根曝干。"

【别　　名】大麦珠子（徐州）、八仙草（连云港）、铁丝藤（常熟）、红茜（南京）、过山龙（南通）、血茜草（江苏）。

【生境分布】生于山坡林边或灌丛中。分布于全省各地。

【功　　用】**根和根茎（茜草）**：苦，寒。归肝经。凉血，祛瘀，止血，通经。主治吐血，衄血，崩漏，外伤出血，瘀阻经闭，关节痹痛，跌扑肿痛。

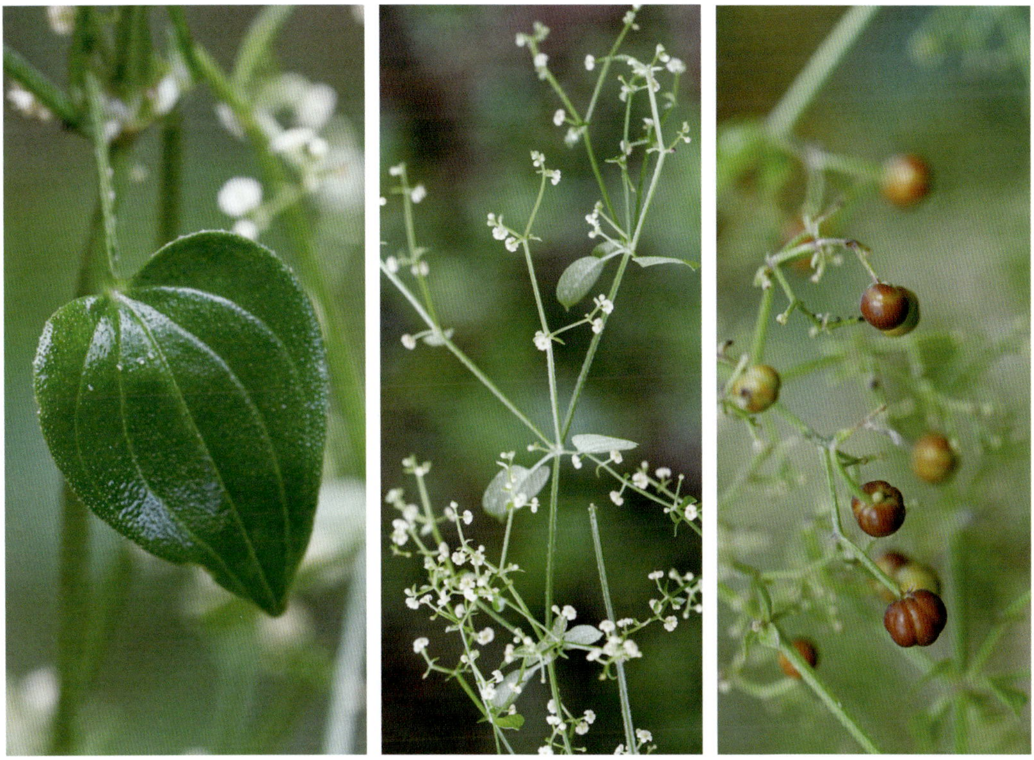

茜草

识别要点

根和根茎紫红色或橙红色。茎数至多条，有4棱，棱有倒生皮刺，多分枝。叶4片轮生，纸质，披针形或长圆状披针形；叶柄有倒生皮刺。聚伞花序腋生和顶生；花冠淡黄色，干后淡褐色，裂片近卵形，微伸展。果实球形，成熟时橘黄色。

# 六月雪

*Serissa japonica* (Thunb.) Thunb.

| | |
|---|---|
| ·科　名　茜草科 Rubiaceae | ·属　名　白马骨属 *Serissa* |
| ·生活型　小灌木 | ·花果期　花期5~8月，果期7~11月 |

【释　　名】六月雪始载于《花镜》，云："六月雪，一名悉茗，一名素馨，六月开白花。树最小而枝叶扶疏，大有逸致，可作盆玩，喜清阴，畏太阳，深山丛木之下多有之。春间分种，或黄梅雨时扦插，宜浇浅茶。"

【别　　名】白马骨（《江苏植物名录》），满天星、节节草（吴江）。

【生境分布】生于山坡灌丛及林中。分布于全省各地。

【功　　用】**（1）全株（六月雪）**：苦、微甘，凉。祛风除湿，清热解毒，健脾，止血。主治风湿痛，急、慢性肝炎，肾盂肾炎，水肿，痈疽，疔毒，痔疾，疳积，痢疾，咯血，血尿。

**（2）根**：主治目赤肿痛，偏正头痛。

**（3）叶**：主治鹅口疮。

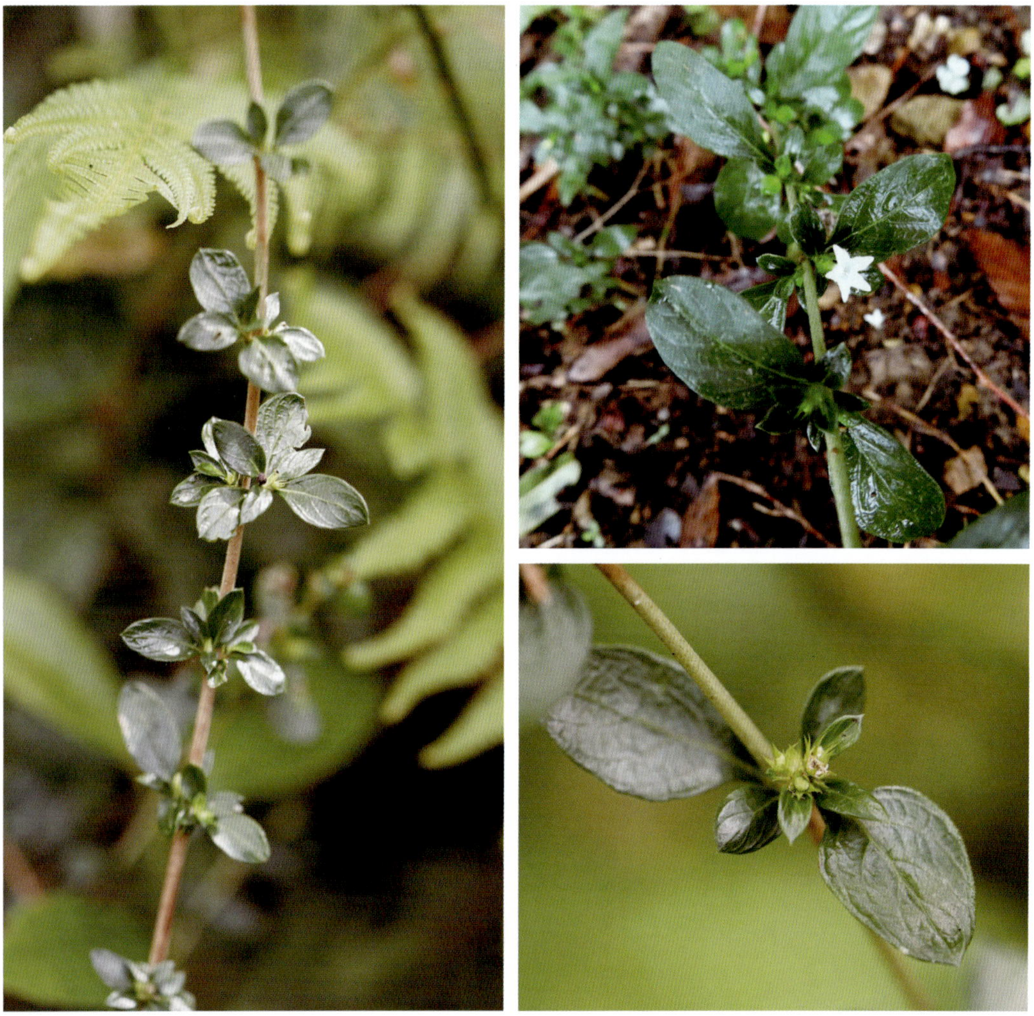

六月雪

## 识别要点

分枝密集，揉碎有臭气。叶革质，卵形或倒披针形，先端短尖或长尖，全缘，无毛；叶柄短。花单生或数朵簇生小枝顶部或腋生；苞片被毛，边缘浅波状；花萼裂片锥形，被毛；花冠淡红色或白色，花冠筒比萼裂片长，花冠裂片扩展，先端3裂。

# 马鞭草

*Verbena officinalis* L.

| | |
|---|---|
| ·科　名　马鞭草科 Verbenaceae | ·属　名　马鞭草属 *Verbena* |
| ·生活型　多年生草本 | ·花果期　花期 6~8 月，果期 7~10 月 |

【释　　名】马鞭草始载于《名医别录》，历代本草文献均有记载。《本草纲目》载："下地甚多，春月生苗，方茎，叶似益母，对生，夏秋开细紫花，作穗如车前穗，其子如蓬蒿子而细，根白而小。"

【别　　名】蛤蟆棵（连云港、铜山）、兔子草（邳州）。

【生境分布】生于山脚路旁或村边荒地。分布于连云港（云台山）、南京、镇江（句容）、无锡（宜兴）、苏州等地，是极为常见的野草。

【功　　用】**地上部分（马鞭草）：**苦，凉。归肝、脾经。活血散瘀，解毒，利水，退黄，截疟。主治癥瘕积聚，痛经，闭经，喉痹，痈肿，水肿，黄疸，疟疾。





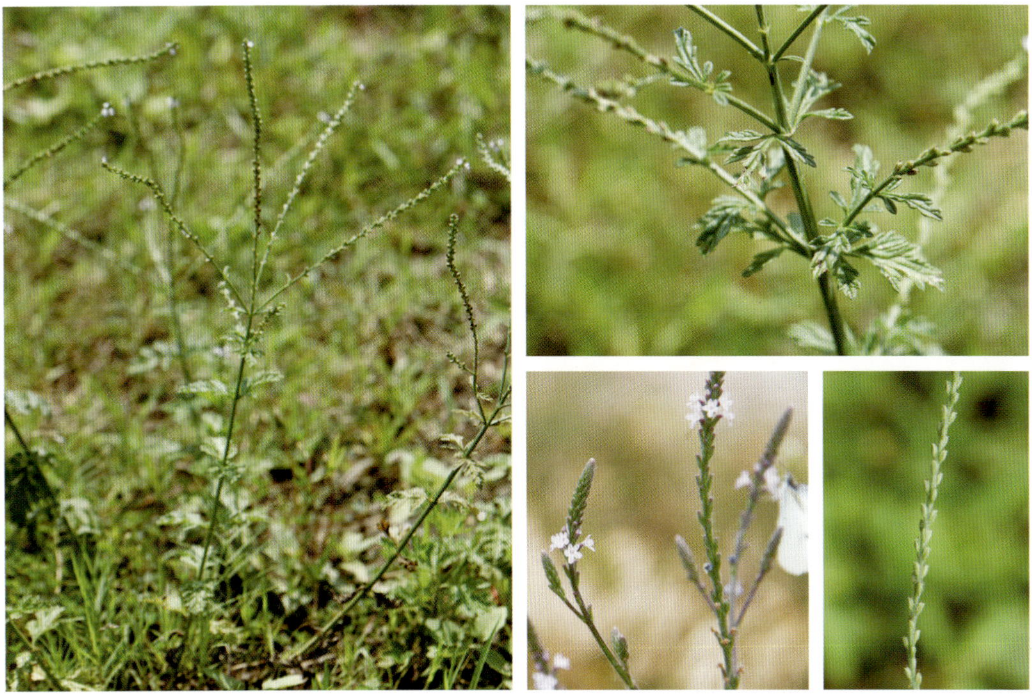

马鞭草

## 识别要点

茎 4 棱，节及棱被硬毛。叶卵形、倒卵形或长圆状披针形；基生叶常具粗齿及缺刻；茎生叶多 3 深裂，裂片具不整齐锯齿，两面被硬毛。花萼被硬毛；花冠淡紫色或蓝色，被微毛，裂片 5。穗状果序，小坚果长圆形。

# 牡荆 *Vitex negundo* var. *cannabifolia* (Sieb. et Zucc.) Hand. -Mazz.

| | |
|---|---|
| ·科　名　马鞭草科 Verbenaceae | ·属　名　牡荆属 *Vitex* |
| ·生活型　落叶灌木或小乔木 | ·花果期　花期 6~7 月，果期 8~11 月 |

【释　　名】牡荆始载于《名医别录》，历代本草文献均有记载。《本草纲目》载："牡荆，处处山野多有，樵采为薪。年久不樵者，其树大如碗也。其木心方，其枝对生，一枝五叶或七叶，叶如榆叶，长而尖，有锯齿。五月杪间开花成穗，红紫色。其子大如胡荽子，而有白膜皮裹之。"

【别　　名】荆条棵（江苏）。

【生境分布】生于山坡路边灌丛中。分布于连云港、扬州、南京（浦口、江宁）、镇江（句容）、无锡（宜兴）、苏州。

【功　　用】**新鲜叶（牡荆叶）**：微苦、辛，平。归肺经。祛痰，止咳，平喘。主治咳嗽痰多。

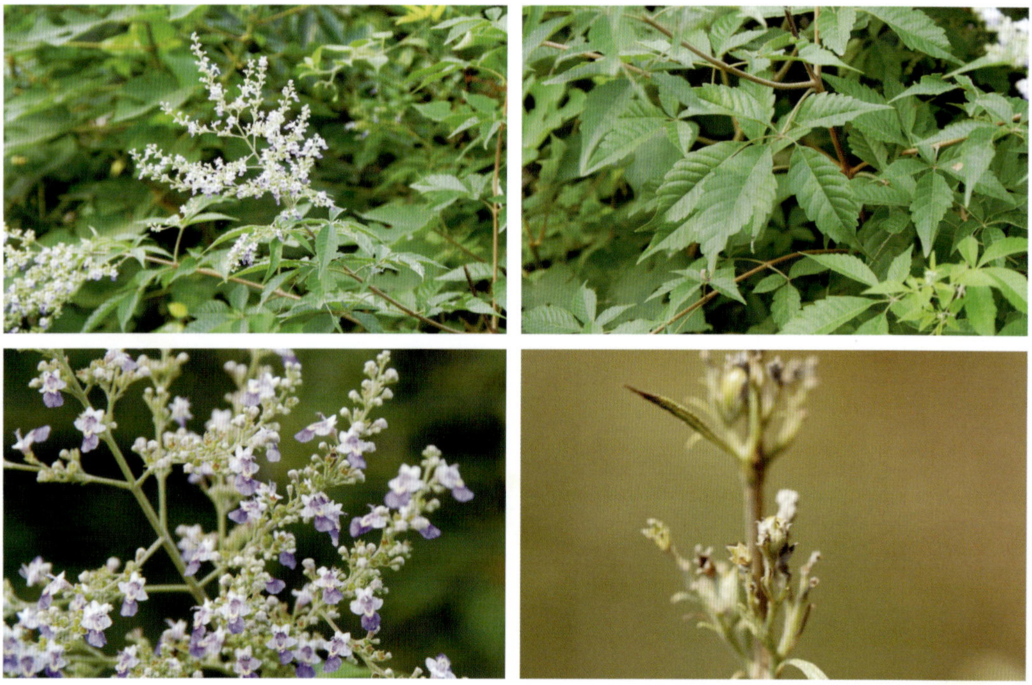

牡荆

## 识别要点

小枝四棱形，密生灰白色绒毛。叶对生，掌状复叶，小叶 5，稀 3；中间叶片最大，两侧依次渐小；小叶片披针形或椭圆状披针形，顶端渐尖，基部楔形，边缘有多数锯齿，叶面绿色，叶背淡绿色，通常被柔毛。圆锥状聚伞花序顶生；花冠淡紫色，外面有茸毛。果实近球形，黑色。

# 单叶蔓荆

*Vitex trifolia* var. *simplicifolia* Cham.

| | |
|---|---|
| ·科　名　马鞭草科 Verbenaceae | ·属　名　牡荆属 *Vitex* |
| ·生活型　落叶灌木 | ·花果期　花期 7~8 月，果期 8~10 月 |

【释　　名】单叶蔓荆始载于《神农本草经》。《唐本草》对其形态已有描述：“生水滨，叶似杏叶而细，茎长丈余，花红白色，今人误以小荆为蔓荆，遂将蔓荆子为牡荆子也。”

【生境分布】生于沙滩、海边及湖畔。分布于连云港、南京。

【功　　用】**成熟果实（蔓荆子）：**辛、苦，微寒。归膀胱、肝、胃经。疏散风热，清利头目。主治风热感冒头痛，齿龈肿痛，目赤多泪，目暗不明，头晕目眩。

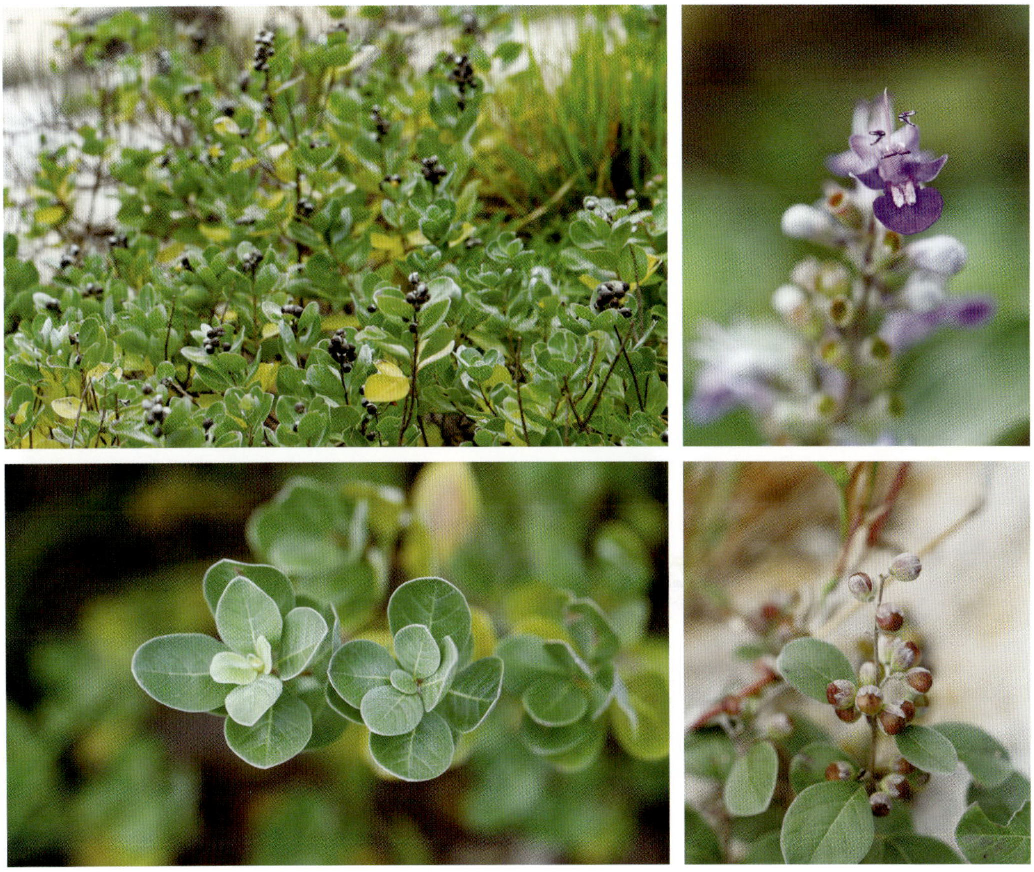

单叶蔓荆

## 识别要点

茎匍匐，节处常生不定根；枝四方形，有细柔毛。单叶对生，叶片倒卵形或近圆形，全缘，叶面绿色，叶背灰白色。花序生于枝条顶端；花萼钟状，结果时增大，外面有灰白色茸毛；花冠淡紫色；子房球状，密生腺点。果实球状。

# 金疮小草

*Ajuga decumbens* Thunb.

| | |
|---|---|
| ·科　名　唇形科 Lamiaceae | ·属　名　筋骨草属 *Ajuga* |
| ·生活型　一年生或二年生草本 | ·花果期　花期 3~7 月，果期 5~11 月 |

【释　　名】金疮小草始载于唐代《本草拾遗》，《证类本草》曰：“主金疮止血，长肌，断鼻中衄血……生江南……高一二寸许，如荠而叶短，春夏间有浅紫花，长一粳米许。”《本草纲目拾遗》载：“白毛夏枯草……叶梗同夏枯草，惟叶上有白毛……性寒味苦，专清肝火。”

【别　　名】伏地筋骨草（《江苏植物名录》）、筋骨草（《植物名实图考》《江苏植物志》）、散血草（如皋）。

【生境分布】生于溪边、河岸、山脚及荒地。分布于南京、镇江、南通、无锡（宜兴）、苏州（常熟）等地。

【功　　用】**全草（筋骨草）**：苦，寒。归肺经。清热解毒，凉血消肿。主治咽喉肿痛，肺热咯血，跌打肿痛。

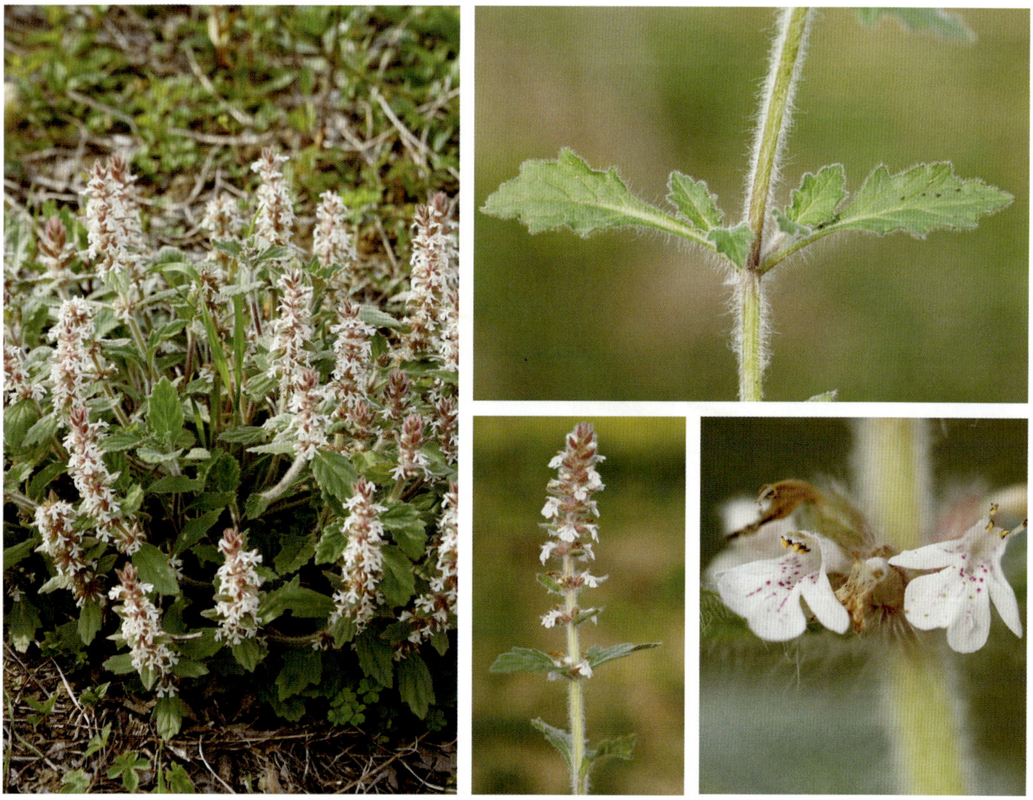

金疮小草

## 识别要点

全株被白色长柔毛。茎平卧，具匍匐茎，逐年生根。基生叶较多，匙形或倒卵状披针形，边缘有不整齐的波状圆齿或近全缘，两面疏生糙伏毛或柔毛。轮伞花序有花 6~8 朵，排列成有间断的假穗状花序；花冠淡蓝色或淡红紫色，稀白色；花冠筒疏被柔毛，下唇 3 裂，中裂片倒心形，喉部有紫色斑点。

# 风轮菜

*Clinopodium chinense* (Benth.) Kuntze



| ·科　名　唇形科 Lamiaceae | ·属　名　风轮菜属 *Clinopodium* |
|---|---|
| ·生活型　直立草本 | ·花果期　花期 5~8 月，果期 8~10 月 |

【别　　名】小叶苏（苏州）。

【生境分布】生于山坡路旁及草地。分布于连云港、南京、常州（溧阳）、无锡（宜兴）等地。

【功　　用】**地上部分（断血流）：**微苦、涩，凉。归肝经。收敛止血。主治崩漏，尿血，鼻衄，牙龈出血，创伤出血。

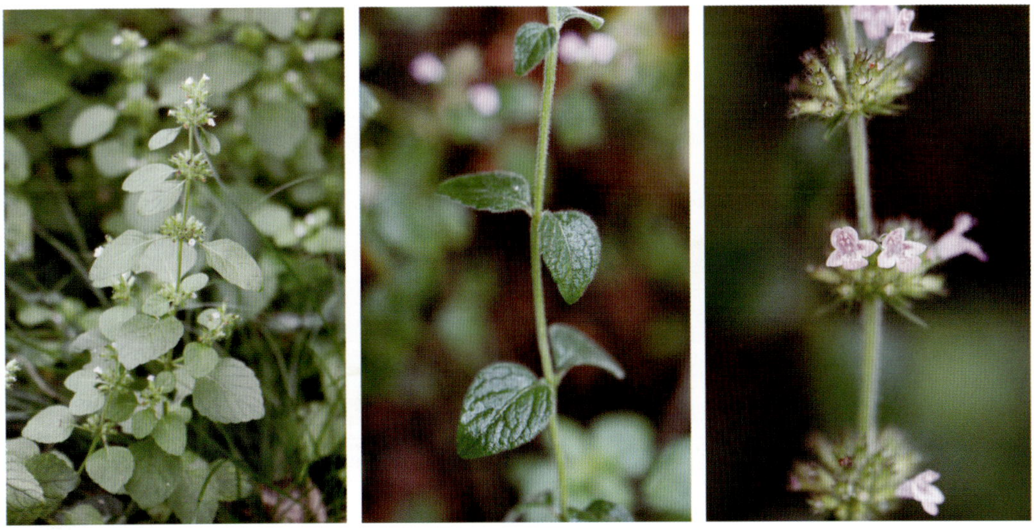

风轮菜

## 识别要点

茎基部匍匐，具细纵纹，密被短柔毛及腺微柔毛。叶卵形，基部圆形或宽楔形，具圆齿状锯齿。轮伞花序具多花，半球形，彼此远隔；花萼狭筒状，内面在齿上有柔毛，上唇 3 齿近等长，顶端硬尖，下唇 2 齿，顶端芒尖；花冠紫红色，内面有 2 列毛茸。

# 细风轮菜

*Clinopodium gracile* (Benth.) Matsum.

| | |
|---|---|
| ·科　名　唇形科 Lamiaceae | ·属　名　风轮菜属 *Clinopodium* |
| ·生活型　矮小草本 | ·花果期　花期 6~8 月，果期 8~10 月 |

【别　　名】瘦风轮菜（《江苏植物名录》）。

【生境分布】生于山坡路边草地。分布于连云港、南京、常州（溧阳）、无锡（宜兴）、苏州等地。

【功　　用】**全草（细风轮菜）：**苦、辛，凉。祛风，清热，散瘀，消肿，解毒。主治感冒头痛，中暑腹痛，白喉，咽喉肿痛，细菌性痢疾，肠炎，疔疮，乳腺炎，小儿口腔炎，跌打损伤，血崩，荨麻疹，误食雷公藤中毒。





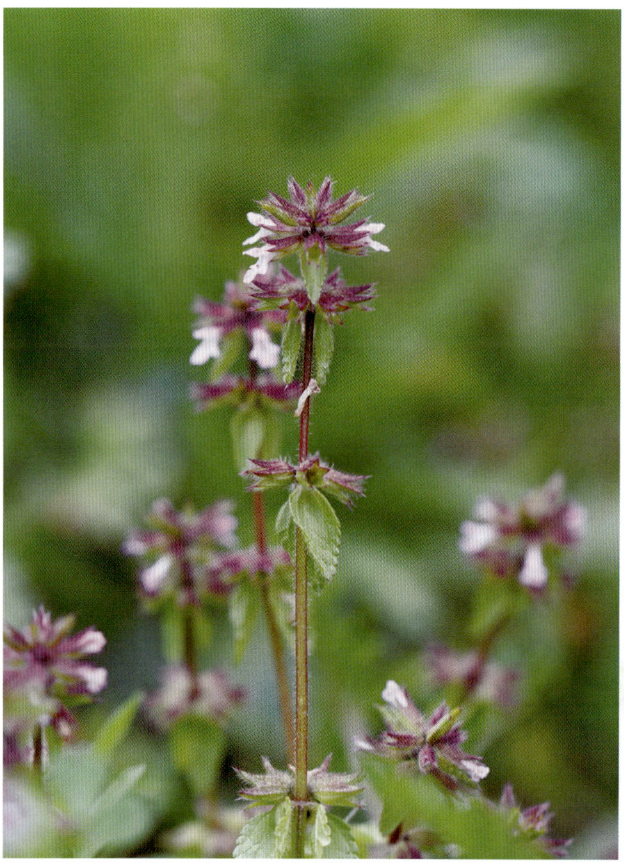

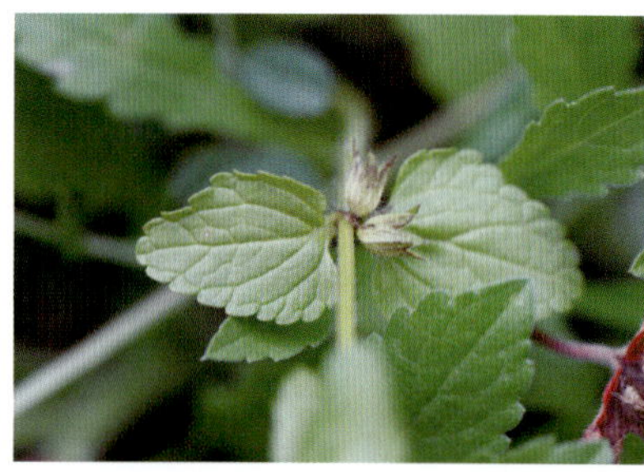

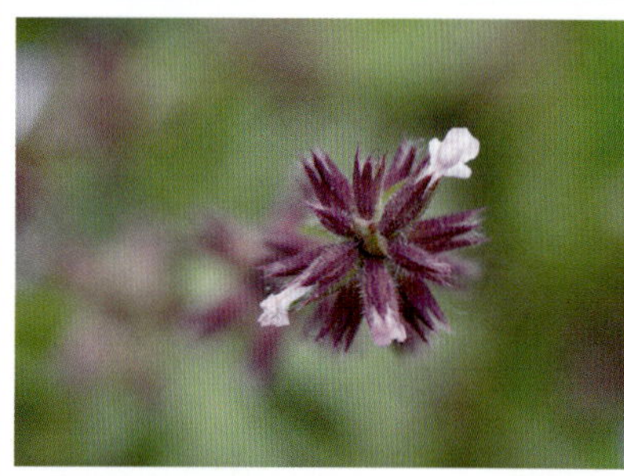

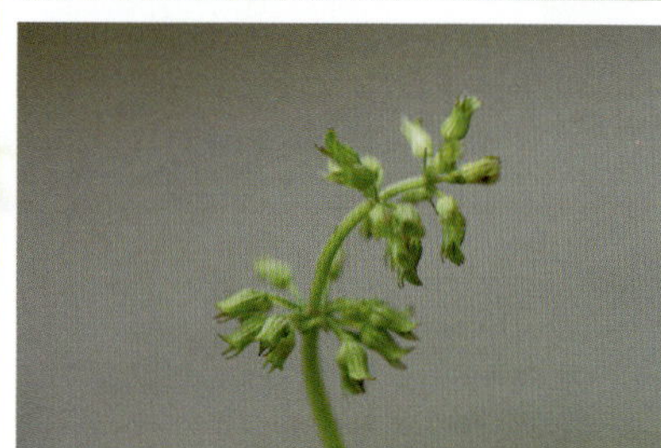

细风轮菜

## 识别要点

叶圆卵形至卵状披针形，较下部或全部叶片卵形。轮伞花序疏离，或密集于茎端成短总状花序，疏花；花萼外面脉上有毛，齿 5 而有睫毛；花冠淡红色或紫红色，内面喉部有柔毛。

# 灯笼草

*Clinopodium polycephalum* (Vaniot) C. Y. Wu et Hsuan ex Hsu

| | |
|---|---|
| ·科　名　唇形科 Lamiaceae | ·属　名　风轮菜属 *Clinopodium* |
| ·生活型　直立草本 | ·花果期　花期 7~8 月，果期 9 月 |

【别　　名】土荆芥（江苏）。

【生境分布】生于路旁阴湿处、山坡草地、林下或灌丛中。分布于南京、无锡（宜兴）等地。

【功　　用】同“风轮菜”。

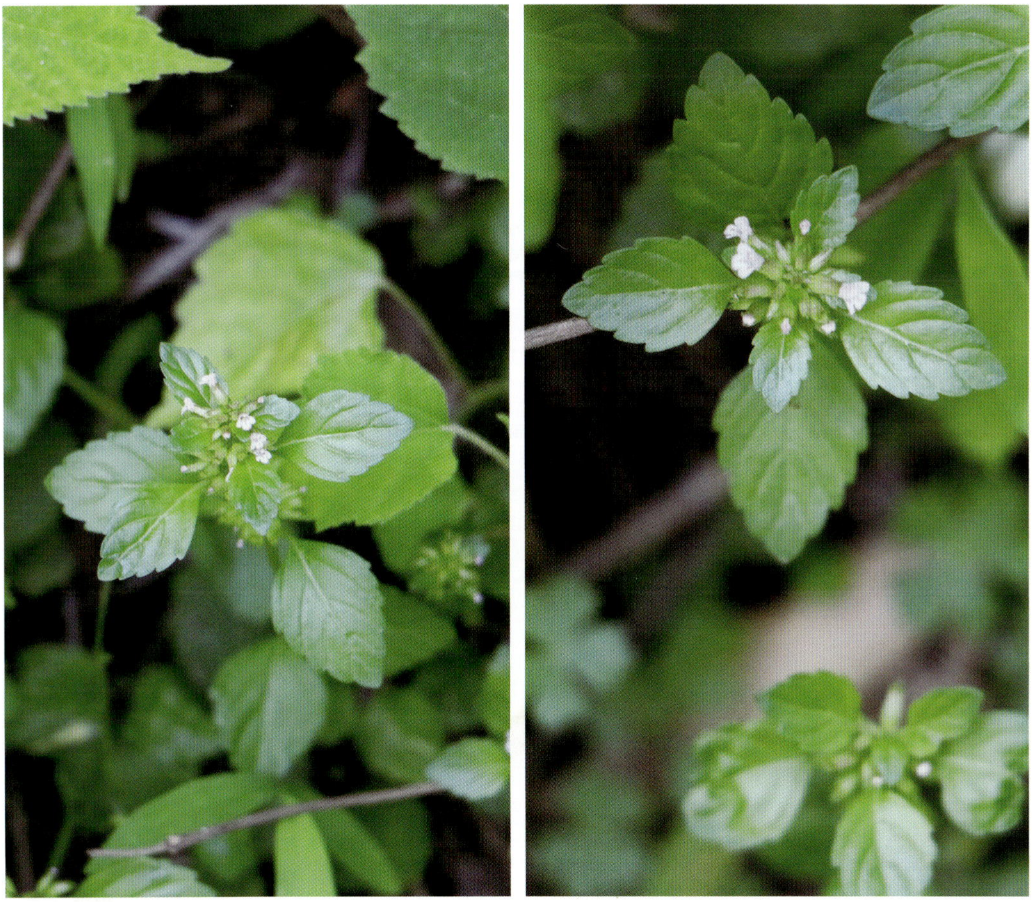

灯笼草

## 识别要点

茎截面四方形，基部有时匍匐，多分枝，被平展糙伏毛及腺毛。叶卵形，基部宽楔形或近圆形，疏生圆齿状牙齿，两面被糙伏毛。轮伞花序具多花，球形，组成圆锥花序；花萼圆筒状，脉上及萼内喉部有毛，上唇 3 齿，呈尾尖，下唇 2 齿，顶端芒尖；花冠紫红色。

# 香薷

*Elsholtzia ciliata* (Thunb.) Hyl.

·科　名　唇形科 Lamiaceae　　·属　名　香薷属 *Elsholtzia*
·生活型　一年生草本　　·花果期　花期 7~10 月，果期 10 月至翌年 1 月

【生境分布】生于山坡路旁、荒地及河岸。分布于江苏南部。

【功　　用】**全草（香薷、土香薷）**：辛、微苦，温。归肺、胃经。祛风发汗，解暑，利尿。主治急性胃肠炎，感冒发热，恶寒无汗，中暑，胸闷，口臭，小便不利等。





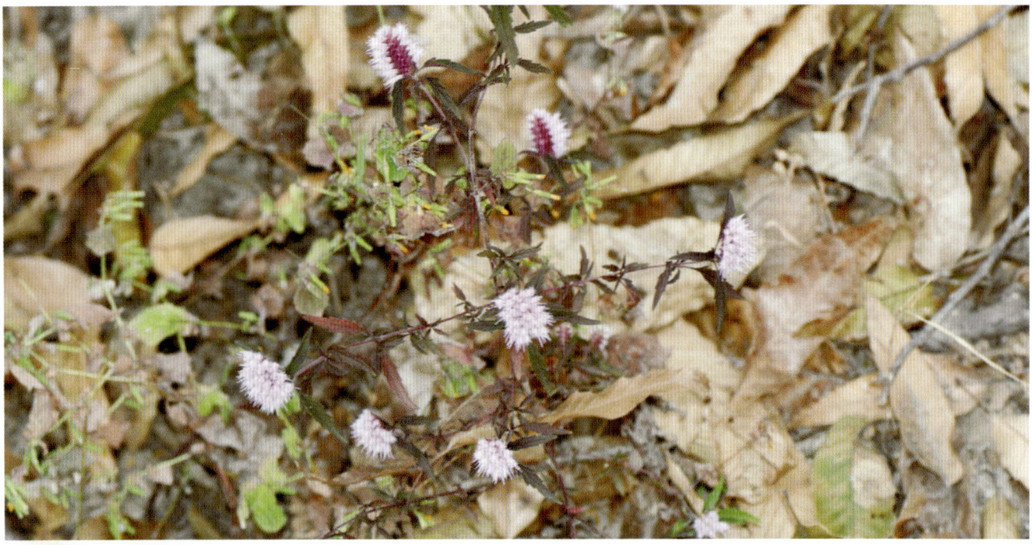

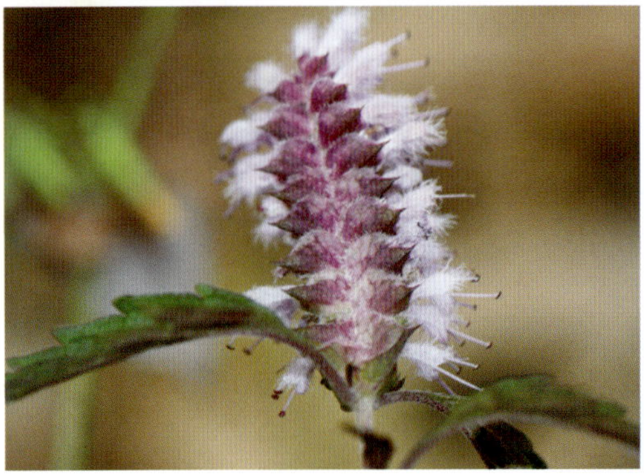

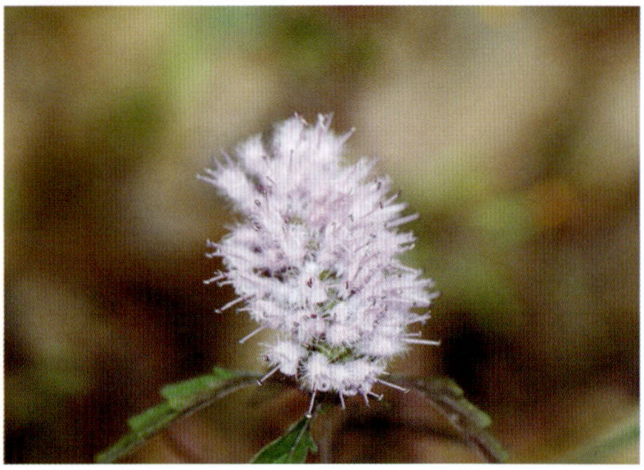

香薷

## 识别要点

茎无毛或被柔毛。叶卵形或椭圆状披针形，叶面疏被细糙硬毛，叶背疏被树脂腺点。穗状花序偏向一侧，由多花的轮伞花序组成；苞片宽卵形或扁圆形，先端具芒状尖，外面近无毛；萼齿 5，前 2 齿较尖，边缘有缘毛；花冠淡紫色；雄蕊 4，前对较长，外露。

# 海州香薷

*Elsholtzia splendens* Nakai ex F. Maek.

| | |
|---|---|
| ·科　名　唇形科 Lamiaceae | ·属　名　香薷属 *Elsholtzia* |
| ·生活型　一年生草本 | ·花果期　花果期 9~11 月 |

【生境分布】生于山间路旁。分布于连云港、南京、苏州等地。

【功　　用】**全草（海州香薷）：**辛，微温。发汗解表，和中利湿。主治暑湿感冒，恶寒发热，无汗，腹痛，吐泻等。

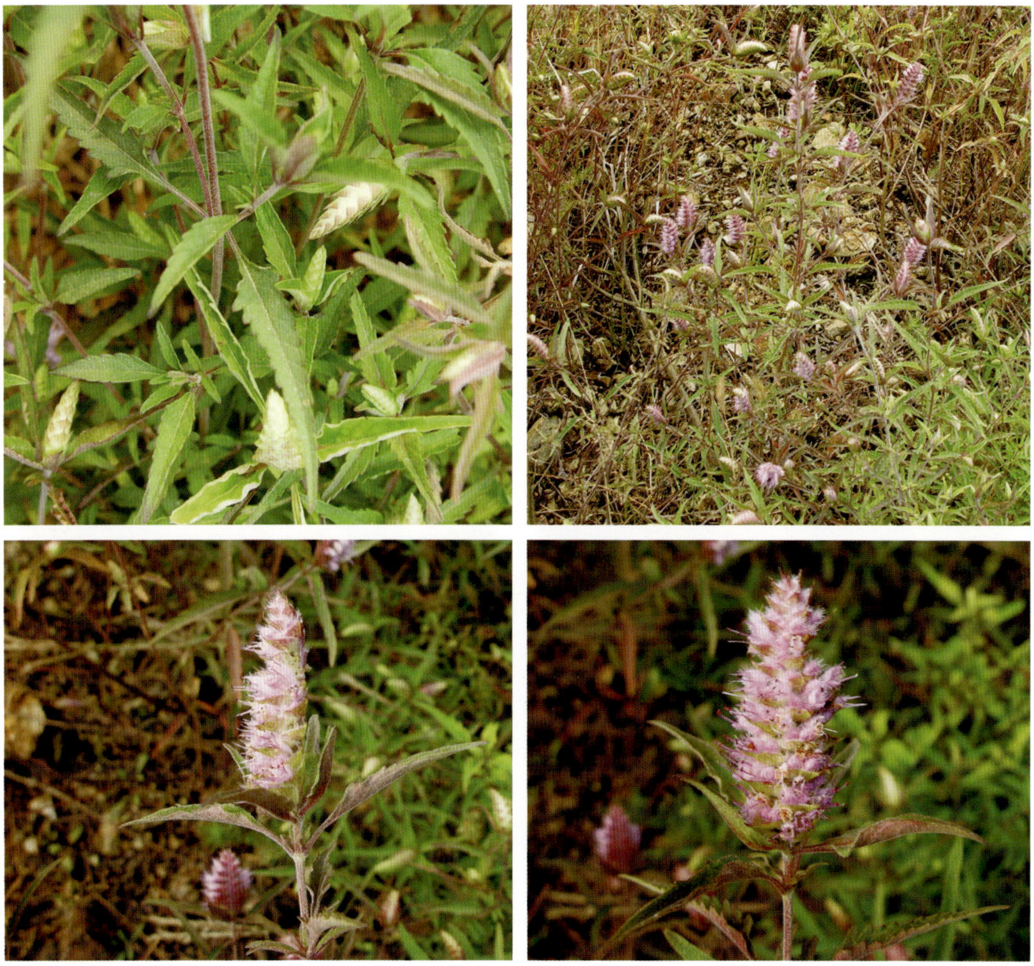

海州香薷

## 识别要点

基部以上多分枝，褐黄紫色，被 2 行柔毛。叶两面有毛或叶面近无毛，叶背有凹陷腺点。假穗状花序顶生，偏向一侧；苞片近圆形或宽卵形，顶端有短尖头，边缘有白毛；花萼钟状，齿 5，近相等，顶端刺芒状，外面及边缘有白毛；花冠玫瑰紫色，外有长柔毛。

# 活血丹

*Glechoma longituba* (Nakai) Kupr.

·科　名　唇形科 Lamiaceae　　　·属　名　活血丹属 *Glechoma*

·生活型　多年生草本　　　·花果期　花期 4~5 月，果期 5~6 月

【别　　名】马蹄草（无锡）、缸爬藤草（苏州）、膝盖疯草（宜兴）。

【生境分布】生于荒地、山坡林下及路旁。分布于连云港、南京、镇江、无锡（宜兴）、苏州。

【功　　用】**地上部分（连钱草）：**辛、微苦，微寒。归肝、肾、膀胱经。利湿通淋，清热解毒，散瘀消肿。主治热淋，石淋，湿热黄疸，疮痈肿痛，跌打损伤。





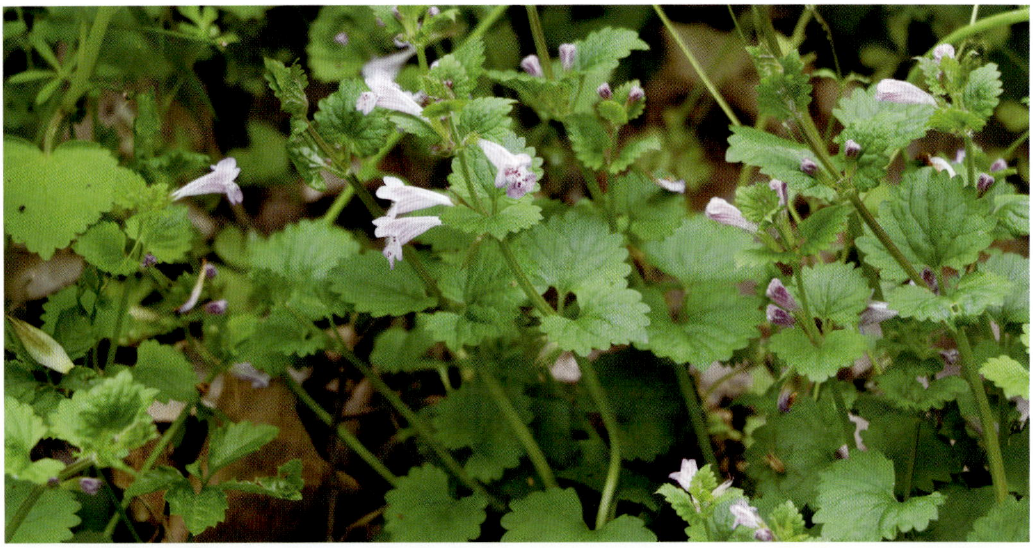

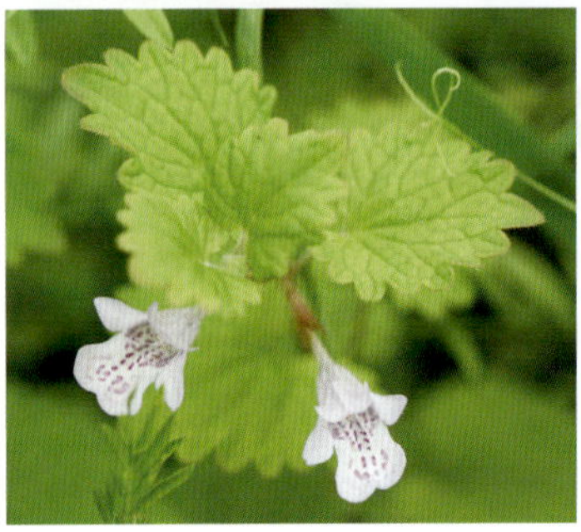

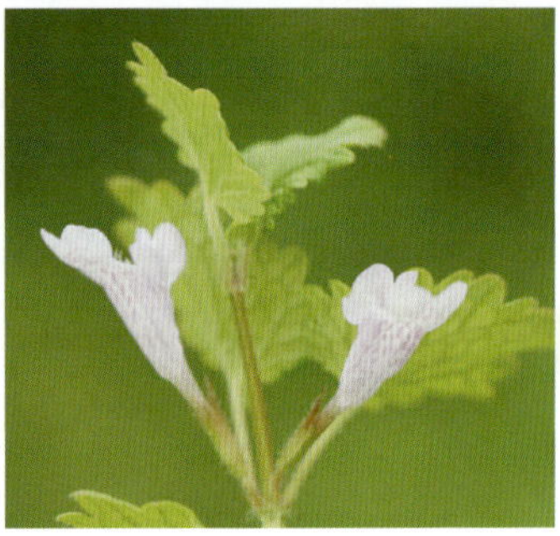

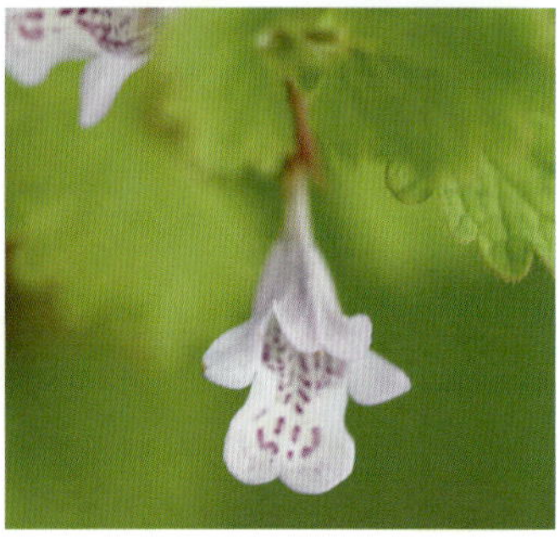

活血丹

## 识别要点

具匍匐茎，茎细，基部带淡紫红色，几乎无毛，幼嫩部分疏被长柔毛。叶片心形或近肾形，叶背有腺点。轮伞花序具花 2（~6）；苞片近等长或长于花柄，刺芒状；萼齿卵状三角形，顶端芒状，外面有毛和腺点，内面不同程度被微毛；花冠淡紫色。

# 宝盖草

*Lamium amplexicaule* L.

| | |
|---|---|
| ·科　名　唇形科 Lamiaceae | ·属　名　野芝麻属 *Lamium* |
| ·生活型　一年生或二年生草本 | ·花果期　花期 3~5 月，果期 7~8 月 |

【别　　名】佛座（《江苏植物名录》）、佛座草（盐城、海安）。

【生境分布】生于路边及荒地上。分布于连云港（云台山）、南京、镇江（句容）、无锡（宜兴）、苏州等地。

【功　　用】**全草（宝盖草）**：辛、苦，平。清热利湿，活血祛风，消毒解肿。主治黄疸性肝炎，淋巴结结核，高血压，筋骨疼痛，面神经麻痹，四肢麻木，半身不遂，跌打损伤，骨折，瘰疬，黄水疮。

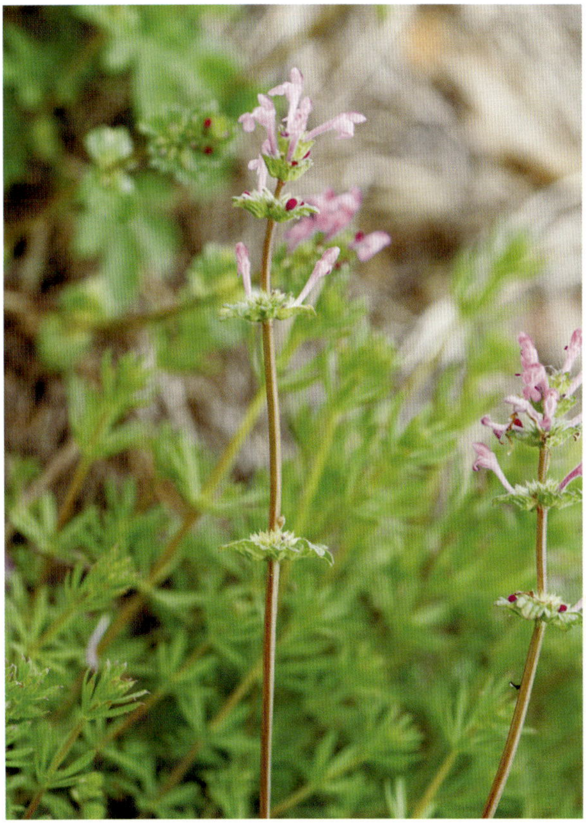
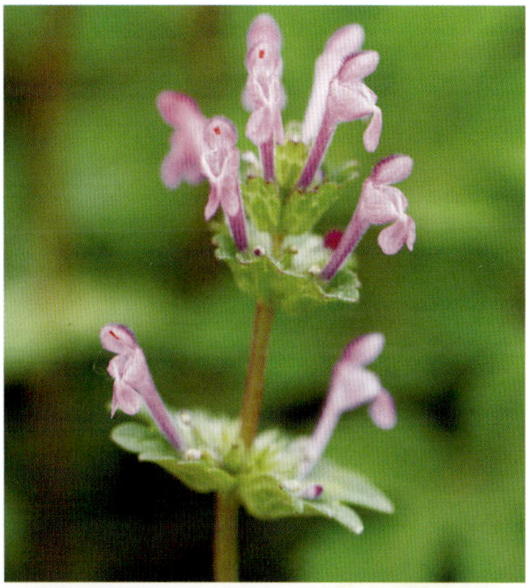
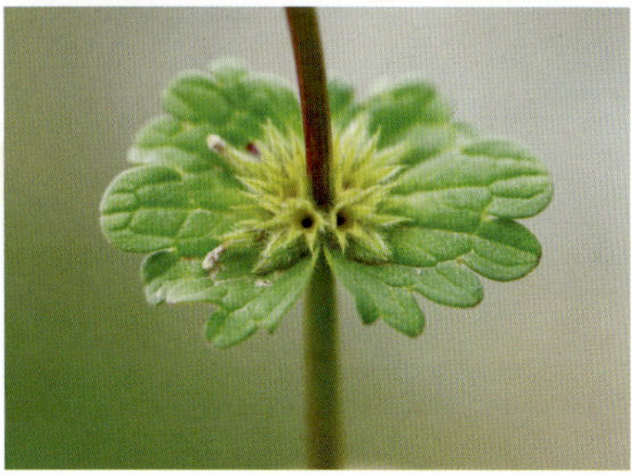

宝盖草

## 识别要点

茎常带紫色，基部多分枝。叶圆形或肾形。轮伞花序有花 2 至数朵；苞片无；花萼管状钟形，外面密被白色直伸的长柔毛，内面除萼上被白色直伸长柔毛外，余部无毛；花冠粉红色或紫红色，上唇直立，长圆形，中裂片中部缢缩，顶端深凹。小坚果倒卵圆形，具 3 棱，表面有白色大疣状突起。

# 野芝麻

*Lamium barbatum* Sieb. et Zucc.

·科　名　唇形科 Lamiaceae　　　·属　名　野芝麻属 *Lamium*
·生活型　多年生草本　　　·花果期　花期 4~6 月，果期 7~8 月

【别　　名】甜咪咪（镇江）。

【生境分布】生于阴湿的路旁、山脚或林下。分布于连云港（云台山）、南京、镇江（句容）、南通、无锡（宜兴）、苏州（常熟）等地。

【功　　用】**（1）全草（野芝麻）：**甘、辛，平。散瘀，消积，调经，利湿。主治肺热咯血，血淋，白带异常，痛经，月经不调，小儿疳积，跌打损伤，肾炎，膀胱炎。

**（2）花（野芝麻花）：**甘、辛，平。调经，利湿。主治月经不调，白带异常，宫颈炎，小便不利。

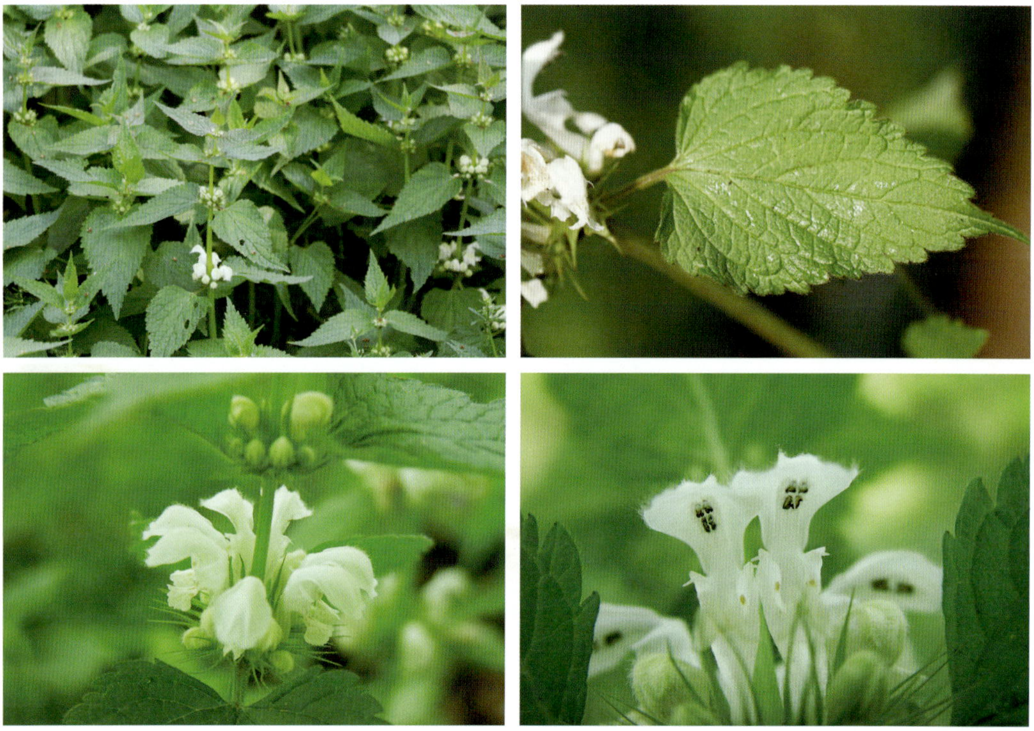

野芝麻

## 识别要点

根茎有长地下匍匐枝。叶片卵状心形至卵状披针形，两面疏生柔毛。轮伞花序；苞片狭线形或丝状，锐尖；萼齿披针状钻形，具缘毛；花冠白色或浅黄色，上唇直伸，下唇中裂片中部缢缩，前段倒肾形，顶端深凹；雄蕊花丝扁平，被微柔毛，彼此粘连，花药深紫色，被柔毛。

# 益母草

*Leonurus artemisia* (Lour.) S. Y. Hu

·科　名　唇形科 Lamiaceae　　·属　名　益母草属 *Leonurus*

·生活型　一年生或二年生草本　　·花果期　花期6~9月，果期9~10月

【别　　名】茺蔚（《江苏植物名录》）、益草（沛县）、甜芝麻棵（铜山）、灯笼棵（睢宁、邳州）、田芝麻棵（睢宁）、野麻（连云港）。

【生境分布】生于路边荒地上。分布于全省各地。

【功　　用】**（1）成熟果实（茺蔚子）：**辛、苦，微寒。归心包、肝经。活血调经，清肝明目。主治月经不调，闭经，痛经，目赤翳障，头晕胀痛。

**（2）地上部分（益母草）：**苦、辛，微寒。归肝、心包、膀胱经。活血调经，利尿消肿，清热解毒。主治月经不调，痛经，闭经，恶露不净，水肿尿少，疮疡肿毒。

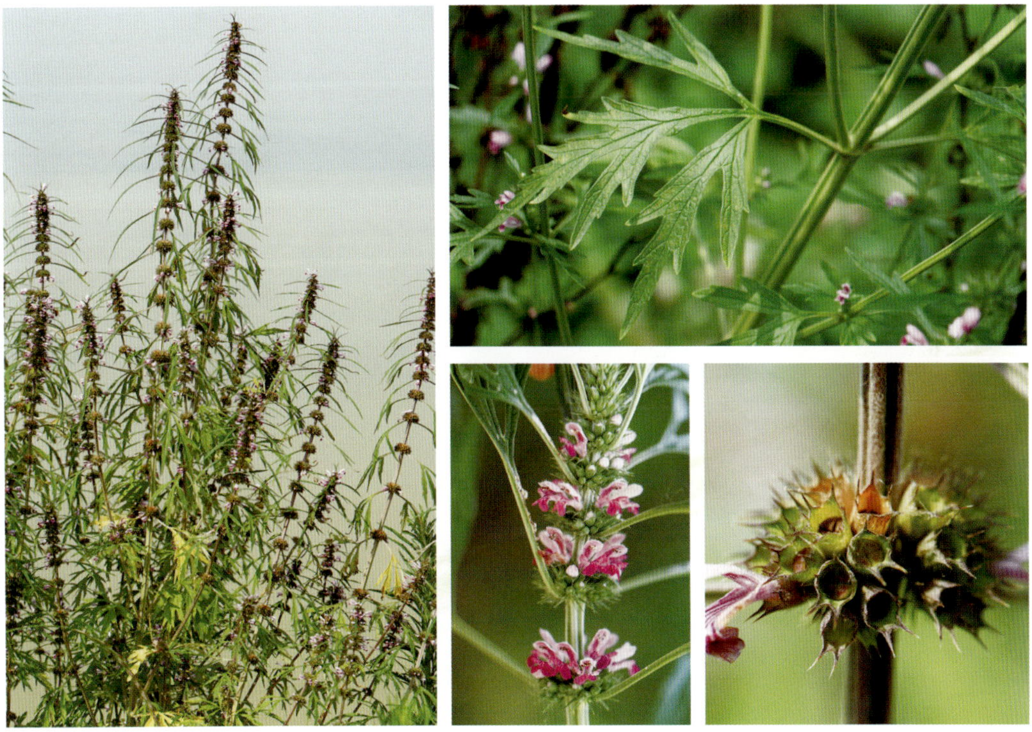

益母草

## 识别要点

主根密生须根。茎下部叶片掌状3全裂，中裂片有3小裂，两侧裂片有1或2小裂；花序上的叶片线形或线状披针形。轮伞花序腋生；花冠淡红色或紫红色，筒内有毛环，上唇外面有毛，全缘，下唇3裂，中裂片倒心形。小坚果长圆状三棱形，顶端截平而略宽大，基部楔形，淡褐色，光滑。

# 錾菜

*Leonurus pseudomacranthus* Kitag.

| | |
|---|---|
| ·科　名　唇形科 Lamiaceae | ·属　名　益母草属 *Leonurus* |
| ·生活型　多年生草本 | ·花果期　花期 8~9 月，果期 9~10 月 |

【别　　名】白花风寒菜（泗阳、淮安）、白花益段草（镇江）。

【生境分布】生于山坡路旁草地。药圃有栽培。分布于徐州（邳州）、连云港（云台山、灌云）、南京、镇江（句容）、无锡（宜兴）等地。

【功　　用】**全草（錾菜）**：辛、微苦，微寒。破瘀，调经，利尿。主治产后腹痛，痛经，月经不调，肾炎性水肿。





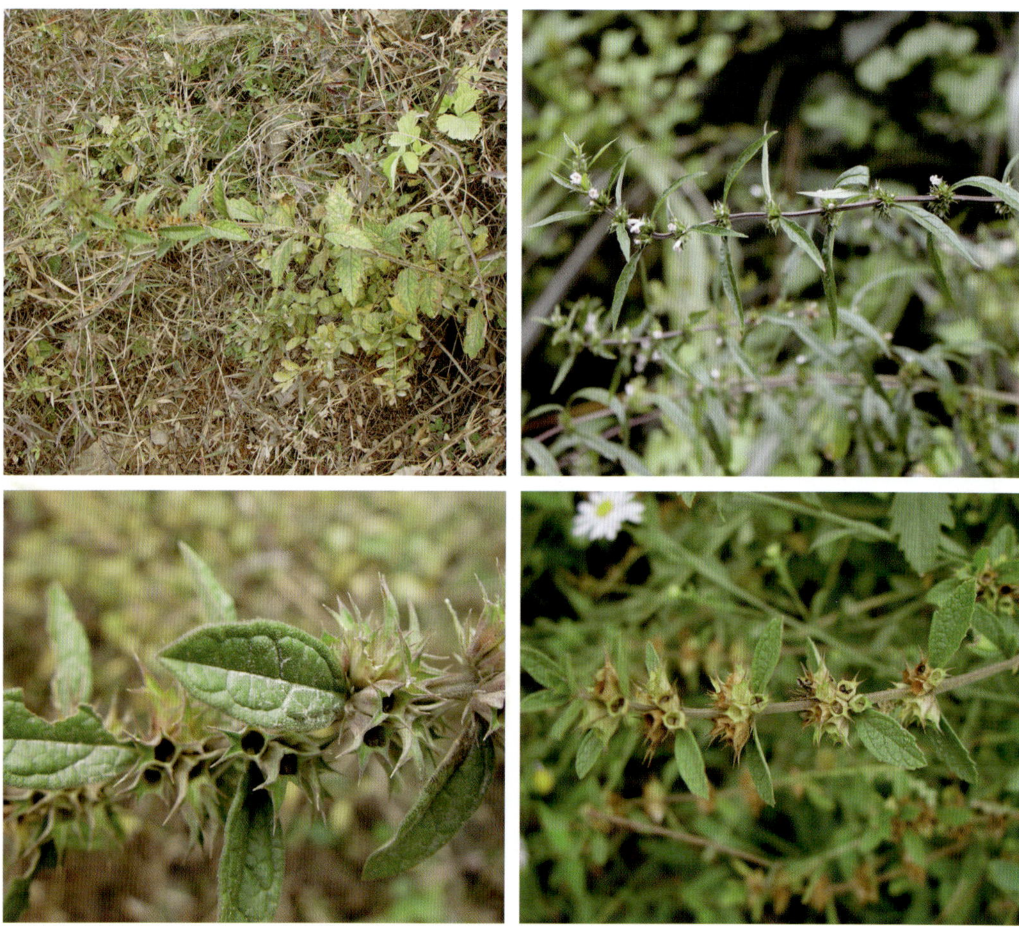

錾菜

## 识别要点

圆锥状主根密生须根。茎直立，密被平伏倒向柔毛。叶片近革质，两面有粗毛，羽状3深裂，中间裂片较宽，边缘羽状浅裂。花冠淡红色或紫红色，下唇3裂，中间裂片倒心形，冠筒内有毛环。小坚果黑褐色，长圆状三棱形，无毛。

# 硬毛地笋

*Lycopus lucidus* var. *hirtus* Regel

| | |
|---|---|
| ·科　名　唇形科 Lamiaceae | ·属　名　地笋属 *Lycopus* |
| ·生活型　多年生草本 | ·花果期　花果期 8~10 月 |

【别　　名】地瓜儿苗（《江苏植物名录》）、地笋（《江苏植物志》）、地藕（宝应、睢宁）、甘地蒌（徐州）、甘蒌棵子（邳州）、泽兰叶（睢宁、淮安、泰州）、大安秸子（淮安）、金马兰（无锡）、野甘露子（如皋）。

【生境分布】生于河边、塘边及潮湿区域。分布于连云港（云台山）、南京、镇江、南通、无锡（宜兴）、苏州等地。

【功　　用】**地上部分（泽兰）：**苦、辛，微温。归肝、脾经。活血调经，祛瘀消痈，利水消肿。主治月经不调，闭经，痛经，产后瘀滞腹痛，疮痈肿毒，水肿，腹水。

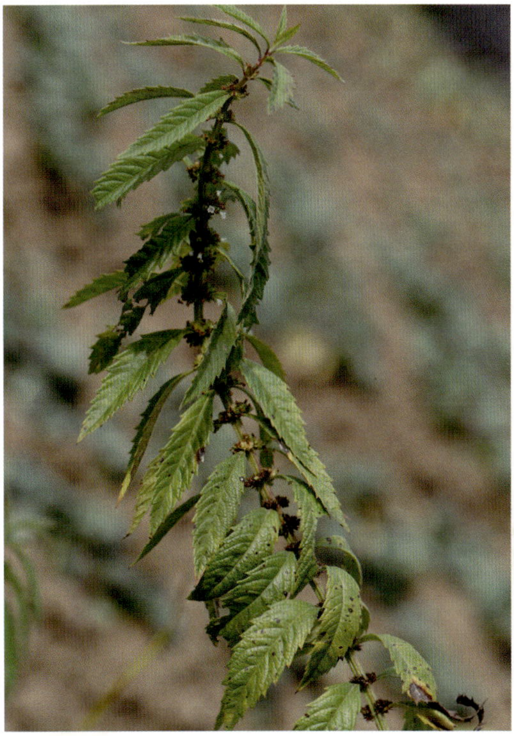
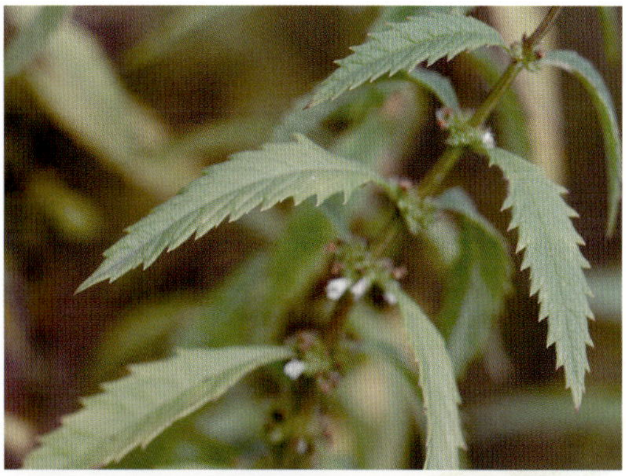
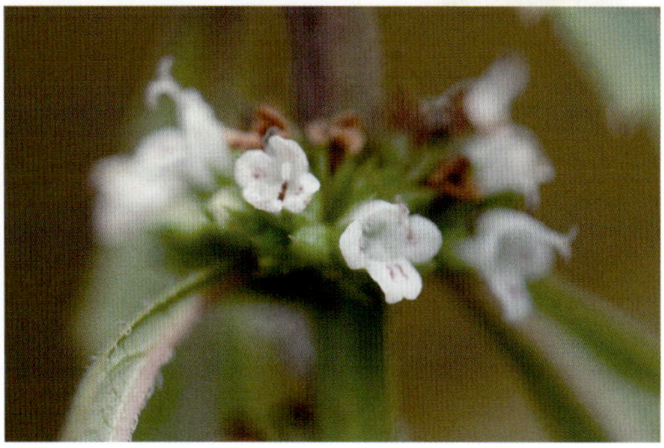

硬毛地笋

## 识别要点

根茎横走，肥大；茎直立，常呈紫红色，通常不分枝，截面四棱形，被向上小硬毛，节上密集硬毛。叶披针形，暗绿色，叶面密被细刚毛状硬毛，叶缘具缘毛，叶背主要在肋及脉上被刚毛状硬毛，两端渐狭，边缘具锐齿。花萼有5齿，齿端针状；花冠白色，外面在冠檐上具腺点，内面在喉部具白色。

# 薄　荷

*Mentha haplocalyx* Briq.

| | |
|---|---|
| ·科　名　唇形科 Lamiaceae | ·属　名　薄荷属 *Mentha* |
| ·生活型　多年生草本 | ·花果期　花期 7~9 月，果期 10 月 |

【释　　名】薄荷始载于《唐本草》。苏颂谓：“薄荷处处有之，茎叶似荏而尖长，经冬根不死，夏秋采茎叶，曝干。”李时珍以为即汉代扬雄《甘泉赋》中的茇葀，又谓：“薄荷，人多栽莳，二月宿根生苗，清明前后分之……苏州所莳者，茎小而气芳……入药以苏产为胜。”

【别　　名】仁丹草（连云港）、通之草（邳州）、野薄荷（苏北）、苏薄荷（苏州）。

【生境分布】生于水旁潮湿地。分布于连云港（云台山）、南京、镇江（句容）、南通、无锡（宜兴）、苏州（常熟、昆山）等地。

【功　　用】**地上部分（薄荷）**：辛，凉。归肺、肝经。疏散风热，清利头目，利咽，透疹，疏肝行气。主治风热感冒，风温初起，头痛，目赤，喉痹，口疮，风疹，麻疹，胸胁胀闷。

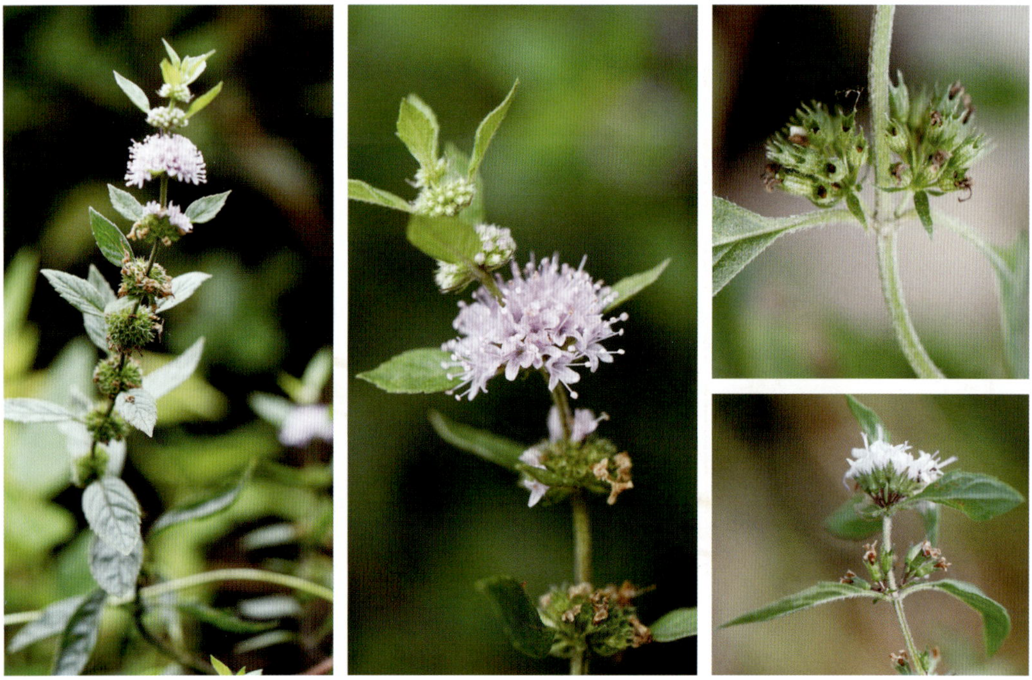

薄荷

## 识别要点

茎直立或基部平卧，多分枝，有倒生的细毛或近无毛。轮伞花序腋生；苞片披针形至线状披针形，边缘有毛；花萼齿 5，近三角形；花冠青紫色、淡红色或白色，4 裂，上裂片顶端 2 裂，较大，其余裂片近等大。小坚果黄褐色，被洼点。

# 石香薷

*Mosla chinensis* Maxim.

·科　名　唇形科 Lamiaceae　　·属　名　石荠苎属 *Mosla*

·生活型　直立草本　　·花果期　花期 6~9 月，果期 7~11 月

【别　　名】华荠苧（《江苏植物名录》）、闹荠（连云港）、荆荠（新沂）。

【生境分布】生于山坡及林下草地。分布于连云港（云台山）、南京、镇江（句容）、无锡、苏州等地。

【功　　用】**地上部分（香薷）：** 辛，微温。归肺、胃经。发汗解表，化湿和中。主治暑湿感冒，恶寒发热，头痛无汗，腹痛吐泻，水肿，小便不利。





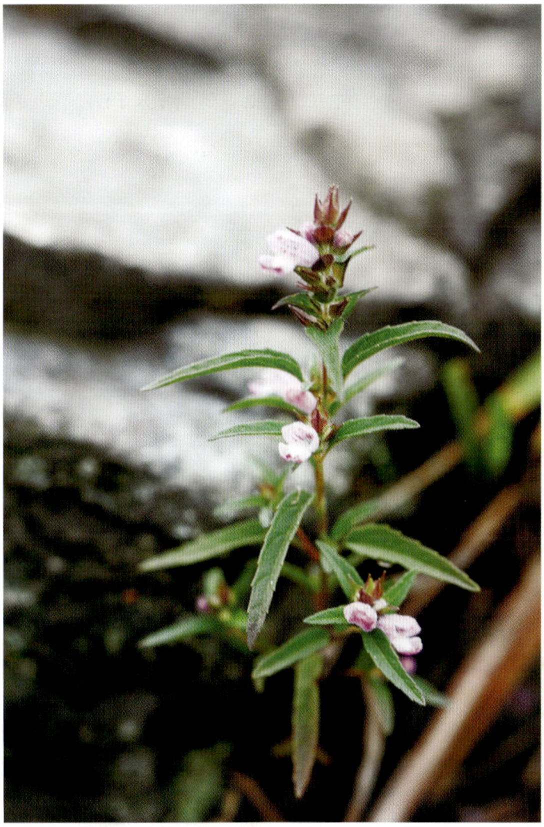
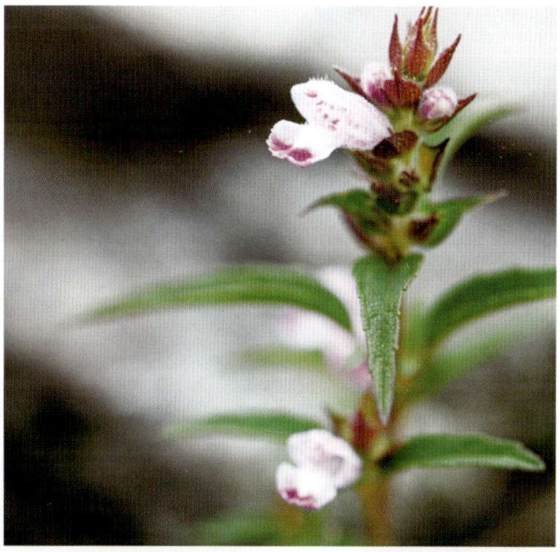
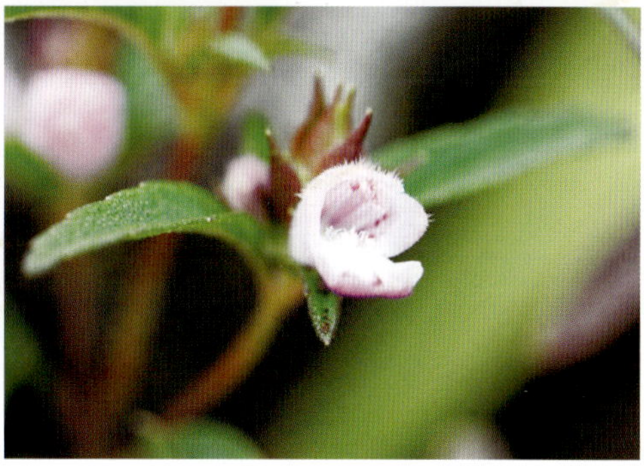

石香薷

## 识别要点

茎基部多分枝或不分枝，被白色柔毛。叶线状长圆形或线状披针形，两面疏被短柔毛及腺点。花序头状或假穗状；苞片覆瓦状排列或疏散排列，卵形或卵圆形，两面被柔毛；花萼钟状，被白色绵毛及腺点，喉部以上内面被白色绵毛，下部无毛，齿 5，近相等，钻形；花冠淡紫色，上唇短，顶端微凹，下唇 3 裂，中裂片大，边缘有齿。小坚果球形，有网纹。

# 小鱼仙草

*Mosla dianthera* (Buch.-Ham. ex Roxb.) Maxim.

| | |
|---|---|
| ·科　名　唇形科 Lamiaceae | ·属　名　石荠苎属 *Mosla* |
| ·生活型　一年生草本 | ·花果期　花果期 5~11 月 |

【别　　名】双粉囊荠苧（《江苏植物名录》）、疏花荠苧（《江苏南部种子植物手册》）。

【生境分布】生于山坡或湿草地。分布于连云港、南京、无锡（宜兴）、苏州等地。

【功　　用】**全草（小鱼仙草）：**辛，温。祛风发表，利湿止痒。主治感冒头痛，扁桃体炎，中暑，溃疡病，痢疾；外治湿疹，痱子，皮肤瘙痒，疮疖，蜈蚣咬伤。取半阴干的全草烧烟可以熏蚊。





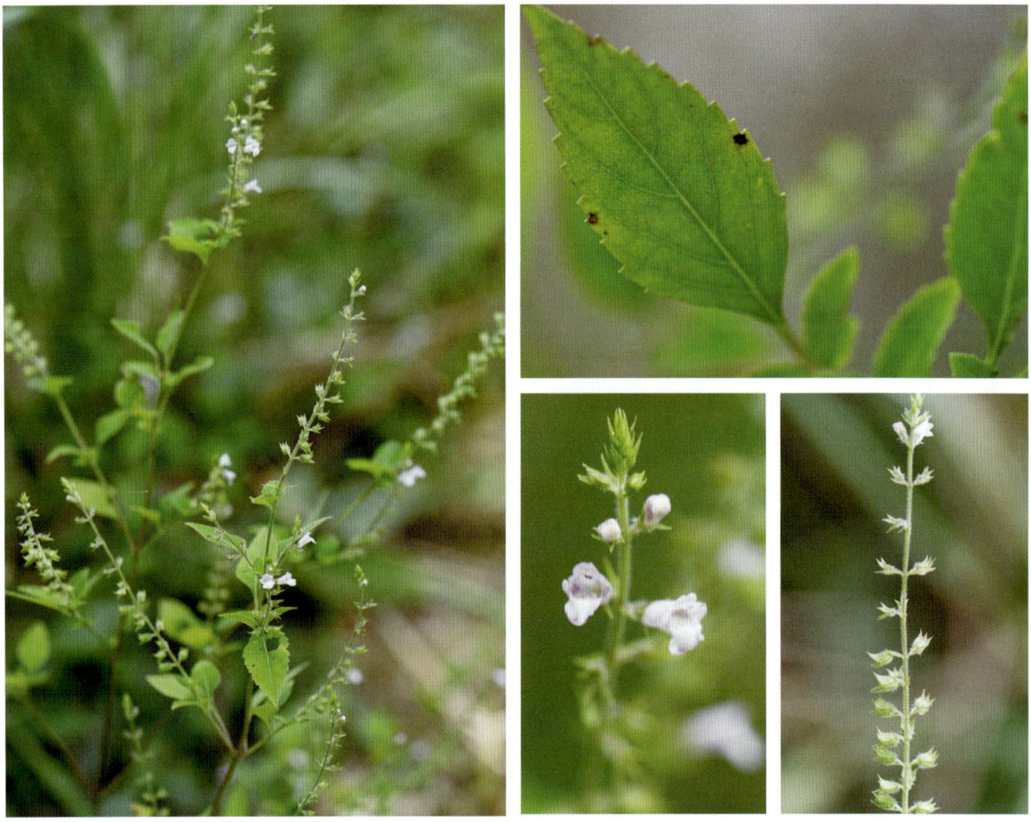

小鱼仙草

## 识别要点

茎多分枝，节上有柔毛，节间近无毛。叶卵状披针形或菱状披针形，叶背有凹陷腺点。假总状花序顶生，序轴近无毛；花萼上唇 3 齿，中齿较短，卵形，下唇 2 齿披针形，结果时花萼增大；花冠淡紫色，上唇顶端微凹，中裂片较大，边缘有齿。小坚果近球形，被疏网纹。

# 紫　苏

*Perilla frutescens* (L.) Britton

| | |
|---|---|
| ·科　名　唇形科 Lamiaceae | ·属　名　紫苏属 *Perilla* |
| ·生活型　直立草本 | ·花果期　花果期 8~12 月 |

【生境分布】生于山地路旁、村边、舍旁荒草地。分布于连云港（云台山）、南京、南通、无锡（宜兴）、苏州（常熟）等地。

【功　　用】**（1）成熟果实（紫苏子）：**辛，温。归肺经。降气化痰，止咳平喘，润肠通便。主治痰壅气逆，咳嗽气喘，肠燥便秘。

**（2）叶或带嫩枝（紫苏叶）：**辛，温。归肺、脾经。解表散寒，行气和胃。主治风寒感冒，咳嗽呕恶，妊娠呕吐，食鱼蟹中毒。

**（3）茎（紫苏梗）：**辛，温。归肺、脾经。理气宽中，止痛，安胎。主治胸膈痞闷，胃脘疼痛，嗳气呕吐，胎动不安。

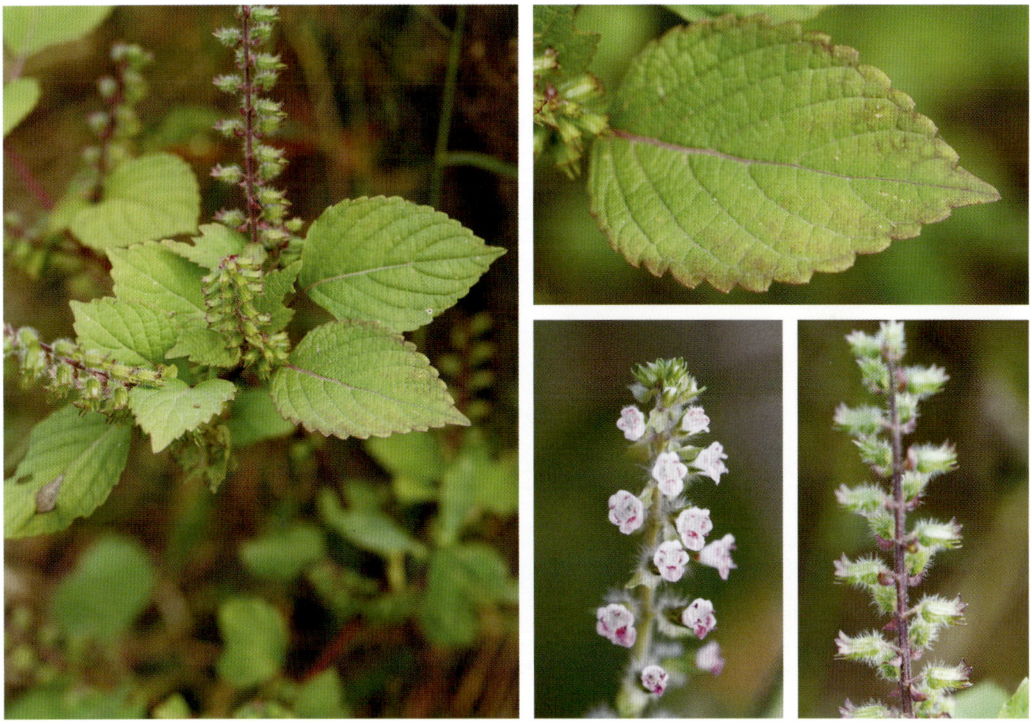

紫苏

## 识别要点

茎绿色或紫色，上部有白色长柔毛。叶宽卵形或圆形，边缘有粗锯齿，有时叶背稍带紫色，有柔毛和腺点。轮伞花序 2 花，组成偏向一侧的假总状花序；花萼钟状，外有长柔毛和腺点；花冠白色，稍被微柔毛，花冠筒内有毛环。小坚果灰褐色，近球形。

# 夏枯草

*Prunella vulgaris* L.

| | |
|---|---|
| ·科　名　唇形科 Lamiaceae | ·属　名　夏枯草属 *Prunella* |
| ·生活型　多年生草本 | ·花果期　花期 4~6 月，果期 7~10 月 |

【别　　名】羊胡草（连云港）、棒柱头草（常熟）、灯笼头草（泰州）、羊肠菜（睢宁）、浪头草（镇江）。

【生境分布】生于荒地或路旁草丛中。分布于全省各地。

【功　　用】**果穗（夏枯草）：**辛、苦，寒。归肝、胆经。清肝泻火，明目，散结消肿。主治目赤肿痛，目珠夜痛，头痛眩晕，瘰疬，瘿瘤，乳痈，乳癖，乳房胀痛。

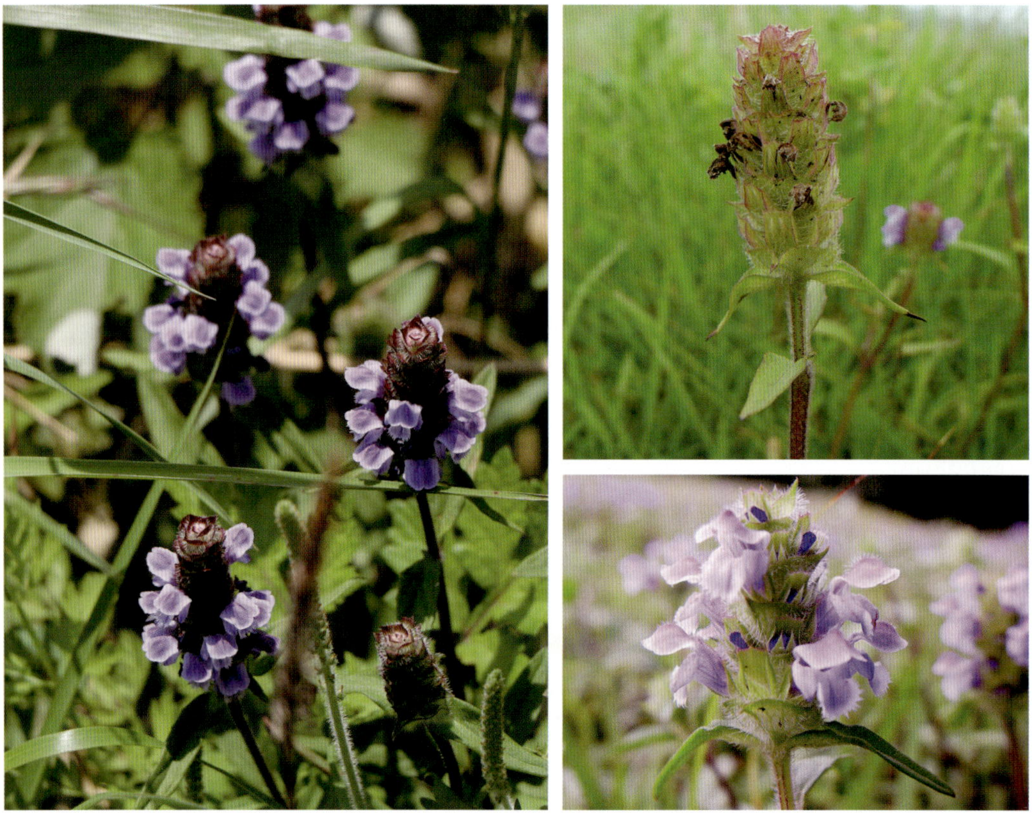

夏枯草

## 识别要点

茎基部多分枝，紫红色，有细毛。叶卵状长圆形或卵形，具浅波状齿或近全缘。轮伞花序密集排列成顶生的假穗状花序，呈圆筒状；苞叶肾形，顶端锐尖或尾状尖，外面和边缘有毛；花冠紫色、蓝紫色或略红紫色，上唇顶端微凹，下唇中间裂片边缘有细条裂。小坚果棕色或黄褐色，长圆状卵球形，微具单沟纹。

# 丹 参

*Salvia miltiorrhiza* Bunge

·科　名　唇形科 Lamiaceae　　·属　名　鼠尾草属 *Salvia*
·生活型　多年生草本　　·花果期　花期 4~8 月，果期 9~11 月

【别　　名】小丹参（《江苏植物名录》），靠山红（徐州），红参、红根（盱眙、连云港），紫丹参（镇江），活血根（无锡）。

【生境分布】生于山坡林下。分布于连云港、南京、镇江（句容、丹阳）、无锡（宜兴）等。

【功　　用】**根和根茎（丹参）**：苦，微寒。归心、肝经。活血祛瘀，通经止痛，清心除烦，凉血消痈。主治胸痹心痛，脘腹胁痛，癥瘕积聚，热痹疼痛，心烦不眠，月经不调，痛经，闭经，疮疡肿痛。

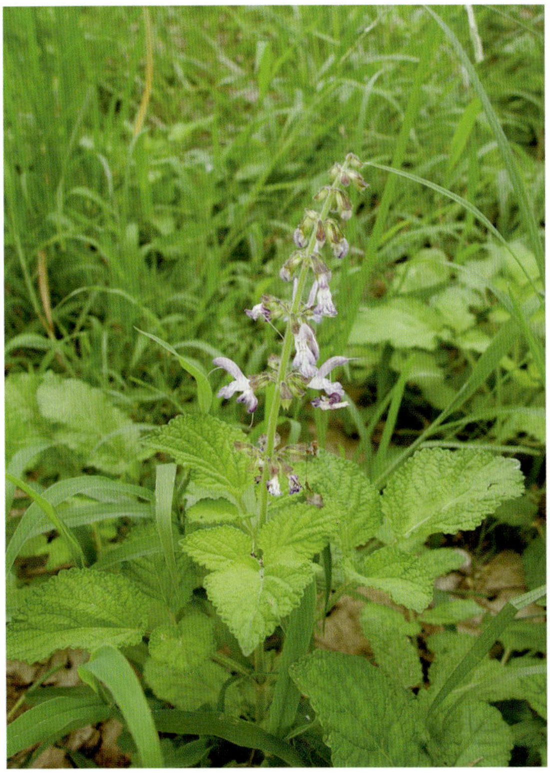

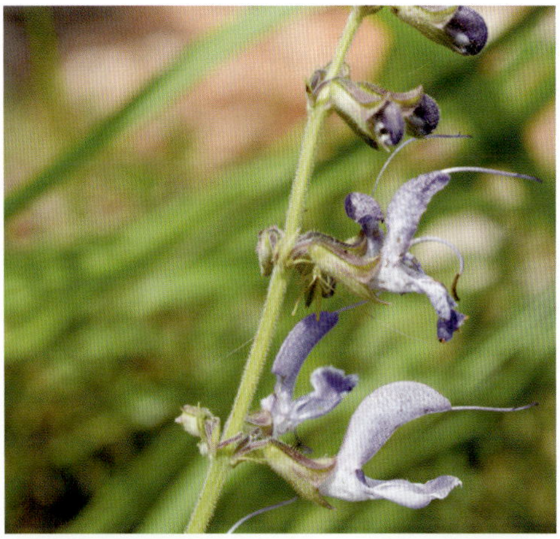

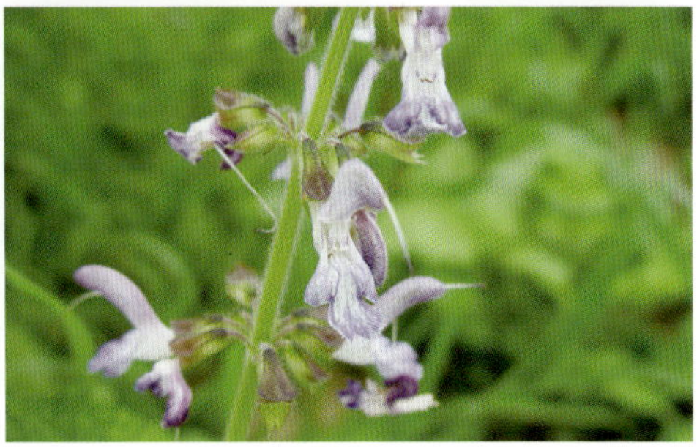

丹参

## 识别要点

根肥厚，外面深红色。轮伞花序具 6 至多花，组成顶生或腋生总状花序；花序轴密生腺毛或长柔毛；苞片披针形；花萼紫色，有 11 条脉纹，二唇形，上唇阔三角形，顶端有 3 短尖头，下唇具 2 齿，齿三角形或近半圆形，顶端渐尖；花冠紫蓝色，花冠筒内有毛环，上唇镰形，下唇短于上唇，3 裂，中间裂片最大。

# 黄　芩

*Scutellaria baicalensis* Georgi

| | | | |
|---|---|---|---|
| ·科　名 | 唇形科 Lamiaceae | ·属　名 | 黄芩属 *Scutellaria* |
| ·生活型 | 多年生草本 | ·花果期 | 花期 7~8 月，果期 8~9 月 |

【生境分布】生于向阳草坡、草地。分布于连云港（云台山），南京园圃有栽培。

【功　　用】**根（黄芩）：**苦，寒。归肺、胆、脾、大肠、小肠经。清热燥湿，泻火解毒，止血，安胎。主治湿温，暑湿，胸闷呕恶，湿热痞满，泻痢，黄疸，肺热咳嗽，高热烦渴，血热吐衄，痈肿疮毒，胎动不安。





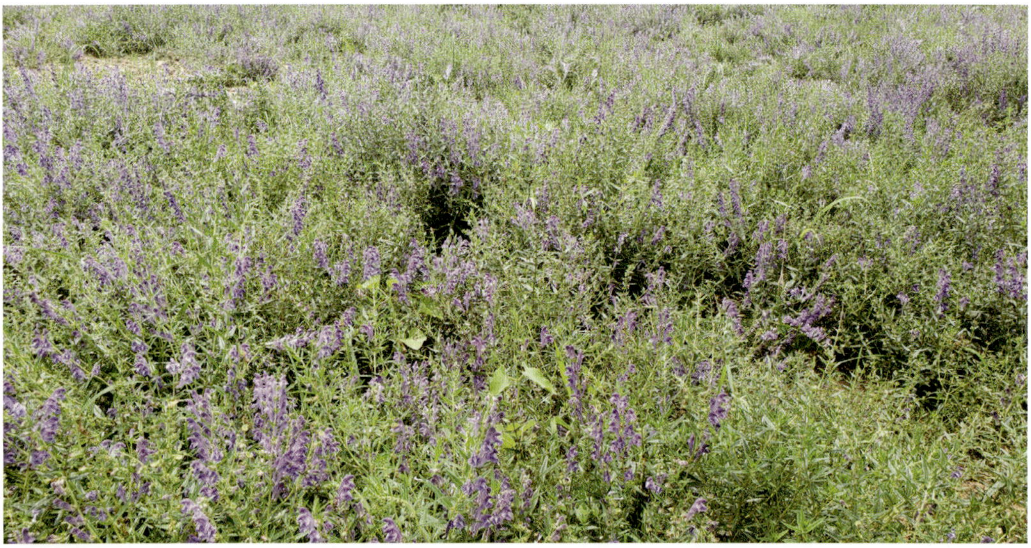

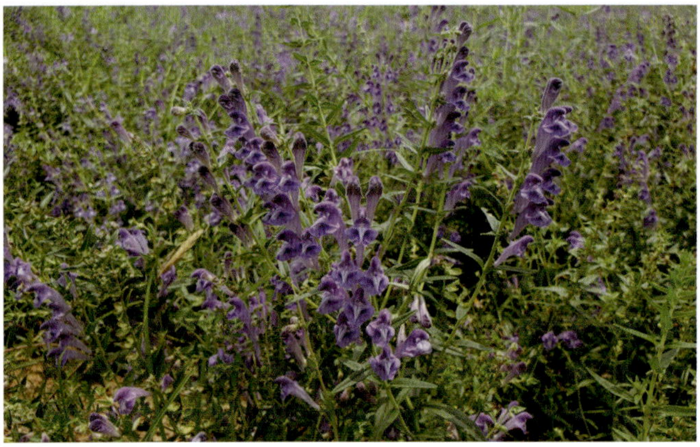

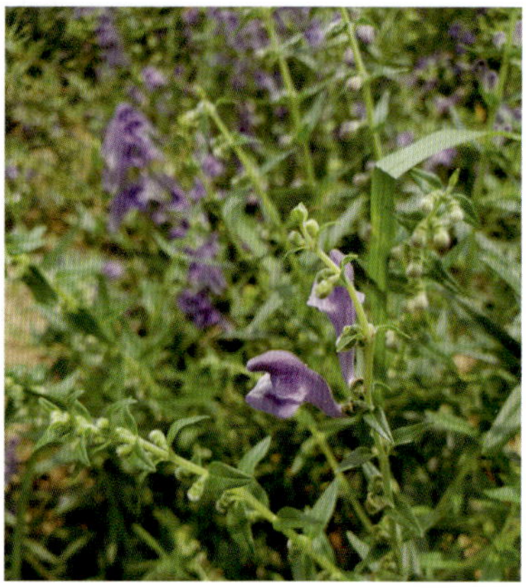

黄芩

## 识别要点

叶披针形或线状披针形，全缘，两面无毛或疏被微柔毛，叶背密被凹腺点。总状花序顶生；囊状盾鳞高 1.5 mm，结果时增大，外面有毛；花冠紫色、紫红色或蓝色，花冠筒基部明显膝曲；上唇顶端微凹，下唇中裂片三角状卵形。

# 半枝莲

*Scutellaria barbata* D. Don

| | |
|---|---|
| ·科　名　唇形科 Lamiaceae | ·属　名　黄芩属 *Scutellaria* |
| ·生活型　多年生草本 | ·花果期　花果期 4~7 月 |

【别　　名】并头草（《江苏南部种子植物手册》），牙刷草、田基草、水黄芩（江苏）。

【生境分布】生于水田边、溪边和湿草地。分布于徐州（睢宁）、连云港（云台山）、盐城（阜宁）、南京、镇江、南通、无锡、苏州等地。

【功　　用】**全草（半枝莲）：**辛、苦，寒。归肺、肝、肾经。清热解毒，化瘀利尿。主治疔疮肿毒，咽喉肿痛，跌扑伤痛，水肿，黄疸，蛇虫咬伤。

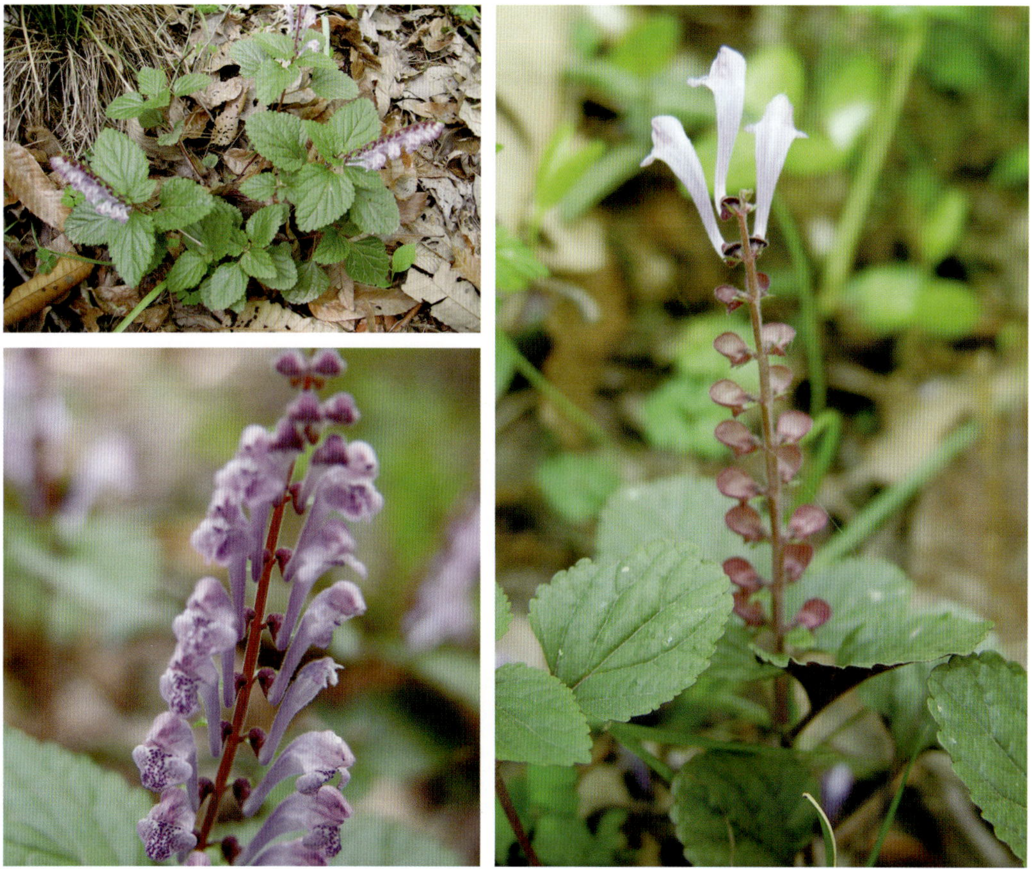

半枝莲

## 识别要点

茎截面方形，无毛。叶三角状卵形或卵状披针形，两面近无毛或沿脉疏被平伏柔毛。每节 2 朵花排列成偏向一侧的总状花序；盾片高约 1 mm；花冠青紫色，被短柔毛，冠筒基部囊状，上唇半圆形，下唇中裂片梯形，侧裂片三角状卵形。小坚果褐色，扁球形，被瘤点。

# 韩信草

*Scutellaria indica* L.

| | |
|---|---|
| ·科　名　唇形科 Lamiaceae | ·属　名　黄芩属 *Scutellaria* |
| ·生活型　多年生草本 | ·花果期　花果期 2~6 月 |

【别　　名】耳挖草（《江苏植物志》）、烟管草（无锡）、疔疮草（镇江）。

【生境分布】生于山坡路旁草丛中。分布于连云港（云台山）、南京、镇江、常州（溧阳）、无锡（宜兴）、苏州（常熟）等地。

【功　　用】**全草（韩信草）**：辛、微苦，平。归心、肝、肺经。清热解毒，活血，疏肝。主治胸胁闷痛，肺脓肿，痢疾，肠炎，白带异常；外治痈疮，蛇咬伤。





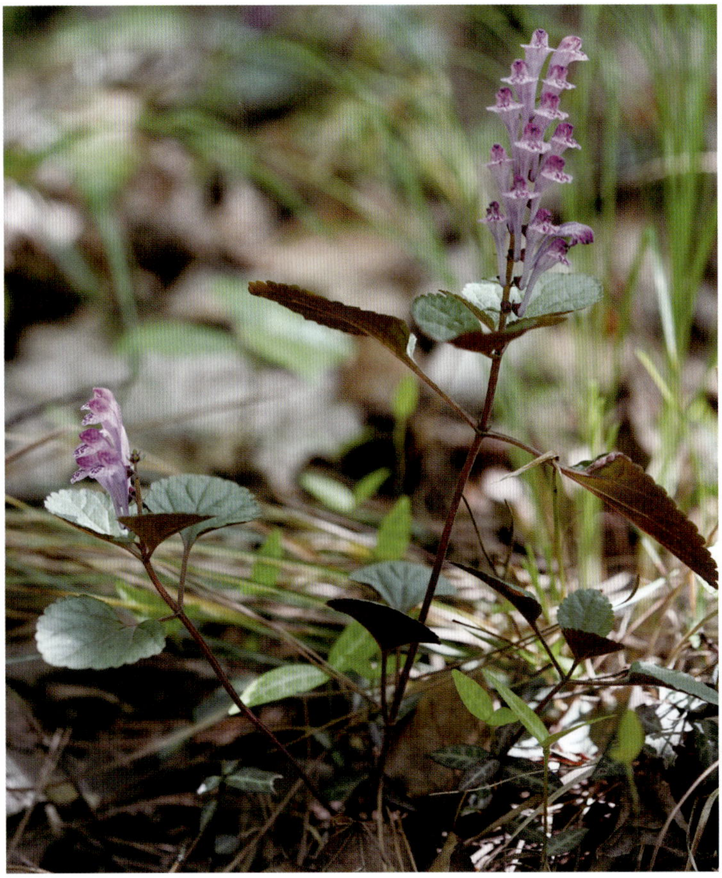

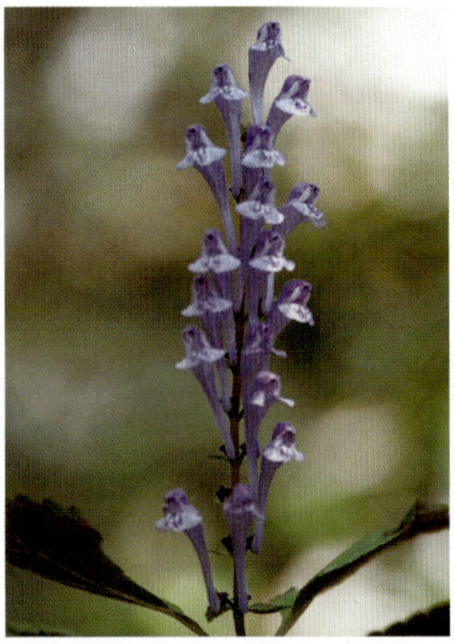

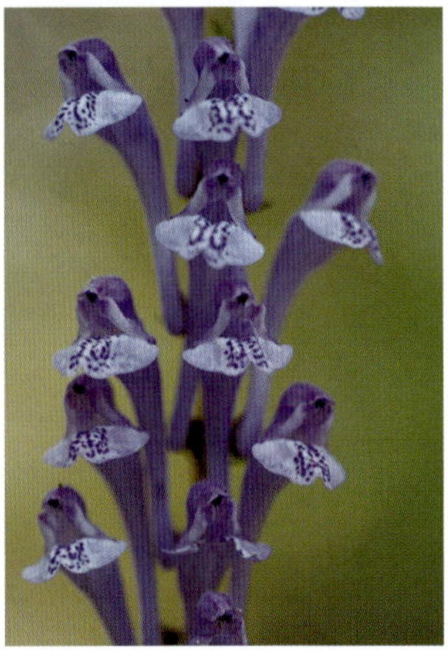

韩信草

## 识别要点

叶心状卵形、椭圆形或肾形，边缘有圆锯齿，两面密生细毛，叶背有腺点。花轮有 2 花，排列成偏向一侧的顶生总状花序；花冠蓝紫色，外面有短柔毛和腺点，冠筒基部膝曲；二强雄蕊，不伸出花冠外。成熟小坚果卵球形，有小瘤状突起，腹面近基部有果脐。

# 血见愁

*Teucrium viscidum* Blume

| | |
|---|---|
| ·科　名　唇形科 Lamiaceae | ·属　名　香科科属 *Teucrium* |
| ·生活型　多年生草本 | ·花果期　花期 7~9 月，果期 8~10 月 |

【生境分布】生于山坡林下。分布于镇江、无锡（宜兴）。

【功　　用】**全草（血见愁）：**辛、苦，凉。归肺、大肠经。凉血解毒，去瘀生新。主治跌打，疮毒，蛇咬伤，肠风下血等。

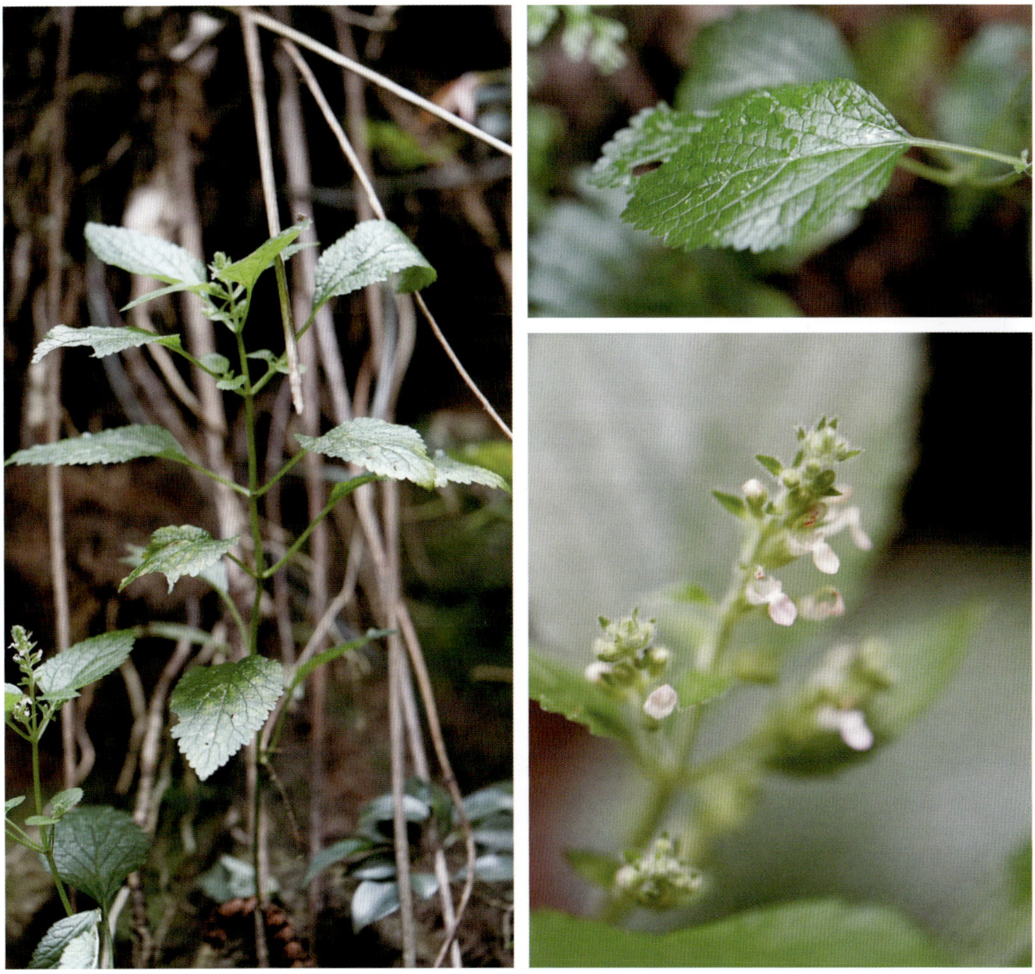

血见愁

## 识别要点

茎下部无毛或近无毛，上部被腺毛及柔毛。叶卵形或卵状长圆形。假穗状花序顶生或腋生，顶生者自基部多分枝，密生腺毛；苞片披针形；花萼钟形，有 5 齿，近相等，外面有腺毛；花冠白色、淡红色或淡紫色，檐部单唇形，中裂片最大，正圆形，侧裂片卵状三角形。小坚果扁圆状，光滑。

# 枸 杞

*Lycium chinense* Mill.

| | |
|---|---|
| ·科 名 茄科 Solanaceae | ·属 名 枸杞属 *Lycium* |
| ·生活型 落叶小灌木 | ·花果期 花期 5~9 月，果期 8~11 月 |

【释 名】枸杞始载于《神农本草经》，列为上品。《名医别录》谓："枸杞，生常山平泽及诸丘陵阪岸。"苏颂谓："今处处有之，春生苗，叶如石榴叶而软薄堪食，俗称为甜菜，其茎干高三五尺，作丛；六月、七月生小红紫花，随便结红实，形微长如枣核。其根名地骨。"

【别 名】狗奶子（连云港、邳州、铜山）、狗奶棵（睢宁）、枸杞头（常熟）。

【生境分布】生于山坡、荒地、路旁及村边，或有栽培。分布于徐州（邳州、铜山、睢宁）、连云港、南京（江宁）、镇江等地。

【功 用】**根皮（地骨皮）：**甘，寒。归肺、肝、肾经。凉血除蒸，清肺降火。主治阴虚潮热，骨蒸盗汗，肺热咳嗽，咯血，衄血，内热消渴。

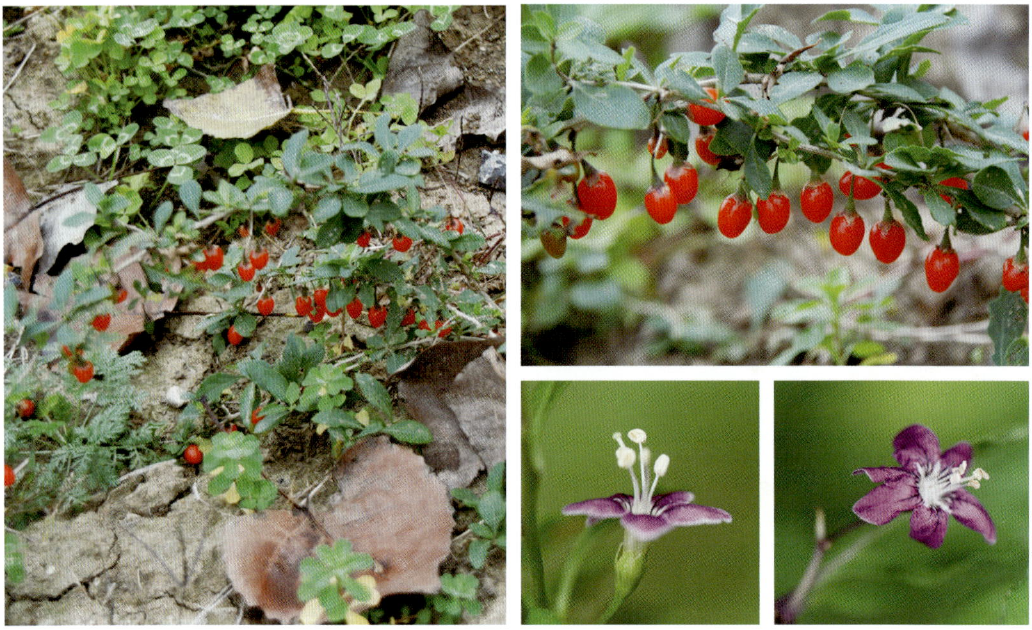

枸杞

识别要点

茎多分枝；枝条细弱，弯曲或俯垂，淡灰色，具纵纹，小枝顶端呈棘刺状。叶卵形、卵状菱形、长椭圆形或卵状披针形。花在长枝 1~2 腋生；花冠漏斗状，淡紫色，冠筒向上骤宽；雄蕊 5，花丝近基部密被 1 圈绒毛并呈椭圆状毛丛。

# 挂金灯

*Physalis alkekengi* var. *franchetii* (Mast.) Makino

·科　名　茄科 Solanaceae　　·属　名　酸浆属 *Physalis*

·生活型　多年生草本　　·花果期　花果期 5~11 月

【释　　名】酸浆始载于《神农本草经》。陶弘景云："处处人家多有。叶亦可食。子作房，房中有子如梅李大，皆黄赤色，小儿食之，能除热，亦主黄病，多效。"《本草纲目》云："酸浆，以子之味名也……燕京野果名红姑娘，外垂绛囊，中含赤子如珠，酸甘可食。"燕京即今北京。

【别　　名】酸浆（《江苏植物志》），山大椒、野胡椒（江宁、泰州），灯笼果（靖江），端浆果（南通），灯笼草（海安）。

【生境分布】生于山坡草丛、村边、路旁及荒地。分布于连云港、淮安、南京、镇江等地。

【功　　用】**宿萼或带果实的宿萼（锦灯笼）：**苦，寒。归肺经。清热解毒，利咽化痰，利尿通淋。主治咽痛音哑，痰热咳嗽，小便不利，热淋涩痛；外治天疱疮，湿疹。





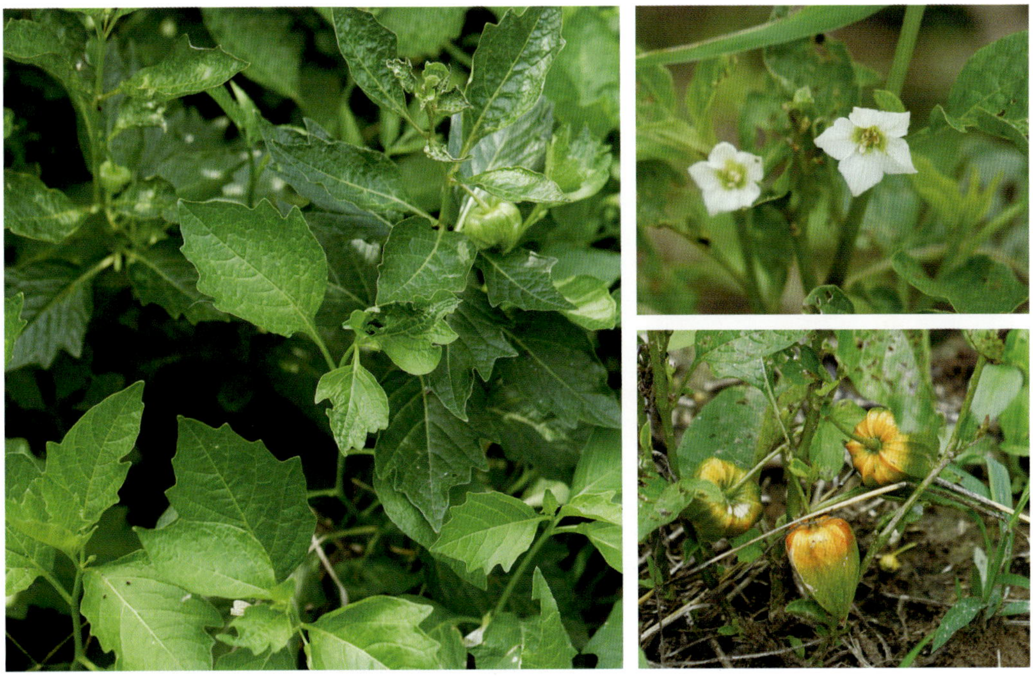

挂金灯

识别要点

节膨大。叶片长卵形、宽卵形，基部楔形、偏斜，全缘而波状，或具粗牙齿。花单生于叶腋；花萼钟状；花冠辐状，白色；花药黄色。浆果球状，成熟时橙红色，有膨大宿存的灯笼状果萼包围，橙色或火红色。果成熟后果梗及果萼光滑无毛。

# 玄　参

*Scrophularia ningpoensis* Hemsl.

| | |
|---|---|
| ·科　名　玄参科 Scrophulariaceae | ·属　名　玄参属 *Scrophularia* |
| ·生活型　多年生草本 | ·花果期　花期 6~10 月，果期 9~11 月 |

【释　　名】玄参始载于《神农本草经》，列为中品。《本草经集注》云：“今出近道，处处有，茎似人参而长大，根甚黑，亦微香。”

【别　　名】浙玄参（《江苏南部种子植物手册》），黑玄参、乌玄参（启东）。

【生境分布】生于山坡林下。分布于徐州（邳州、沛县、新沂）、连云港（云台山、赣榆、灌云、东海）、淮安（涟水）、镇江、南通（启东）、常州（溧阳）、无锡（宜兴、江阴）、苏州（常熟）等地。

【功　　用】**根（玄参）：**甘、苦、咸，微寒。归肺、胃、肾经。清热凉血，滋阴降火，解毒散结。主治热入营血，温毒发斑，热病伤阴，舌绛烦渴，津伤便秘，骨蒸劳嗽，目赤，咽痛，白喉，瘰疬，痈肿疮毒。

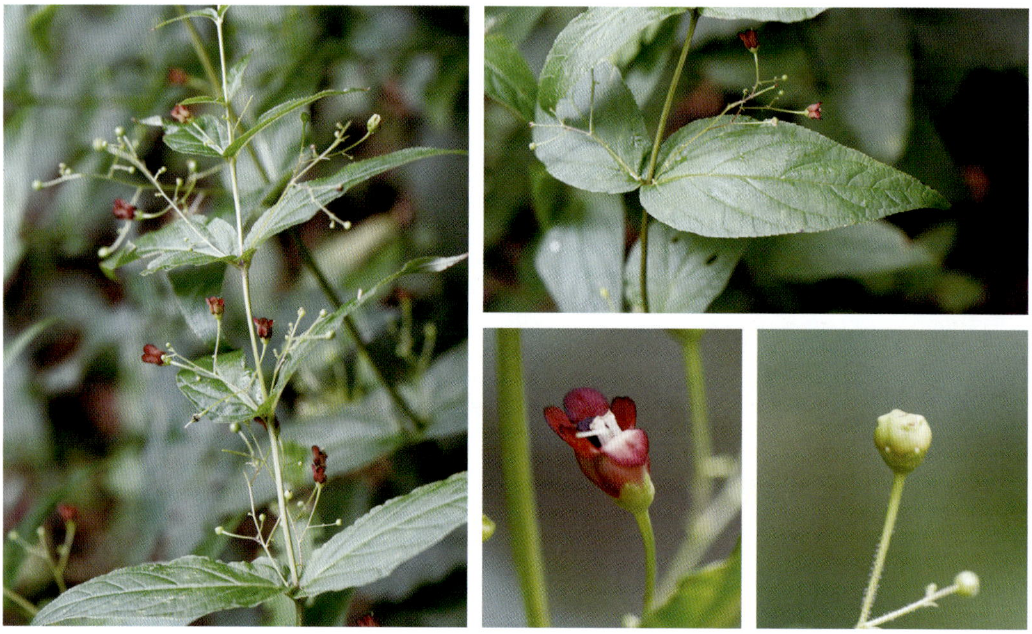

玄参

## 识别要点

支根数条，纺锤形或胡萝卜状膨大。茎四棱形，有浅槽。叶在茎下部多对生而具柄。花序由顶生和腋生的聚伞圆锥花序合成大型圆锥花序；花冠褐紫色，上唇长于下唇，裂片圆形，边缘相互重叠。蒴果卵圆形。

# 阴行草

*Siphonostegia chinensis* Benth.

| ·科　名　玄参科 Scrophulariaceae | ·属　名　阴行草属 *Siphonostegia* |
| --- | --- |
| ·生活型　一年生草本 | ·花果期　花期 7~8 月，果期 9~10 月 |

【释　　名】阴行草始载于《植物名实图考》，曰“丛生，茎硬有节，褐色，有微刺，细叶，花苞似小罂，上有歧，瓣如金樱子形而深绿，开小黄花，略似豆花……湖南……土呼黄花茵陈，其茎叶颇似蒿，故名……滇南谓之金钟茵陈，既肖其实形，亦闻名易晓”。

【生境分布】生于干山坡与草地中。分布于连云港、扬州（仪征）、南京、镇江、无锡（宜兴）、苏州。

【功　　用】**全草（北刘寄奴）**：苦，寒。归脾、胃、肝、胆经。活血祛瘀，通经止痛，凉血，止血，清热利湿。主治跌打损伤，外伤出血，瘀血经闭，月经不调，产后瘀痛，癥瘕积聚，血痢，血淋，湿热黄疸，水肿腹胀，白带过多。

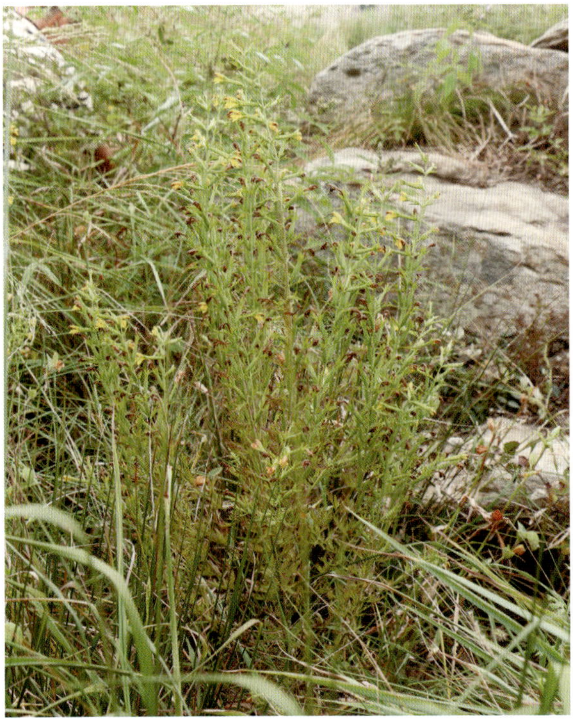

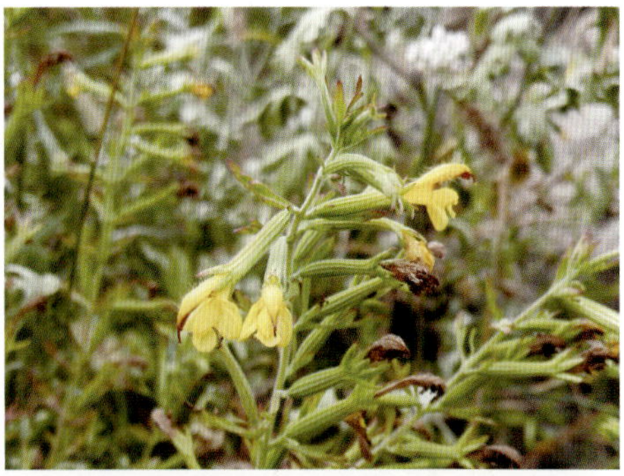

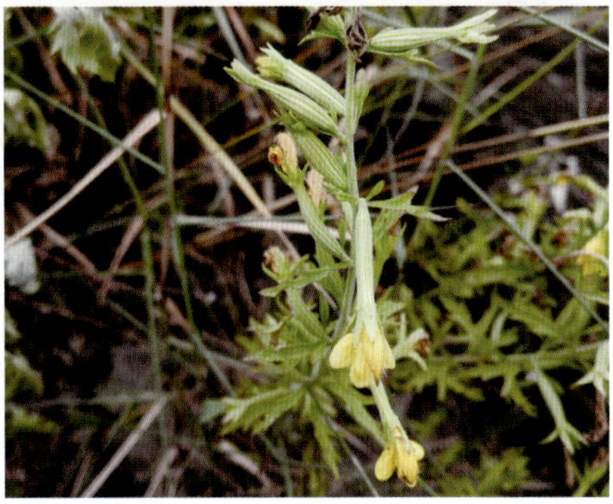

阴行草

## 识别要点

全株被锈色毛。叶片有翼状短柄，三角形，羽状深裂。花对生于茎枝上部，密集于枝端成穗形总状花序；苞片叶状，羽状深裂或全裂；花萼筒 5 裂，裂片披针形；花冠黄色，有时上唇紫红色；雄蕊 4，二强。

# 凌　霄

*Campsis grandiflora* (Thunb.) K. Schum.

·科　名　紫葳科 Bignoniaceae　　·属　名　凌霄属 *Campsis*

·生活型　攀缘藤本　　·花果期　花期 6~8 月，果熟期 11 月

【释　　名】原名“紫葳”。《本草纲目》载：“俗谓赤艳曰紫葳，此花赤艳，故名。附木而上，高数丈，故曰凌霄。”

【别　　名】五爪花（江苏）、喇叭花（连云港）、杜凌霄花（苏州）、金钟花（溧阳）。

【生境分布】全省城镇多有栽培。

【功　　用】**花（凌霄花）**：甘、酸，寒。归肝、心包经。活血通经，凉血祛风。主治月经不调，经闭癥瘕，产后乳肿，风疹发红，皮肤瘙痒，痤疮。





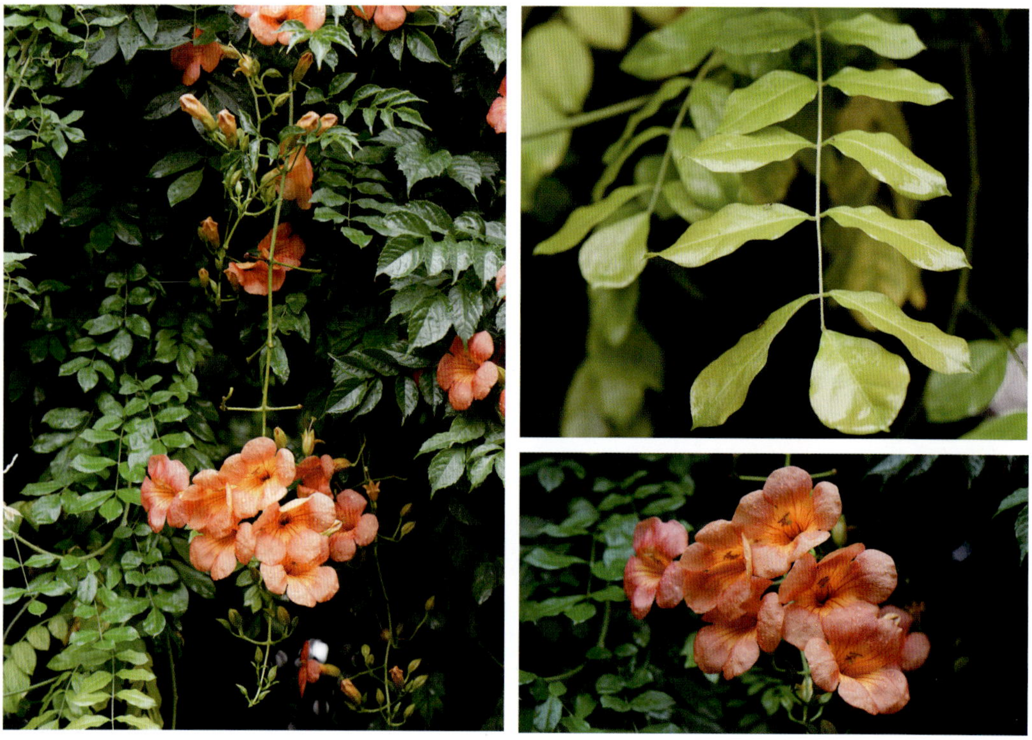

凌霄

## 识别要点

奇数羽状复叶；小叶 7~9，卵形或卵状披针形，先端尾尖，基部宽楔形，有粗齿，两面无毛。花序长 15~20 cm；花萼钟状，裂至中部，裂片披针形；花冠内面鲜红色，外面橙黄色，裂片半圆形；雄蕊着生于花冠筒近基部，花丝线形，花药黄色，个字形着生；花柱线形，柱头扁平，2 裂。蒴果顶端钝。种子扁平，具翅。

# 九头狮子草

*Peristrophe japonica* (Thunb.) Bremek.

| | |
|---|---|
| ·科　名　爵床科 Acanthaceae | ·属　名　观音草属 *Peristrophe* |
| ·生活型　草本 | ·花果期　花果期 8~9 月 |

【生境分布】生于路边、草地或林下。分布于无锡、苏州（常熟虞山）。

【功　　用】**全草（九头狮子草）**：辛，凉。祛风，清热，化痰，解毒。主治风热咳嗽，小儿惊风，喉痛，疔毒，乳痈。





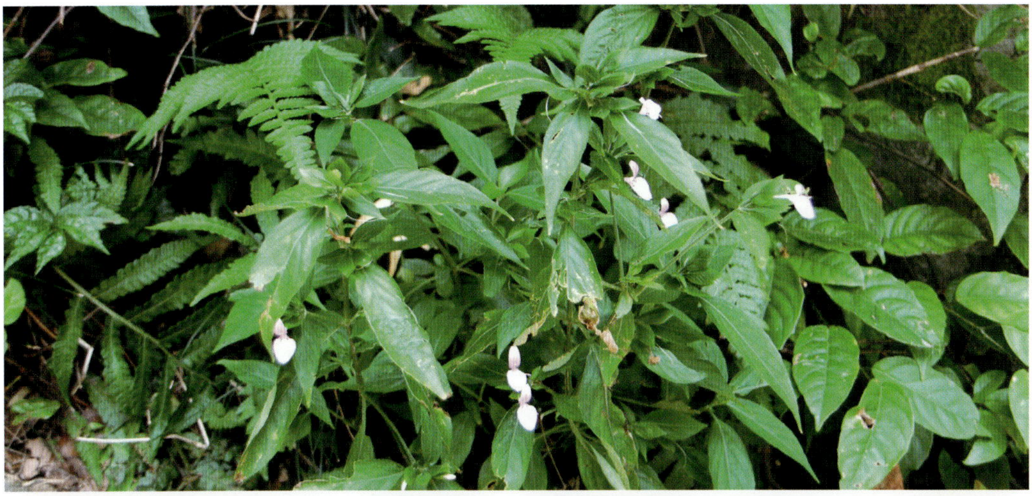

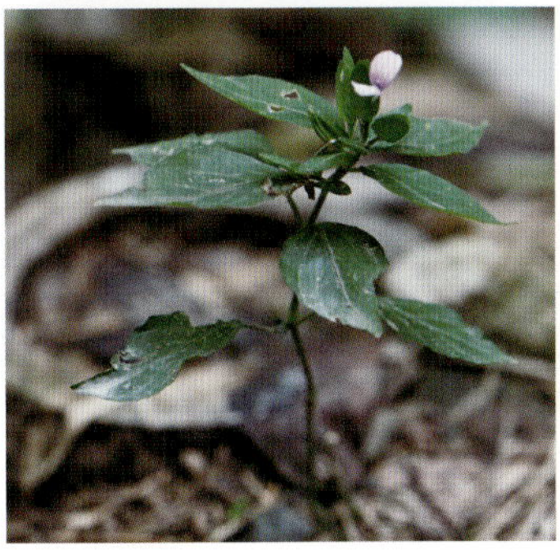

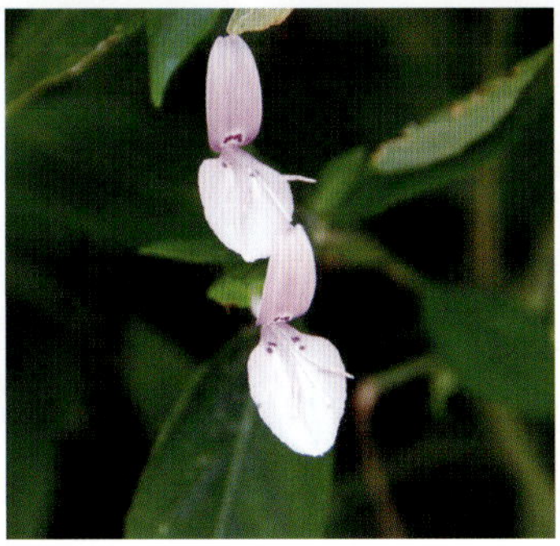

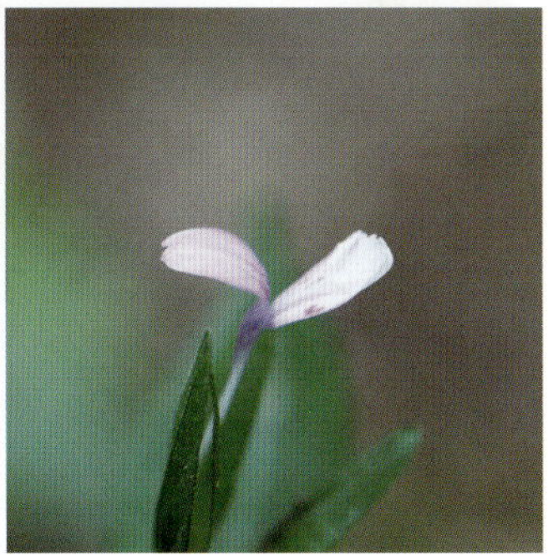

九头狮子草

## 识别要点

小枝节上和节间均被柔毛。叶卵状长圆形，长 5~12 cm，先端渐尖或尾尖。花序顶生或生于上部叶腋，由 2~10 聚伞花序组成；每个聚伞花序下着生 2 枚总苞片，一大一小，近无毛，内有 1 至数花；花萼裂片 5，钻形；花冠粉红色或微紫色，外疏生短柔毛，二唇形，下唇 3 裂；雄蕊 2，花丝伸出。蒴果疏生短柔毛，具 4 粒种子。种子有小疣状突起。

# 爵　床

*Rostellularia procumbens* (L.) Nees

| | |
|---|---|
| ·科　名　爵床科 Acanthaceae | ·属　名　爵床属 *Rostellularia* |
| ·生活型　草本 | ·花果期　花果期 8~11 月 |

【别　　名】阴牛郎（江苏）。

【生境分布】生于旷野草地或路旁较阴湿处。分布于全省各地。

【功　　用】**全草（爵床）：**咸、辛，寒。归肺、肝、膀胱经。清热解毒，利湿消肿，活血止痛。主治感冒发热，咳嗽，喉痛，疟疾，痢疾，黄疸，肾炎浮肿，筋骨疼痛，小儿疳积，痈疽疔疮，跌打损伤。





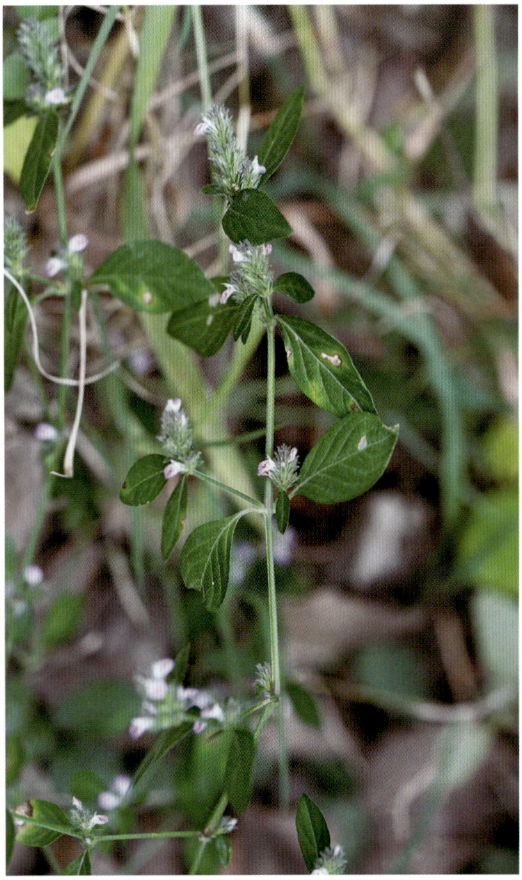

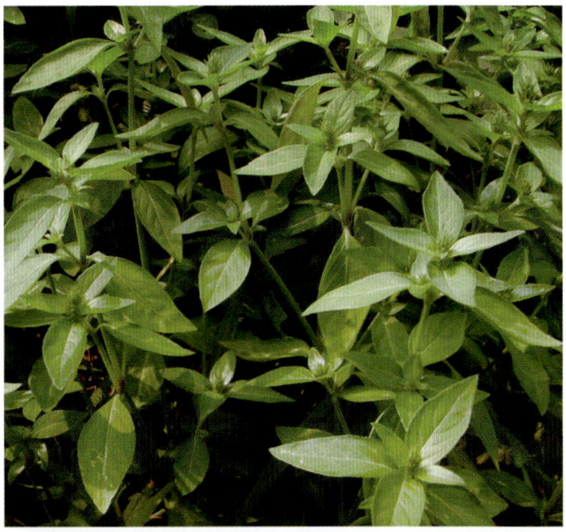

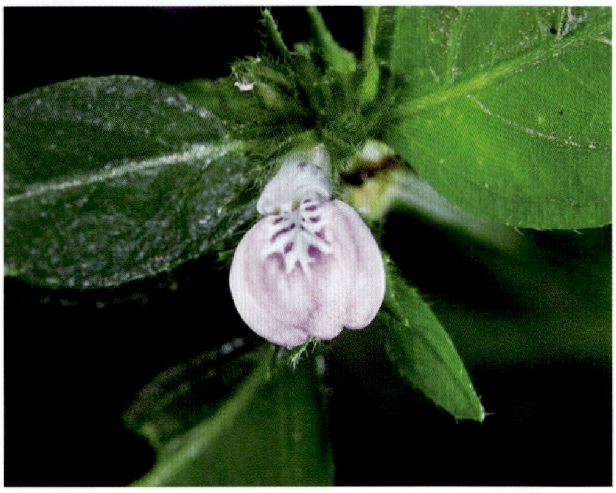

爵床

## 识别要点

茎基部匍匐，常有短硬毛。叶椭圆形或椭圆状长圆形，先端锐尖或钝，基部宽楔形或近圆形。穗状花序顶生或生于上部叶腋；花萼裂片 4；花冠粉红色，二唇形，下唇 3 浅裂；药室不等高，下方 1 室有距。蒴果上部具 4 粒种子，下部实心似柄状。种子有瘤状皱纹。

# 车　前

*Plantago asiatica* L.

·科　名　车前科 Plantaginaceae　　·属　名　车前属 *Plantago*
·生活型　二年生或多年生草本　　·花果期　花期 4~8 月，果期 6~9 月

【释　　名】车前收载于《神农本草经》，但早在《诗经》中就有记载，称为芣苢，是自古以来常用的中药。《本草纲目》云："此草好生道边和牛马迹中，故有车前、当道、马舄、牛遗之名。"

【别　　名】车前草（《嘉祐本草》）、牛耳朵草（江苏）、猪耳棵子（邳州）、猪耳草（铜山）、车花（如东）、猪耳朵鞭子（宝应）、虾蟆草（苏州）、牛田菜（启东）。

【生境分布】生于圃地、荒地或路旁。分布于全省各地。

【功　　用】**（1）成熟种子（车前子）：**甘，寒。归肝、肾、肺、小肠经。清热利尿通淋，渗湿止泻，明目，祛痰。主治热淋涩痛，水肿胀满，暑湿泄泻，目赤肿痛，痰热咳嗽。

**（2）全草（车前草）：**甘，寒。归肝、肾、肺、小肠经。清热利尿通淋，祛痰，凉血，解毒。主治热淋涩痛，水肿尿少，暑湿泄泻，痰热咳嗽，吐血衄血，痈肿疮毒。

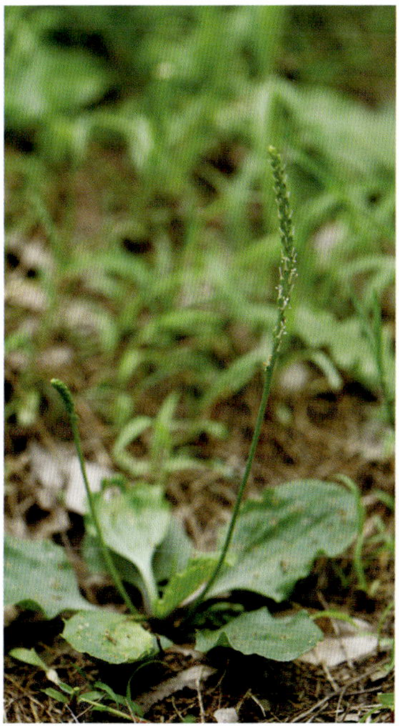

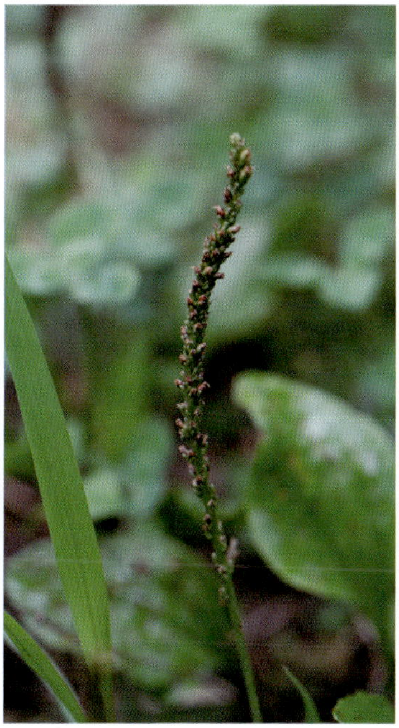

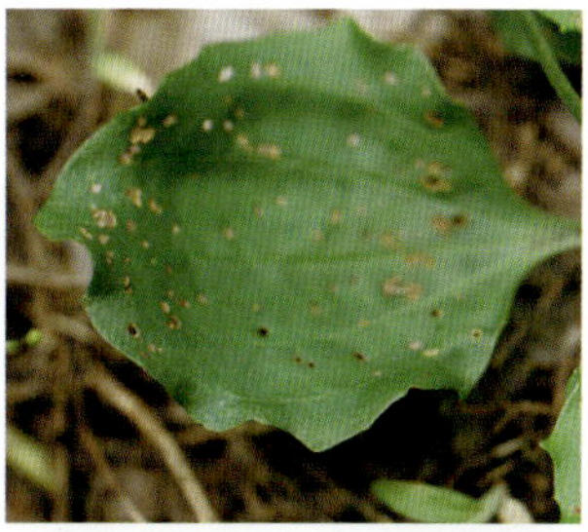

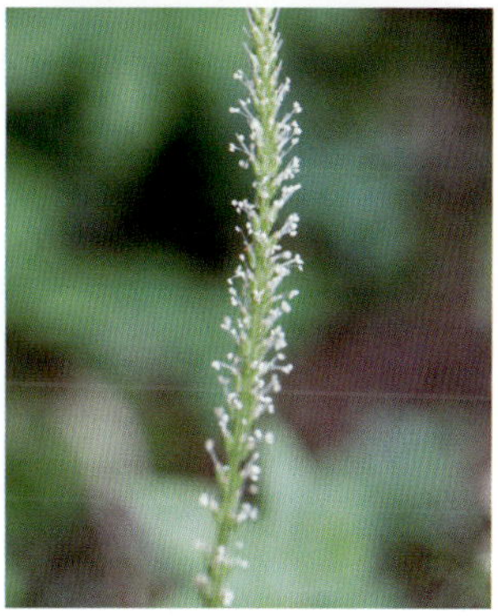

车前

## 识别要点

叶基生，呈莲座状，宽卵形或宽椭圆形，先端钝圆或急尖，基部宽楔形或近圆形，多少下延，边缘波状、全缘或中部以下具齿。穗状花序，紧密或稀疏，下部常间断；花冠白色，花冠筒与萼片近等长；雄蕊与花柱明显外伸，花药白色。蒴果纺锤状卵形、卵球形或圆锥状卵形，于基部上方周裂，果内有种子6~8个。

# 平车前

*Plantago depressa* Willd.

| | |
|---|---|
| ·科　名　车前科 Plantaginaceae | ·属　名　车前属 *Plantago* |
| ·生活型　一年生或二年生草本 | ·花果期　花期5~7月，果期7~9月 |

【别　　名】毛车前（溧阳）、小车前（南京）。

【生境分布】生于草地、河滩、沟边、路旁。分布于连云港（云台山）、盐城、南京等地。

【功　　用】同“车前”。

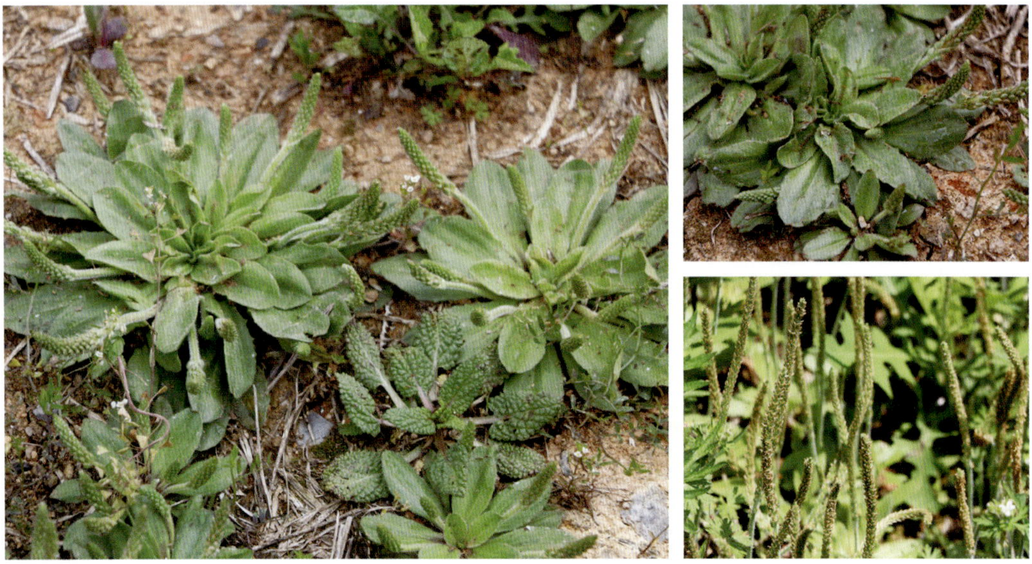

平车前

## 识别要点

直根长，具多数侧根，多少肉质。叶基生，呈莲座状，两面疏生白色短柔毛。穗状花序，上部密集，基部常间断；苞片三角状卵形，无毛，龙骨突宽厚；萼片龙骨突宽厚，不延至顶端；花冠白色，无毛，裂片花后反折。蒴果卵状椭圆形或圆锥状卵形，于基部上方周裂。

# 忍　冬

*Lonicera japonica* Thunb.

| | |
|---|---|
| ·科　名　忍冬科 Caprifoliaceae | ·属　名　忍冬属 *Lonicera* |
| ·生活型　落叶灌木 | ·花果期　花期 4~6 月，果期 10~11 月 |

【别　　名】山银花（盱眙），二宝花、双花（淮安、泗阳、泗洪、盐城）。

【生境分布】生于山坡灌丛或疏林、路旁。分布于全省各地。

【功　　用】**（1）茎枝（忍冬藤）：**甘，寒。归肺、胃经。清热解毒，疏风通络。主治温病发热，热毒血痢，痈肿疮疡，风湿热痹，关节红肿热痛。

**（2）花蕾或带初开的花（金银花）：**甘，寒。归肺、心、胃经。清热解毒，疏散风热。主治痈肿疔疮，喉痹，丹毒，热毒血痢，风热感冒，温病发热。

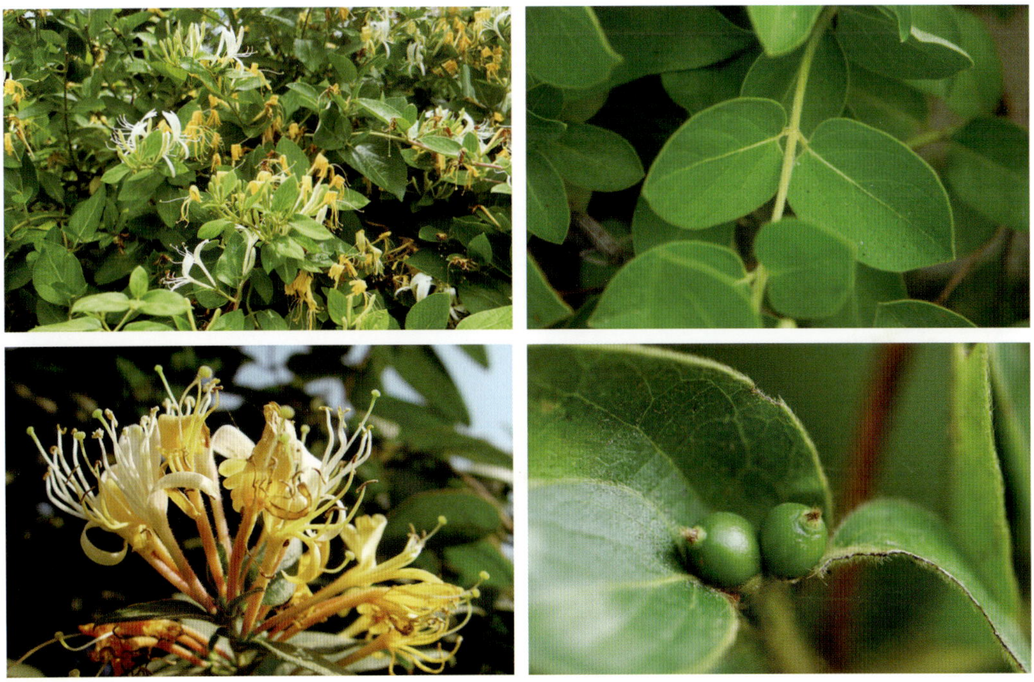

忍冬

## 识别要点

小枝、叶柄和总花梗密被黄褐色、开展的硬直糙毛、腺毛和短柔毛；小枝髓心逐渐变为中空。叶纸质，卵形或矩圆状卵形至披针形。小苞片顶端圆形或截形，长为萼筒的 1/2~4/5，有短糙毛和腺毛；花冠白色，后变黄色，二唇形，筒稍长于唇瓣。果实圆形，成熟时蓝色。

# 墓头回

*Patrinia heterophylla* Bunge

| | |
|---|---|
| ·科　名　败酱科 Valerianaceae | ·属　名　败酱属 *Patrinia* |
| ·生活型　多年生草本 | ·花果期　花期 7~9 月，果期 8~10 月 |

【别　　名】狭叶败酱（《江苏南部种子植物手册》）。

【生境分布】生于草丛中和路旁。分布于连云港、镇江和无锡（宜兴）。

【功　　用】**全草及根茎（墓头回）：**苦、微酸涩，微寒。归心、肝经。收敛，燥湿，止血。主治崩漏，赤白带下，早期宫颈癌，疟疾，血痢，月经不调，跌打损伤。

【使用注意】江苏所用的墓头回为菊科植物苦荬菜 *Ixerisdenticulata* (Houtt.) Stebb. 的全草或根。

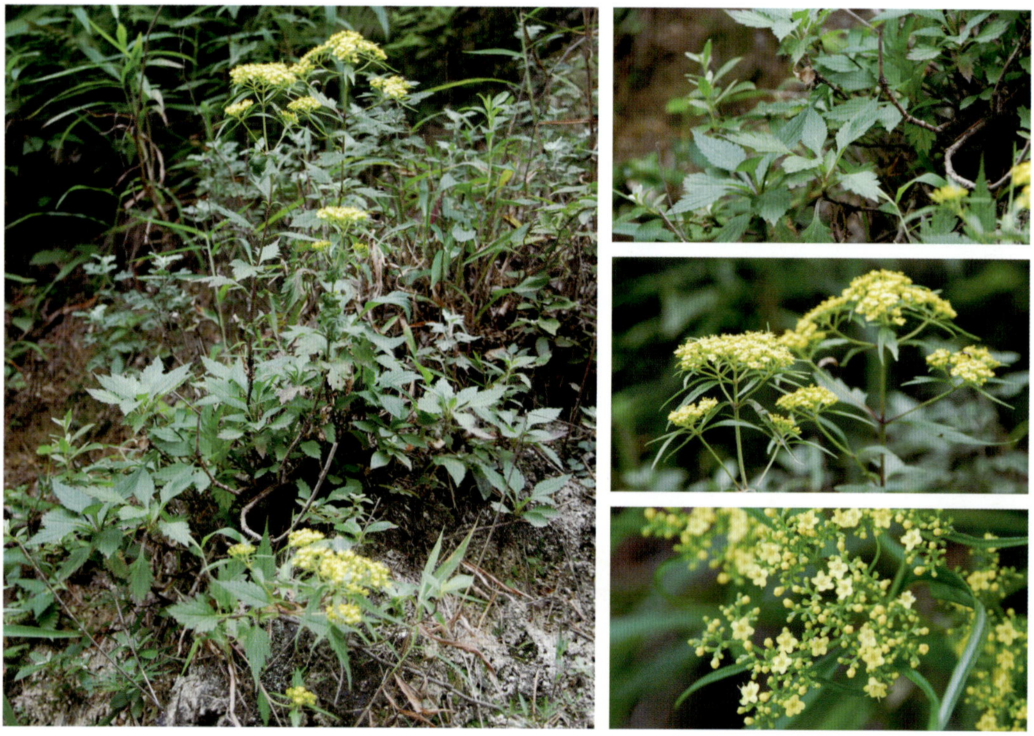

墓头回

## 识别要点

根茎横走，茎直立。基生叶丛生，狭椭圆形，具叶柄，不分裂，边缘有粗大锯齿或圆齿；茎生叶对生，椭圆状披针形至狭卵形，近无柄或具叶柄，先端渐尖或长渐尖；下部叶羽状半裂，中部和上部叶常不裂，全缘，或具 1 或 2 对羽状小裂。顶生伞房状聚伞花序，花序梗密被短硬毛；总花梗下苞叶常具 1 或 2 对线形裂片。

# 败　酱

*Patrinia scabiosifolia* Fisch. ex Trevir.

| | |
|---|---|
| ·科　名　败酱科 Valerianaceae | ·属　名　败酱属 *Patrinia* |
| ·生活型　多年生草本 | ·花果期　花期 7~9 月，果期 9~10 月 |

【释　　名】败酱始载于《神农本草经》，在《名医别录》记其“生江夏川谷”。陶弘景说其“叶似豨莶，根形似柴胡，气如败豆酱”。《唐本草》注云：“多生岗岭间，叶似水莨及薇衔，丛生，花黄，根紫，作陈酱色。”

【别　　名】臭根子（盱眙）、流注（吴江）。

【生境分布】生于山坡草丛中。分布于连云港、淮安、南京、镇江、无锡（宜兴）、苏州等地。

【功　　用】**全草（败酱）：**辛、苦，凉。归胃、大肠、肝经。清热解毒，祛瘀排脓。主治阑尾炎，痢疾，肠炎，肝炎，结膜炎，产后瘀血腹痛，痈肿疔疮。

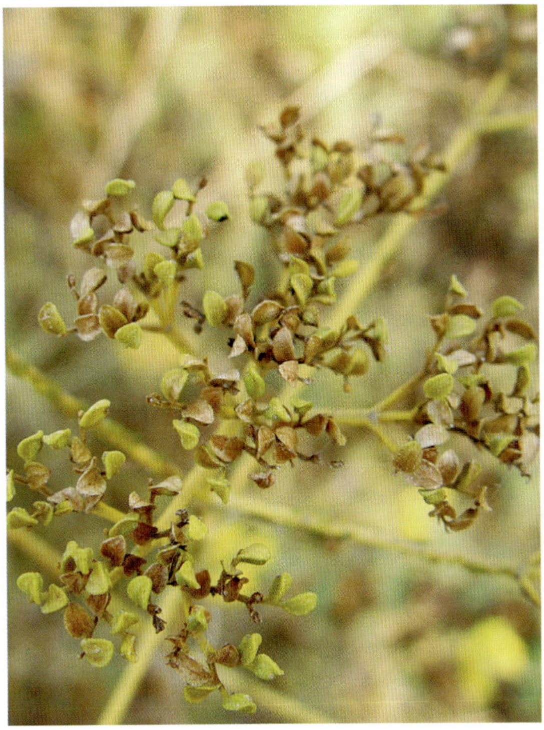

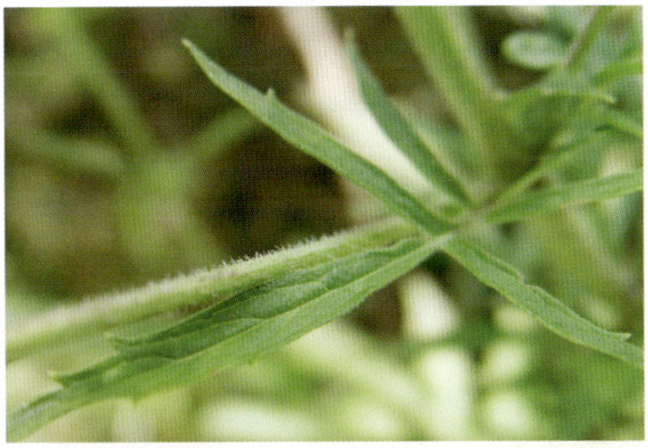

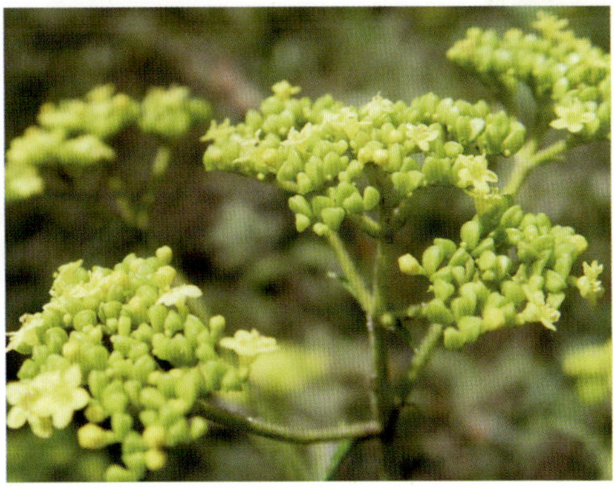

败酱

识别要点

茎直立，下部常被脱落性倒生白色粗毛或几无毛。基生叶丛生，花时枯落；茎生叶对生，宽卵形或披针形，顶端最大，向下逐渐变小，边缘有粗锯齿；靠近花序的叶片线形，全缘。聚伞花序组成伞房花序；花序梗上方一侧被开展白色粗糙毛；总苞片线形。瘦果长圆形，无翅状苞片，仅有由不发育 2 室压扁形成的窄边。

# 攀倒甑

*Patrinia villosa* (Thunb.) Juss.

·科　名　败酱科 Valerianaceae　　·属　名　败酱属 *Patrinia*
·生活型　二年生或多年生草本　　·花果期　花期 8~10 月，果期 9~11 月

【别　　名】白花败酱（《江苏植物志》）、胭脂麻（《江苏植物名录》）、败酱（《江苏南部种子植物手册》）。

【生境分布】生于山坡草地及路旁。分布于连云港（云台山）、南京（紫金山）、镇江（宝华山）、常州（溧阳）、无锡（宜兴）等地。

【功　　用】同“败酱”。





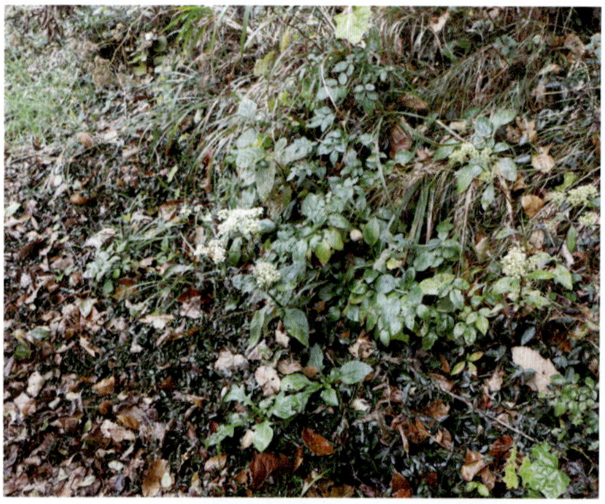

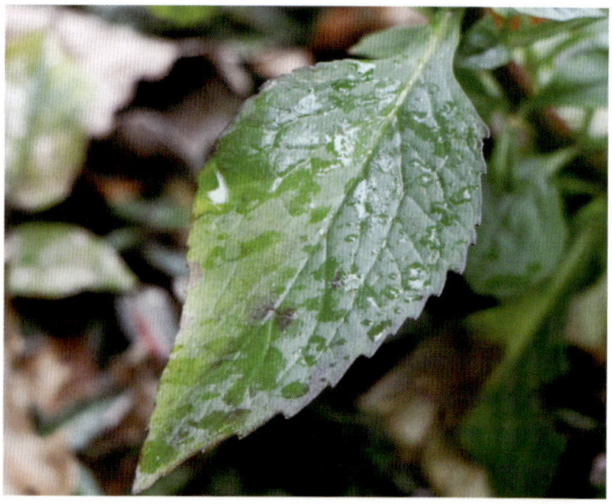

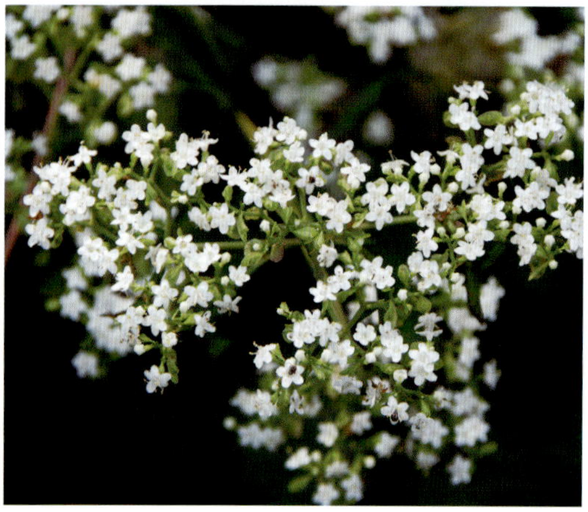

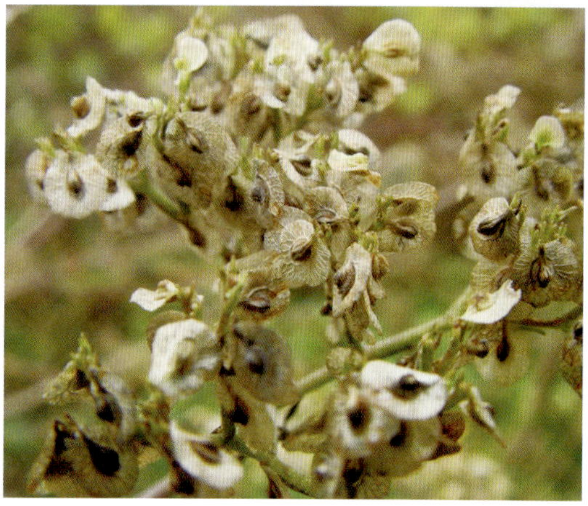

攀倒甑

## 识别要点

茎直立，密被白色倒生粗毛或仅沿两侧各有 1 纵列倒生短粗伏毛。基生叶丛生，卵形、宽卵形，边缘具粗钝齿，基部楔形下延，不裂或大头羽状深裂，叶柄较叶稍长；茎生叶对生，上部叶较窄小。聚伞花序组成圆锥花序或伞房花序，花序梗密被长粗糙毛或仅 2 纵列粗糙毛；花冠钟形，白色；雄蕊 4。

# 缬　草

*Valeriana officinalis* L.

| | |
|---|---|
| ·科　名　败酱科 Valerianaceae | ·属　名　缬草属 *Valeriana* |
| ·生活型　多年生草本 | ·花果期　花期 5~7 月，果期 6~10 月 |

【别　　名】宽叶缬草（《江苏植物志》）。

【生境分布】生于山坡草地、林缘、路边，各地药圃常有栽培。分布于连云港（云台山、大岛山）、盱眙（铁山寺）等地。

【功　　用】**根及根茎（缬草）：**辛、苦，温；有微毒。归心、肝经。安神，镇静，祛风解痉，生肌止血。主治心神不安，胃肠痉挛，腰腿疼痛，月经不调，跌打损伤。



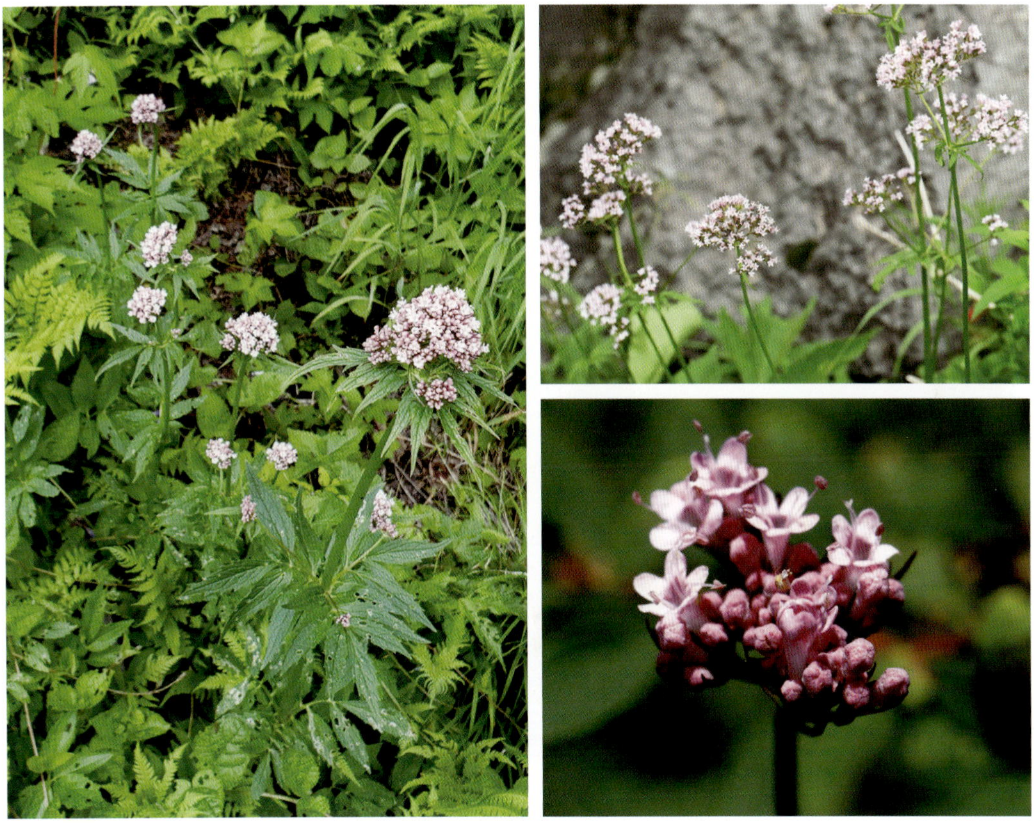

缬草

## 识别要点

根茎短粗，有浓烈气味；茎中空，有纵棱，被粗毛，尤以节部较多。匍枝叶、基出叶和基部叶花期常凋萎；茎生叶卵形或宽卵形，羽状深裂，中央裂片与两侧裂片近同形，大小相同或稍大。伞房状三出聚伞圆锥花序顶生；花冠淡紫红色或白色，顶端有羽状冠毛。

# 华东杏叶沙参

*Adenophora hunanensis* subsp. *huadungensis* D. Y. Hong

·科　名　桔梗科 Campanulaceae　　·属　名　沙参属 *Adenophora*

·生活型　多年生草本　　·花果期　花期 8~9 月，果期 9~11 月

【生境分布】生于山坡草丛中。分布于徐州、淮安（盱眙）、南京、常州（溧阳）、无锡（宜兴）等地。

【功　　用】**根（沙参）：**甘，微寒。养阴清肺，化痰生津。主治阴虚肺热，燥咳痰黏，热病伤津，舌干口渴。





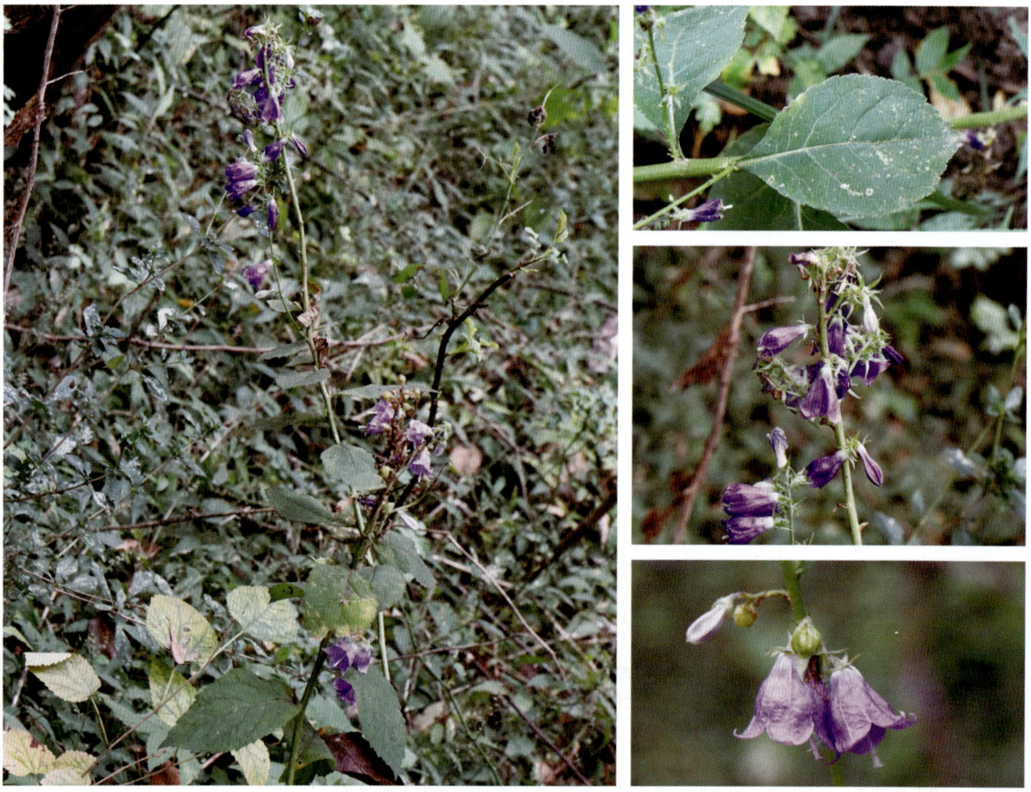

华东杏叶沙参

## 识别要点

根圆锥状。茎不分枝。叶互生；叶片卵圆形、卵形或卵状披针形，顶端渐尖或急尖，基部常楔状渐尖，或近于平截形而突然变窄，沿叶柄下延，边缘具齿，叶面无毛，叶背沿脉疏生短毛。总状花序狭长；花萼有短毛，筒部倒圆锥状，裂片 5；花冠紫蓝色，钟状，5 浅裂，裂片三角状卵形；花柱与花冠近等长。蒴果椭球状。种子椭圆状。

# 沙　参

*Adenophora stricta* Miq.

| | |
|---|---|
| ·科　名　桔梗科 Campanulaceae | ·属　名　沙参属 *Adenophora* |
| ·生活型　多年生草本 | ·花果期　花期 8~10 月，果期 9~11 月 |

【别　　名】杏叶沙参（《江苏植物名录》）、鲜沙参（镇江、南通）。

【生境分布】生于山坡草丛中。分布于南京、镇江（句容）、常州（溧阳）、无锡（宜兴）。

【功　　用】**根（南沙参）：**甘，微寒。归肺、胃经。养阴清肺，益胃生津，化痰，益气。主治肺热燥咳，阴虚劳嗽，干咳痰黏，胃阴不足，食少呕吐，气阴不足，烦热口干。

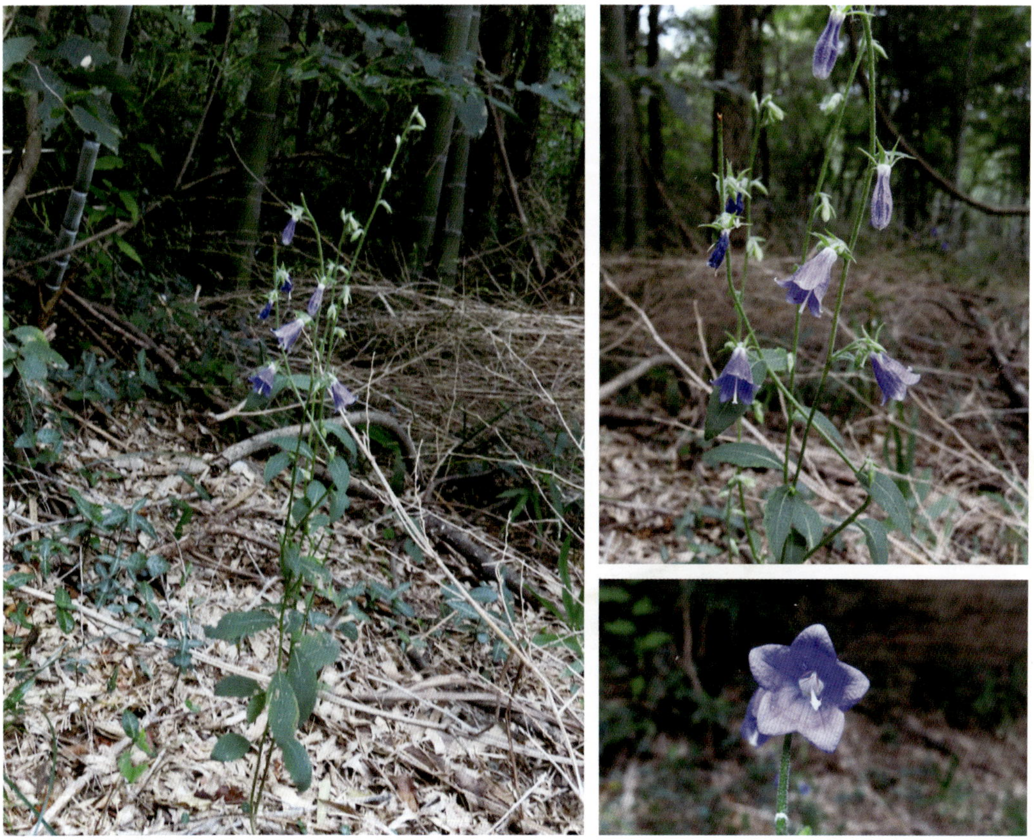

沙参

## 识别要点

茎不分枝，常被长柔毛。基生叶心形，大而具长柄；茎生叶无柄，或仅下部的叶有极短而带翅的柄，叶椭圆形或窄卵形，两面被长柔毛或长硬毛。花序常不分枝而成假总状花序；花萼被极密的硬毛；花冠宽钟状，蓝色或紫色，外面被短硬毛；花柱常稍长于花冠，稀较短。蒴果椭圆状球形。种子稍扁，有 1 条棱。

# 轮叶沙参

*Adenophora tetraphylla* (Thunb.) Fisch.

·科　名　桔梗科 Campanulaceae　　·属　名　沙参属 *Adenophora*
·生活型　多年生草本　　·花果期　花果期 7~10 月

【生境分布】生于山坡林边。分布于南京、镇江（句容、丹徒）、常州（溧阳）、无锡（宜兴）、苏州等地。

【功　　用】**根（南沙参、沙参）：**甘，微寒。归肺、胃经。养阴清肺，益胃生津，化痰，益气。主治肺热燥咳，阴虚劳嗽，干咳痰黏，胃阴不足，食少呕吐，气阴不足，烦热口干。





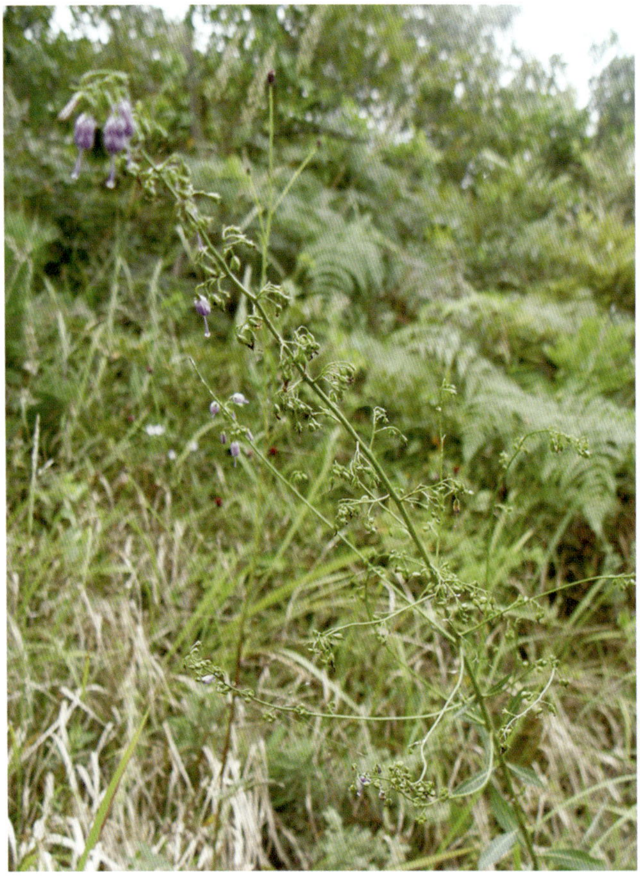
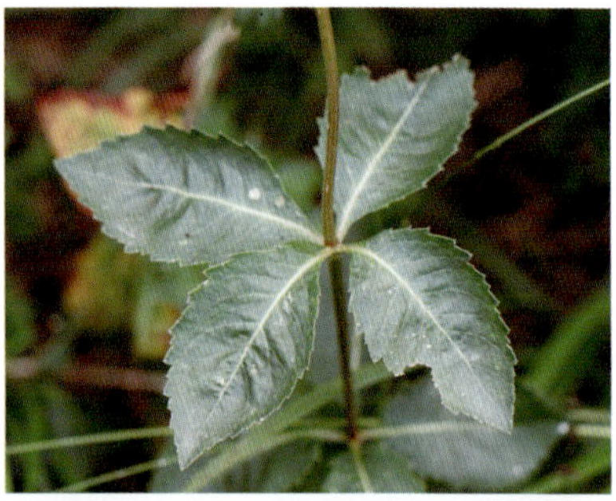
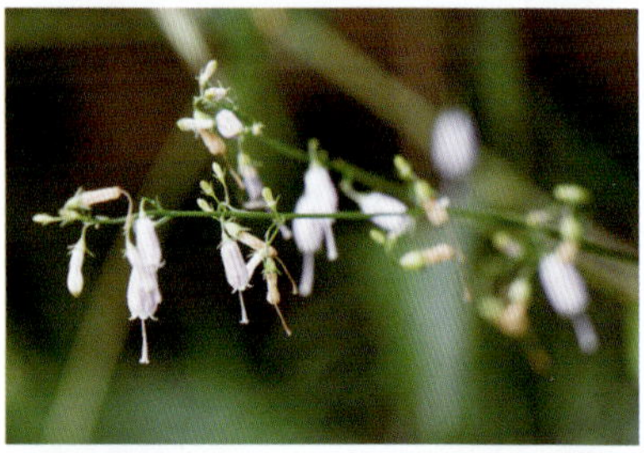
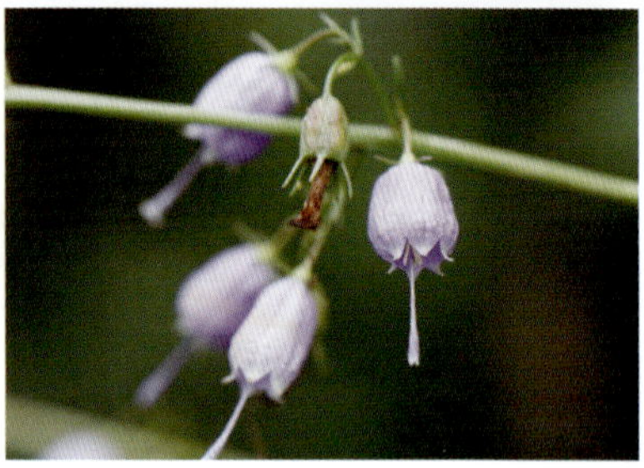

轮叶沙参

## 识别要点

茎生叶 4~6 片轮生，叶片形状变化较大，卵圆形或线状披针形。花序分枝长，几乎平展或弓曲向上，轮生，常组成大而疏散的圆锥花序；花萼无毛，萼筒倒圆锥状，裂片钻状；花冠筒状细钟形，口部稍缢缩，蓝色或蓝紫色；雄蕊常稍伸出，花丝变宽，边缘有密柔毛。蒴果倒卵状。种子黄棕色。

# 荠苨

*Adenophora trachelioides* Maxim.

| | |
|---|---|
| ·科　名　桔梗科 Campanulaceae | ·属　名　沙参属 *Adenophora* |
| ·生活型　多年生草本 | ·花果期　花果期 7~9 月 |

【生境分布】生于山坡灌丛中。分布于徐州、连云港（海州、云台山）、南京、镇江（丹徒）、无锡（宜兴）、苏州（常熟）等地。

【功　　用】**根（荠苨）：**甘、苦，微寒。归肺、脾经。清肺火，化痰。主治肺热咳嗽，心胸结热等。

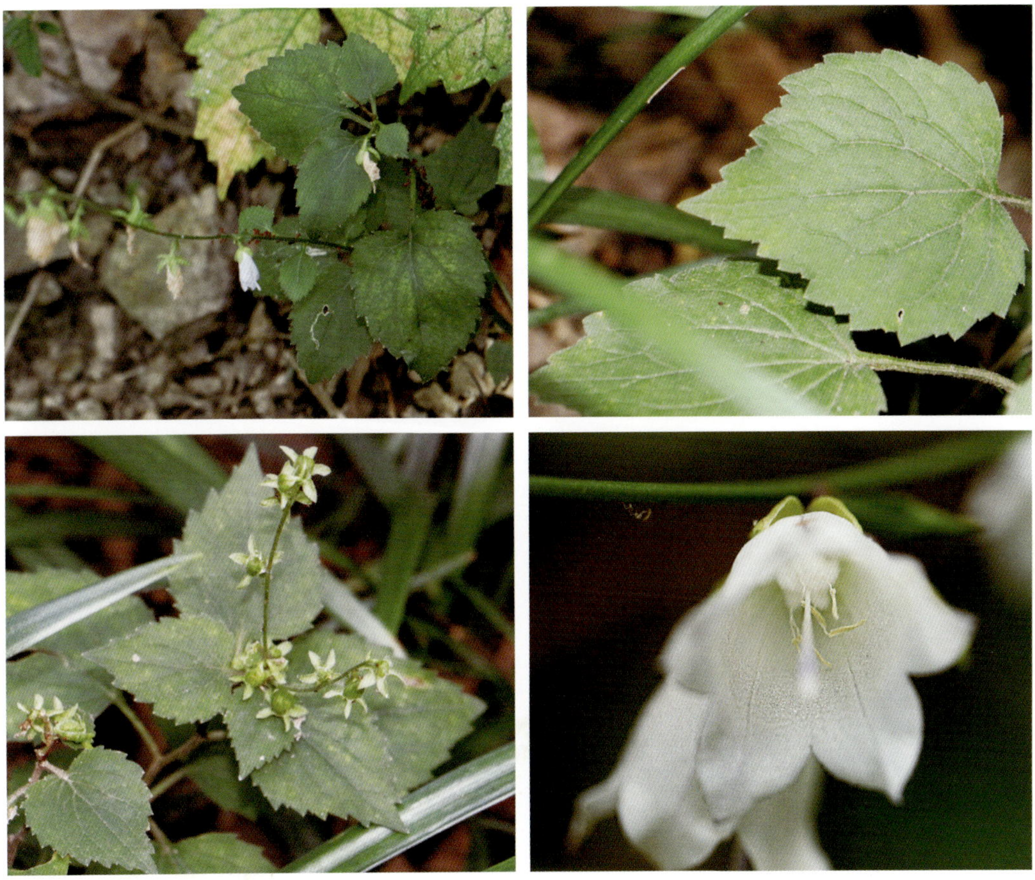

荠苨

## 识别要点

茎单生，无毛，常多少“之”字形曲折，有时具分枝。基生叶互生，叶片心形状卵形或三角状卵形，宽超过长。花序分枝大多长而几乎平展，组成大圆锥花序，或分枝短而组成狭圆锥花序；花萼筒部倒三角状圆锥形，裂片长椭圆形或披针形；花冠钟状，蓝色、蓝紫色或白色，顶端急尖；花柱与花冠近等长。蒴果卵状圆锥形。种子黄棕色。

# 桔　梗

*Platycodon grandiflorus* (Jacq.) A. DC.

| | |
|---|---|
| ·科　名　桔梗科 Campanulaceae | ·属　名　桔梗属 *Platycodon* |
| ·生活型　多年生草本 | ·花果期　花期 7~9 月，果期 9~10 月 |

【释　　名】桔梗始载于《神农本草经》，列为下品，一名荠苨，即桔梗与荠苨不分，《名医别录》将两者分开，《本草纲目》中将桔梗与荠苨分列二条，认为其性味功用皆不同，在论述桔梗记载："此草之根结实而梗直，故名。"

【别　　名】包袱花（连云港）、大药（南京、盱眙）、土人参（吴江）。

【生境分布】生于山坡草地。分布于全省的山地。

【功　　用】**根（桔梗）：**苦、辛，平。归肺经。宣肺，利咽，祛痰，排脓。主治咳嗽痰多，胸闷不畅，咽痛音哑，肺痈吐脓。





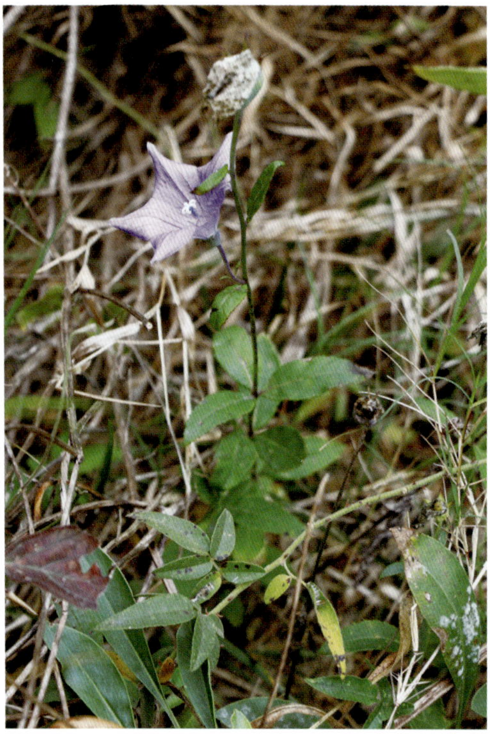
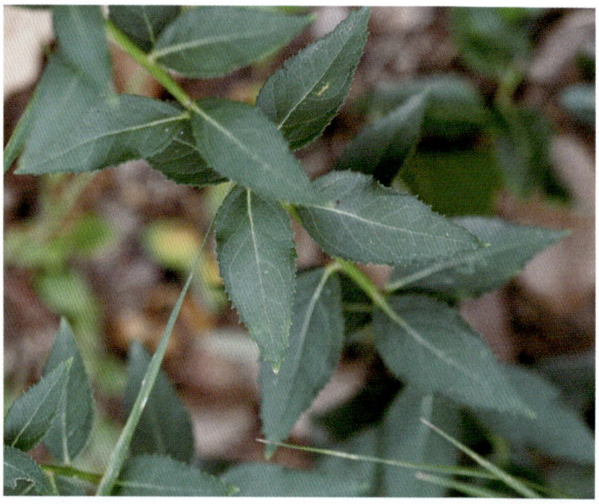
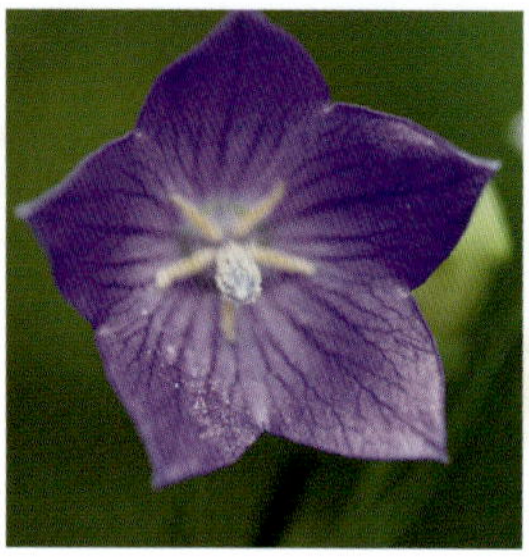
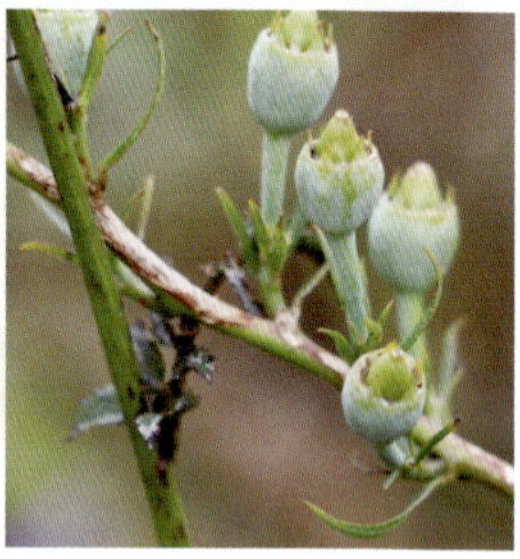

桔梗

识别要点

植株有白色乳汁，通常无毛。根圆锥形，肉质。花单朵顶生，或数朵集成假总状花序；花萼和子房贴生，花萼筒部半圆球状或圆球状倒锥形，被白粉；花冠漏斗状钟形，蓝色或紫色；子房半下位，柱头 5 裂。蒴果球状、球状倒圆锥形或倒卵状。

# 黄花蒿

*Artemisia annua* L.

·科　名　菊科 Asteraceae　　·属　名　蒿属 *Artemisia*

·生活型　一年生草本　　·花果期　花果期 8~11 月

【别　　名】黄蒿（沛县、连云港、盱眙），青蒿（南通），野茼蒿（镇江），香蒿（吴江），苦香蒿、苦蒿（苏州），臭蒿（淮安）。

【生境分布】生于路旁、荒地、山坡、林缘等处。分布于全省各地。

【功　　用】**地上部分（青蒿）：**苦、辛，寒。归肝、胆经。清虚热，除骨蒸，解暑热，截疟，退黄。主治温邪伤阴，夜热早凉，阴虚发热，骨蒸劳热，暑邪发热，疟疾寒热，湿热黄疸。

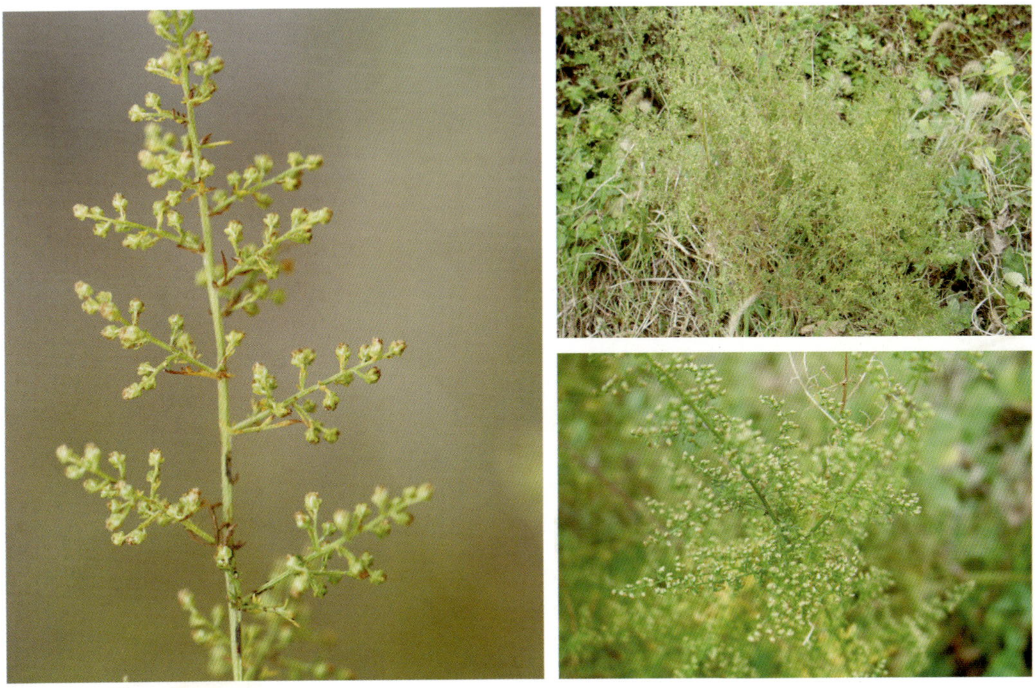

黄花蒿

## 识别要点

植株具有浓烈香气。茎单生；茎、枝、叶两面及总苞片背面无毛或初叶叶背微有极稀柔毛。叶两面具脱落性白色腺点及细小凹点；茎下部叶宽卵形或三角状卵形，三至四回栉齿状羽状深裂，每侧裂片 5~10 对；中部叶二至三回栉齿状羽状深裂，小裂片栉齿状三角形，具短柄。头状花序球形，多数；花深黄色。瘦果椭圆状卵圆形，稍扁。

# 艾

*Artemisia argyi* Lévl. et Vant.

| | |
|---|---|
| ·科　名　菊科 Asteraceae | ·属　名　蒿属 *Artemisia* |
| ·生活型　多年生草本或稍亚灌木 | ·花果期　花果期 7~10 月 |

【别　　名】蒿子叶（盱眙），土艾（无锡），家蓬头、杜艾叶（苏州），大叶艾（吴江），野艾（镇江）。

【生境分布】生于山坡、荒地、路旁、草地。分布于全省各地。

【功　　用】**叶（艾叶）**：辛、苦，温；有小毒。归肝、脾、肾经。温经止血，散寒止痛；外用祛湿止痒。主治吐血，衄血，崩漏，月经过多，胎漏下血，少腹冷痛，经寒不调，宫冷不孕；外治皮肤瘙痒。醋艾炭温经止血，主治虚寒性出血。

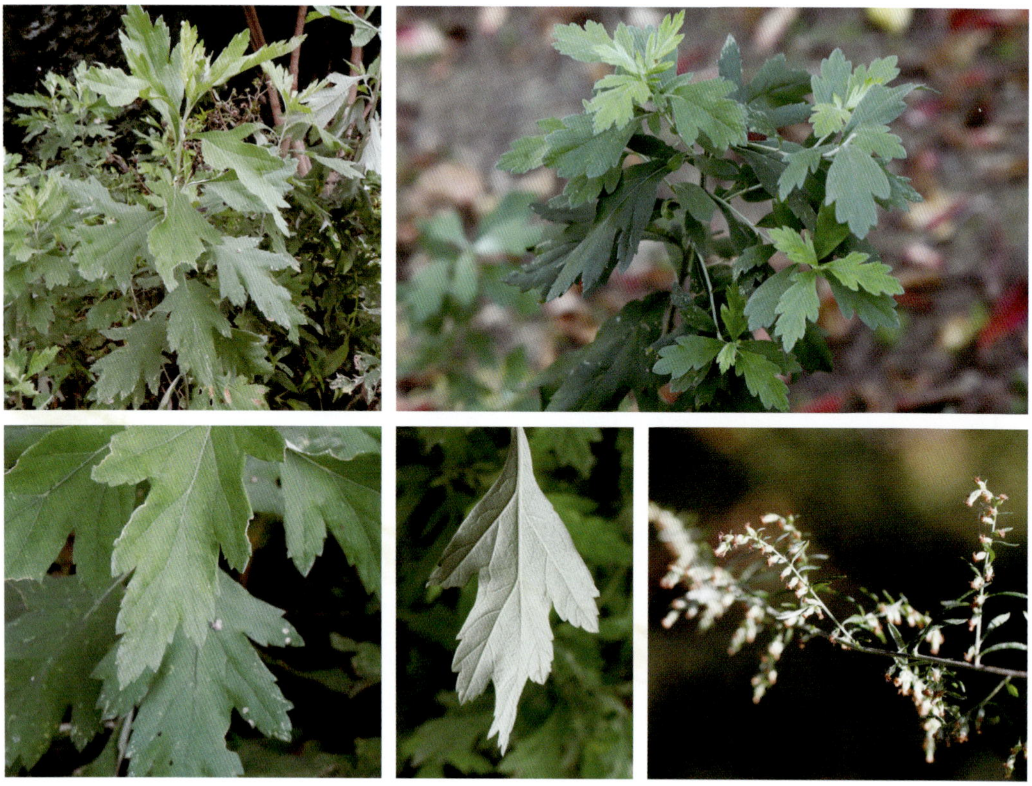

艾

## 识别要点

植株有浓香。茎有少数短分枝，茎、枝被灰色蛛丝状柔毛。叶面被灰白色柔毛，兼有白色腺点与小凹点，叶背密被白色蛛丝状绒毛；基生叶具长柄。头状花序椭圆形，排成穗状花序或复穗状花序，在茎上常组成尖塔形窄圆锥花序。瘦果长卵圆形或长圆形。

# 茵陈蒿

*Artemisia capillaris* Thunb.

·科　名　菊科 Asteraceae　　·属　名　蒿属 *Artemisia*
·生活型　亚灌木状草本　　·花果期　花果期 7~10 月

【别　　名】猴子毛（南京、淮安），绒蒿（盱眙），茵陈（江苏），白蒿（邳州），桐蒿草（泗洪），棉茵陈（镇江、无锡、南通、苏州），臭蒿、安吕草（苏州）。

【生境分布】生于海边或近海河谷、河边沙地与山坡、路边较潮湿处。分布于全省各地。

【功　　用】**地上部分（茵陈）：**苦、辛，微寒。归脾、胃、肝、胆经。清利湿热，利胆退黄。主治黄疸尿少，湿温暑湿，湿疮瘙痒。

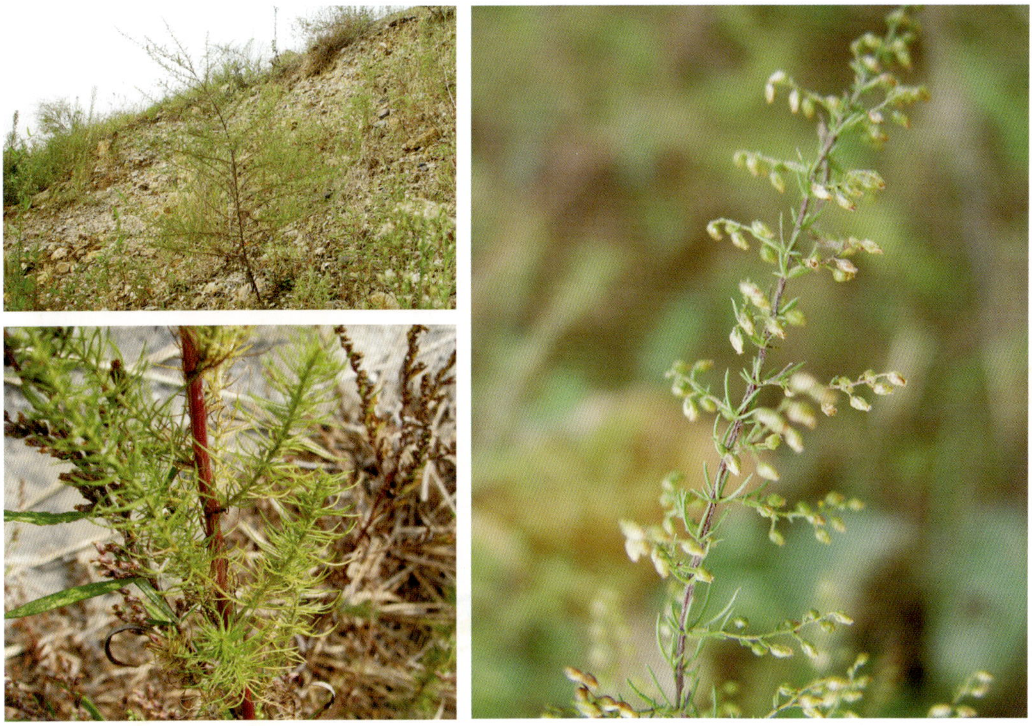

茵陈蒿

## 识别要点

植株有浓香。茎、枝初密被灰白色或灰黄色绢质柔毛。枝端有密集叶丛，基生叶常成莲座状；基生叶、茎下部叶与营养枝叶两面均被棕黄色或灰黄色绢质柔毛。头状花序卵圆形，稀近球形，在分枝的上端或小枝端偏向外侧生长，排成复总状花序，在茎上端组成大型、开展圆锥花序；总苞片淡黄色，无毛。瘦果长圆形或长卵圆形。

# 猪毛蒿

*Artemisia scoparia* Waldst. et Kit.

| | |
|---|---|
| ·科　名　菊科 Asteraceae | ·属　名　蒿属 *Artemisia* |
| ·生活型　多年生或一年生、二年生草本 | ·花果期　花果期 7~10 月 |

【生境分布】生于山坡、路旁、草地。分布于全省各地。

【功　　用】同“茵陈蒿”。

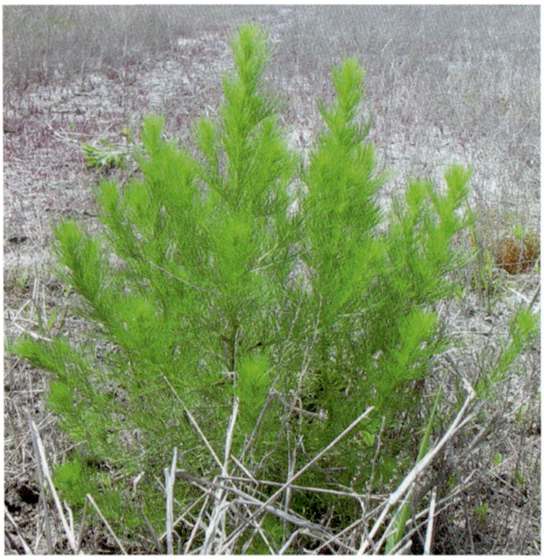

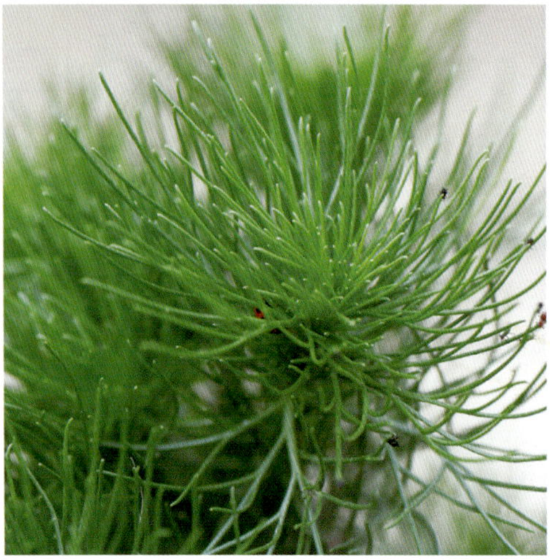

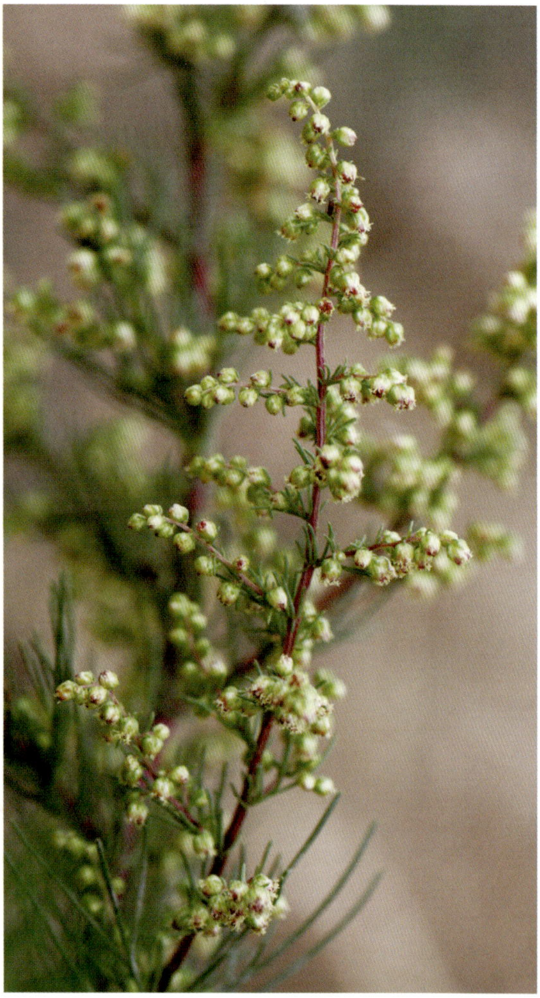

猪毛蒿

## 识别要点

植株有浓香。茎单生，稀 2~3，中部以上分枝；茎、枝幼被灰白色或灰黄色绢质柔毛。基生叶与营养枝叶两面被灰白色绢质柔毛，近圆形或长卵形，二至三回羽状全裂，具长柄。头状花序近球形，稀卵圆形，基部有线形小苞叶，排成复总状或复穗状花序；总苞片无毛。瘦果倒卵圆形或长圆形。

# 紫　菀

*Aster tataricus* L. f.

| | |
|---|---|
| ·科　名　菊科 Asteraceae | ·属　名　紫菀属 *Aster* |
| ·生活型　多年生草本 | ·花果期　花期 7~9 月，果期 8~10 月 |

【生境分布】生于低山山坡、山顶草地和路边草丛。分布于江苏西北部。

【功　　用】**根和根茎（紫菀）：**辛、苦，温。归肺经。润肺下气，消痰止咳。主治痰多喘咳，新久咳嗽，劳嗽咯血。

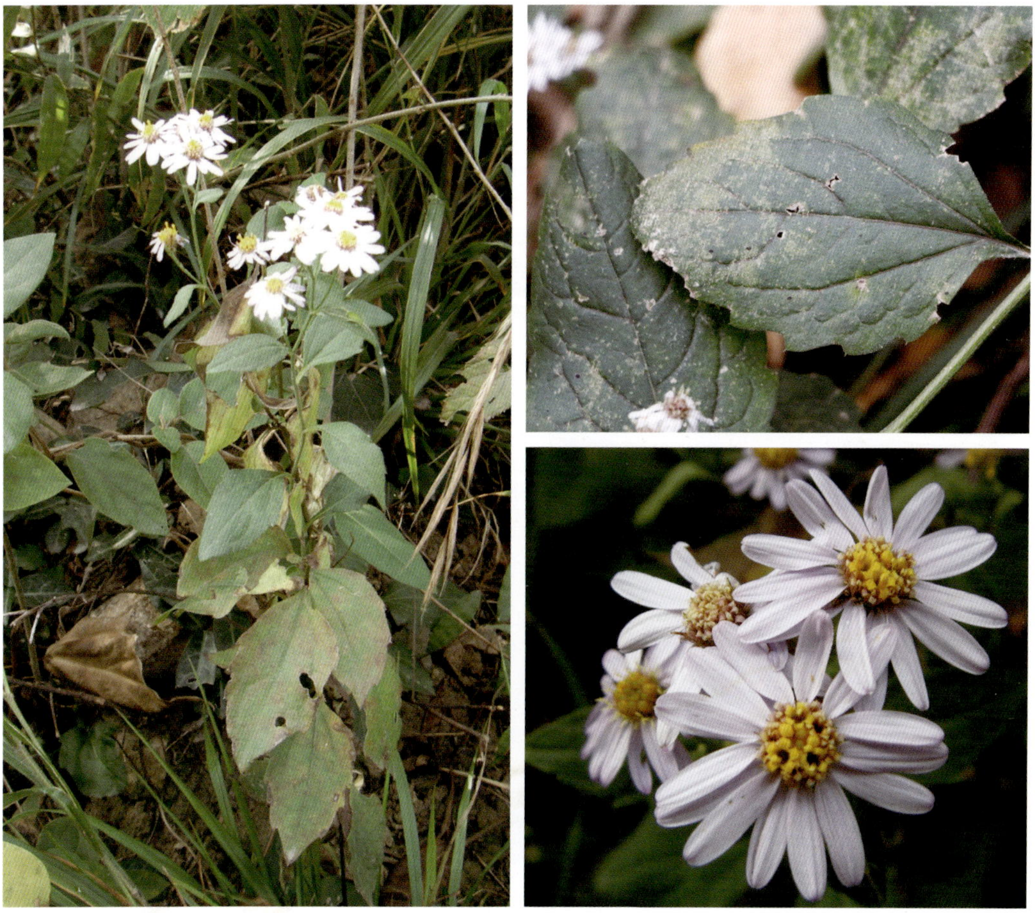

紫菀

## 识别要点

茎疏被粗毛。叶疏生，基生叶长圆形或椭圆状匙形，基部渐窄成长柄，边缘有具小尖头圆齿或浅齿；叶厚纸质，叶面被糙毛，叶背疏被粗毛，沿脉较密，侧脉 6~10 对。头状花序多数在茎枝顶端排成复伞房状，花序梗长；总苞半球形，总苞片 3 层，覆瓦状排列；舌状花蓝紫色。瘦果倒卵状长圆形，紫褐色，上部被疏粗毛。

# 苍　术

*Atractylodes lancea* (Thunb.) DC.

| | |
|---|---|
| ·科　名　菊科 Asteraceae | ·属　名　苍术属 *Atractylodes* |
| ·生活型　多年生草本 | ·花果期　花果期 6~10 月 |

【别　　名】术（《江苏南部种子植物手册》），茅术、南苍术、茅山苍术（《中国高等植物图鉴》，镇江），京苍术（南京）。

【生境分布】生于山坡草地、林下、灌木。分布于全省各地。

【功　　用】**根茎（苍术）：**辛、苦，温。归脾、胃、肝经。燥湿健脾，祛风散寒，明目。主治湿阻中焦，脘腹胀满，泄泻，水肿，脚气痿躄，风湿痹痛，风寒感冒，夜盲，眼目昏涩。





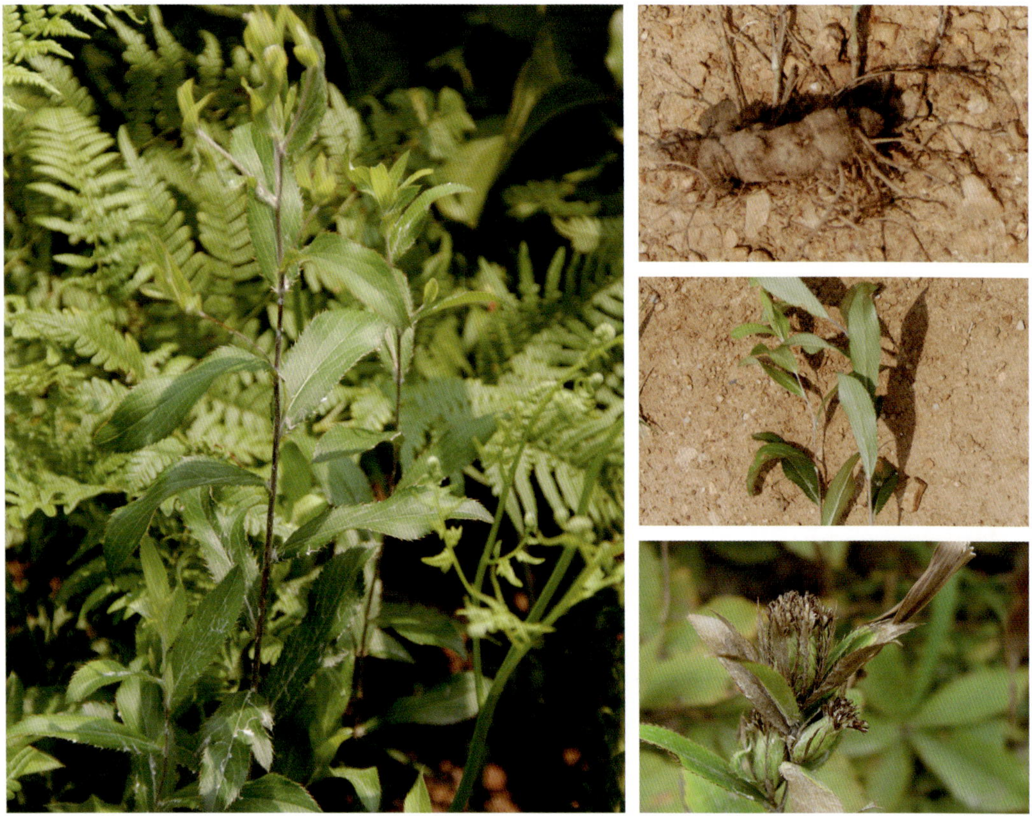

苍术

## 识别要点

根茎平卧或斜升，粗长或通常呈疙瘩状，生多数等粗等长或近等长的不定根。基部叶花期脱落；中下部茎叶 3~5 羽状深裂或半裂，有时不分裂，基部楔形或宽楔形，几无柄，扩大半抱茎；中部以上或仅上部茎叶不分裂。冠毛刚毛褐色或污白色，长 7~8 mm，羽毛状，基部联合成环。瘦果倒卵圆形，密被白色长直毛。

# 天名精

*Carpesium abrotanoides* L.

·科　名　菊科 Asteraceae　　·属　名　天名精属 *Carpesium*

·生活型　多年生粗壮草本　　·花果期　花期 8~10 月，果期 10~12 月

【别　　名】拔子盖子（浦口）、绵苍娘子（连云港）、烟管头草（吴江）、癞团草（苏州）。

【生境分布】生于村旁、路边荒地、溪边及林缘。分布于全省各地。

【功　　用】**果实（鹤虱）**：苦、辛，平；有小毒。归脾、胃经。杀虫消积。主治蛔虫病，蛲虫病，绦虫病，虫积腹痛，小儿疳积。

【使用注意】脾胃虚寒者慎服。

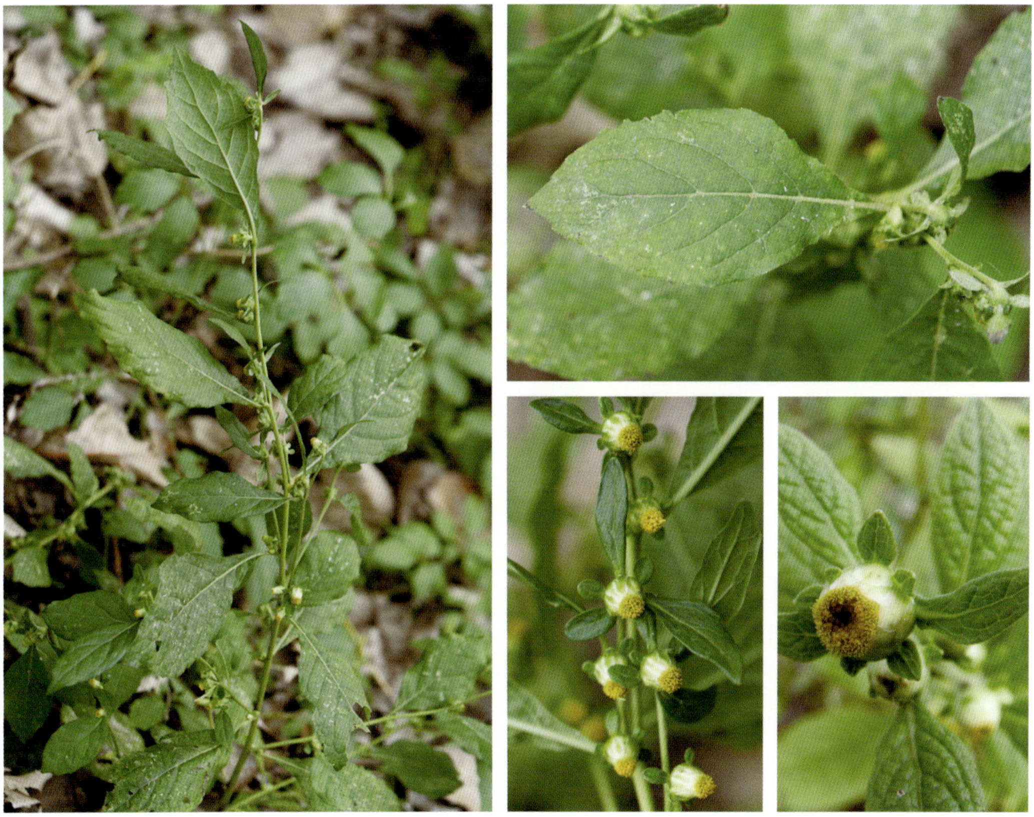

天名精

## 识别要点

茎下部近无毛，上部密被柔毛，多分枝。茎下部叶宽椭圆形或长椭圆形，叶面被柔毛，老时几无毛，叶背密被柔毛，有细小腺点，具不规则钝齿，密被柔毛；茎上部叶较密，长椭圆形或椭圆状披针形，具短柄。头状花序多数，生于茎端及沿茎、枝生于叶腋，呈穗状排列；总苞钟状球形，3 层，向内渐长。

# 石胡荽

*Centipeda minima* (L.) A. Br. et Aschers.

·科　名　菊科 Asteraceae　　·属　名　石胡荽属 *Centipeda*

·生活型　一年生草本　　·花果期　花果期 6~10 月

【别　　名】球子草（《江苏南部种子植物手册》）、砂药草（苏州）、野芫荽（泰州）。

【生境分布】生于阴湿的路边、荒野。分布于全省各地。

【功　　用】**全草（鹅不食草）：**辛，温。归肺经。发散风寒，通鼻窍，止咳。主治风寒头痛，咳嗽痰多，鼻塞不通，鼻渊流涕。



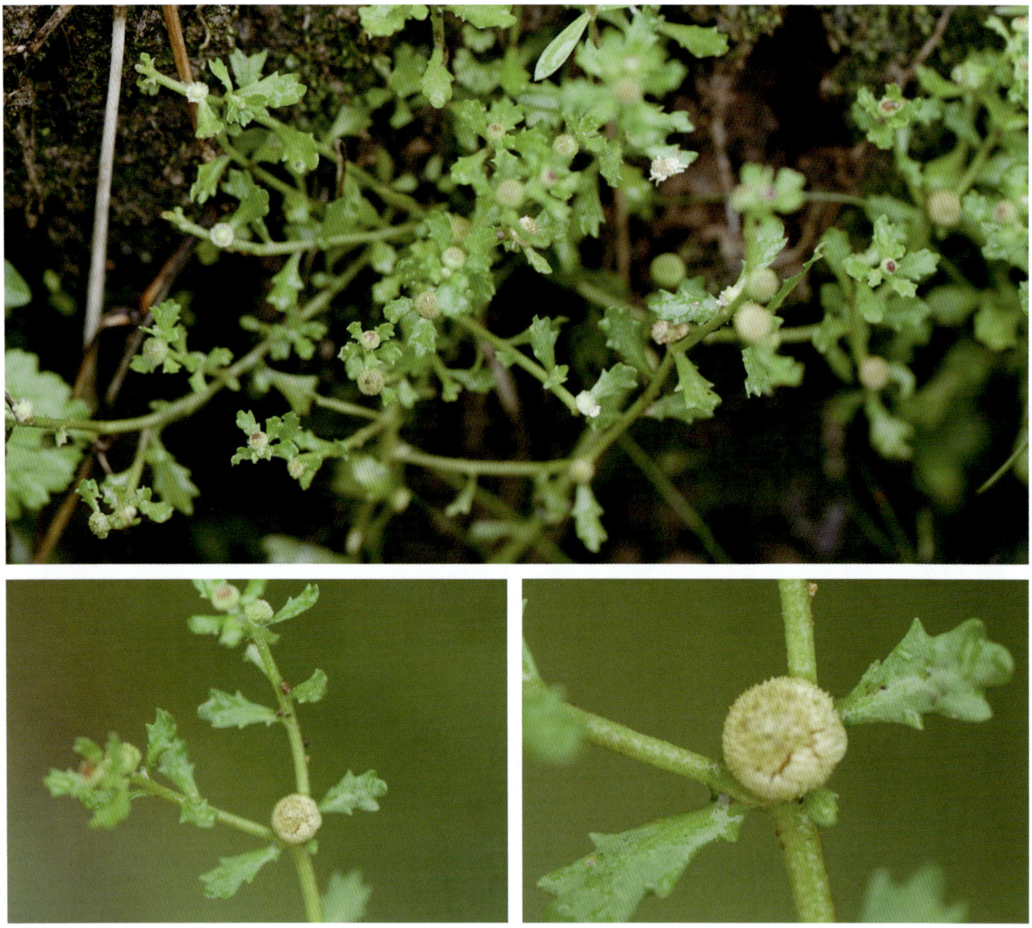

石胡荽

## 识别要点

茎多分枝，匍匐状，微被蛛丝状毛或无毛。叶楔状倒披针形，先端钝，基部楔形，边缘有少数锯齿，无毛或叶背微被蛛丝状毛。头状花序小，扁球形，花序梗无或极短；边花雌性，多层，花冠细管状，淡绿黄色，2~3 微裂；盘花两性，花冠管状，4 深裂，淡紫红色，下部有明显的窄管。瘦果椭圆形，具 4 棱，棱有长毛。

# 蓟

*Cirsium japonicum* Fisch. ex DC.

·科　名　菊科 Asteraceae　　·属　名　蓟属 *Cirsium*

·生活型　多年生草本　　·花果期　花果期 4~11 月

【别　　名】野刺菜（溧阳）、大齐牙（连云港）、大蓟草（淮安、江阴、苏州）、须口菜（盐城）、铁刺杆草（南通）、将军草（苏州）、大蓟脚壳草（常熟）、铁刺艾（泰州）、马脚壳草（苏州）、吹牛皮草（吴江）。

【生境分布】生于山坡林下、林缘、灌丛、草地、荒地、田间、路旁。分布于全省各地。

【功　　用】**地上部分（大蓟）：**甘、苦，凉。归心、肝经。凉血止血，散瘀解毒消痈。主治衄血，吐血，尿血，便血，崩漏，外伤出血，痈肿疮毒。

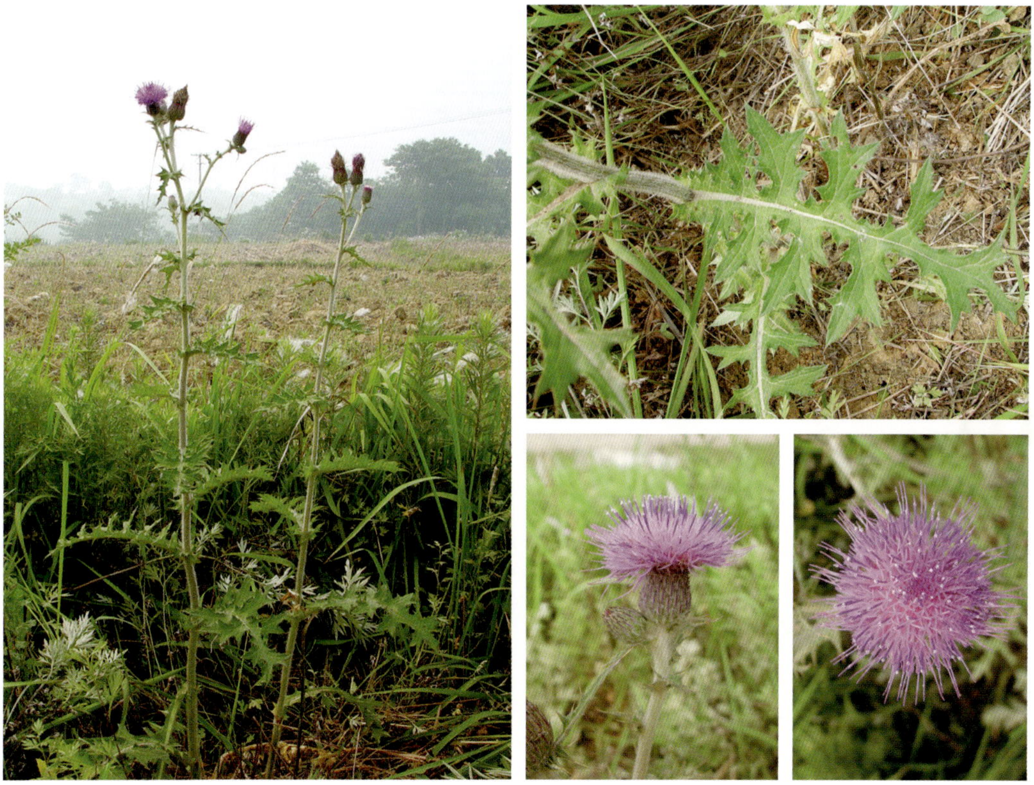

蓟

## 识别要点

茎被长毛，茎端头状花序下部灰白色，被绒毛及长毛。基生叶卵形、长倒卵形、椭圆形或长椭圆形，羽状深裂或几全裂，基部渐窄成翼柄，柄翼边缘有针刺及刺齿；基部向上的茎生叶渐小，基部半抱茎。头状花序直立，顶生；小花红色或紫色。瘦果扁，偏斜楔状倒披针状；冠毛浅褐色。

# 刺儿菜

*Cirsium setosum* (Willd.) MB.

·科　名　菊科 Asteraceae　　·属　名　蓟属 *Cirsium*

·生活型　多年生草本　　·花果期　花果期 5~9 月

【别　　名】刺刺芽（邳州）、小蓟头（启东）、刺蒡花（江宁）。

【生境分布】生于荒地、路旁、田间。分布于全省各地。

【功　　用】**地上部分（小蓟）：**甘、苦，凉。归心、肝经。凉血止血，散瘀解毒消痈。主治衄血，吐血，尿血，血淋，便血，崩漏，外伤出血，痈肿疮毒。





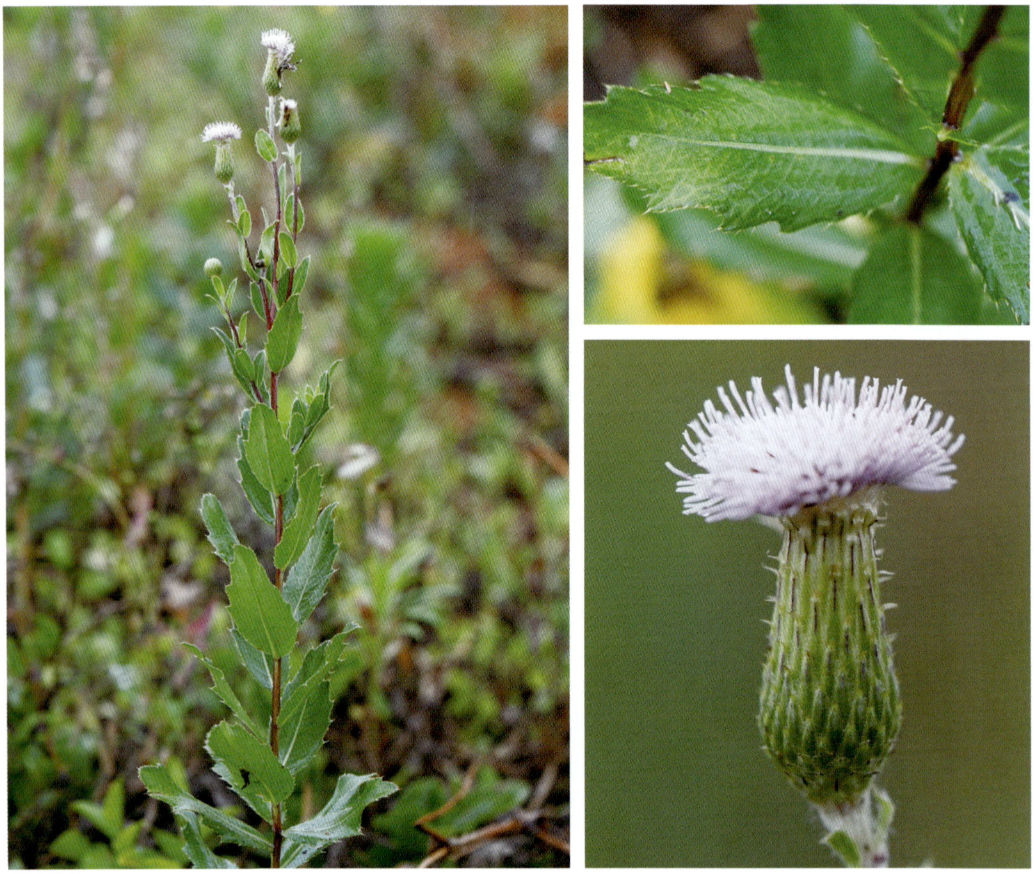

刺儿菜

## 识别要点

茎上部花序分枝无毛或有薄绒毛。基生叶和中部茎生叶椭圆形、长椭圆形或椭圆状倒披针形，通常无叶柄；上部叶渐小，椭圆形、披针形或线状披针形，叶缘有细密针刺，或大部茎叶羽状浅裂或半裂或有粗大圆齿。头状花序单生于茎端或排成伞房花序；小花紫红色或白色。瘦果淡黄色，椭圆形或偏斜椭圆形，顶端斜截；冠毛污白色。

# 野　菊

*Dendranthema indicum* (L.) Des Moul.

·科　名　菊科 Asteraceae　　·属　名　菊属 *Dendranthema*
·生活型　多年生草本　　·花果期　花期 6~11 月

【别　　名】野菊花（江苏）、野黄菊花（连云港、常熟）。

【生境分布】生于山坡草地、灌丛、田野及路旁。分布于全省各地。

【功　　用】**头状花序（野菊花）**：苦、辛，微寒。归肝、心经。清热解毒，泻火平肝。主治疔疮痈肿，目赤肿痛，头痛眩晕。





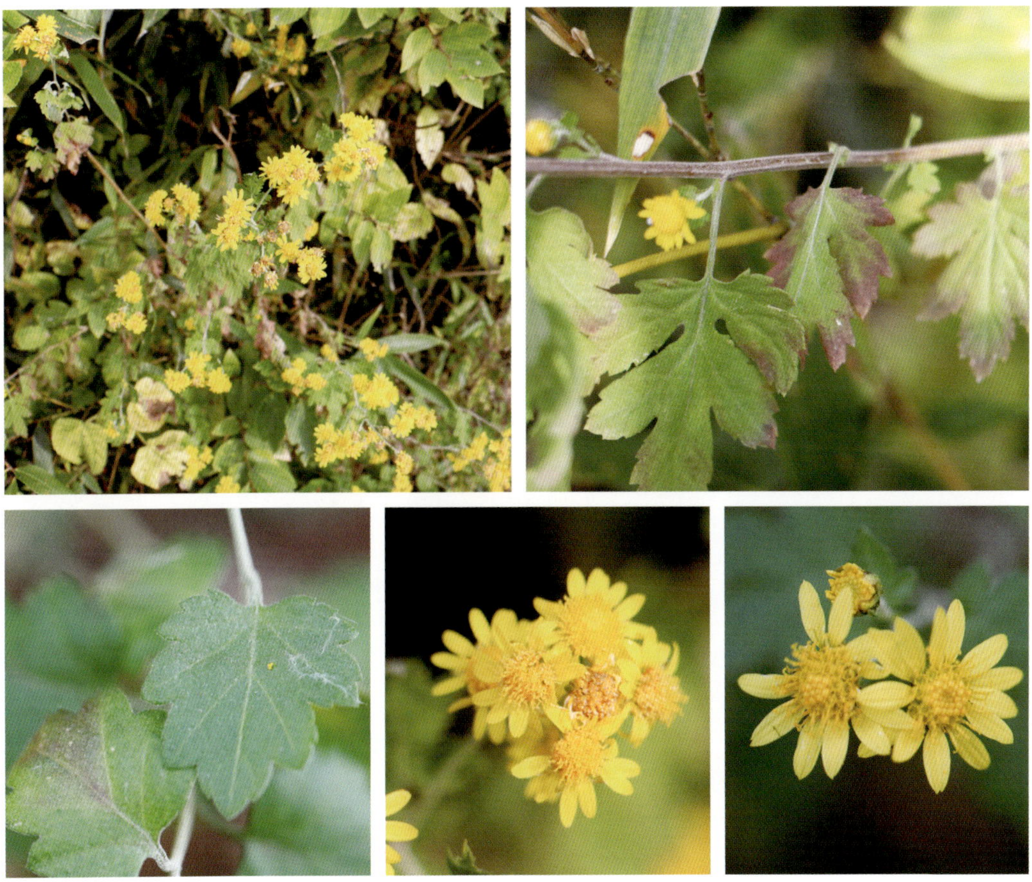

野菊

## 识别要点

茎枝疏被毛。中部茎生叶卵形、长卵形或椭圆状卵形，羽状半裂、浅裂，有浅锯齿，基部平截、稍心形或宽楔形，裂片先端尖，两面淡绿色，疏生柔毛。头状花序排成疏散伞房状圆锥花序或伞房状花序；总苞片约 5 层，边缘白色或褐色宽膜质；舌状花黄色，舌片长 1~1.3 cm，先端全缘或 2~3 齿。瘦果长 1.5~1.8 mm。

# 华东蓝刺头

*Echinops grijsii* Hance

·科　名　菊科 Asteraceae　　·属　名　蓝刺头属 *Echinops*

·生活型　多年生草本　　·花果期　花果期 7~10 月

【别　　名】格利氏蓝刺头（《江苏南部种子植物手册》），漏芦（江苏），大蓟根、升麻根（盱眙），一支箭（邳州），老和尚头（徐州、东海），漏芦根（东海），地芦（镇江）。

【生境分布】生于山坡草地。分布于全省各地。

【功　　用】**根（禹州漏芦）**：苦，寒。归胃经。清热解毒，消痈，下乳，舒筋通脉。主治乳痈肿痛，痈疽发背，瘰疬疮毒，乳汁不通，湿痹拘挛。





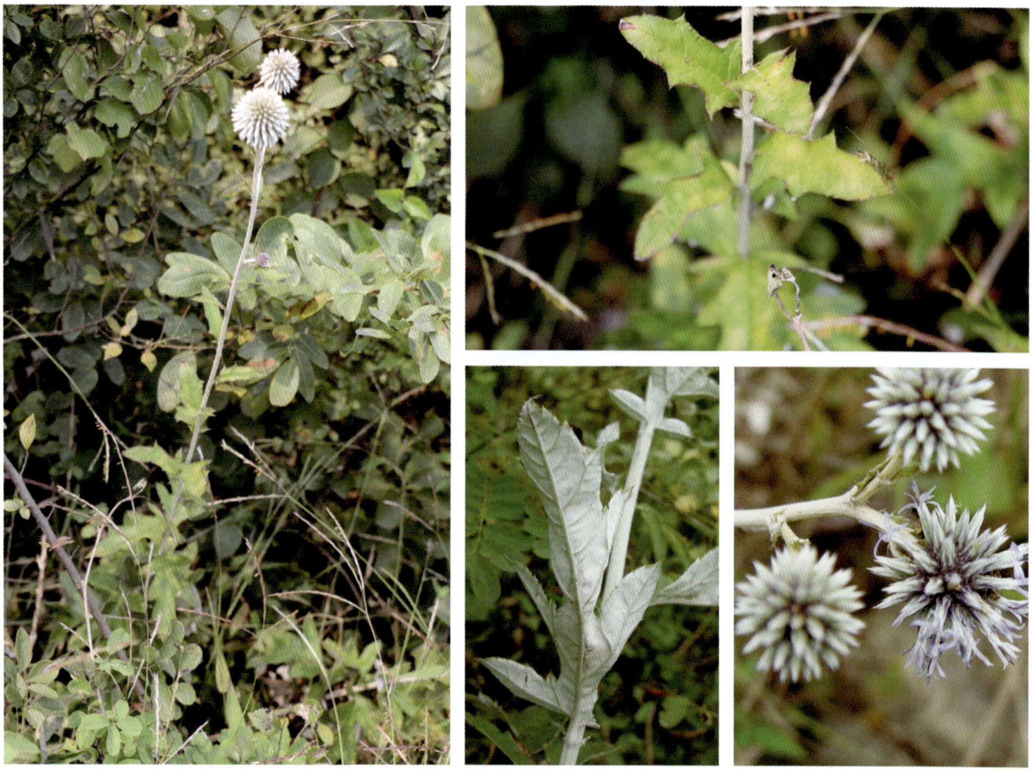

华东蓝刺头

## 识别要点

茎单生，茎枝灰白色，被蛛丝状绵毛。叶纸质，基部叶与下部茎生叶有长柄，羽状深裂，侧裂片 4~5 对，裂片有细密刺状缘毛；中部茎生叶披针形或长椭圆形，与基部及下部茎叶等样分裂；茎生叶叶面无毛，叶背灰白色，被绵毛。复头状花序单生于枝端或茎顶；基毛多数，白色，为总苞片长之半。瘦果倒圆锥状，被棕黄色长直毛。

# 鳢 肠

*Eclipta prostrata* (L.) L.

·科　名　菊科 Asteraceae　　·属　名　鳢肠属 *Eclipta*

·生活型　一年生草本　　·花果期　花期 6~9 月，果期 7~10 月

【别　　名】墨旱莲（江苏），臭脚把子草、臭脚丫、猪食草、水旱莲（盱眙），烂丫草（连云港），旱莲草（淮安），烂安草（射阳），水凤仙草（苏州），水凤仙、猪牙草、贼骨头草（吴江），猪芽草（仪征）。

【生境分布】生于河边、田边或路旁。分布于全省各地。

【功　　用】**地上部分（墨旱莲）：**甘、酸，寒。归肾、肝经。滋补肝肾，凉血止血。主治肝肾阴虚，牙齿松动，须发早白，眩晕耳鸣，腰膝酸软，阴虚血热吐血，衄血，尿血，血痢，崩漏下血，外伤出血。





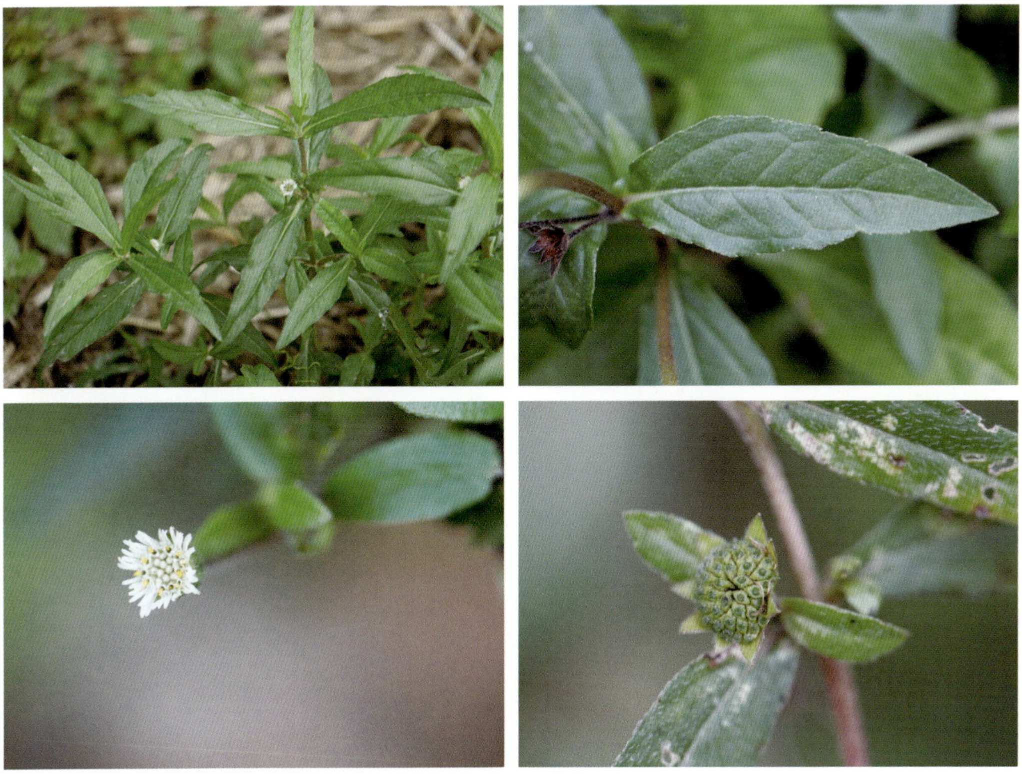

鳢肠

## 识别要点

茎基部分枝，被贴生糙毛。叶长圆状披针形或披针形，边缘有细锯齿或波状，两面密被糙毛，无柄或柄极短。头状花序直径 6~8 mm，花序梗长 2~4 cm；总苞球状钟形，总苞片绿色，草质，背面及边缘被白色伏毛；花冠管状，白色。瘦果暗褐色，雌花瘦果三棱形，两性花瘦果扁四棱形，边缘具白色肋，有小瘤突，无毛。

# 佩　兰

*Eupatorium fortunei* Turcz.

·科　名　菊科 Asteraceae　　·属　名　泽兰属 *Eupatorium*

·生活型　多年生草本　　·花果期　花果期 7~11 月

【别　　名】佩兰叶（淮安）、药佩兰（南通）、山泽兰（苏州）。

【生境分布】生于路边灌丛及山沟路旁。分布于全省各地，有栽培。

【功　　用】**地上部分（佩兰）：**辛，平。归脾、胃、肺经。芳香化湿，醒脾开胃，发表解暑。主治湿浊中阻，脘痞呕恶，口中甜腻，口臭，多涎，暑湿表证，湿温初起，发热倦怠，胸闷不舒。

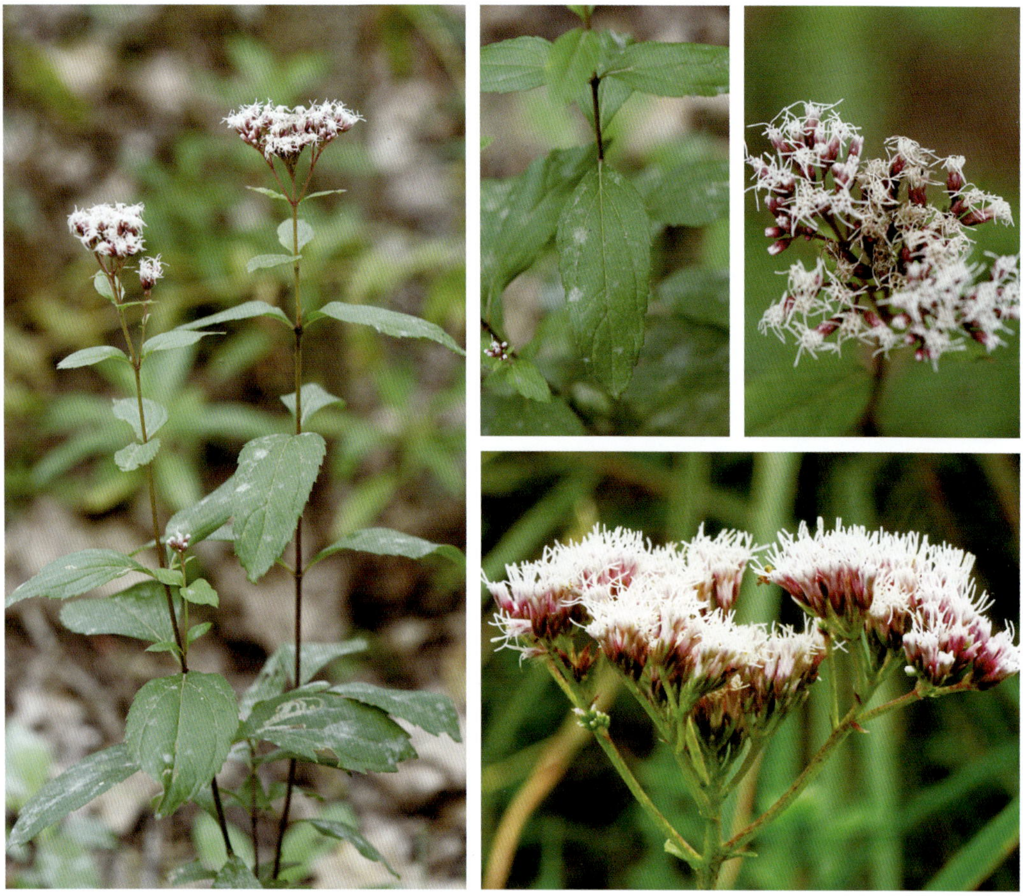

佩兰

## 识别要点

全株及花有香气。茎直立，绿色或红紫色，被稀疏的短柔毛。中部茎生叶较大，叶片 3 全裂或 3 深裂；上部茎生叶常不分裂，或全部茎生叶不裂，两面光滑，叶脉羽状，边缘具齿。头状花序顶生，排成复伞房状；总苞钟状，紫红色，顶端钝；花白色或带微红色。瘦果黑褐色，长椭圆状，具 5 棱；冠毛白色。

# 林泽兰

*Eupatorium lindleyanum* DC.

·科　名　菊科 Asteraceae　　·属　名　泽兰属 *Eupatorium*

·生活型　多年生草本　　·花果期　花果期 5~12 月

【别　　名】白鼓钉（《江苏南部种子植物手册》）、轮叶泽兰（《江苏植物志》）、野佩兰（镇江）、佩兰（溧阳）、野马追（淮安）。

【生境分布】生于山谷、林下阴湿处。分布于全省各地。

【功　　用】**地上部分（野马追）：**苦，平。归肺经。化痰止咳平喘。主治痰多咳嗽气喘。





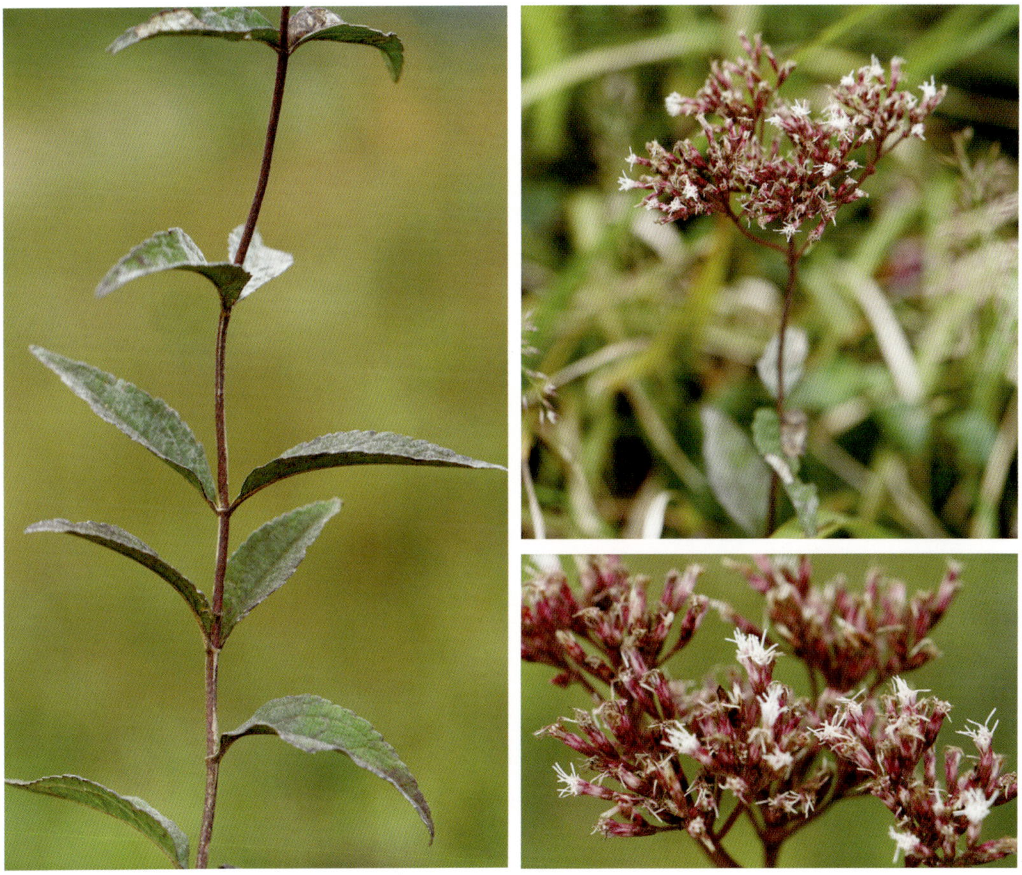

林泽兰

## 识别要点

茎枝密被白色柔毛，下部及中部红色或淡紫红色。中部茎生叶长椭圆状披针形或线状披针形，不裂或 3 全裂，基部楔形，两面粗糙，边缘有犬齿。花序分枝及花梗密被白色柔毛；总苞钟状，苞片绿色或紫红色，先端尖；花白色、粉红色或淡紫红色，花冠外面散生黄色腺点。瘦果黑褐色，椭圆状；冠毛白色。

# 欧亚旋覆花

*Inula britannica* L.

| | |
|---|---|
| ·科　名　菊科 Asteraceae | ·属　名　旋覆花属 *Inula* |
| ·生活型　多年生草本 | ·花果期　花期 7~9 月，果期 8~10 月 |

【别　　名】旋覆花（《江苏植物名录》）。

【生境分布】生于河岸、田边、路旁、湿润坡地。分布于江苏北部。

【功　　用】**头状花序（旋覆花）：**苦、辛、咸，微温。归肺、脾、胃、大肠经。降气，消痰，行水，止呕。主治风寒咳嗽，痰饮蓄结，胸膈痞闷，喘咳痰多，呕吐噫气，心下痞硬。





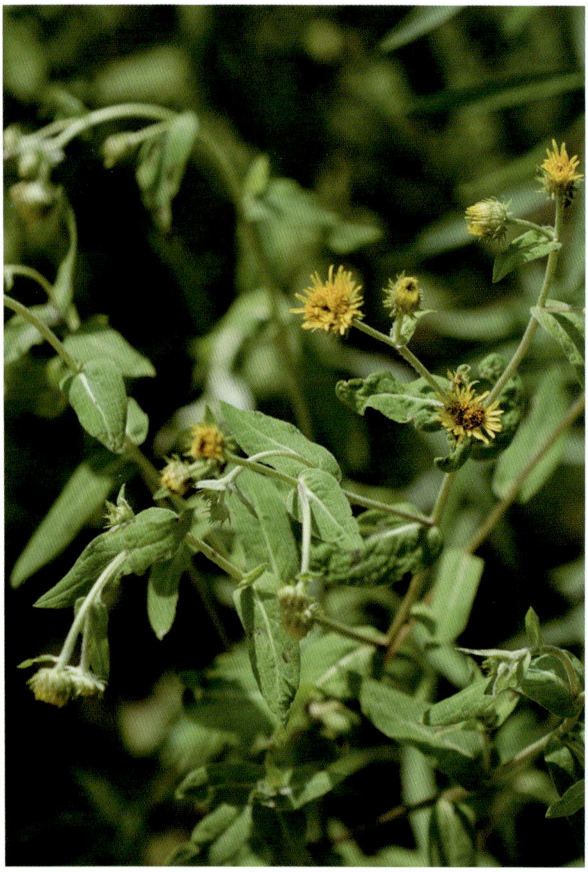

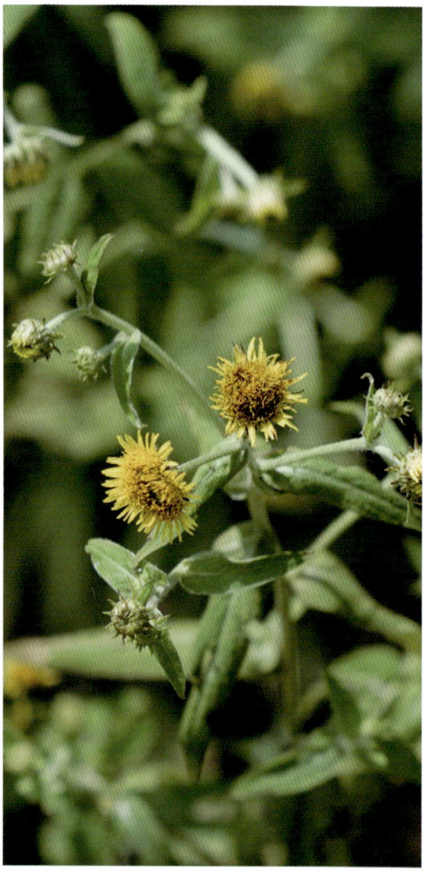

欧亚旋覆花

## 识别要点

茎被长柔毛。基部叶长椭圆形或披针形，下部渐窄成长柄；中部叶长椭圆形，基部心形或有耳，半抱茎，有疏齿，稀近全缘，叶面无毛或被疏伏毛，叶背被密伏柔毛，有腺点，中脉和侧脉被较密长柔毛。头状花序 1~5 生于茎枝端；总苞半球形；舌状花舌片线形，黄色；管状花冠毛白色。瘦果圆柱形，有浅沟，被毛。

# 旋覆花

*Inula japonica* Thunb.

| | |
|---|---|
| ·科　名　菊科 Asteraceae | ·属　名　旋覆花属 *Inula* |
| ·生活型　多年生草本 | ·花果期　花期 6~10 月，果期 9~11 月 |

【别　　名】旋复花（江苏），猫耳棵花（邳州、睢宁），羊蹄子、黄花子（铜山），复花（连云港、铜山），驴儿菜（淮安），百叶草（泰州），金佛草（东台、镇江、苏州、泰州），羊屎桃花（南通），杨树草（启东），旋复杆黄、黄花叶（苏州）。

【生境分布】生于山坡路旁、湿润草地、河岸、田埂。分布于全省各地。

【功　　用】**（1）地上部分（金沸草）：**苦、辛、咸，温。归肺、大肠经。降气，消痰，行水。主治外感风寒，痰饮蓄结，咳喘痰多，胸膈痞满。

**（2）头状花序（旋覆花）：**同“欧亚旋覆花”。

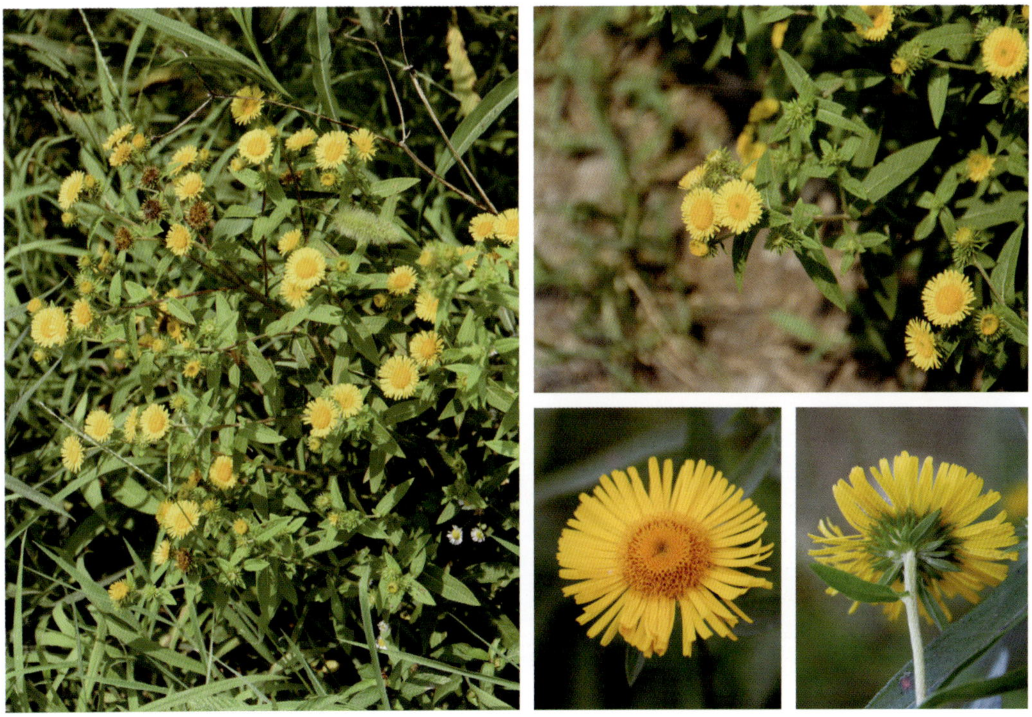

旋覆花

## 识别要点

茎被长伏毛，或下部脱毛。中部叶长圆形、长圆状披针形或披针形，基部常有圆形半抱茎小耳，无柄，叶面有疏毛或近无毛，叶背有疏伏毛和腺点，中脉和侧脉有较密长毛。头状花序排成疏散伞房花序，花序梗细长；舌状花黄色，舌片线形；管状花冠毛白色，与管状花近等长。瘦果圆柱形，被疏毛。

# 线叶旋覆花

*Inula linariifolia* Turcz.

| | |
|---|---|
| ·科　名　菊科 Asteraceae | ·属　名　旋覆花属 *Inula* |
| ·生活型　多年生草本 | ·花果期　花期 7~9 月，果期 8~10 月 |

【别　　名】窄叶旋覆花（《江苏南部种子植物手册》），驴耳菜（淮安），百叶草（泰州），金棵子（徐州），羊屎桃花（南通），杨树草（启东），旋复杆黄、黄花叶（苏州）。

【生境分布】生于山坡、荒地、路旁、河边。分布于全省各地。

【功　　用】**地上部分（金沸草）：**同“旋覆花”。

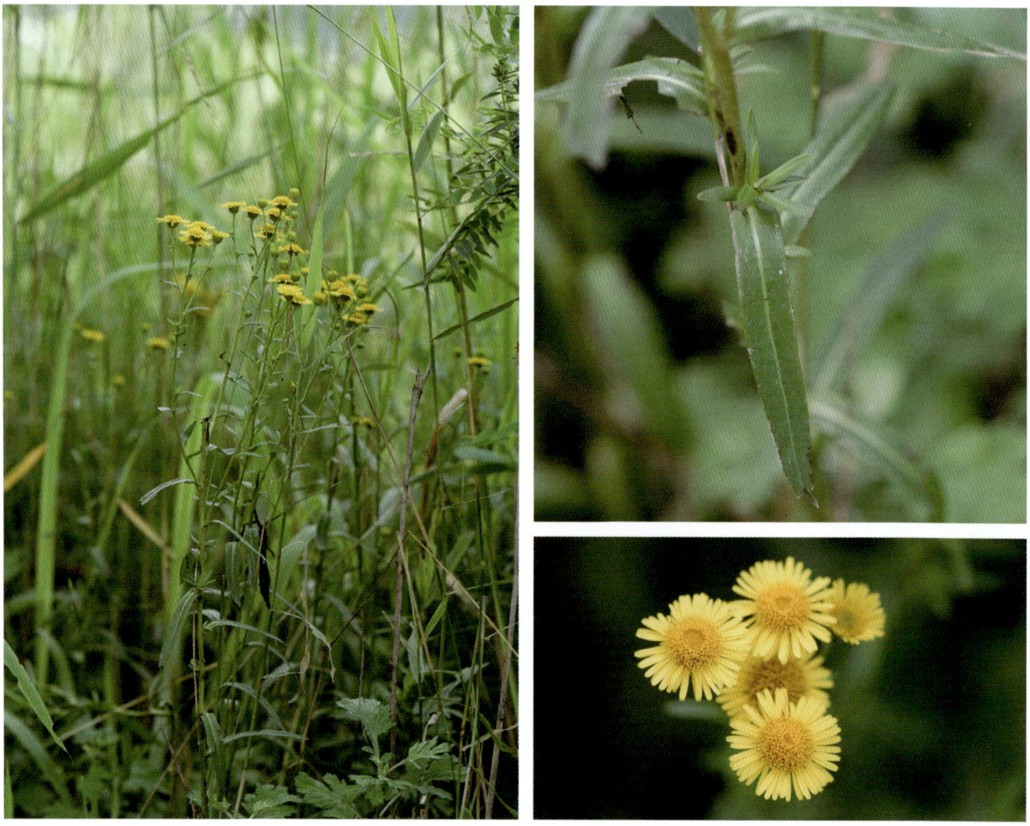

线叶旋覆花

## 识别要点

茎被柔毛，上部常被长毛，兼有腺体。基部叶和下部叶线状披针形，有时椭圆状披针形；中部叶渐无柄；上部叶线状披针形或线形。头状花序单生于枝端或3~5 排成伞房状；总苞半球形；舌状花较总苞长 2 倍，舌片黄色，长圆状线形；管状花有尖三角形裂片；冠毛白色，与管状花花冠等长。瘦果圆柱形，有细沟，被粗毛。

# 千里光

*Senecio scandens* Buch.-Ham. ex D. Don

·科　名　菊科 Asteraceae　　·属　名　千里光属 *Senecio*
·生活型　多年生攀缘草本　　·花果期　花期8月至翌年4月

【生境分布】生于林下、山坡灌丛中。分布于全省各地。

【功　　用】**地上部分（千里光）：**苦，寒。归肺、肝经。清热解毒，明目，利湿。主治痈肿疮毒，感冒发热，目赤肿痛，泄泻痢疾，皮肤湿疹。

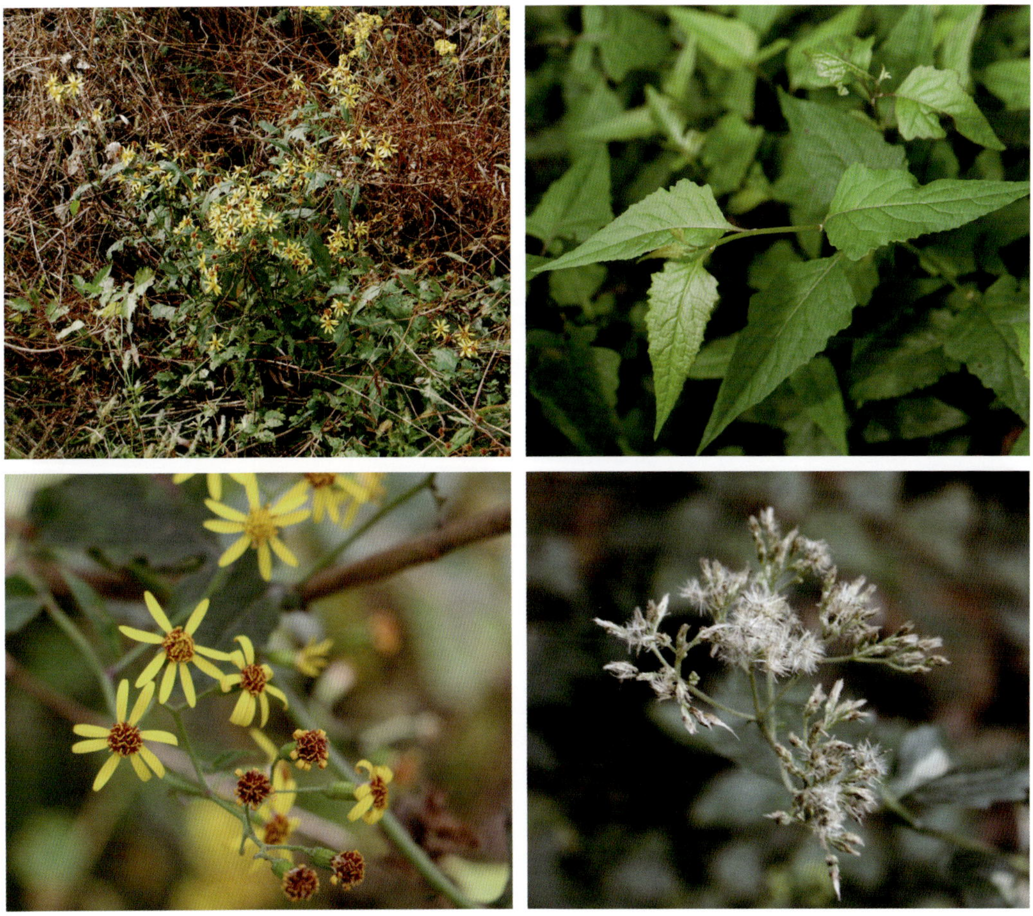

千里光

## 识别要点

茎多分枝，被柔毛或无毛。叶卵状披针形或长三角形，两面被柔毛至无毛，侧脉7~9对；上部叶变小，披针形或线状披针形。头状花序有舌状花，排成复聚伞圆锥花序；分枝和花序梗被柔毛，花序梗具苞片；总苞圆柱状钟形；舌状花8~10，管部长4.5 mm，舌片黄色，长圆形；管状花多数，花冠黄色。瘦果圆柱形，被柔毛；冠毛白色。

# 毛梗豨莶

*Sigesbeckia glabrescens* Makino

| | |
|---|---|
| ·科　名　菊科 Asteraceae | ·属　名　豨莶属 *Sigesbeckia* |
| ·生活型　一年生草本 | ·花果期　花期 4~9 月，果期 6~11 月 |

【别　　名】豨莶草（江苏）、棉苍狼（连云港）。

【生境分布】生于路边、旷野山地、山坡灌丛。分布于全省各地。

【功　　用】**地上部分（豨莶草）：**辛、苦，寒。归肝、肾经。祛风湿，利关节，解毒。主治风湿痹痛，筋骨无力，腰膝酸软，四肢麻痹，半身不遂，风疹湿疮。





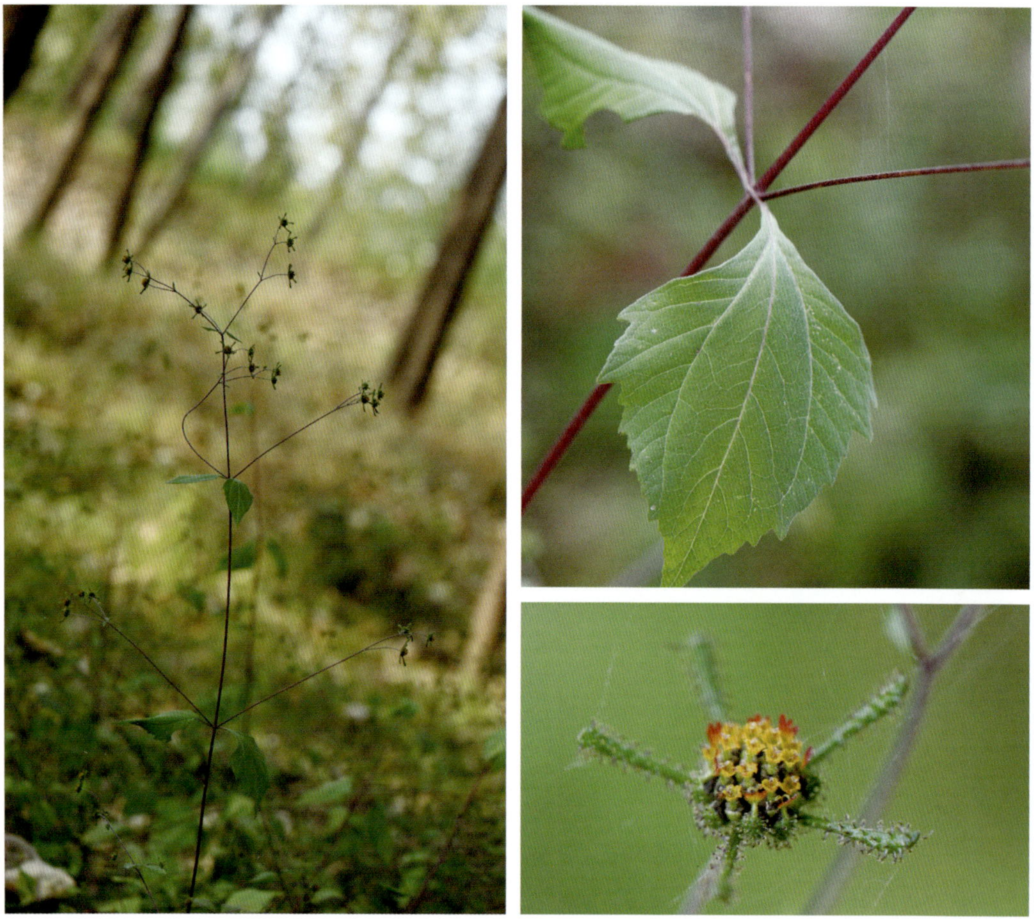

毛梗豨莶

## 识别要点

茎上部分枝，被平伏柔毛，有时上部毛较密。茎中部叶三角状卵圆形或卵状披针形，边缘有规则尖头状齿；上部叶卵状披针形，有疏齿或全缘；叶两面被柔毛，基出脉 3。头状花序多数排成圆锥状，花序梗疏生平伏柔毛；总苞钟状，叶质，背面密被紫褐色腺毛。瘦果倒卵圆形，有灰褐色环状突起。

# 豨　莶

*Sigesbeckia orientalis* L.

| | |
|---|---|
| ·科　名　菊科 Asteraceae | ·属　名　豨莶属 *Sigesbeckia* |
| ·生活型　一年生草本 | ·花果期　花期 4~9 月，果期 6~11 月 |

【别　　名】豨莶草（江苏）、粘强子（邳州）、毛擦拉子（盱眙）、棉苍狼（连云港）、野芝麻（浦口）、老奶补口丁（铜山）、大叶草（镇江）、白毛豨莶草（苏州）。

【生境分布】生于山野、荒草地、灌丛、林缘及林下，也常见于耕地中。分布于全省各地。

【功　　用】同“毛梗豨莶”。

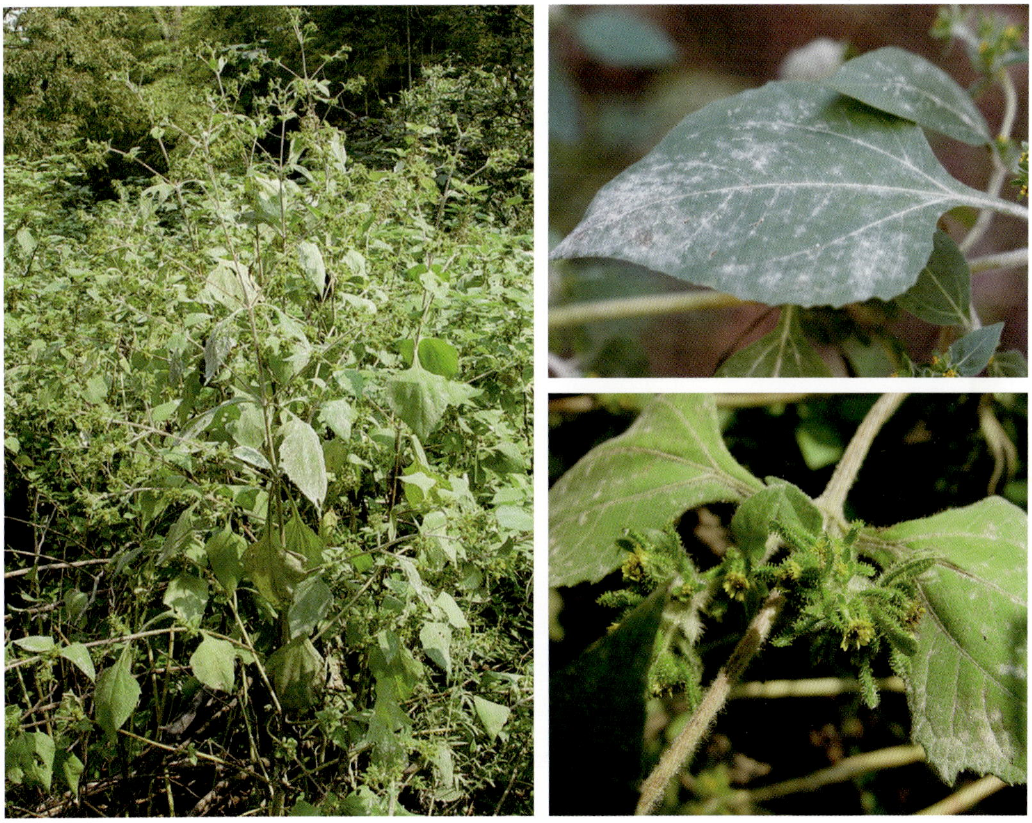

豨莶

## 识别要点

茎上部分枝常成复二歧状，分枝被灰白色柔毛。茎中部叶三角状卵圆形或卵状披针形，两面被毛，基出脉 3；上部叶卵状长圆形，边缘浅波状或全缘，近无柄。头状花序多数聚生于枝端，排成具叶圆锥花序，密被柔毛；总苞宽钟状，总苞片叶质，背面被紫褐色腺毛。瘦果倒卵圆形，具 4 棱，顶端有灰褐色环状突起。

# 腺梗豨莶

*Sigesbeckia pubescens* Makino

·科　名　菊科 Asteraceae　　　·属　名　豨莶属 *Sigesbeckia*

·生活型　一年生草本　　　·花果期　花期 5~8 月，果期 6~10 月

【别　　名】棉苍狼（江苏）、粘金强子（邳州）、野洋姜草（淮安）。

【生境分布】生于山坡、林缘、灌丛、草地、旷野。分布于全省各地。

【功　　用】同“毛梗豨莶”。





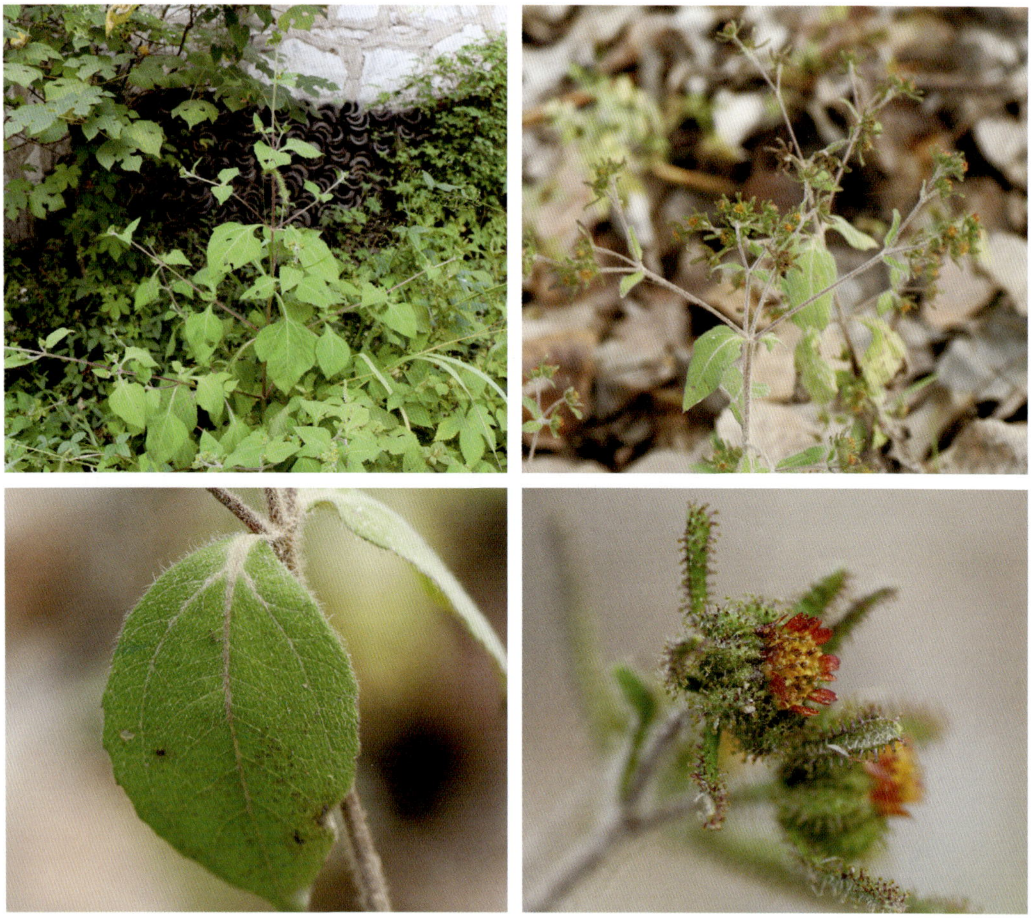

腺梗豨莶

## 识别要点

茎直立，粗壮，被开展的灰白色长柔毛和糙毛。基生叶卵状披针形；中部叶卵圆形或卵形；上部叶渐小，披针形或卵状披针形，基出脉 3，两面被平伏短柔毛，沿脉有长柔毛。头状花序多数，顶生，排成松散的圆锥状；花序轴密被紫褐色头状具柄腺毛和长柔毛；总苞宽钟状，叶质，背面密被紫褐色头状具柄腺毛。瘦果倒卵圆状，具 4 棱。

# 一枝黄花

*Solidago decurrens* Lour.

·科　名　菊科 Asteraceae　　·属　名　一枝黄花属 *Solidago*

·生活型　多年生草本　　·花果期　花果期 4~11 月

【生境分布】生于林缘、林下、灌丛中及山坡、草地。分布于全省各地。

【功　　用】**全草（一枝黄花）：**辛、苦，凉。归肺、肝经。清热解毒，疏散风热。主治喉痹，乳蛾，咽喉肿痛，疮疖肿毒，风热感冒。

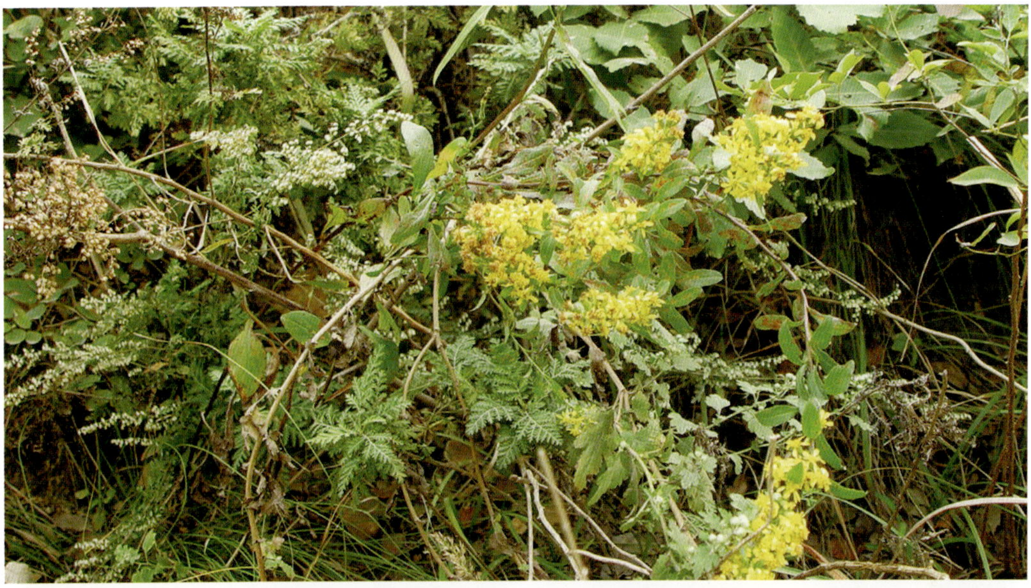

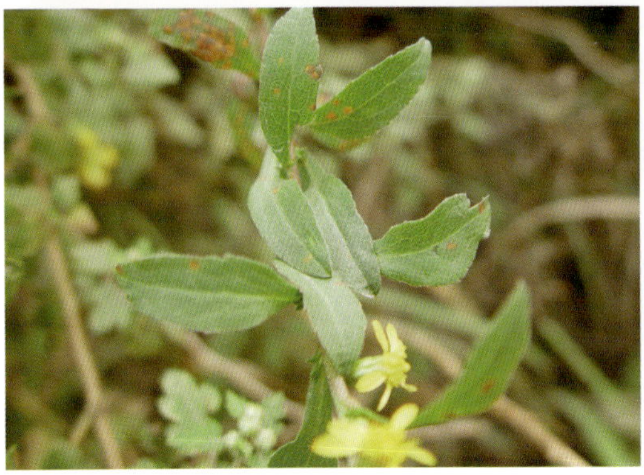

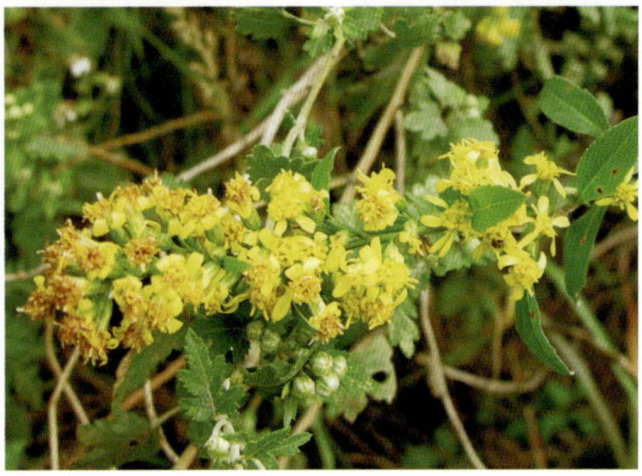

一枝黄花

## 识别要点

茎单生或丛生。中部茎生叶椭圆形、长椭圆形、卵形或宽披针形，叶柄具翅；向上叶渐小；下部叶与中部叶同形，叶柄具长翅；叶两面有柔毛或叶背无毛。头状花序多数在茎上部排成总状花序或伞房状圆锥花序，稀成复头状花序；舌状花舌片椭圆形。瘦果无毛，稀顶端疏被柔毛。

# 蒲公英

*Taraxacum mongolicum* Hand.-Mazz.

·科　名　菊科 Asteraceae　　·属　名　蒲公英属 *Taraxacum*

·生活型　多年生草本　　·花果期　花期 4~9 月，果期 5~10 月

【别　　名】古丁（盱眙），公英、婆补丁（徐州），白婆婆丁（连云港），谷谷丁（淮安），黄花菜（盐城），黄花郎（扬州），黄花花郎子、黄花草（泰州），黄草地丁、浆浆菜（高邮），果果丁（仪征），奶奶草（溧阳）。

【生境分布】生于山坡草地、路边、田野、河滩。分布于全省各地。

【功　　用】**全草（蒲公英）**：苦、甘，寒。归肝、胃经。清热解毒，消肿散结，利尿通淋。主治疔疮肿毒，乳痈，瘰疬，目赤，咽痛，肺痈，肠痈，湿热黄疸，热淋涩痛。

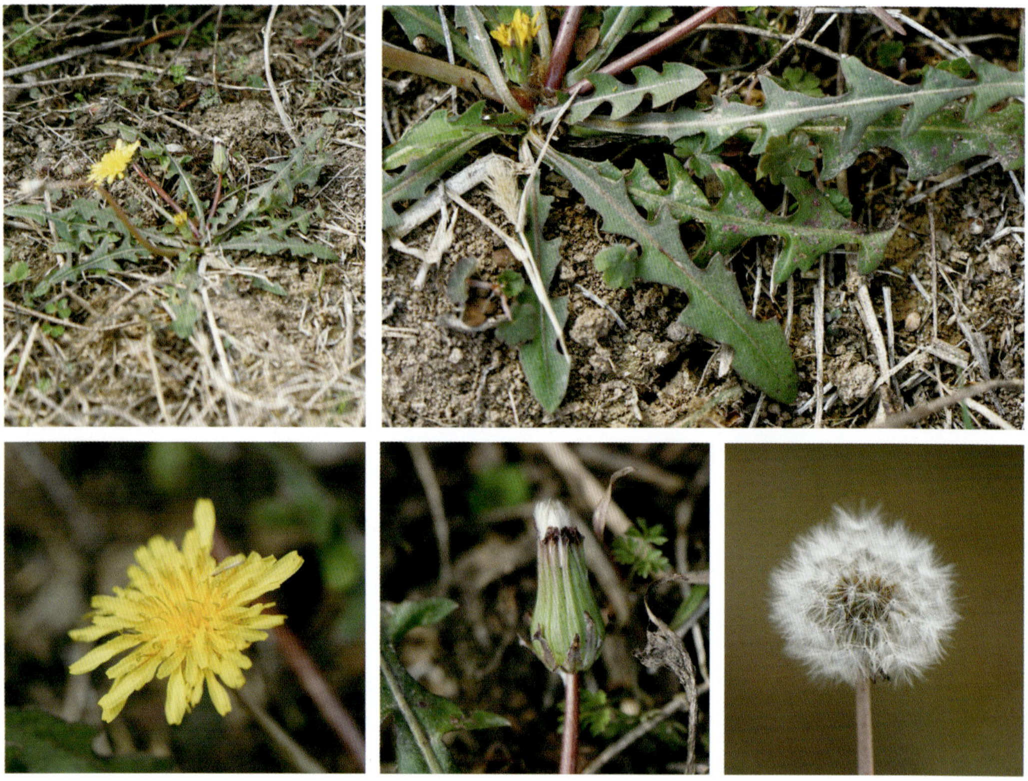

蒲公英

## 识别要点

叶倒卵状披针形、倒披针形或长圆状披针形，边缘有时具波状齿或羽状深裂，有时倒向羽状深裂或大头羽状深裂，顶端裂片较大，全缘或具齿；叶柄及主脉常带红紫色。花葶 1 至数个，上部紫红色；总苞钟状，淡绿色；舌状花黄色。瘦果倒卵状披针形，暗褐色，上部具小刺，下部具成行小瘤；冠毛白色。

# 款　冬

*Tussilago farfara* L.

| | |
|---|---|
| ·科　名　菊科 Asteraceae | ·属　名　款冬属 *Tussilago* |
| ·生活型　多年生草本 | ·花果期　花期 2~3 月，果期 4~5 月 |

【生境分布】生于山谷湿地或林下。分布于江苏南部的宜溧山区。

【功　　用】**花蕾（款冬花）：**辛、微苦，温。归肺经。润肺下气，止咳化痰。主治新久咳嗽，喘咳痰多，劳嗽咯血。

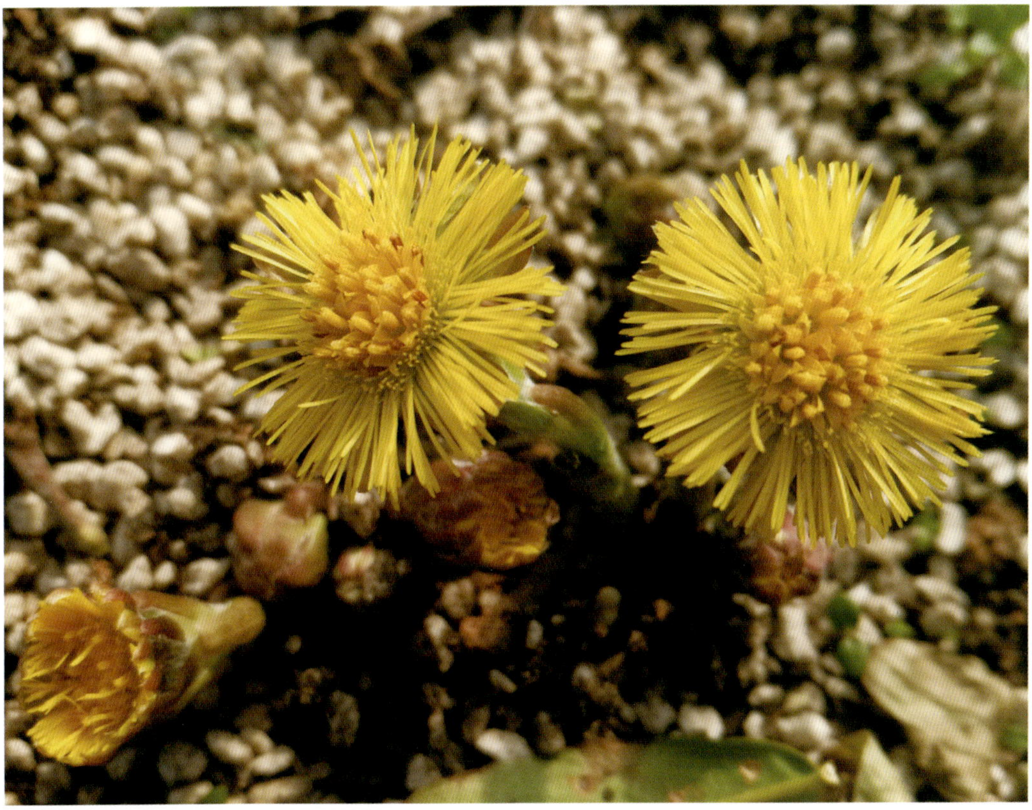

款冬

## 识别要点

茎密被白色茸毛，有互生淡紫色鳞状苞叶。基生叶卵形或三角状心形，后出基生叶宽心形，边缘波状，顶端有增厚疏齿，叶背密被白色茸毛，掌状脉，叶柄被白色棉毛。头状花序单生于花葶顶端，初直立，花后下垂；总苞钟状；花冠舌状，黄色。瘦果圆柱形；冠毛白色，糙毛状。

# 苍　耳

*Xanthium sibiricum* Patrin ex Widder

| | |
|---|---|
| ·科　名　菊科 Asteraceae | ·属　名　苍耳属 *Xanthium* |
| ·生活型　一年生草本 | ·花果期　花期 7~8 月，果期 9~10 月 |

【别　　名】苍耳子、苍耳草（江苏），擦拉子（盱眙），干鱼树子（浦口），羌子（新沂、邳州），棉螳螂、苍浪子（连云港），罗春子（启东），野茄果（如东、常熟），野茄子（仪征）。

【生境分布】生于平原、丘陵、低山、荒野、路边。分布于全省各地。

【功　　用】**成熟带总苞的果实（苍耳子）**：辛、苦，温；有毒。归肺经。散风寒，通鼻窍，祛风湿。主治风寒头痛，鼻塞流涕，鼻鼽，鼻渊，风疹瘙痒，湿痹拘挛。

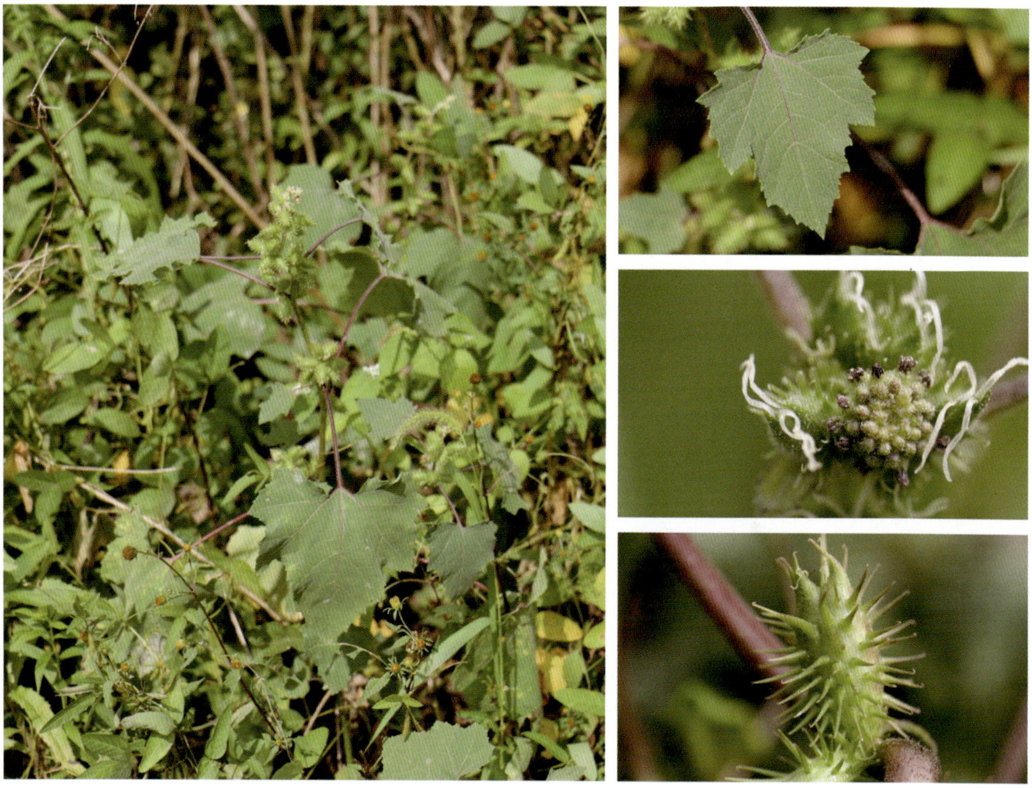

苍耳

## 识别要点

茎被灰白色糙伏毛。叶三角状卵形或心形，近全缘，基部稍心形或平截，与叶柄连接处成相等楔形，边缘有粗齿。雄头状花序球形，花冠钟形；雌头状花序椭圆形；具瘦果的成熟总苞卵形或椭圆形，背面疏生细钩刺，基部不增粗，常有腺点，喙锥形，上端稍弯。瘦果 2，倒卵圆形。

# 藠　头

*Allium chinense* G. Don

| | |
|---|---|
| ·科　名　百合科 Liliaceae | ·属　名　葱属 *Allium* |
| ·生活型　多年生草本 | ·花果期　花果期 10~11 月 |

【生境分布】生于山坡、路旁杂草中。分布于苏州。

【功　　用】**鳞茎（薤白）**：辛、苦，温。归心、肺、胃、大肠经。通阳散结，行气导滞。主治胸痹心痛，脘腹痞满胀痛，泻痢后重。

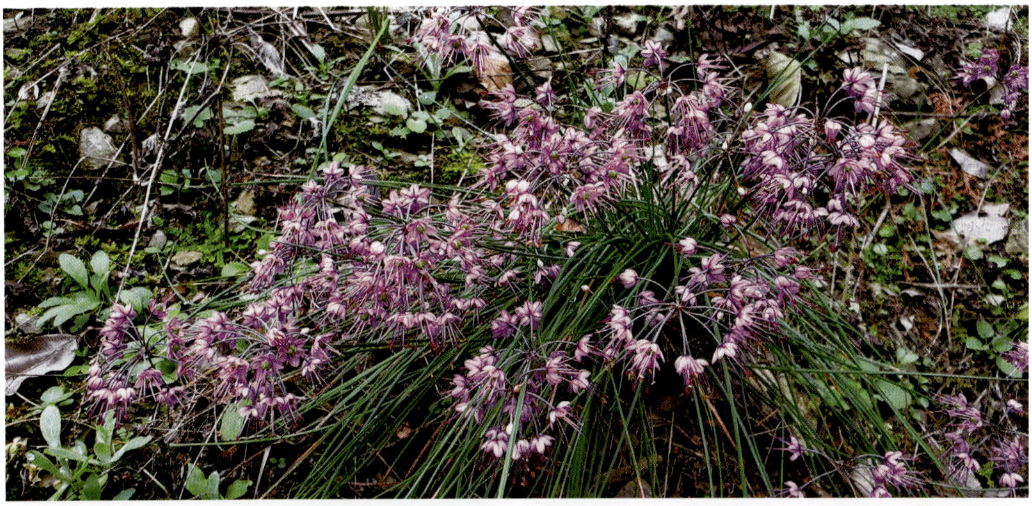

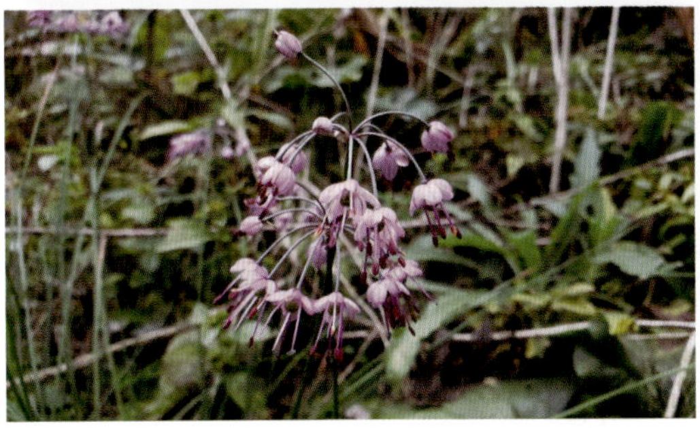

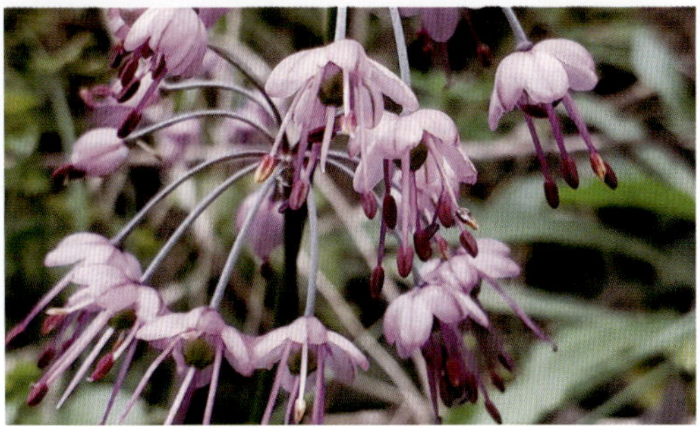

藠头

## 识别要点

鳞茎数枚聚生，狭卵状；鳞茎外皮白色或带紫红色，膜质，不破裂。叶 2~5 枚，具 3~5 棱的圆柱状，中空。花葶侧生，圆柱状，下部被叶鞘；总苞 2 裂；伞形花序近半球状，较松散；花淡紫色至暗紫色；花被片宽椭圆形至近圆形，顶端钝圆；花丝等长，仅基部合生并与花被片贴生，内轮的基部扩大，扩大部分每侧各具 1 齿，外轮的无齿，锥形。

# 薤　白

*Allium macrostemon* Bunge

| | |
|---|---|
| ·科　名　百合科 Liliaceae | ·属　名　葱属 *Allium* |
| ·生活型　多年生草本 | ·花果期　花期 5~6 月，果期 6~7 月 |

【别　　名】野韭（《江苏南部种子植物手册》）、野蒜（南京龙潭）、小蒜（江苏）。

【生境分布】生于山坡、路旁、田野或荒地。分布于全省各地。

【功　　用】同“藠头”。

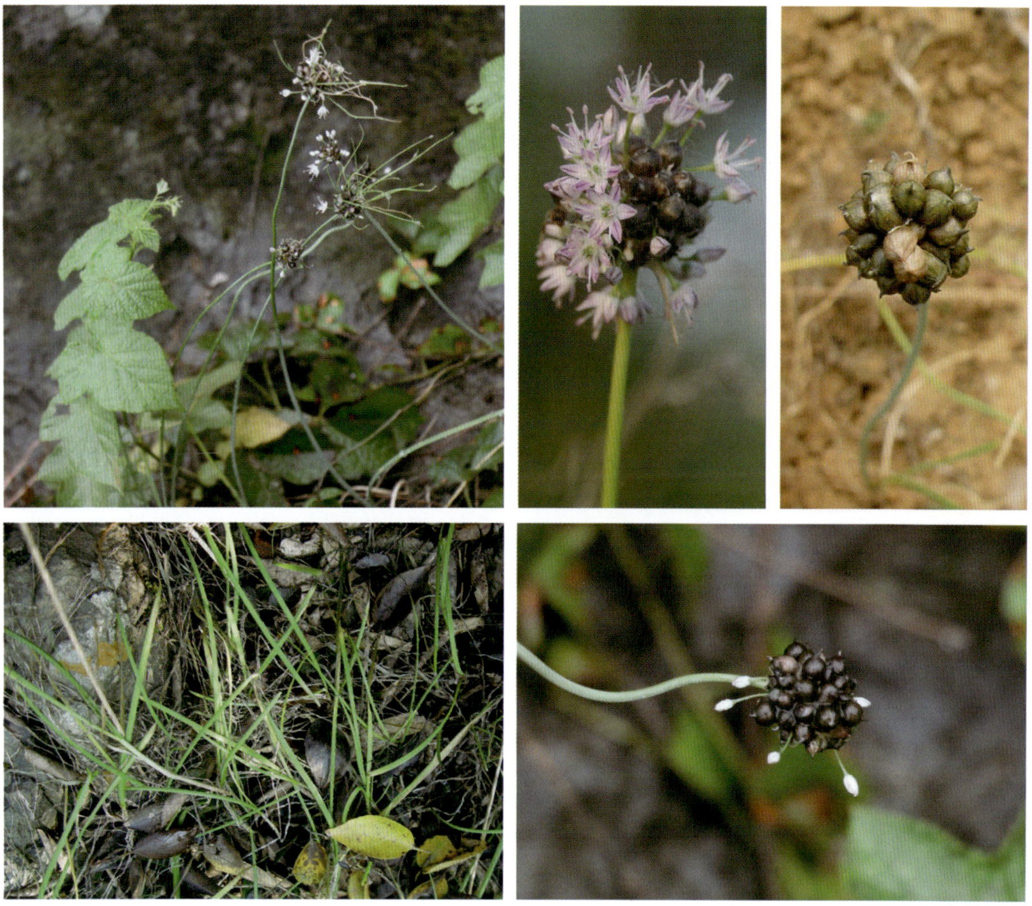

薤白

## 识别要点

鳞茎单生，近球状，基部常具小鳞茎，外皮带黑色，纸质或膜质，不裂。叶半圆柱状或三棱状半圆柱形，中空，短于花葶。花梗近等长，长为花被片 3~5 倍，具小苞片；珠芽暗紫色，具小苞片；花淡紫色或淡红色；花丝等长，基部合生并与花被片贴生，基部三角形，内轮基部较外轮宽 1.5 倍；子房近球形，腹缝基部具有帘的凹陷蜜穴。

# 知　母

*Anemarrhena asphodeloides* Bunge

·科　名　百合科 Liliaceae　　·属　名　知母属 *Anemarrhena*
·生活型　多年生草本　　·花果期　花果期 6~9 月

【生境分布】生于山坡、草地或路旁较干燥或向阳处。分布于江苏北部部分地区。

【功　　用】**根茎（知母）：**苦、甘，寒。归肺、胃、肾经。清热泻火，滋阴润燥。主治外感热病，高热烦渴，肺热燥咳，骨蒸潮热，内热消渴，肠燥便秘。

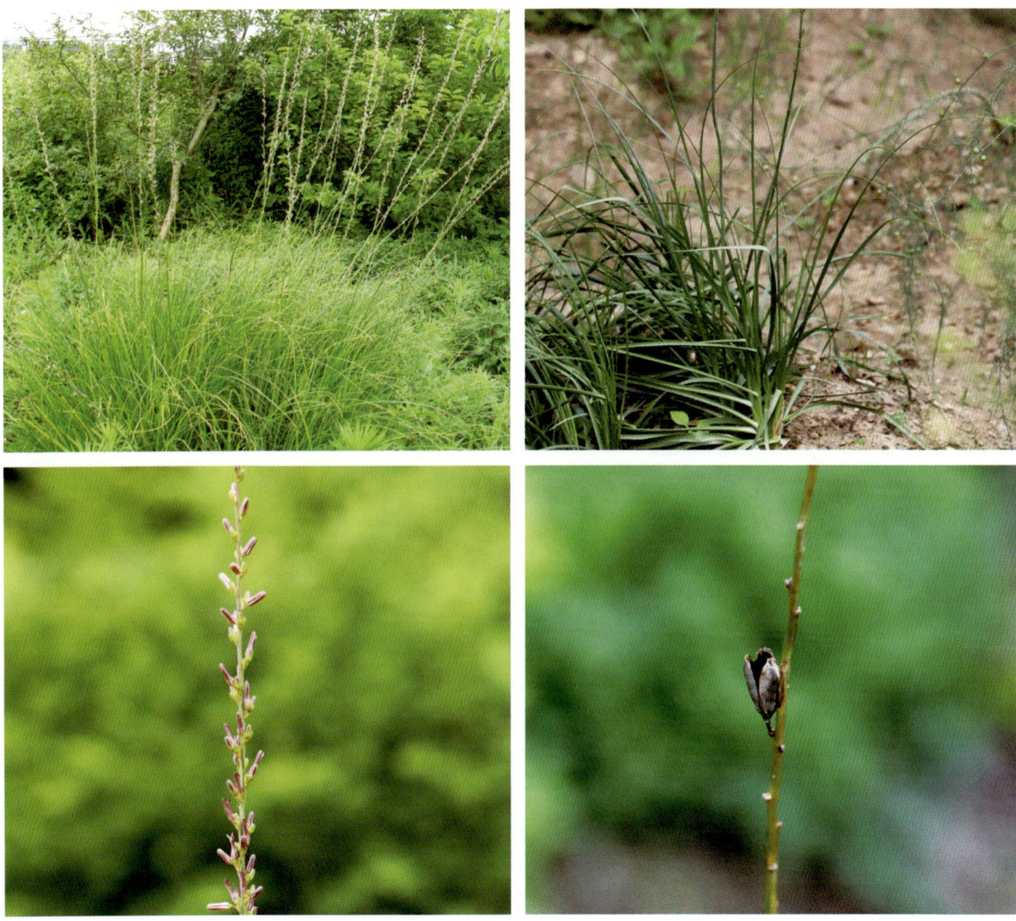

知母

## 识别要点

根茎横走，为残存叶鞘覆盖。叶基生，禾叶状。花葶生于叶丛中或侧生，直立；花 2~3 朵簇生，排成总状花序；苞片小，卵形或卵圆形，先端长渐尖；花粉红色、淡紫色或白色；花被片 6，基部稍合生，条形；雄蕊 3；子房 3 室，每室 2 胚珠。蒴果窄椭圆形，顶端有短喙，室背开裂，每室 1~2 种子。种子长，黑色，具 3~4 窄翅。

# 天门冬

*Asparagus cochinchinensis* (Lour.) Merr.

| | |
|---|---|
| ·科　名　百合科 Liliaceae | ·属　名　天门冬属 *Asparagus* |
| ·生活型　攀缘植物 | ·花果期　花期 5~6 月，果期 8~10 月 |

【释　　名】原名“天虋冬”，《神农本草经》始载之。

【别　　名】天冬草（《江苏南部种子植物手册》）、天冬（镇江、溧阳、宜兴、常熟、南通）。

【生境分布】生于山坡或河边。分布于全省各地。

【功　　用】**块根（天冬）：**甘、苦，寒。归肺、肾经。养阴润燥，清肺生津。主治肺燥干咳，顿咳痰黏，腰膝酸痛，骨蒸潮热，内热消渴，热病津伤，咽干口渴，肠燥便秘。

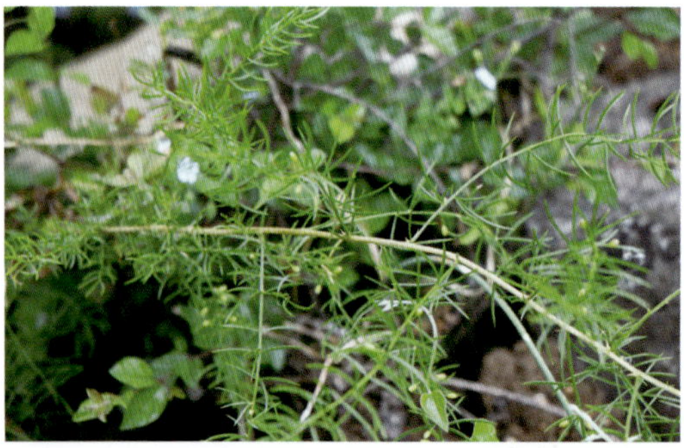

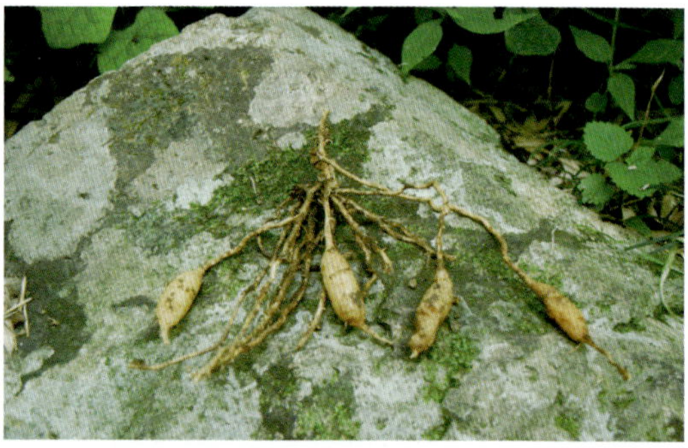

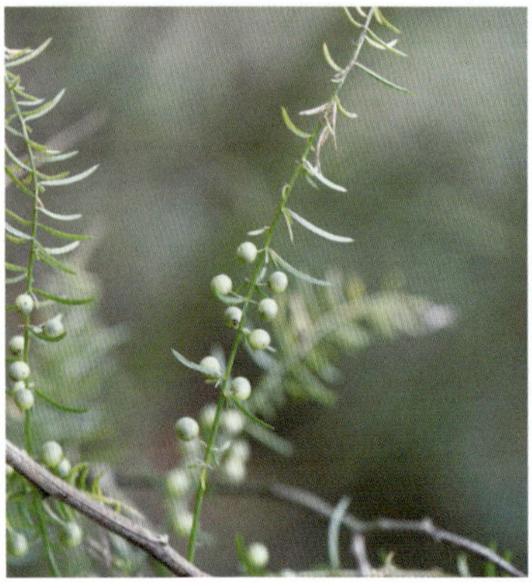

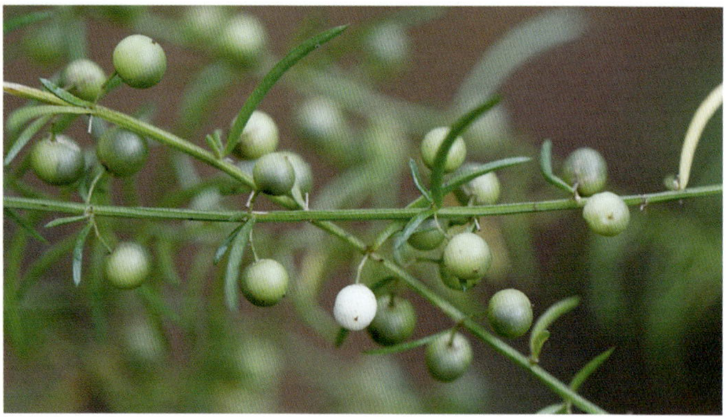

天门冬

## 识别要点

根中部或近末端成纺锤状。茎平滑，常弯曲或扭曲，分枝具棱或窄翅；叶状枝常每 3 个成簇，扁平或中脉龙骨状微呈锐三棱形，稍镰状。茎鳞叶基部延伸为硬刺，分枝刺较短或不明显。花常 2 朵腋生，淡绿色；花梗长 2~6 mm，关节生于中部；雄花花被长 2.5~3 mm，花丝不贴生花被片；雌花大小和雄花相似。浆果成熟时红色，具 1 种子。

# 宝铎草

*Disporum uniflorum* Baker ex S. Moore

·科　名　百合科 Liliaceae　　·属　名　万寿竹属 *Disporum*
·生活型　多年生直立草本　　·花果期　花期 5~6 月，果期 7~11 月

【别　　名】少花万寿竹（*Flora of China*）。
【生境分布】生于山坡林下阴湿处。分布于徐州（铜山）、连云港、南京（浦口）、镇江（句容）、常州（溧阳）、无锡（宜兴）等地。
【功　　用】**根（少花万寿竹）：**甘、淡，寒。清肺止咳，健脾和胃。主治肺热咳嗽，食积；外治烫伤。

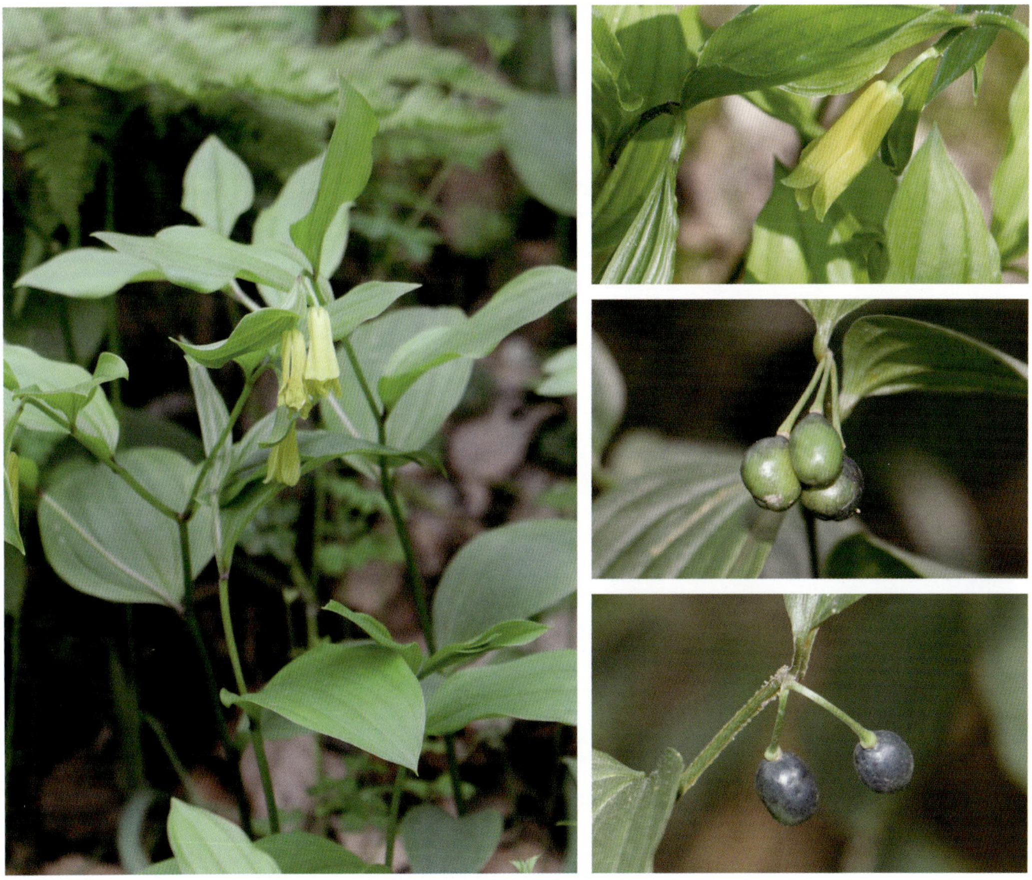

宝铎草

## 识别要点

根茎肉质，横出；茎直立，光滑。叶片质薄，薄纸质至纸质，披针形。花黄色、淡黄色、绿黄色或白色，筒状，1~3（~5）朵顶生；花柄较平滑，无花序梗；花被片近直立，长圆形匙形，长 2~3 cm；花丝约为花药长的 3 倍；子房椭圆状。浆果近球形，成熟时蓝黑色。

# 浙贝母

*Fritillaria thunbergii* Miq.

| | |
|---|---|
| ·科　名　百合科 Liliaceae | ·属　名　贝母属 *Fritillaria* |
| ·生活型　多年生草本 | ·花果期　花期 3~4 月，果期 5 月 |

【释　　名】浙贝始载于《本草纲目拾遗》，赵学敏引《百草镜》云：“浙贝出象山，俗呼象贝母。”叶暗斋云：“宁波象山所出贝母，亦分两瓣，味苦而不甜，其顶平而不尖，不能如川贝之象荷花蕊也。”

【别　　名】土贝母（南京、无锡、镇江）。

【生境分布】生于山坡林下草丛中。分布于南京、镇江（句容）、常州（溧阳）、无锡（宜兴）、苏州等地，现全省各地都有栽培，南通为主产区。

【功　　用】**鳞茎（浙贝母）**：苦，寒。归肺、心经。清热化痰止咳，解毒散结消痈。主治风热咳嗽，痰火咳嗽，肺痈，乳痈，瘰疬，疮毒。



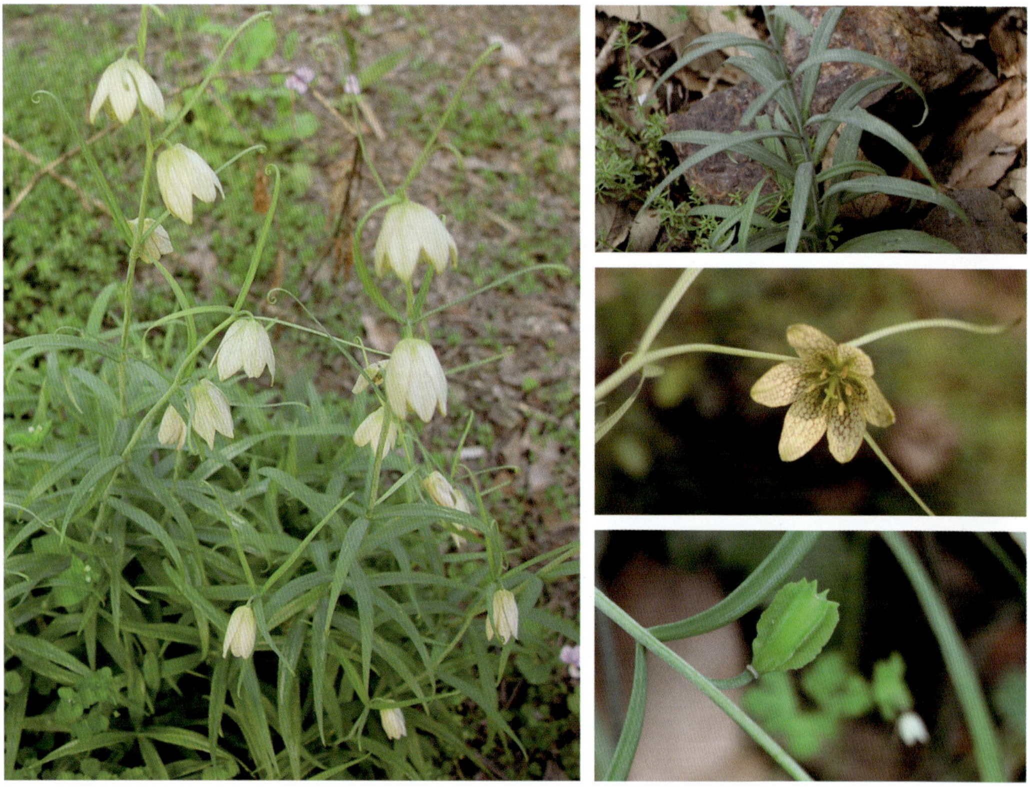

浙贝母

## 识别要点

鳞茎由 2 或 3 片肉质鳞片组成。叶披针形或线状披针形，顶端渐尖或呈卷曲状，茎上部叶顶端更卷曲；茎上部和下部叶常对生或散生，近中部轮生。花被片淡黄绿色，外有绿色条纹，内有紫色斑纹，交织成网状。蒴果棱上具翅。

# 百　合

*Lilium brownii* var. *viridulum* Baker

·科　名　百合科 Liliaceae　　·属　名　百合属 *Lilium*
·生活型　多年生草本　　·花果期　花期 7 月，果熟期 9~10 月

【释　　名】百合始载于《神农本草经》，历代本草均有记载，列为草部，李时珍在《本草纲目》中将其改列为菜部，但在历代本草著作中，“百合”条下，往往含有多种种类。《本草纲目》云：“百合一茎直上，四向生叶。叶似短竹叶，不似柳叶。五六月茎端开大白花，长五寸，六出，红蕊四垂向下，色亦不红。”所述为此变种。

【别　　名】野百合（丹徒）。

【生境分布】生于山坡林下或溪沟边。分布于全省山区各地，也有栽培。

【功　　用】**肉质鳞叶（百合）：**甘，寒。归心、肺经。养阴润肺，清心安神。主治阴虚燥咳，劳嗽咯血，虚烦惊悸，失眠多梦，精神恍惚。





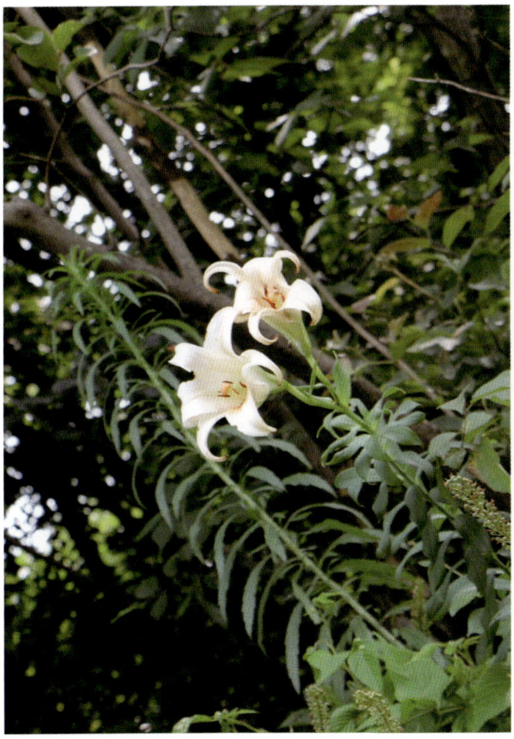

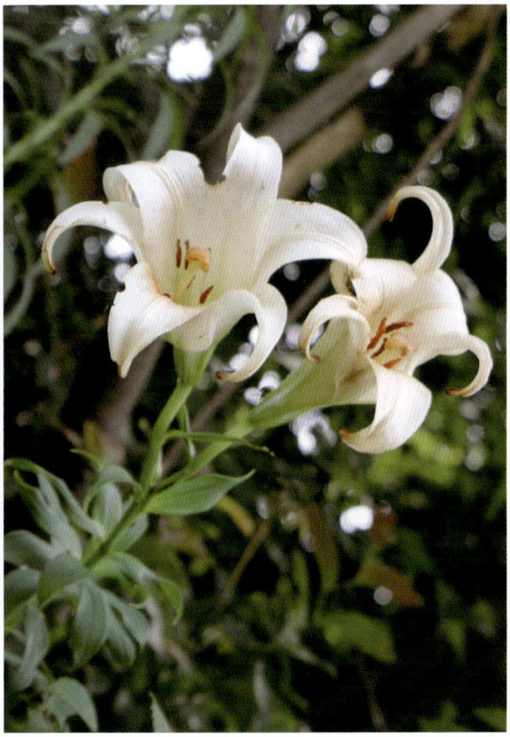

百合

## 识别要点

鳞茎近球状。叶倒披针形至倒卵形，全缘，两面无毛。苞片披针形；花被片乳白色，背面中肋淡紫色，外面稍带紫色，无斑点，长约 15 cm；花被片外轮披针形，内轮宽倒披针形；雄蕊向上弯，中部以下密被柔毛。蒴果直立，长圆状至倒卵状。

# 卷 丹

*Lilium lancifolium* Thunb.

| | |
|---|---|
| ·科　名　百合科 Liliaceae | ·属　名　百合属 *Lilium* |
| ·生活型　多年生草本 | ·花果期　花期 7~8 月，果期 9~10 月 |

【释　　名】卷丹在早期本草中本附于“百合”条下。李时珍把百合和卷丹分开，云：“茎叶似山丹而高，红花带黄而四垂，上有黑斑点，其子先结在枝叶间者。”

【生境分布】生于山沟或多砾石山地。分布于连云港（云台山）、南京（江宁、紫金山）、镇江（句容）、无锡（宜兴）、苏州等地。

【功　　用】同“百合”。





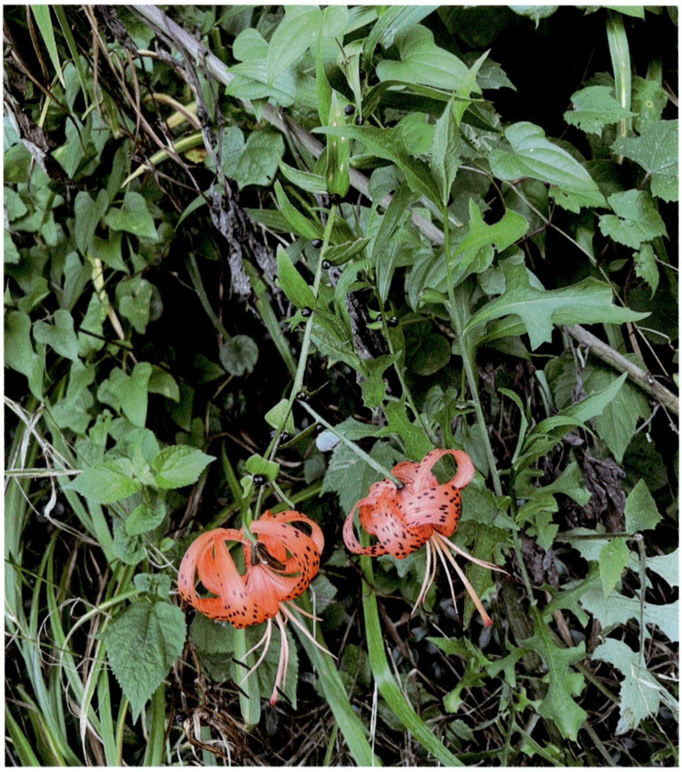

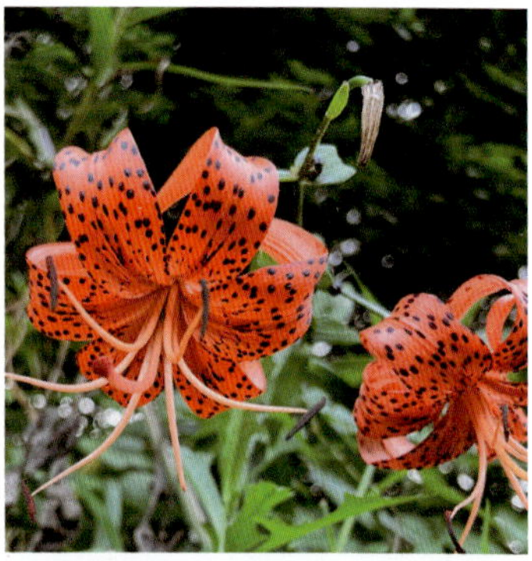

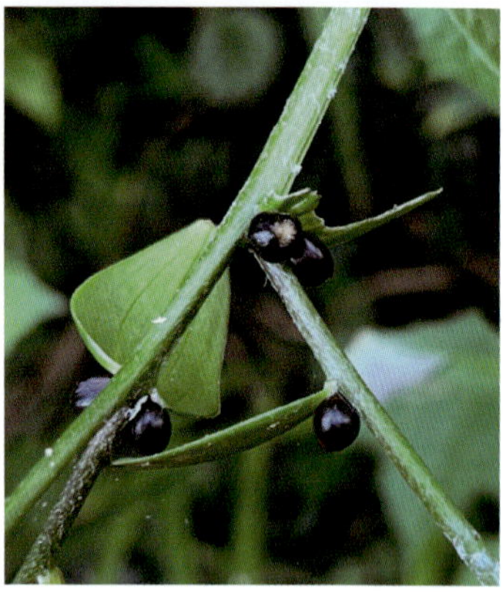

卷丹

## 识别要点

茎外带紫色，有疏或密的白色绵毛。叶散生，矩圆状披针形或披针形，上部叶腋有珠芽。花序总状；苞片叶状，卵状披针形，先端钝，有白绵毛；花柄紫色，有白色绵毛；花下垂，花被片披针形，橙红色，密生紫黑色斑点；花被片外轮披针形，内轮宽披针形，蜜腺两边有乳头状突起，尚有流苏状突起，开放后向外反卷。蒴果狭长卵形。

# 禾叶山麦冬

*Liriope graminifolia* (L.) Baker

·科　名　百合科 Liliaceae　　·属　名　山麦冬属 *Liriope*
·生活型　多年生草本　　·花果期　花期 6~8 月，果期 9~11 月

【生境分布】生于山坡、山谷林下、灌丛及草丛中。分布于南京、镇江（句容）。

【功　　用】**块根（禾叶山麦冬）**：甘、淡，凉。润肺止咳，滋阴生津，清心除烦。主治肺结核，急慢性支气管炎，急性咽喉炎，肺炎，热病口渴。

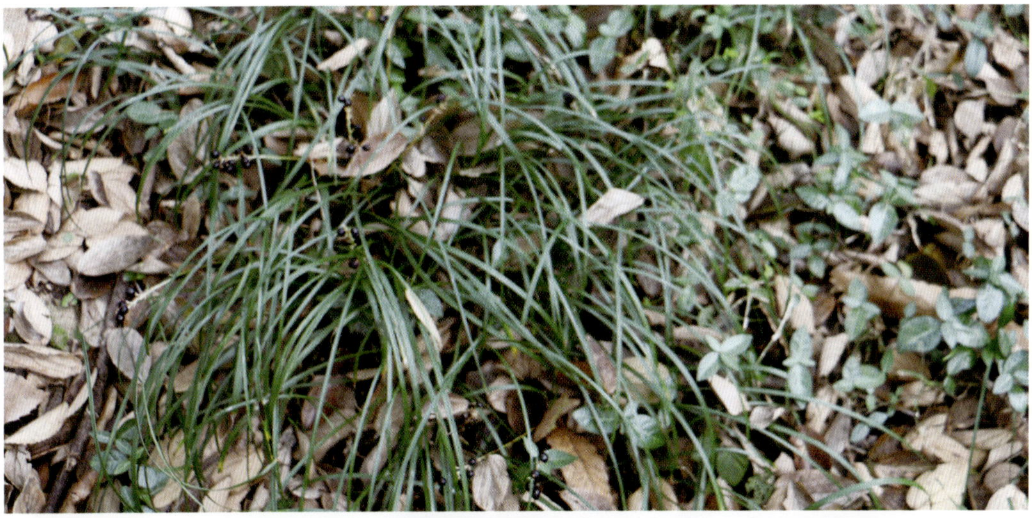

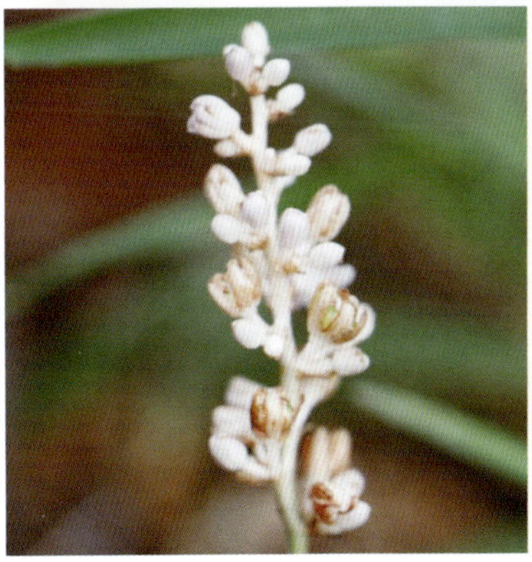

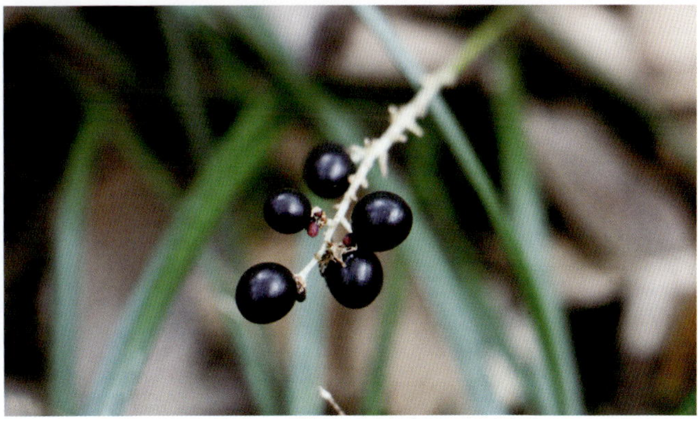

禾叶山麦冬

## 识别要点

根分枝多，有时有纺锤形小块根。具地下走茎。叶具 5 条脉，近全缘，先端边缘具细齿，基部常有残存的枯叶或有时撕裂成纤状。花葶长 20~48 cm，总状花序具多花；花常 3~5 簇生于苞片腋内；花被片窄长圆形或长圆形，先端钝圆，白色或淡紫色；花丝扁而稍宽，花药近长圆形。种子卵圆形或近球形，初绿色，成熟时蓝黑色。

# 阔叶山麦冬

*Liriope Platyphylla* Wang et Tang

| | |
|---|---|
| ·科　名　百合科 Liliaceae | ·属　名　山麦冬属 *Liriope* |
| ·生活型　多年生草本 | ·花果期　花期 7~8 月，果期 9~10 月 |

【别　　名】阔叶麦冬（《江苏南部种子植物手册》）。

【生境分布】生于山坡林下阴湿处。分布于全省各地。

【功　　用】**块根（阔叶山麦冬、土麦冬）：**甘、平，微寒。补肺养胃，滋阴生津。



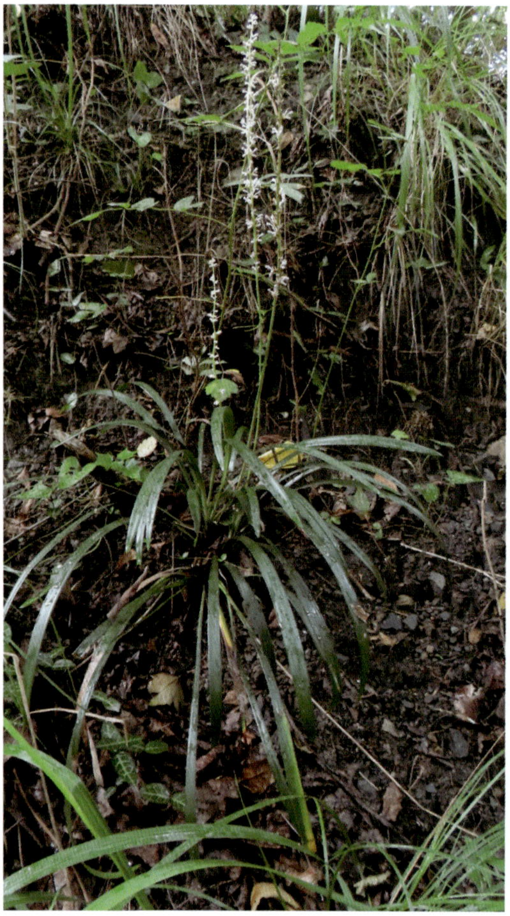

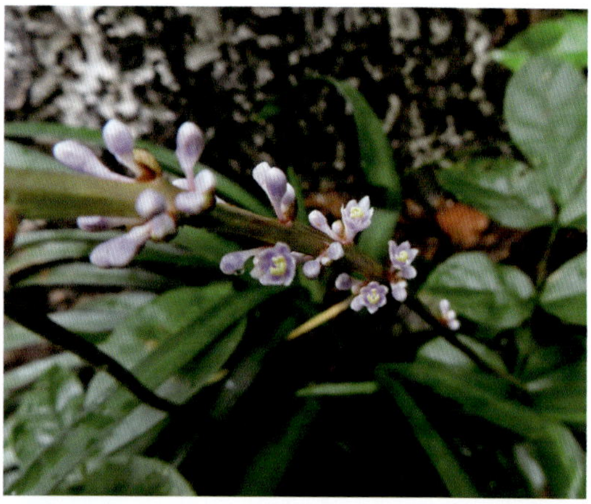

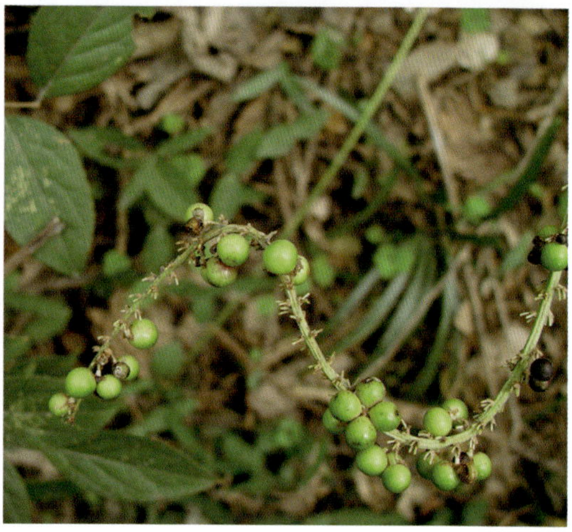

阔叶山麦冬

## 识别要点

根细长，分枝多，有时具纺锤形小块根。根茎短，木质。叶密集，革质，基部渐窄，有横脉。总状花序具多花，花 3~8 簇生于苞片腋内；苞片近刚毛状，小苞片卵形，干膜质；花被片长圆状披针形或近长圆形，紫色或红紫色；花药近长圆状披针形；子房近球形，花柱长约 2 mm，柱头 3 齿裂。种子球形，初绿色，成熟时黑紫色。

# 山麦冬

*Liriope spicata* (Thunb.) Lour.

| | |
|---|---|
| ·科　名　百合科 Liliaceae | ·属　名　山麦冬属 *Liriope* |
| ·生活型　多年生草本 | ·花果期　花期 5~7 月，果期 8~10 月 |

【别　　名】麦冬（《江苏南部种子植物手册》）、麦冬苗子（新沂）、野韭菜（泰州）、小麦冬（盱眙、江宁）。

【生境分布】生于山坡林下草丛中。分布于全省各地。

【功　　用】**块根（山麦冬、土麦冬）：**甘、微苦，凉。滋阴生津，润肺止咳，清心除烦。主治热病伤津，心烦，口渴，咽干，肺热燥咳，肺结核咯血。

【使用注意】本品为常用中药，商品除沿阶草属的麦冬的肉质块根外，山麦冬属的本种及阔叶山麦冬的肉质块根也作商品“麦冬”入药。

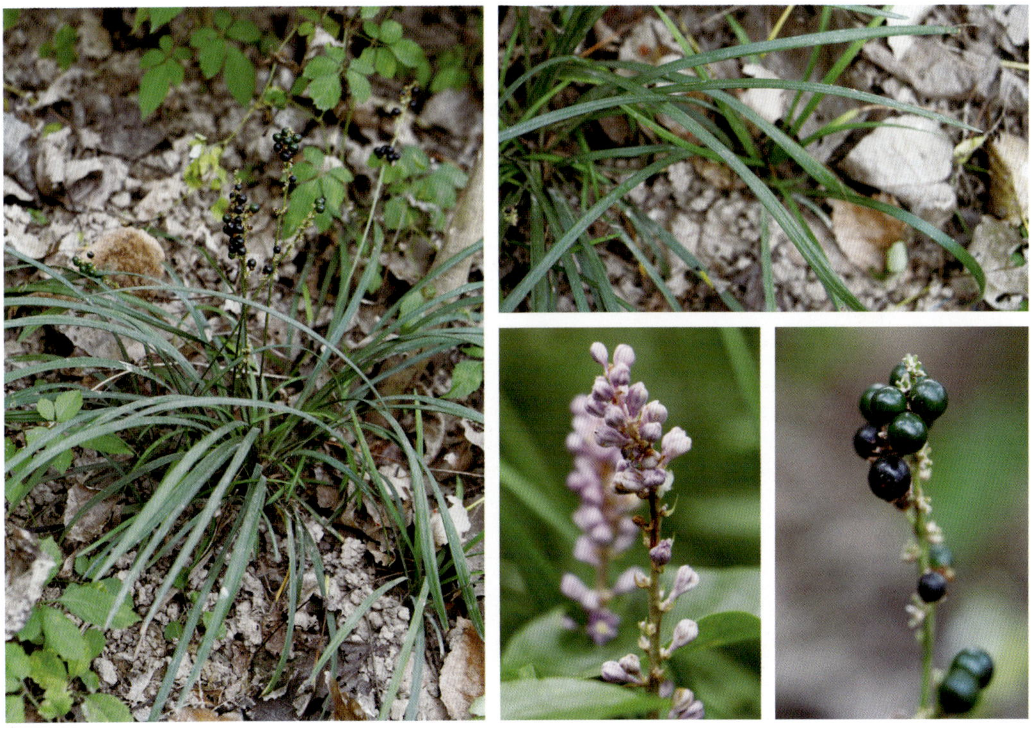

山麦冬

## 识别要点

植株有时丛生。根有时分枝多，近末端成长圆形、椭圆形或纺锤形肉质小块根。根茎短，具地下走茎。叶基部常具褐色叶鞘，叶面粉绿色，具 5 条脉，中脉较明显，具细锯齿。总状花序具多花，花常（2）3~5 簇生于苞片腋内；苞片小，披针形，干膜质；花被片长圆形、长圆状披针形，先端钝圆，淡紫色或淡蓝色。种子近球形。

# 麦　冬

*Ophiopogon japonicus* (L. f.) Ker-Gawl.

·科　名　百合科 Liliaceae　　　·属　名　沿阶草属 *Ophiopogon*
·生活型　多年生草本　　　·花果期　花期 5~8 月，果期 8~9 月

【释　　名】麦冬始载于《神农本草经》，列为上品。宋代《本草图经》云："今所在有之，叶青似莎草，长及尺余，四季不凋，根黄白色有须，根作连珠形……四月，开淡红花，如红蓼花，实碧而圆如珠。江南出者，叶大者，苗如粗葱……或云吴地者尤胜。"

【别　　名】沿阶草（《江苏植物志》）。

【生境分布】生于溪边、沟旁或林下。分布于全省各地。

【功　　用】**块根（麦冬）**：甘、微苦，微寒。归心、肺、胃经。养阴生津，润肺清心。主治肺燥干咳，阴虚劳嗽，喉痹咽痛，津伤口渴，内热消渴，心烦失眠，肠燥便秘。





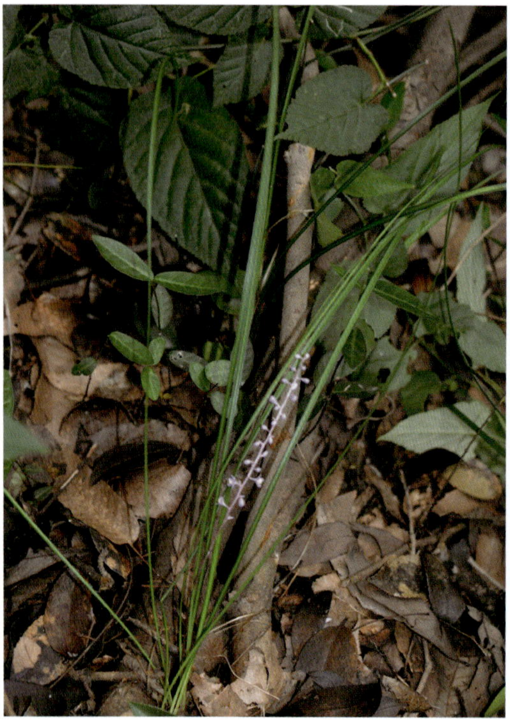
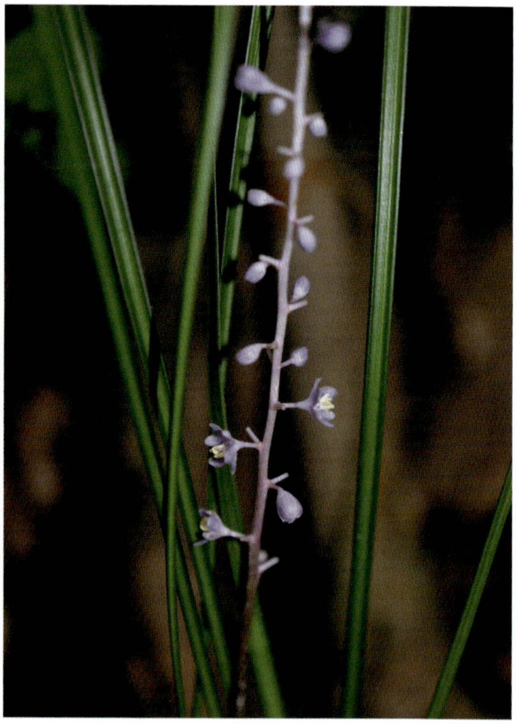

麦冬

## 识别要点

根较粗，中间或近末端具椭圆形或纺锤形小块根，淡褐黄色。地下走茎细长。叶基生成丛，禾叶状。总状花序具几朵至 10 余朵花，花单生或成对生于苞片腋内；苞片披针形；花被片常稍下垂而不开展，披针形，白色或淡紫色。种子球形。

# 华重楼

*Paris polyphylla* var. *chinensis* (Franch.) Hara

·科　名　百合科 Liliaceae　　·属　名　重楼属 *Paris*

·生活型　多年生草本　　·花果期　花期 5~7 月，果期 8~10 月

【释　　名】原名“蚤休”，始载于《神农本草经》，列为下品，云：“蚤休，味苦，微寒，主惊痫，摇头弄舌……去蛇毒。”在《唐本草》注中“蚤休”条下指出“今谓重楼金线者是也，一名重台，南人名草甘遂，一茎六七叶，似王孙、鬼臼、蓖麻辈，叶有二三层，根如肥大菖蒲，细肌脆白。”

【生境分布】生于山坡林下阴湿处。分布于无锡（宜兴）。

【功　　用】**根茎（重楼）**：苦，微寒；有小毒。归肝经。清热解毒，消肿止痛，凉肝定惊。主治疔疮痈肿，咽喉肿痛，蛇虫咬伤，跌扑伤痛，惊风抽搐。

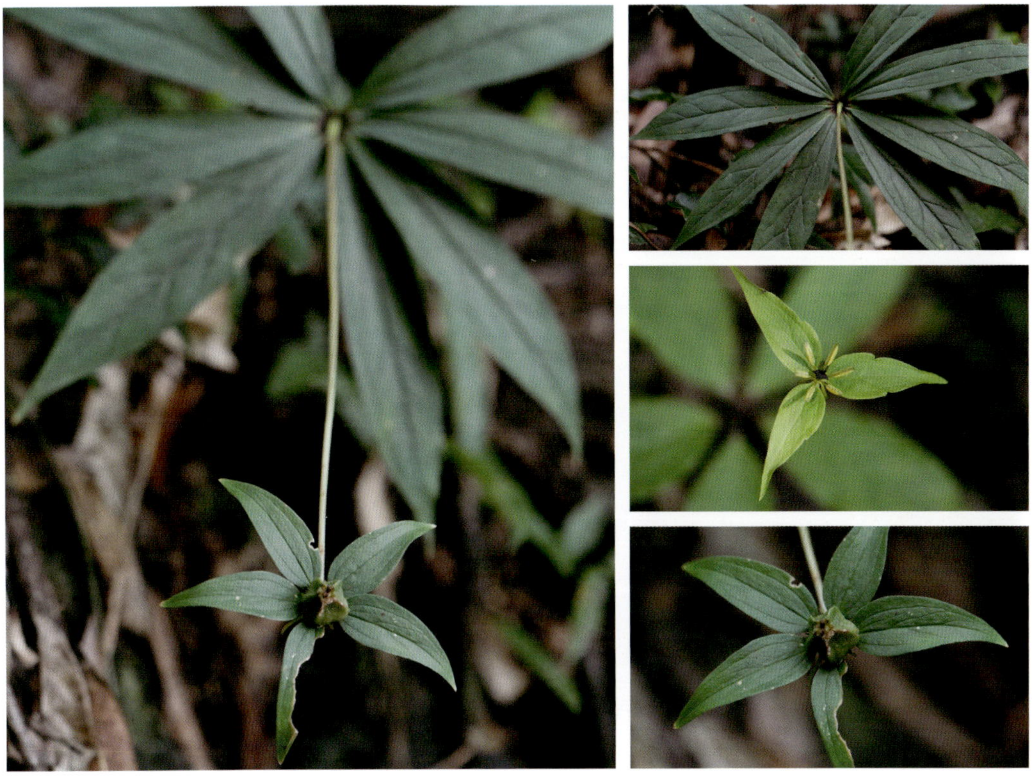

华重楼

## 识别要点

叶 5~9 枚，通常 7 枚轮生，基部楔形；叶柄带紫红色。花柄比叶柄长；外轮花被片 5 或 6，叶状，绿色，内轮花被片狭条形，长为外轮的 1/3 至近等长或稍超过，上部常稍扩大；药隔凸出部分比花药狭，子房有棱。蒴果紫色。种子具鲜红色多浆汁的外种皮。

# 多花黄精

*Polygonatum cyrtonema* Hua

| | |
|---|---|
| ·科　名　百合科 Liliaceae | ·属　名　黄精属 *Polygonatum* |
| ·生活型　多年生草本 | ·花果期　花期 5~6 月，果期 8~10 月 |

【别　　名】囊丝黄精（《江苏植物志》）。

【生境分布】生于山坡林下或草丛中。分布于南京（浦口）、镇江（句容）、无锡（宜兴）。

【功　　用】**根茎（黄精）：**甘，平。归脾、肺、肾经。补气养阴，健脾，润肺，益肾。主治脾胃气虚，体倦乏力，胃阴不足，口干食少，肺虚燥咳，劳嗽咳血，精血不足，腰膝酸软，须发早白，内热消渴。



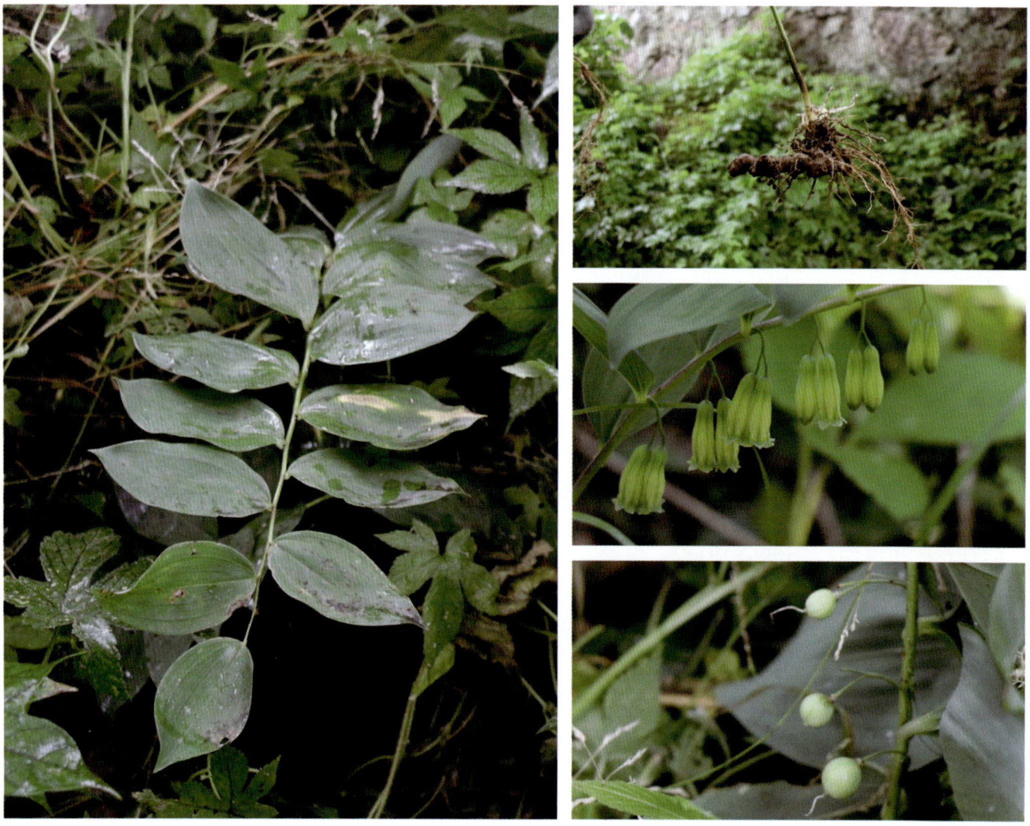

多花黄精

## 识别要点

根茎肥厚，常连珠状或结节成块，稀近圆柱形。叶互生，椭圆形、卵状披针形或长圆状披针形，稍镰状弯曲，先端尖或渐尖。花序具 2~7 花，伞形；花被黄绿色；花丝两侧扁或稍扁，具乳头状突起或短绵毛，顶端稍膨大或具囊状突起。浆果成熟时黑色，具 3~9 种子。

# 玉竹

*Polygonatum odoratum* (Mill.) Druce

·科　名　百合科 Liliaceae　　·属　名　黄精属 *Polygonatum*
·生活型　多年生草本　　·花果期　花期 5~6 月，果期 7~9 月

【释　　名】玉竹原名“萎蕤”，始载于《神农本草经》，《名医别录》始称为玉竹。《本草纲目》云“其叶光莹而象竹，其根多节，故有荧及玉竹、地节诸名”，并描其形态“处处山中有之，其根横生似黄精，差小，黄白色，性柔多须，最难燥。其叶如竹，两两相值”。

【别　　名】玉竹黄精（宜兴）、竹叶三七（常熟）、黄精（铜山、浦口、溧阳）。

【生境分布】生于山坡草丛中或林下阴湿处。分布于全省各地。

【功　　用】**根茎（玉竹）**：甘，微寒。归肺、胃经。养阴润燥，生津止渴。主治肺胃阴伤，燥热咳嗽，咽干口渴，内热消渴。

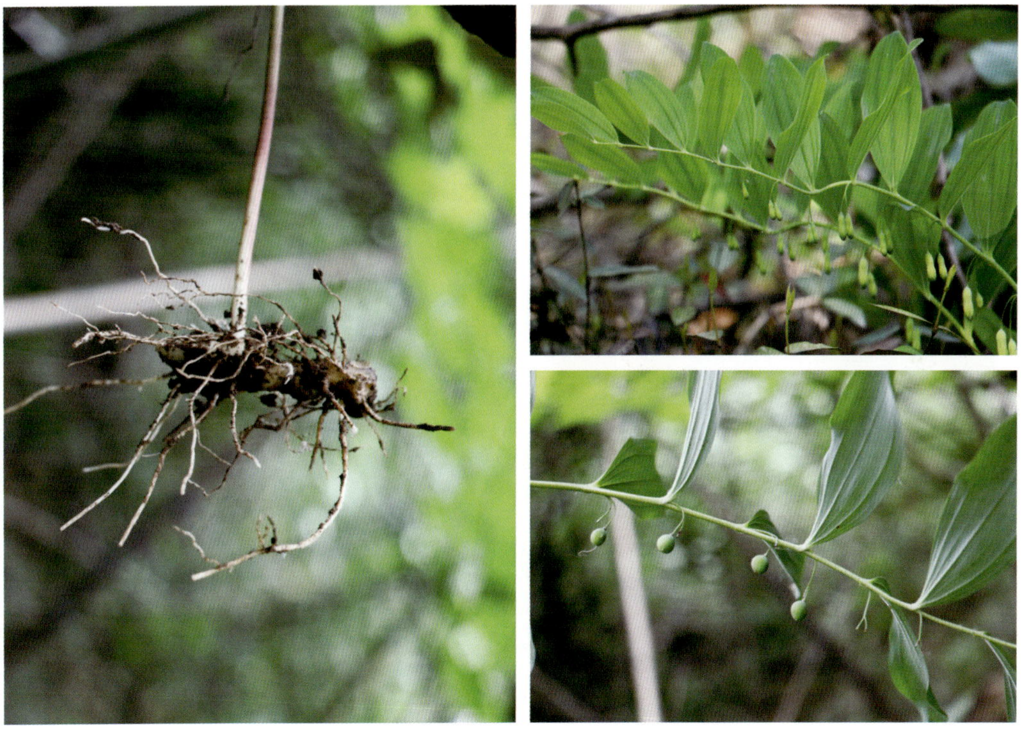

玉竹

## 识别要点

根茎圆柱形。叶互生，椭圆形或卵状长圆形，先端尖，叶背带灰白色，叶背脉上平滑或乳头状粗糙。花序具 1~4 花，无苞片或有线状披针形苞片；花被黄绿色或白色，花被筒较直；花丝丝状，近平滑或具乳头状突起，花药长约 4 mm；子房长 3~4 mm，花柱长 1~1.4 cm。浆果成熟时蓝黑色，具 7~9 种子。

# 绵枣儿

*Scilla scilloides* (Lindl.) Druce

| | |
|---|---|
| ·科　名　百合科 Liliaceae | ·属　名　绵枣儿属 *Scilla* |
| ·生活型　多年生草本 | ·花果期　花果期 7~11 月 |

【释　　名】明代《救荒本草》已有记载，云："绵枣儿，一名石枣儿，出密县山谷中，生石间，苗高三五寸，叶似韭叶而阔，瓦陇样，叶中撺葶出穗，似鸡冠苋穗而细小，开淡粉红花，微带紫色，结小蒴儿，其子似大蓝子而小，黑色；根类独颗蒜，又似枣形而白。"所述皆指本种。

【生境分布】生于山坡、林下、草丛中。分布于全省各地。

【功　　用】**鳞茎（绵枣儿）：**甘、苦，寒；有小毒。强心利尿，消肿止痛，解毒。主治跌打损伤，腰腿疼痛，筋骨痛，牙痛，心源性水肿；外治痈疽，乳腺炎，毒蛇咬伤。





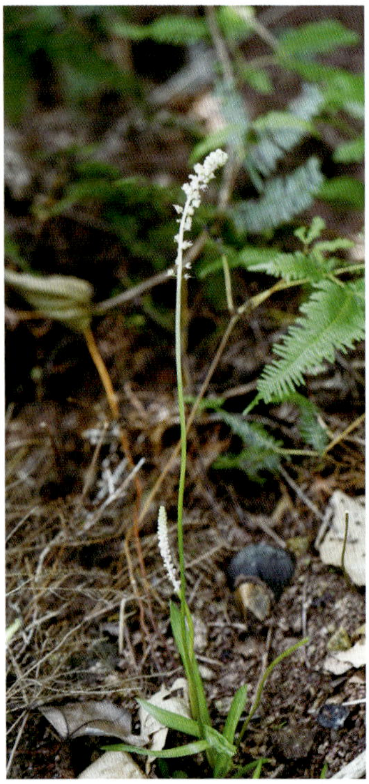
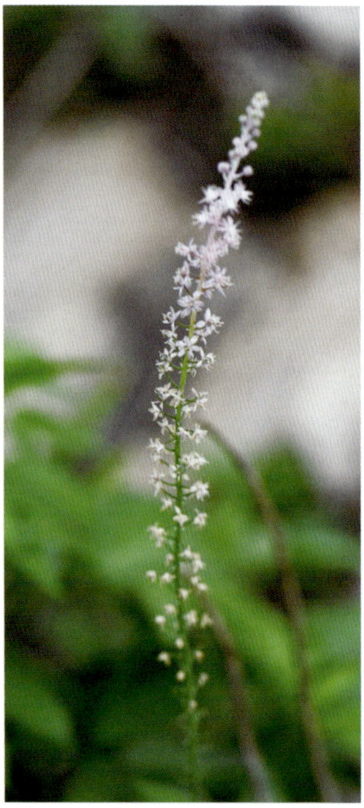
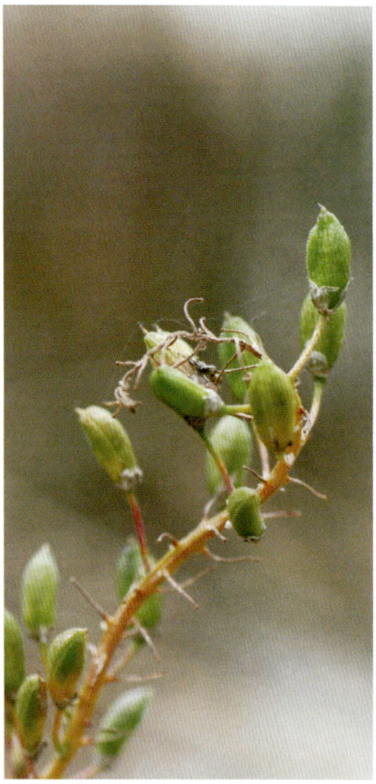

绵枣儿

## 识别要点

鳞茎卵圆形或近球形，皮黑褐色。基生叶通常 2~5，窄带状。花葶通常比叶长；总状花序具多数花；花紫红色、粉红色或白色；花梗顶端具关节，基部有 1~2 窄披针形苞片；花被片近椭圆形、倒卵形或窄椭圆形，基部稍合生而成盘状。蒴果近倒卵圆形。种子 1~3，黑色，长圆状窄倒卵圆形。

# 菝葜

*Smilax china* L.

·科　名　百合科 Liliaceae　　·属　名　菝葜属 *Smilax*
·生活型　攀缘灌木　　·花果期　花期 4~5 月，果熟期 8~11 月

【释　　名】菝葜始载于《名医别录》，列为中品，曰：“生山野，二月八月采根。”后诸家本都有记述。其中《本草纲目》对菝葜的形态描绘颇为确切，云：“其茎蔓而坚强，植生有刺，其叶团大，状如马蹄，光泽似柿叶，不类冬青；秋开黄花，结红子，其根甚硬，有硬须如刺。”

【别　　名】筋角拉子（连云港），金刚鞭（南京），铁棱角（仪征），金刚刺（溧阳、苏州），金刚藤、筋骨柱子、白茯苓、铁刺苓、红刺根（江苏）。

【生境分布】生于山坡林下。分布于全省各地。

【功　　用】**根茎（菝葜）：**甘、微苦、涩，平。归肝、肾经。利湿去浊，祛风除痹，解毒散瘀。主治小便淋浊，带下量多，风湿痹痛，疔疮痈肿。

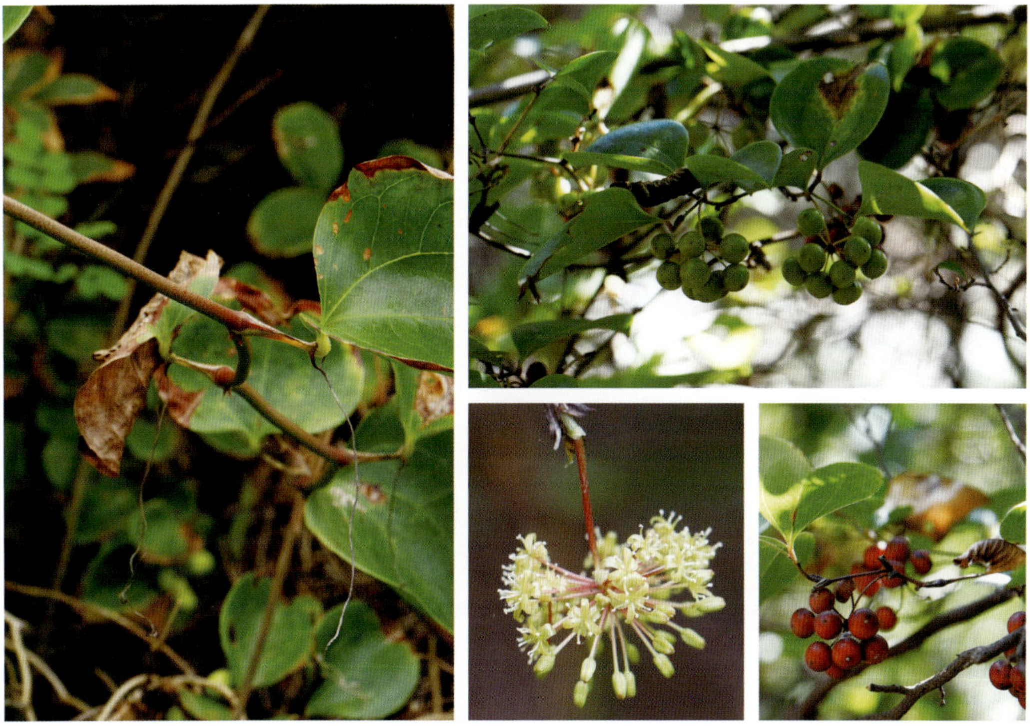

菝葜

## 识别要点

根茎不规则块状；茎疏生刺。叶薄革质，干后常红褐色或近古铜色，圆形、卵形或宽卵形，叶背粉霜多少可脱落，常淡绿色。花绿黄色；雄花花药比花丝稍宽，常弯曲；雌花与雄花大小相似，有 6 枚退化雄蕊。浆果成熟时红色，有粉霜。

# 土茯苓

*Smilax glabra* Roxb.

·科　名　百合科 Liliaceae　　·属　名　菝葜属 *Smilax*
·生活型　攀缘灌木　　·花果期　花期 7~11 月，果期 11 月至翌年 4 月

【释　　名】“土茯苓”之名始载于《滇南本草》；原名“禹余粮”，在陶弘景《本草经集注》中即有记录。李时珍将后者并入土茯苓一类，并转引陶弘景在注石部禹余粮时所记：“南中平泽有一种藤，生叶如菝葜，根作块有节，似菝葜而色赤，味如薯蓣，亦名禹余粮，言昔禹行山乏食，采此充粮，而弃其余，故有此名。”

【生境分布】生于山坡草丛中。分布于镇江、常州（溧阳）、无锡（宜兴）。

【功　　用】**根茎（土茯苓）：**甘、淡，平。归肝、胃经。解毒，除湿，通利关节。主治梅毒及汞中毒所致的肢体拘挛、筋骨疼痛，湿热淋浊，带下病，痈肿，瘰疬，疥癣。





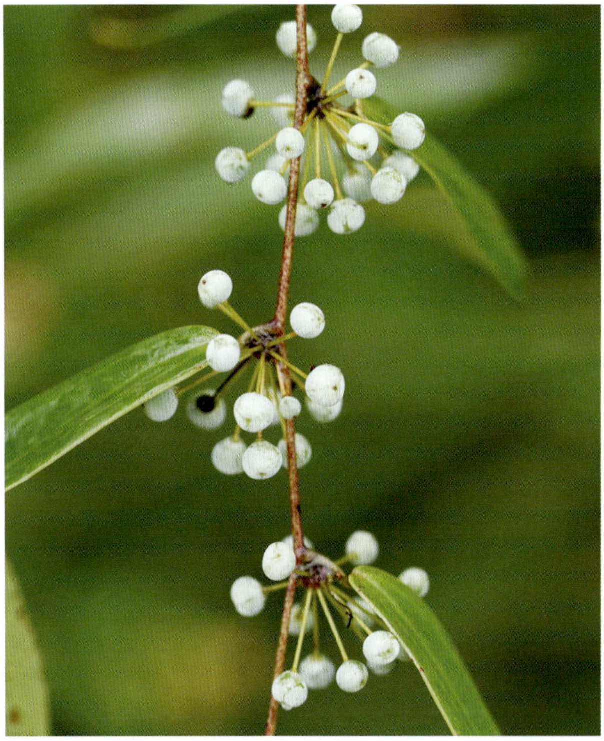
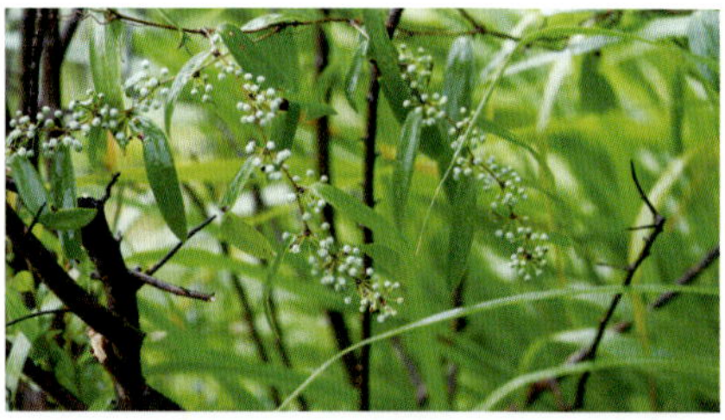
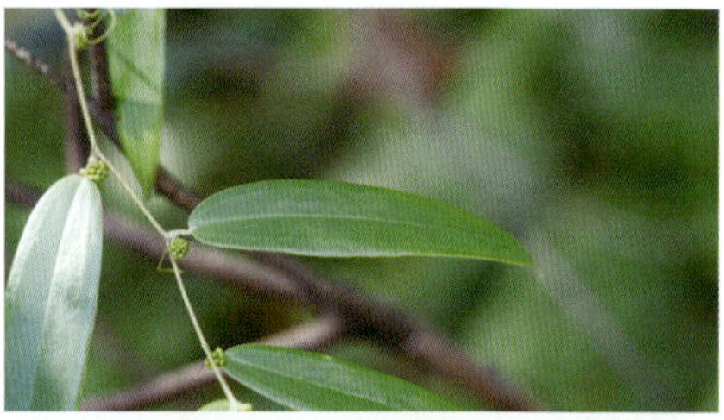
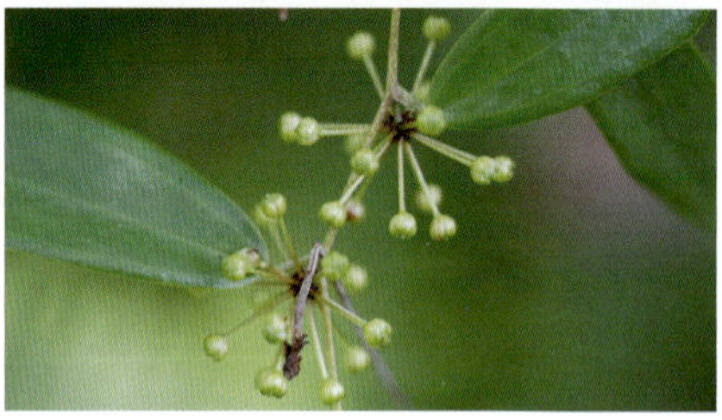

土茯苓

## 识别要点

根茎块状，常由匍匐茎相连。叶薄革质，窄椭圆状披针形，叶背常绿色，有时带苍白色。花绿白色，六棱状球形；雄花外花被片近扁圆形，兜状，背面中央具槽，内花被片近圆形，有不规则齿。浆果成熟时紫黑色，具粉霜。

# 油点草

*Tricyrtis macropoda* Miq.

·科　名　百合科 Liliaceae　　　·属　名　油点草属 *Tricyrtis*
·生活型　多年生草本　　　　　　·花果期　花果期 6~10 月

【生境分布】生于山坡、沟边杂草中或竹林下。分布于南京、镇江（句容）、常州（溧阳）、无锡（宜兴）等地。

【功　　用】**全草或根（油点草、红酸七）：**甘，温。补虚止咳。主治肺结核咳嗽。

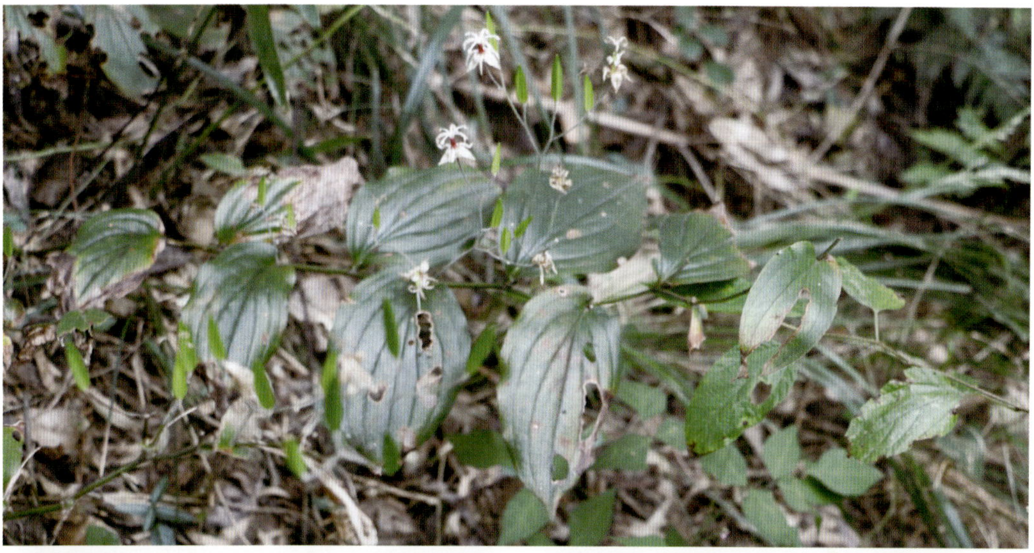

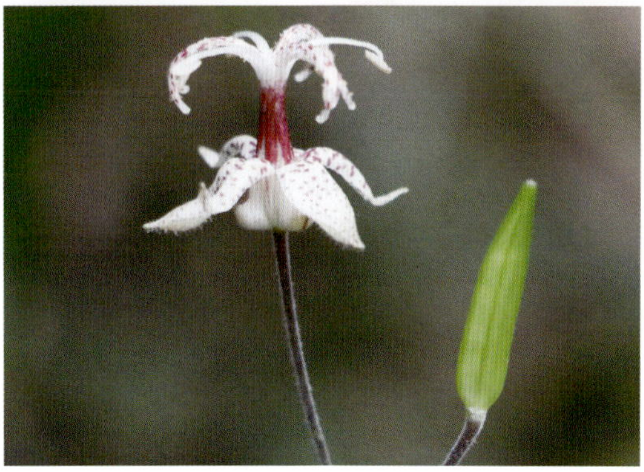

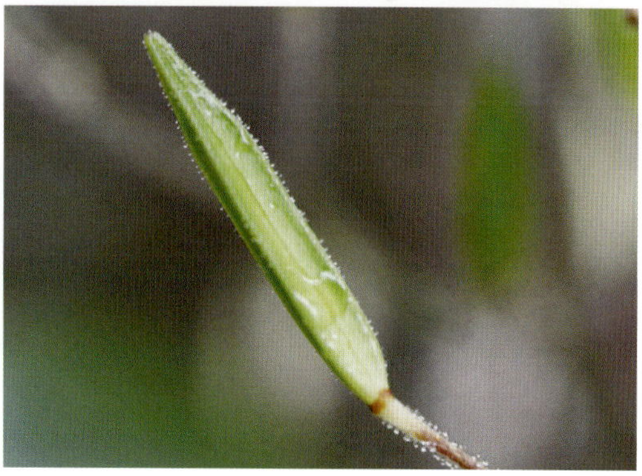

油点草

## 识别要点

茎上部疏生或密生短的糙毛。叶长椭圆形至宽椭圆形，两面疏生短糙伏毛，边缘具短糙毛。二歧聚伞花序顶生或着生于上部叶腋，花序轴和花梗生有淡褐色短糙毛，并间生有细腺毛；花被片绿白色或白色，内面具多数紫红色斑点，外轮花被片宽倒披针形，基部膨大成囊状，内轮狭披针形；花丝中上部向外弯曲，具紫色斑点。蒴果直立，长于果梗。

# 老鸦瓣

*Tulipa edulis* (Miq.) Baker

| | |
|---|---|
| ·科　名　百合科 Liliaceae | ·属　名　郁金香属 *Tulipa* |
| ·生活型　多年生草本 | ·花果期　花期 3~4 月，果期 4~5 月 |

【释　　名】原名“山慈菰”。宋代《嘉祐本草》据唐代《本草拾遗》及《日华子本草》收载，曰：“生山中湿地，名金灯花，叶似车前，根如慈姑。”又载：“零陵间有团慈姑，根如小蒜。”

【生境分布】生于向阳山坡及荒地。分布于全省各地。

【功　　用】**鳞茎（光慈姑）**：辛、甘，寒；有小毒。归肝、胃经。清热解毒，消肿散结。外治痈疽疔肿，瘰疬结核，蛇虫咬伤。

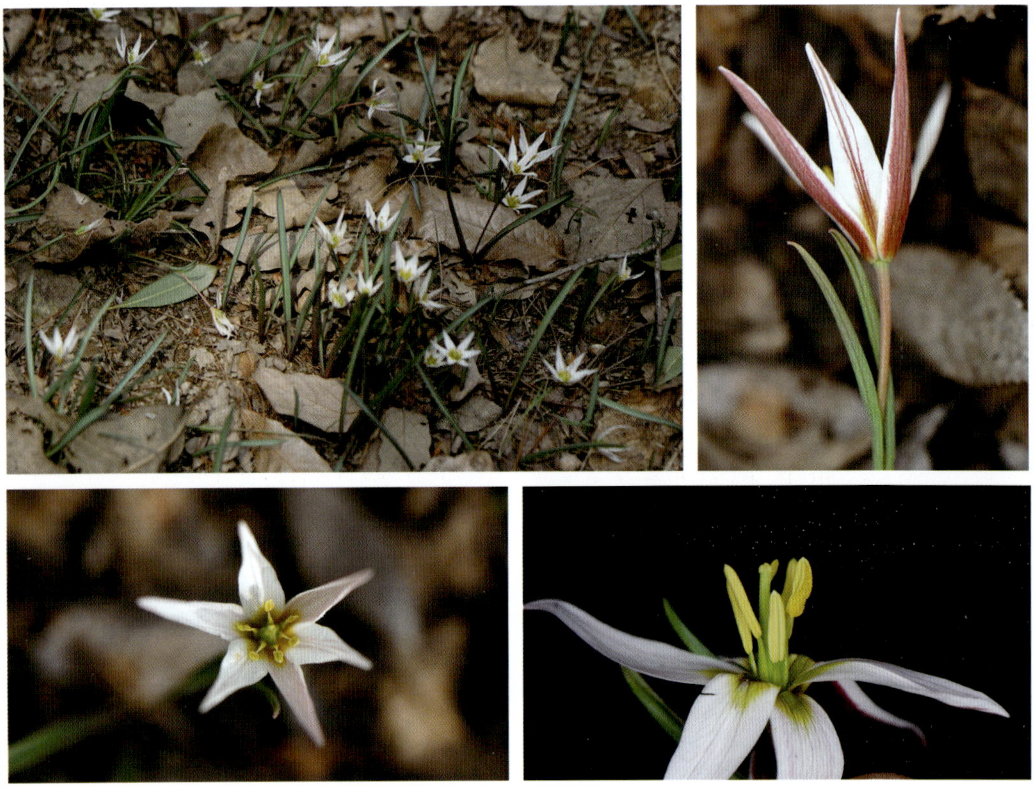

老鸦瓣

## 识别要点

鳞茎卵圆状，皮纸质，内面密被长柔毛；茎常不分枝，无毛。基生叶 2 枚，线形。花单朵顶生，靠近花的基部具 2 枚对生（较少 3 枚轮生）的苞片；苞片狭条形；花被片狭椭圆状披针形，白色，背面有紫红色纵条纹；雄蕊 3 长 3 短，花丝无毛，中部稍扩大，向两端逐渐变窄或从基部向上逐渐变窄；子房长椭圆形。蒴果近球形，有长喙。

# 百　部

*Stemona japonica* (Blume) Miq.

| | |
|---|---|
| ·科　名　百部科 Stemonaceae | ·属　名　百部属 *Stemona* |
| ·生活型　多年生草本 | ·花果期　花期 5~7 月，果期 7~9 月 |

【别　　名】药虱草、虱子草（溧阳），一窝虎（《江苏植物志》）。

【生境分布】生于阳坡灌木丛下或竹林下。分布于南京、镇江（句容）、常州（溧阳）、无锡（宜兴）。

【功　　用】**块根（百部）：**甘、苦，微温。归肺经。润肺下气止咳，杀虫灭虱。主治新久咳嗽，肺痨咳嗽，顿咳；外治头虱，体虱，蛲虫病，阴痒。

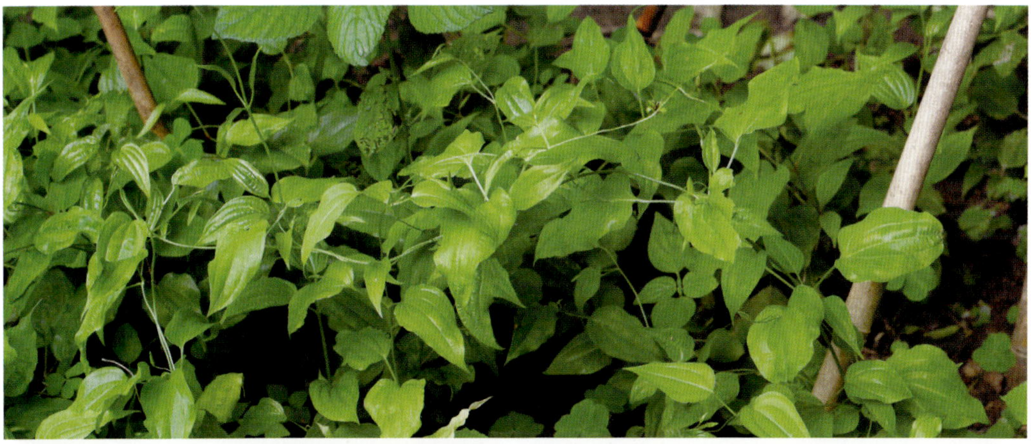

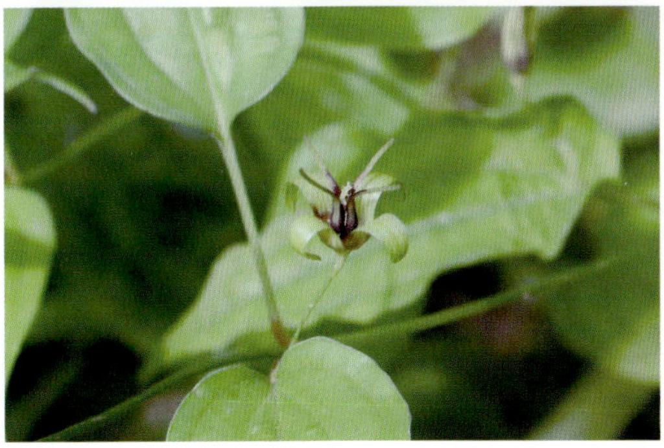

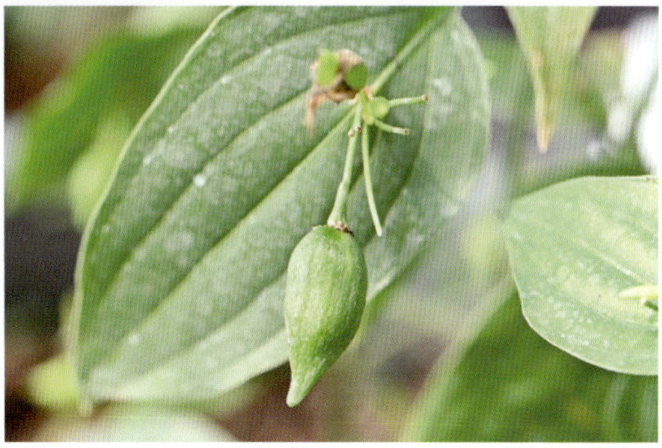

百部

识别要点

块根长圆状纺锤形。茎少数分枝，上部攀缘状。叶 2~4（5）轮生，纸质或薄革质，卵形、卵状披针形或卵状长圆形。花序梗贴生叶片中脉，花单生或数朵组成聚伞状花序；雄蕊紫红色，短于花被或近等长，花丝基部稍合生成环，花药顶端具箭头状附属物。蒴果卵形，赤褐色，顶端锐尖。种子椭圆形，稍扁平，深紫褐色。

# 直立百部

*Stemona sessilifolia* (Miq.) Miq.

| | |
|---|---|
| ·科　名　百部科 Stemonaceae | ·属　名　百部属 *Stemona* |
| ·生活型　亚灌木 | ·花果期　花期 3~5 月，果期 6~7 月 |

【别　　名】一窝虎（连云港）、百部（宜兴）、百部袋（盱眙、镇江）。

【生境分布】生于山坡灌丛或竹林下。分布于全省各地。

【功　　用】同“百部”。





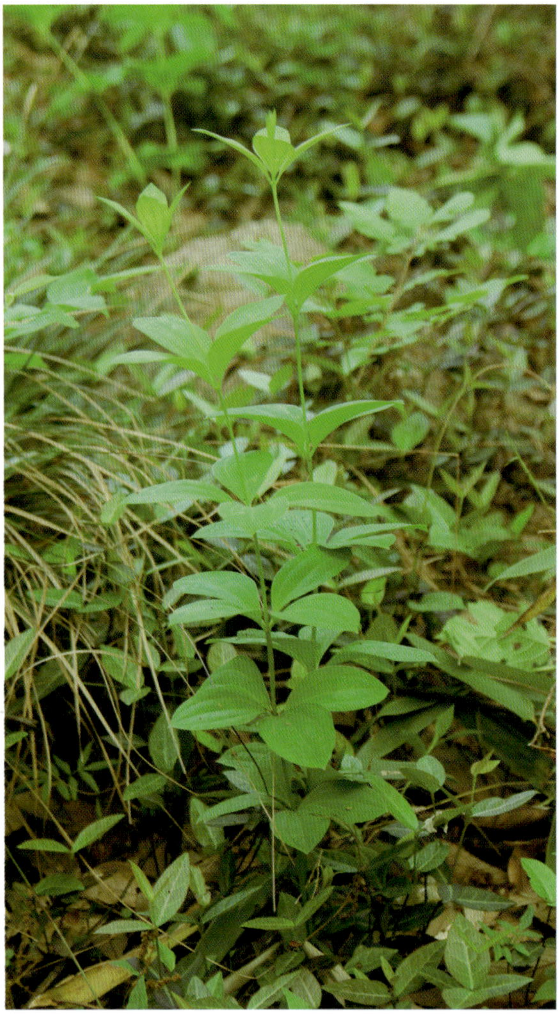

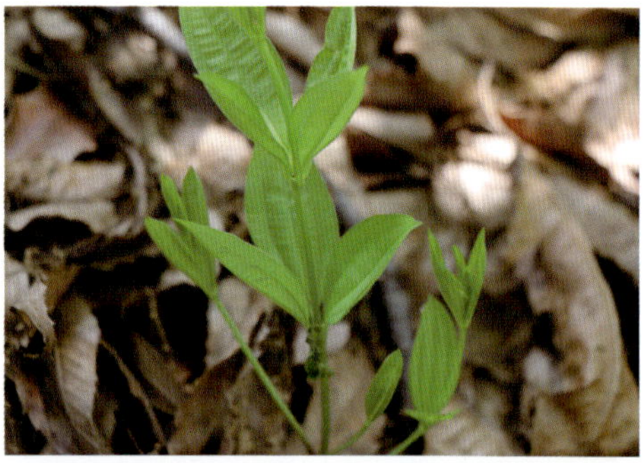

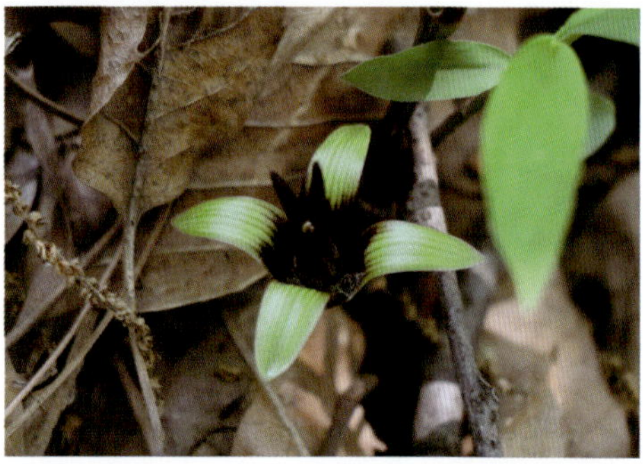

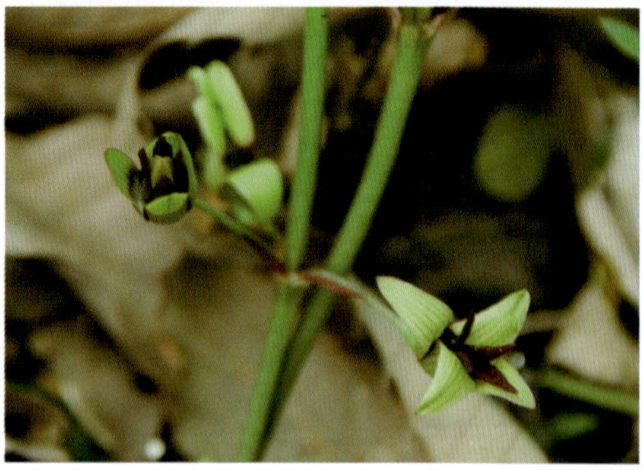

直立百部

## 识别要点

块根纺锤状。茎直立，不分枝。叶常（2）3~4（5）轮生，卵状椭圆形或卵状披针形，先端锐尖，基部收窄为短柄或近无柄。花梗外伸，中上部具关节；花斜举，花被片淡绿色；雄蕊紫红色，花丝短。

# 忽地笑

*Lycoris aurea* (L' Hér.) Herb.

| | |
|---|---|
| ·科　名　石蒜科 Amaryllidacea | ·属　名　石蒜属 *Lycoris* |
| ·生活型　多年生草本 | ·花果期　花期 8~9 月，果期 10 月 |

【别　　名】黄花石蒜（江苏）。

【生境分布】生于山坡水沟阴湿处。分布于南京（栖霞）、镇江（句容）、无锡（宜兴）、常州（溧阳）等地。

【功　　用】**鳞茎（忽地笑、铁色箭）：**辛，平；有小毒。解热消肿，润肺祛痰，催吐。主治痈肿疮毒，虫疮作痒，耳下红肿等。

【使用注意】全株含石蒜碱等多种生物碱，有毒，以鳞茎最毒。

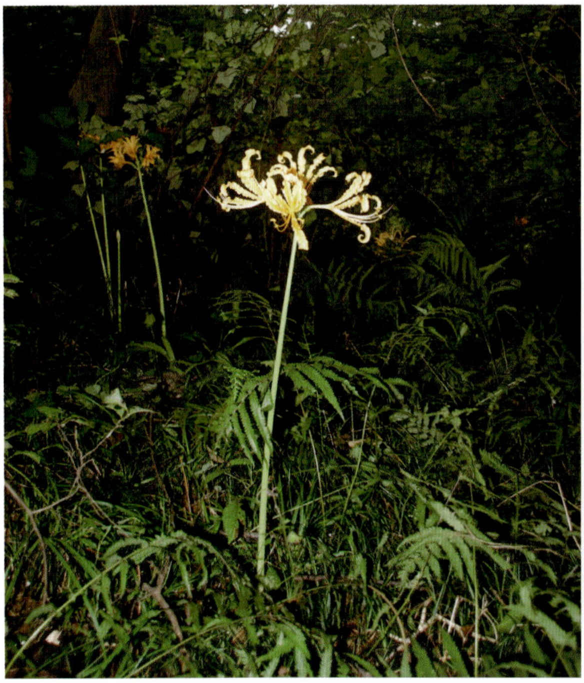

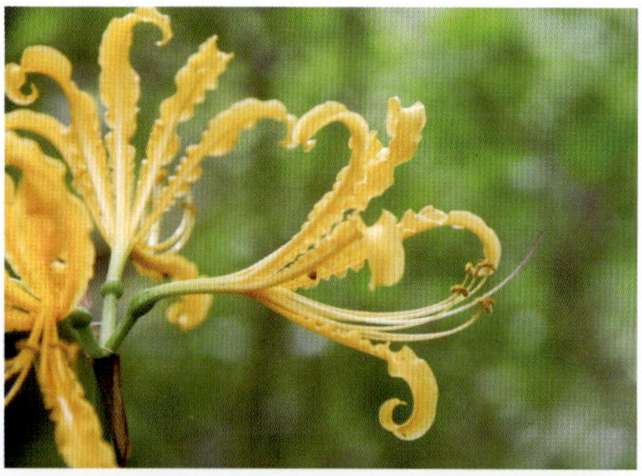

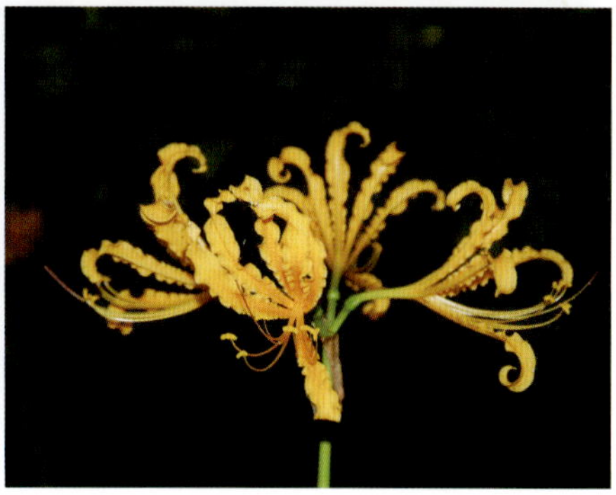

忽地笑

## 识别要点

叶秋季抽出，剑形，先端渐尖，中脉淡色带明显。花茎高约 60 cm，顶生伞形花序有 4~7 花；总苞片 2，披针形；花两侧对称，黄色；花被筒长 1.2~1.5 cm，花被裂片倒披针形，长约 6 cm，外弯，背面中脉具淡绿色带，边缘波状皱缩；雄蕊稍伸出花被，花丝黄色；花柱上部玫瑰红色。蒴果具 3 棱。种子少数，近球形，黑色。

# 石　蒜

*Lycoris radiata* (L' Hér.) Herb.

| | |
|---|---|
| ·科　名　石蒜科 Amaryllidaceae | ·属　名　石蒜属 *Lycoris* |
| ·生活型　多年生草本 | ·花果期　花期 8~9 月，果期 10 月 |

【释　　名】石蒜始载于《本草图经》，《经史证类备急本草》引水麻、金灯、石蒜 3 图，其文均在“石蒜”条下，云：“水麻、金灯、石蒜生鼎州……其根名石蒜……九月采。又金灯花，其根亦名石蒜，或云即此类也。”

【别　　名】龙爪花（南京、镇江、泰州、高邮）、新米夜饭花（常熟）、螳螂花（苏州）。

【生境分布】生于林缘、路旁、荒山的山地阴湿处。分布于江苏北部和南部大部分地区，包括连云港、扬州、南京、镇江、常州（溧阳）、无锡（宜兴）、苏州等地。

【功　　用】**鳞茎（石蒜）**：辛，平；有小毒。归肺、胃、肝经。解热消肿，润肺祛痰，催吐。主治痈肿疮毒，虫疮作痒，耳下红肿等。





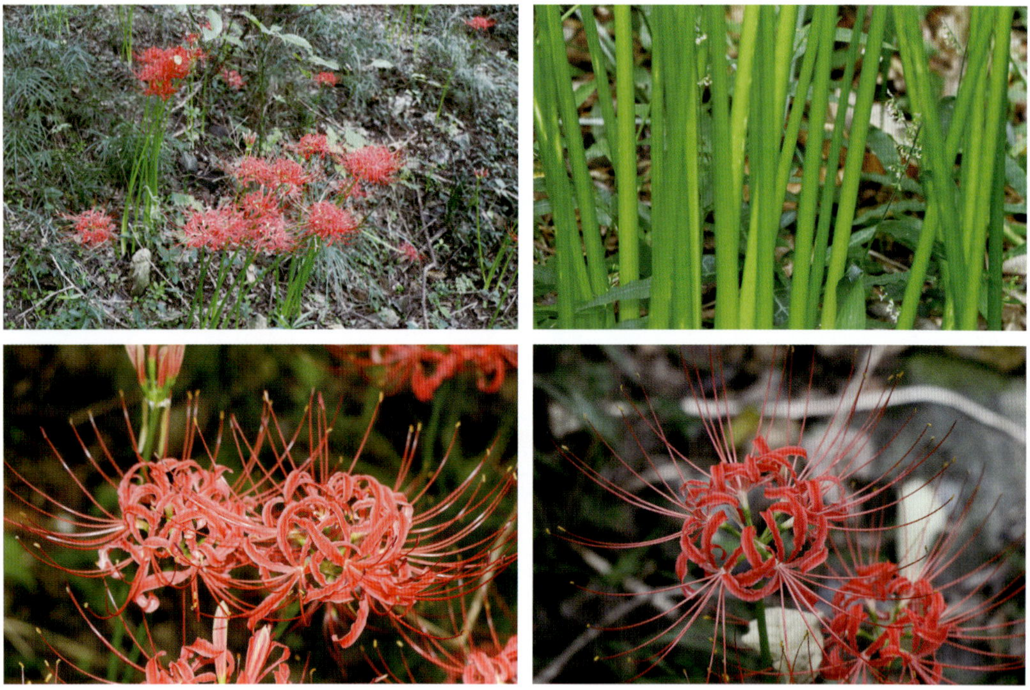

石蒜

## 识别要点

鳞茎近球形。叶深绿色，秋季出叶，窄带状，先端钝，中脉具粉绿色带。花茎高约 30 cm，顶生伞形花序有 4~7 花；总苞片 2，披针形；花两侧对称，鲜红色；花被筒绿色，花被裂片窄倒披针形，外弯，边缘皱波状；雄蕊伸出花被，比花被长约 1 倍。

# 薯　蓣

*Dioscorea opposita* Thunb.

| | |
|---|---|
| ·科　名　薯蓣科 Dioscoreaceae | ·属　名　薯蓣属 *Dioscorea* |
| ·生活型　缠绕草质藤本 | ·花果期　花期 6~9 月，果期 7~11 月 |

【别　　名】淮山药（灌南）。

【生境分布】生于山谷阴沟、河谷边或杂木林边缘。分布于江苏南部和北部。

【功　　用】**根茎（山药）：**甘，平。归脾、肺、肾经。补脾养胃，生津益肺，补肾涩精。主治脾虚食少，久泻不止，肺虚喘咳，肾虚遗精，带下病，尿频，虚热消渴。





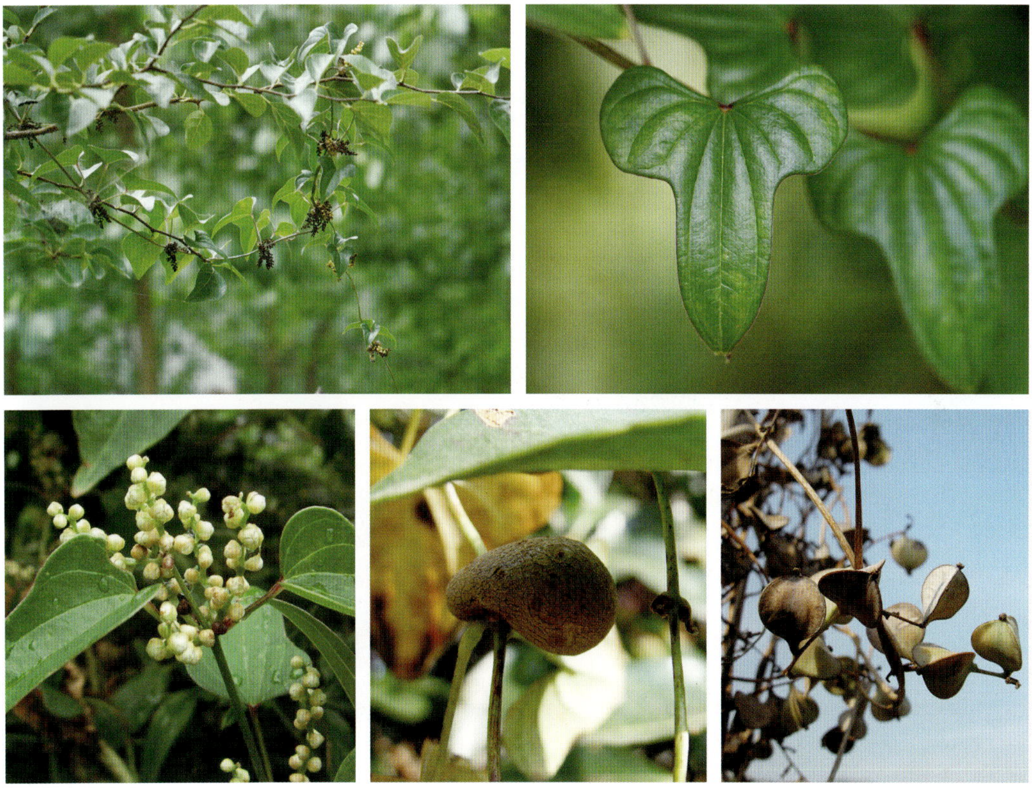

薯蓣

## 识别要点

块茎长圆柱形，断面干后白色；茎右旋，有时带紫红色。叶在茎下部互生，在中上部有时对生，稀3叶轮生，卵状三角形、宽卵形或戟形，边缘常3浅裂至深裂。雌雄异株，雄花花序轴呈“之”字状，苞片和花被片有紫褐色斑点，雄花外轮花被片宽卵形，内轮卵形，较小。每室种子着生于果轴中部，种子四周有膜质翅。

# 射　干

*Belamcanda chinensis* (L.) Redouté

| | |
|---|---|
| ·科　名　鸢尾科 Iridaceae | ·属　名　射干属 *Belamcanda* |
| ·生活型　直立草本 | ·花果期　花期 6~8 月，果期 8~9 月 |

【别　　名】鬼蒲扇（连云港、南京），紫良姜（连云港），铁扁担（宜兴），紫金鞭、黄姜（苏州），冷水花、冷水丹（南京），蝴蝶花（泰兴、大丰、新沂）。

【生境分布】生于林缘、山坡草地。分布于全省各地。

【功　　用】**根茎（射干）：**苦，寒。归肺经。清热解毒，消痰，利咽。主治热毒痰火郁结，咽喉肿痛，痰涎壅盛，咳嗽气喘。



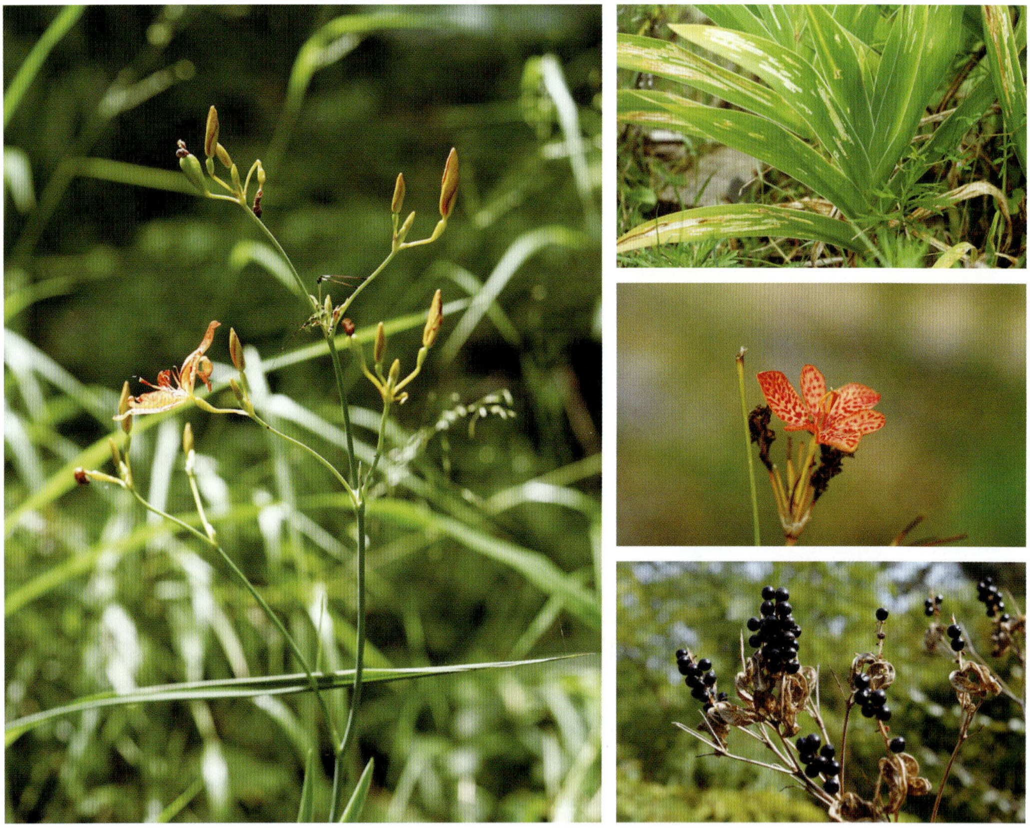

射干

## 识别要点

根茎鲜黄色，呈不规则结节状。叶互生，剑形，无中脉。花序顶端叉状分枝，成伞房状聚伞花序；花橙红色或橘黄色，表面有紫褐色斑点；花被裂片倒卵形或长椭圆形。蒴果倒卵圆形，成熟时室背开裂，果瓣外翻，中央有直立果轴。

# 鸭跖草

*Commelina communis* L.

| | |
|---|---|
| ·科　名　鸭跖草科 Commelinaceae | ·属　名　鸭跖草属 *Commelina* |
| ·生活型　一年生披散草本 | ·花果期　花果期6~10月 |

【别　　名】蓝花草、鸡冠菜（连云港），鸭跖菜（新沂），竹节草（射阳、启东），竹叶草、萤火草（苏州）。

【生境分布】生于路旁、田埂、山坡、林缘阴湿处。分布于全省各地。

【功　　用】**地上部分（鸭跖草）：**甘、淡，寒。归肺、胃、小肠经。清热泻火，解毒，利水消肿。主治感冒发热，热病烦渴，咽喉肿痛，水肿尿少，热淋涩痛，痈肿疔毒。

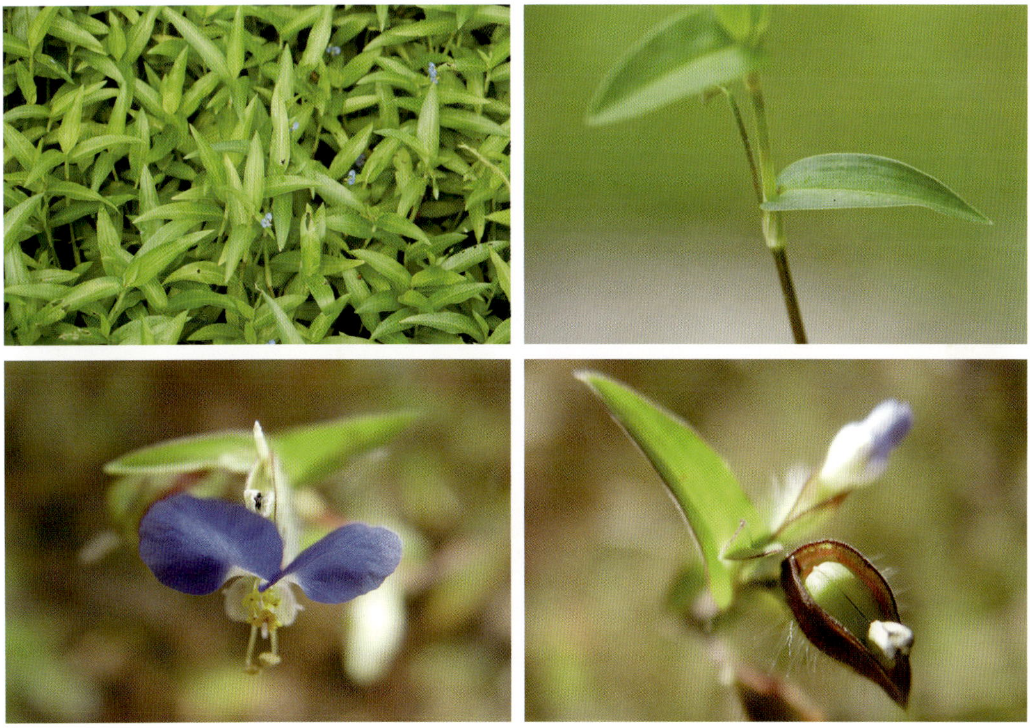

鸭跖草

## 识别要点

茎多分枝，基部匍匐，节上生根。叶披针形或卵状披针形。总苞片佛焰苞状，有柄，佛焰苞展开后为心形，边缘对合折叠，基部不相连，边缘有毛；聚伞花序，下面1枝仅有1朵不孕花，上面1枝有3或4花；花柄短，几不出佛焰苞；花柄果期弯曲；萼片膜质；花瓣深蓝色，内面2枚具爪。蒴果椭圆形。

# 杜若

*Pollia japonica* Thunb.

| | |
|---|---|
| ·科　名　鸭跖草科 Commelinaceae | ·属　名　杜若属 *Pollia* |
| ·生活型　多年生草本 | ·花果期　花期 7~9 月，果期 9~10 月 |

【别　　名】竹叶莲（江苏）。

【生境分布】生于山谷林下阴湿处。分布于南京、无锡（宜兴）。

【功　　用】**根茎、全草（杜若）：**辛，微温。解毒，消肿，补肾。主治腰痛，跌打损伤。





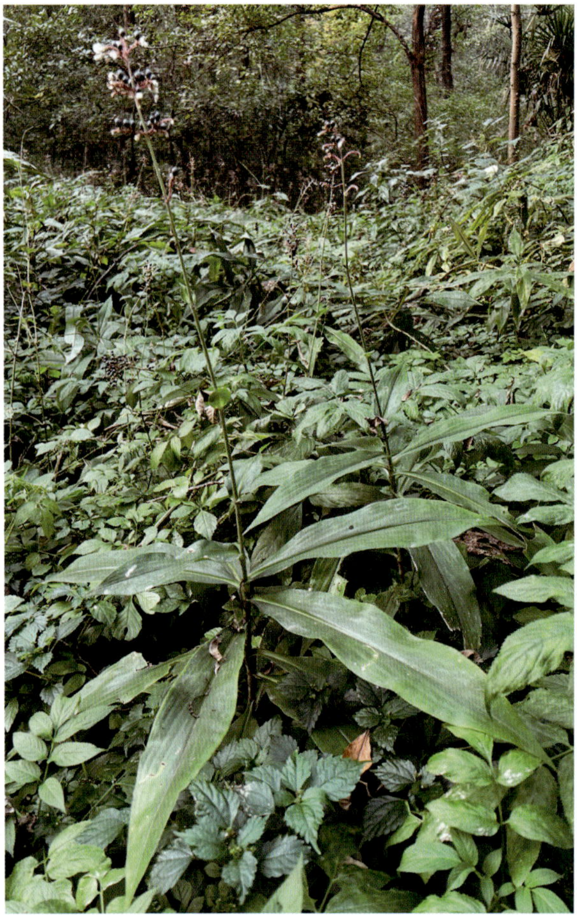
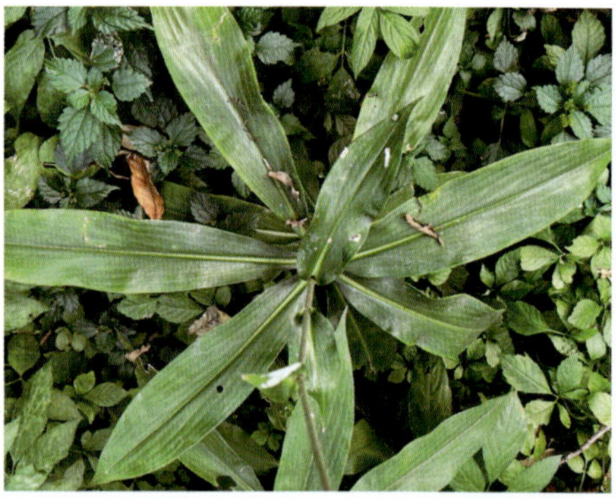
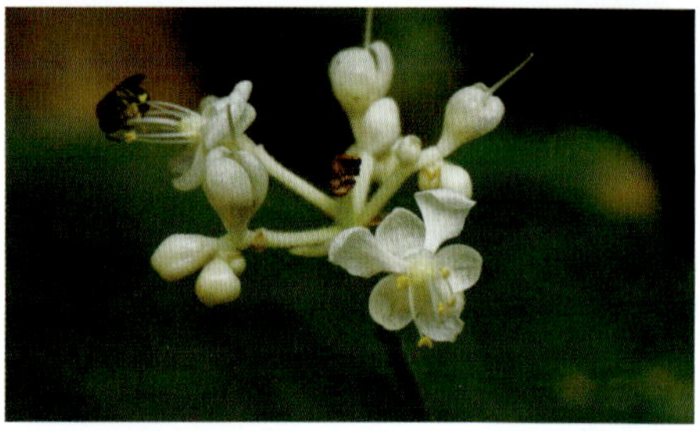
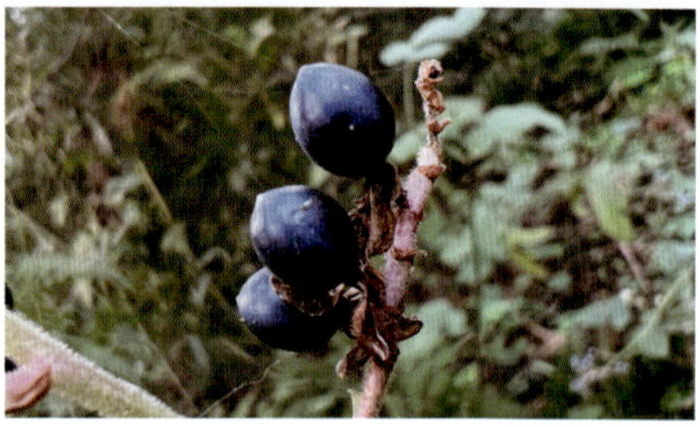

杜若

## 识别要点

根茎长而横走；茎直立或上升，不分枝。叶常聚集于茎顶，叶片长椭圆形，叶面粗糙，叶背有细毛，叶鞘无毛。顶生圆锥花序常由轮生的蝎尾状聚伞花序组成，轮与轮之间较疏离，有长总梗，梗有白色细钩状毛；花梗无毛，宿存；花瓣白色，倒卵状匙形。

# 灯心草

*Juncus effusus* L.

·科　名　灯心草科 Juncaceae　　·属　名　灯心草属 *Juncus*
·生活型　多年生草本　　·花果期　花期 4~7 月，果期 6~9 月

【释　　名】灯心草始载于《开宝本草》。《本草纲目》载：“灯心草生江南泽地，丛生，茎圆细而长直……蒸熟待干，折取中心白穰燃灯者，是谓熟者，又有不蒸者，但生干剥取为生草。入药宜用生草。此即龙须之类，但龙须紧小而瓤实，此草稍粗而瓤虚白。”所说“丛生”“茎圆细而长直”“稍粗而瓤虚白”当系本种。

【生境分布】生于湿地边缘较为湿润处。分布于全省各地。

【功　　用】**茎髓（灯心草）**：甘、淡，微寒。归心、肺、小肠经。清心火，利小便。主治心烦失眠，尿少涩痛，口舌生疮。

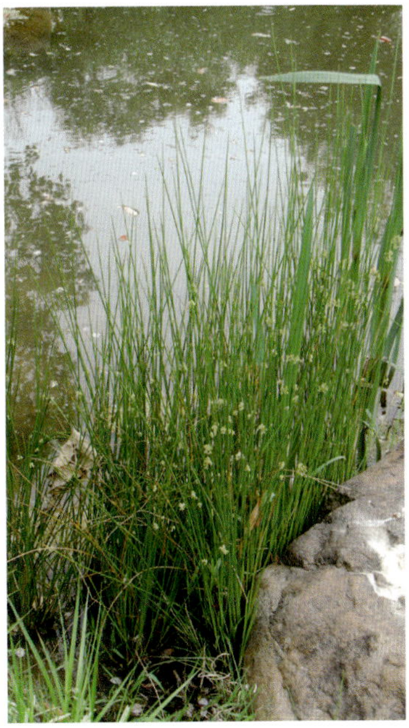

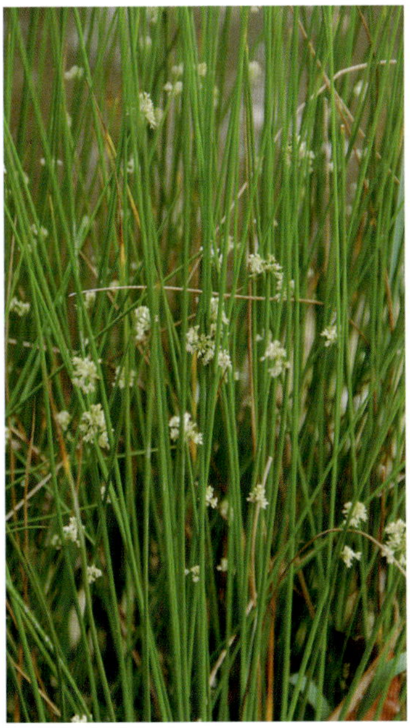

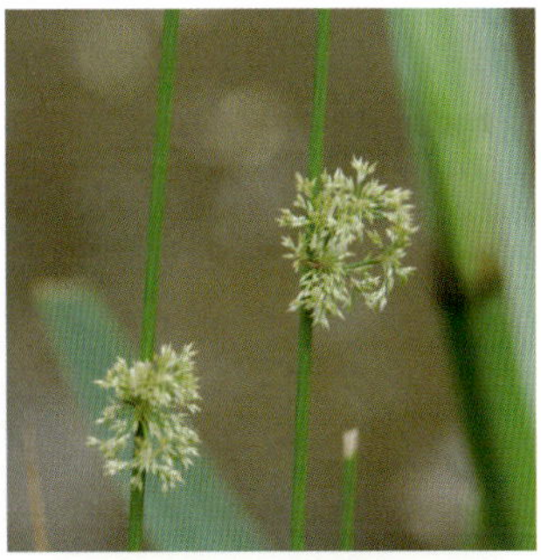

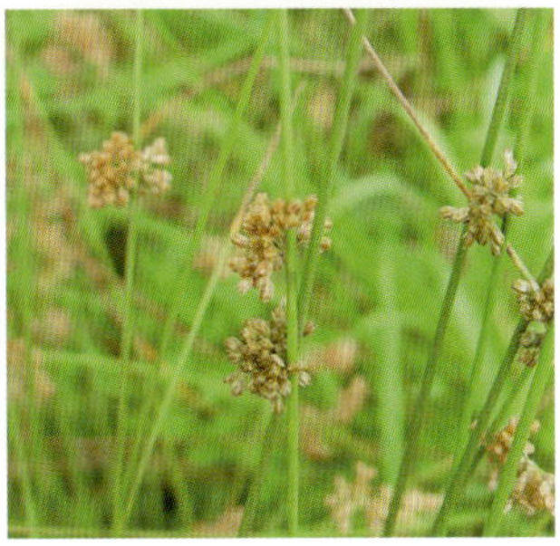

灯心草

## 识别要点

根茎粗壮横走；茎丛生，直立，直径 1.5~4 mm，绿色，内部充满白色的髓。叶全部为低出叶，呈鞘状或鳞片状，包围在茎的基部，叶片退化为刺芒状。聚伞花序假侧生，含多花；苞片圆柱状，生于顶端，似茎的延伸，直立，顶端尖锐；子房 3 室。

# 白　茅

*Imperata cylindrica* (L.) P. Beauv.

| | |
|---|---|
| ·科　名　禾本科 Poaceae | ·属　名　白茅属 *Imperata* |
| ·生活型　多年生草本 | ·花果期　花果期 4~6 月 |

【释　　名】茅根始载于《神农本草经》，列为中品。苏颂云：“处处有之，春生芽，布地如针，俗谓之茅针，亦可啖，甚益小儿。夏生白花茸茸然，至秋而枯，其根至洁白，六月采之。”

【别　　名】丝茅草（《江苏植物志》）。

【生境分布】生于低山带河岸草地或山坡。分布于全省各地。

【功　　用】**根茎（白茅根）：**甘，寒。归肺、胃、膀胱经。凉血止血，清热利尿。主治血热吐血，衄血，尿血，热病烦渴，湿热黄疸，水肿尿少，热淋涩痛。

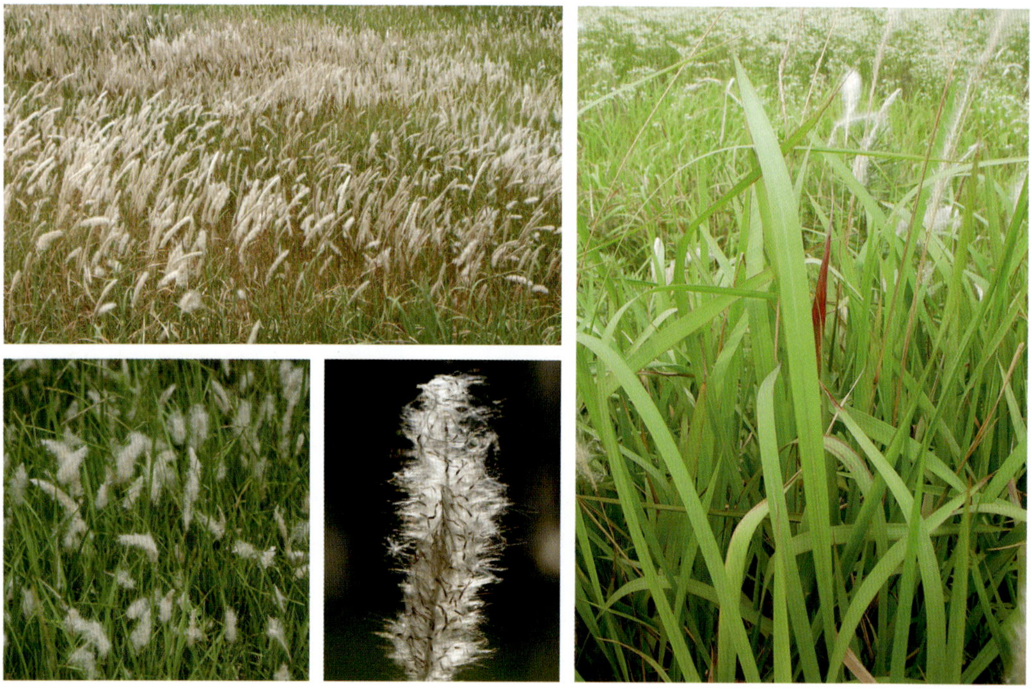

白茅

## 识别要点

秆直立，具 1~3 节，节无毛。叶鞘聚集于秆基，老后破碎成纤维状；叶舌膜质，紧贴其背部或鞘口具柔毛，分蘖叶片扁平，质地较薄；秆生叶片窄线形，通常内卷。圆锥花序稠密；两颖草质及边缘膜质，常具纤毛，脉间疏生长丝状毛。颖果椭圆形，胚长为颖果的 1/2。

# 淡竹叶

*Lophatherum gracile* Brongn.

·科　名　禾本科 Poaceae　　·属　名　淡竹叶属 *Lophatherum*
·生活型　多年生草本　　·花果期　花果期 6~10 月

【释　　名】淡竹叶始载于《本草纲目》，云："处处原野有之。春生苗，高数寸，细茎绿叶，俨如竹米落地所生细竹之茎叶，其根一窠数十须，须上结子，与麦门冬一样，但坚硬尔，随时采之，八九月抽茎，结小长穗，俚人采其根苗，捣汁和米，作酒曲，甚芳烈。"

【别　　名】长竹叶、野竹梢子（苏州），淡竹米、山竹叶（《江苏植物志》）。

【生境分布】生于山坡下或荫蔽处。分布于全省各地。

【功　　用】**茎叶（淡竹叶）**：甘、淡，寒。归心、胃、小肠经。清热泻火，除烦止渴，利尿通淋。主治热病烦渴，小便短赤涩痛，口舌生疮。

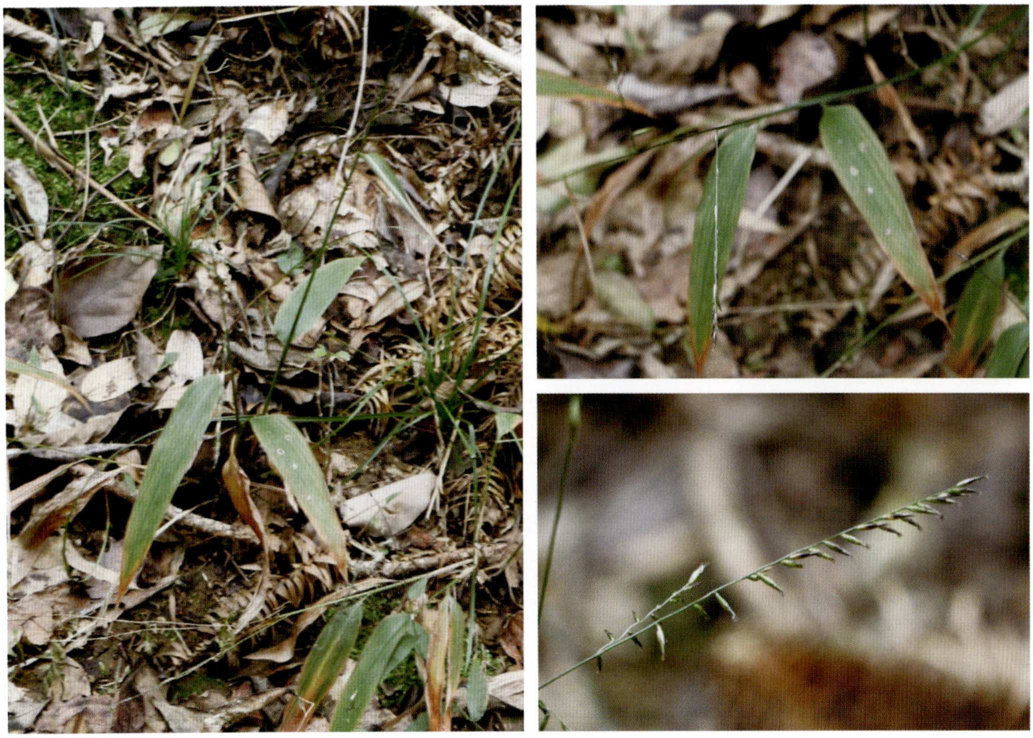

淡竹叶

## 识别要点

秆直立，5~6 节。叶鞘平滑或外侧边缘具纤毛；叶舌褐色，背有糙毛；叶片披针形，具横脉，基部收窄成柄状。圆锥花序；小穗线状披针形，柄极短；第一外稃长 5~6.5 mm，宽约 3 mm，7 脉，先端具尖头，内稃较短，其后具长约 3 mm 小穗轴；不育外稃向上渐窄小，密集包卷，先端具长约 1.5 mm 的芒。颖果长椭圆形。

# 东北南星

*Arisaema amurense* Maxim.

| | | | |
|---|---|---|---|
| ·科　名 | 天南星科 Araceae | ·属　名 | 天南星属 *Arisaema* |
| ·生活型 | 多年生草本 | ·花果期 | 花期 5~7 月，果期 8~9 月 |

【生境分布】生于深山沟、山坡灌丛下或林缘。分布于连云港、镇江（句容）、常州（溧阳）、无锡（宜兴）等地。

【功　　用】**（1）块茎（天南星）：**苦、辛，温；有毒。归肺、肝、脾经。散结消肿。外治痈肿，蛇虫咬伤。

**（2）天南星的炮制加工品（制天南星）：**苦、辛，温；有毒。归肺、肝、脾经。燥湿化痰，祛风止痉，散结消肿。主治顽痰咳嗽，风痰眩晕，中风痰壅，口眼㖞斜，半身不遂，癫痫，惊风，破伤风；外治痈肿，蛇虫咬伤。

**（3）制天南星的细粉与牛、羊或猪胆汁经加工而成，或生天南星细粉与牛、羊或猪胆汁经发酵加工而成（胆南星）：**苦、微辛，凉。归肺、肝、脾经。清热化痰，息风定惊。主治痰热咳嗽，咳痰黄稠，中风痰迷，癫狂惊痫。



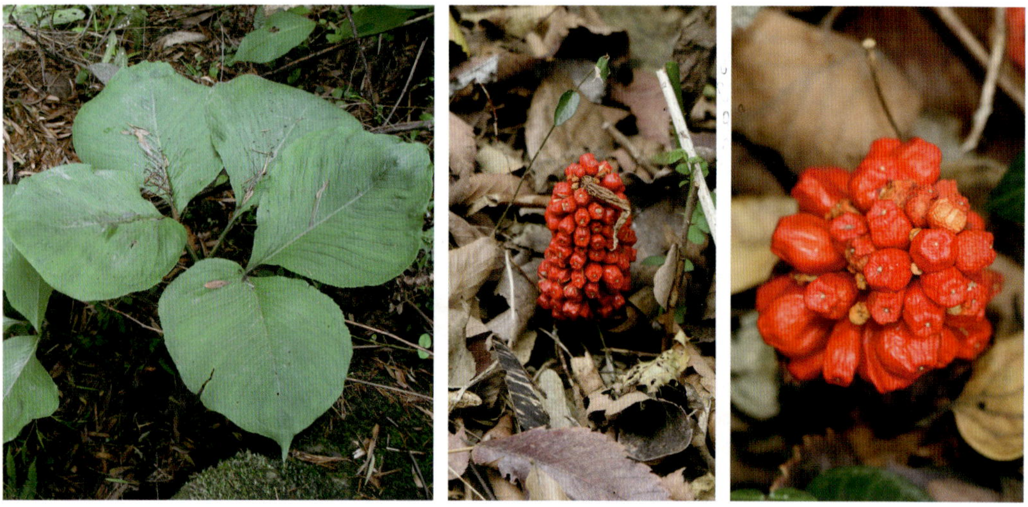

东北南星

## 识别要点

块茎扁球状。鳞片状叶 2，膜质，下部抱茎，紫色；叶 1 枚，叶片鸟足状全裂，裂片 5 枚，倒卵形或椭圆形，先端渐尖或锐尖，基部楔形，全缘。花序柄短于叶柄；佛焰苞管部漏斗状，白绿色，喉部边缘外卷，檐部直立，绿色或紫色，具白色条纹；肉穗花序从叶鞘中伸出，附属体具短柄，棒状，不超出佛焰苞外。浆果橘红色。种子 4，红色。

# 天南星

*Arisaema heterophyllum* Blume

| | |
|---|---|
| ·科　名　天南星科 Araceae | ·属　名　天南星属 *Arisaema* |
| ·生活型　多年生草本 | ·花果期　花期 4~5 月，果期 7~9 月 |

【别　　名】异叶天南星（《江苏植物志》）、虎掌（《江苏南部种子植物手册》）。

【生境分布】生于阴坡、林下及沟旁较为阴湿处。分布于江苏南部各地。

【功　　用】同“东北南星”。

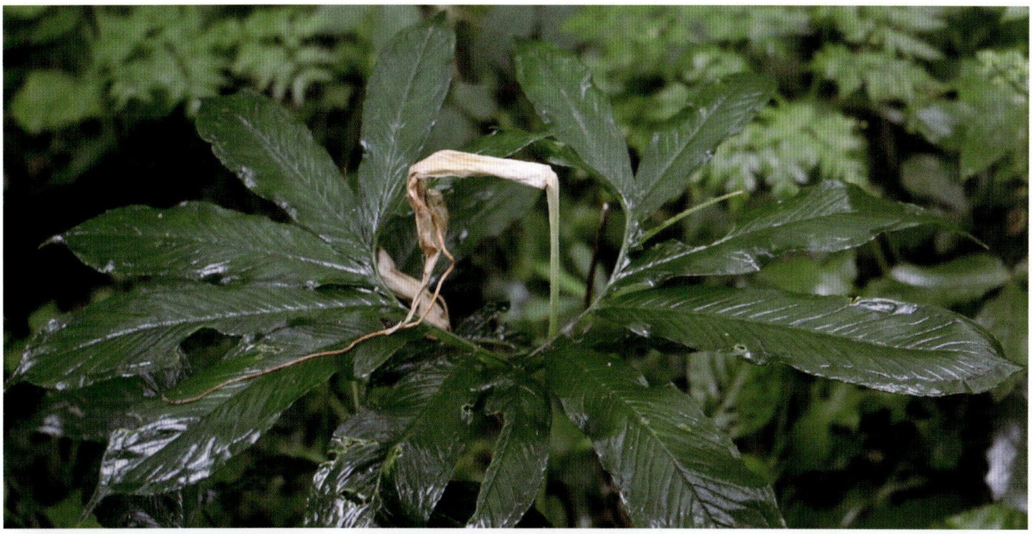

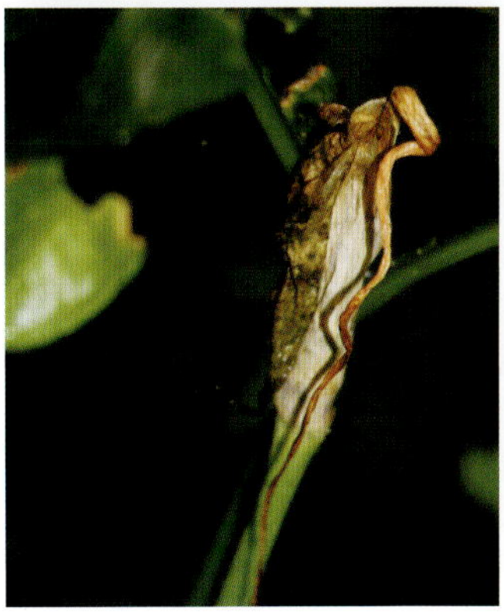

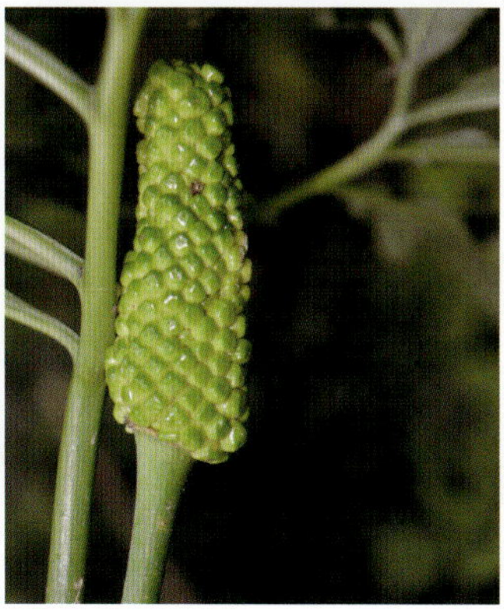

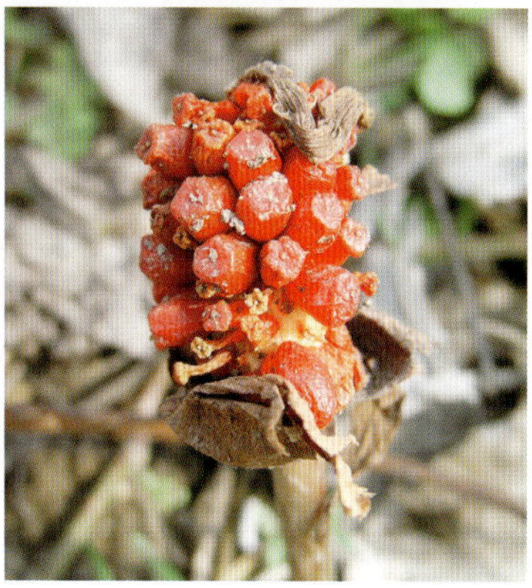

天南星

## 识别要点

块茎扁球形。鳞叶 4~5；叶鸟足状分裂，裂片 13~19，倒披针形、长圆形或线状长圆形，先端骤窄渐尖，全缘，暗绿色，叶背淡绿色。花序梗长 30~55 cm；佛焰苞管部圆柱形，粉绿色，喉部平截，外缘稍外卷，檐部卵形或卵状披针形；肉穗花序有两性和雄花序单性。浆果黄红色或红色，圆柱形。种子 1，黄色，具红色斑点。

# 半 夏

*Pinellia ternata* (Thunb.) Breit.

| | |
|---|---|
| ·科　名　天南星科 Araceae | ·属　名　半夏属 *Pinellia* |
| ·生活型　多年生草本 | ·花果期　花期 5~7 月，果期 8 月 |

【别　　名】老和尚扣（徐州）、野芋头（泰州、镇江、无锡、南通）、老鸹头（睢宁）、地星（赣榆）。

【生境分布】生于山坡、溪边阴湿的草丛或林下。分布于全省各地。

【功　　用】**（1）块茎（半夏）：**辛，温；有毒。归脾、胃、肺经。燥湿化痰，降逆止呕，消痞散结。主治湿痰寒痰，咳喘痰多，痰饮眩悸，风痰眩晕，痰厥头痛，呕吐反胃，胸脘痞闷，梅核气；外治痈肿痰核。

**（2）半夏的炮制加工品（法半夏）：**辛，温。归脾、胃、肺经。燥湿化痰。主治痰多咳喘，痰饮眩悸，风痰眩晕，痰厥头痛。

**（3）半夏的炮制加工品（姜半夏）：**辛，温。归脾、胃、肺经。温中化痰，降逆止呕。主治痰饮呕吐，胃脘痞满。

**（4）半夏的炮制加工品（清半夏）：**辛，温。归脾、胃、肺经。燥湿化痰。主治湿痰咳嗽，胃脘痞满，痰涎凝聚，咳吐不出。

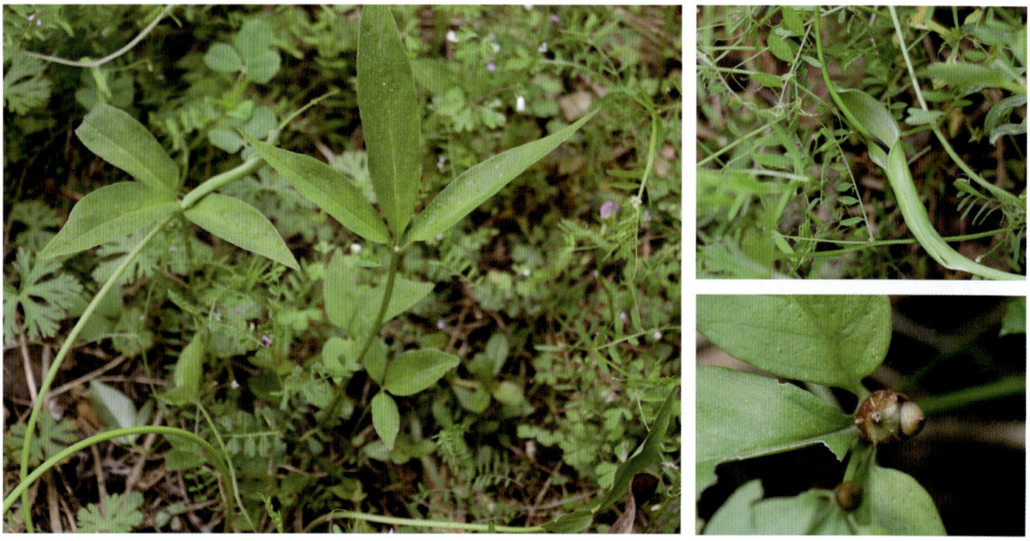

半夏

## 识别要点

块茎圆球形。叶 2~5，叶 3 全裂，裂片绿色，长圆状椭圆形或披针形；叶柄基部具鞘，鞘内、鞘部以上或叶片基部有珠芽。佛焰苞绿色或绿白色，管部窄圆柱形，檐部长圆形，绿色，有时边缘青紫色；雌肉穗花序和雄花序有间隔；附属器绿色至青紫色，直立，有时弯曲。浆果卵圆形，黄绿色，花柱宿存。

# 黑三棱

*Sparganium stoloniferum* (Buch.-Ham. ex Graebn.) Buch.-Ham. ex Juz.

·科　名　黑三棱科 Sparganiaceae　　·属　名　黑三棱属 *Sparganium*
·生活型　多年生水生或沼生草本　　·花果期　花果期 5~10 月

【释　　名】三棱始载于《本草拾遗》。陈藏器谓："三棱总有三四种。京三棱，黄色体重，状若鲫鱼而小。"苏颂曰："今举世所用三棱，皆淮南红蒲根也，泰州尤多。其体至坚重，刻削鱼形，叶扁茎圆。"李时珍云："其根多黄黑须，削去须皮，乃如鲫状，非本根似鲫也。"

【别　　名】京三棱（南京、盱眙）。

【生境分布】生于池塘或湖边。分布于淮安（盱眙）、南京（浦口、六合）等地。

【功　　用】**块茎（三棱）**：辛、苦，平。归肝、脾经。破血行气，消积止痛。主治癥瘕痞块，痛经，血瘀经闭，胸痹心痛，食积胀痛。

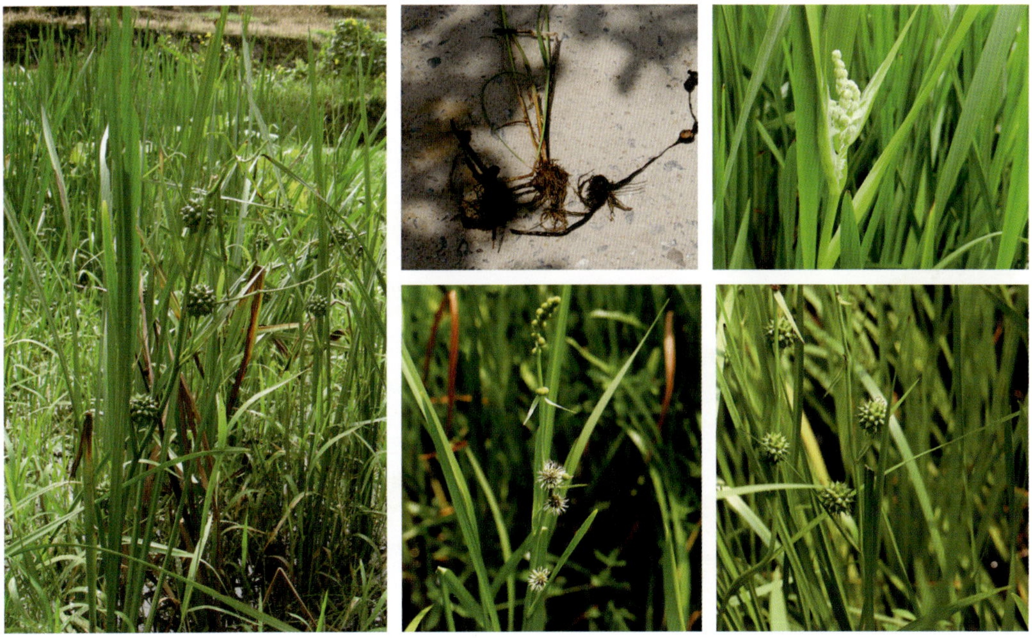

黑三棱

## 识别要点

块茎膨大；茎直立，粗壮，挺水。叶片具中脉，上部扁平，下部叶背呈龙骨状突起或三棱形，基部鞘状。圆锥花序开展，每侧枝上着生 7~11 雄头状花序和 1~2 雌头状花序，花序轴顶端通常具 3~5 雄头状花序或更多，无雌头状花序。果实倒圆锥形，上部通常膨大成冠状，具棱，成熟时褐色。

# 白 及

*Bletilla striata* (Thunb. ex A. Murray) Rchb. f.

·科　名　兰科 Orchidaceae　　·属　名　白及属 *Bletilla*
·生活型　地生草本　　·花果期　花期 4~5 月，果期 7~10 月

【释　　名】白及始载于《神农本草经》。《吴普本草》载："茎叶如生姜、藜芦也。十月华，直上，紫赤。根白，连。"

【别　　名】白芨（《江苏南部种子植物手册》），良姜、白鸟儿头、千年棕榈、雀儿头（江苏）。

【生境分布】生于林下阴湿处或山坡草丛中。分布于连云港、南京、镇江（句容）、南通、常州（溧阳）、无锡（宜兴）等地。

【功　　用】**块茎（白及）：**苦、甘、涩，微寒。归肺、肝、胃经。收敛止血，消肿生肌。主治咯血，吐血，外伤出血，疮疡肿毒，皮肤皲裂。

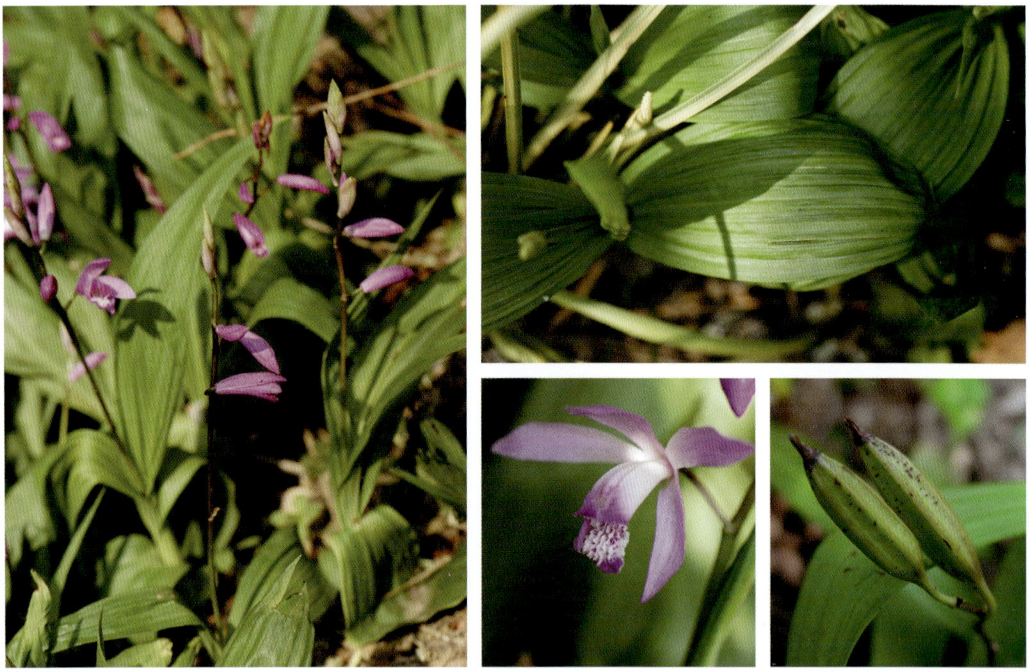

白及

## 识别要点

假鳞茎扁球形；茎粗壮。叶 4~6。花序具 3~10 花；花紫红色或淡红色；萼片和花瓣近等长；唇瓣倒卵状椭圆形，白色带紫红色，中裂片倒卵形或近四方形，先端凹缺，具波状齿。蒴果圆柱状，两端尖。

# 参考文献

[ 1 ] 国家药典委员会 . 中华人民共和国药典 [ M ] . 2020 年版 . 北京 : 中国医药科技出版社 , 2020.

[ 2 ] 国家中医药管理局《中华本草》编委会 . 中华本草 [ M ]. 上海: 上海科学技术出版社, 1999.

[ 3 ] 江苏省植物研究所, 中国医学科学院药物研究所, 中国科学院昆明植物研究所 . 新华本草纲要: 第一册 [ M ] . 上海 : 上海科学技术出版社 , 1988.

[ 4 ] 江苏省植物研究所, 中国医学科学院药物研究所, 中国科学院昆明植物研究所 . 新华本草纲要: 第二册 [ M ] . 上海 : 上海科学技术出版社 , 1991.

[ 5 ] 江苏省植物研究所, 中国医学科学院药用植物资源开发研究所, 中国科学院昆明植物研究所, 等 . 新华本草纲要: 第三册 [ M ] . 上海 : 上海科学技术出版社 , 1990.

[ 6 ] 江苏省食品药品监督管理局 . 江苏省中药材标准 [ M ] . 南京 : 江苏科学技术出版社 , 2016.

# 索 引

## 中文名笔画索引

## 四画



## 五画

## 六画

## 七画

八画

## 九画



## 十画

## 十一画

## 十二画

## 十三画



## 十四画



## 十五画



## 十六画



## 十七画



## 十八画



## 十九画及以上

# 拉丁学名索引

D



E

## T



## U



## V



## X



## Z